中医经典

名家名师

讲堂实录

总主编 谷晓红

《金匮要略》
讲堂实录

主编 范永升 贾春华

人民卫生出版社
·北京·

图书在版编目（CIP）数据

《金匮要略》讲堂实录 / 范永升，贾春华主编.
北京：人民卫生出版社，2024.7. --（中医经典名家
名师讲堂实录）. -- ISBN 978-7-117-36467-6

Ⅰ. R222.39

中国国家版本馆 CIP 数据核字第 2024B2A527 号

人卫智网	**www.ipmph.com**	医学教育、学术、考试、健康，
		购书智慧智能综合服务平台
人卫官网	**www.pmph.com**	人卫官方资讯发布平台

中医经典名家名师讲堂实录

《金匮要略》讲堂实录

Zhongyi Jingdian Mingjia Mingshi Jiangtang Shilu

《Jingui Yaolüe》Jiangtang Shilu

主　　编：范永升　贾春华
出版发行：人民卫生出版社（中继线 010-59780011）
地　　址：北京市朝阳区潘家园南里 19 号
邮　　编：100021
E - mail：pmph @ pmph.com
购书热线：010-59787592　010-59787584　010-65264830
印　　刷：北京汇林印务有限公司
经　　销：新华书店
开　　本：710×1000　1/16　印张：26
字　　数：467 千字
版　　次：2024 年 7 月第 1 版
印　　次：2024 年 8 月第 1 次印刷
标准书号：ISBN 978-7-117-36467-6
定　　价：79.00 元

打击盗版举报电话：**010-59787491**　**E-mail: WQ @ pmph.com**
质量问题联系电话：**010-59787234**　**E-mail: zhiliang @ pmph.com**
数字融合服务电话：**4001118166**　**E-mail: zengzhi @ pmph.com**

中医经典名家名师讲堂实录
编委会

中医经典名家名师讲堂实录
——《金匮要略》讲堂实录

主　　编：范永升　贾春华

副 主 编：曹灵勇　钟相根

编　　委（按姓氏笔画排序）：

王　苹　王新佩　申　堃　乔旺忠　刘仁权　杨　红

张　琦　张再良　陈国权　庞　鹤　姜德友　钱超尘

陶汉华　黄仰模　尉中民　韩喜平　焦　楠

学术秘书（按姓氏笔画排序）：

刘丹彤　杨　红　赵　婷

协助编写（按姓氏笔画排序）：

侯敏哲　姜伟艳　寇梦佳

序

中医药学传承两千余年，文献典籍浩如烟海，名家辈出。新时代国家高度重视中医药发展，提出中医药传承创新发展，学经典，懂经典，用经典，提高中医思维，培养中医特色人才，成为中医药发展工作的重中之重。

笔者多年潜心于文献考究，对诸多经典原籍采用文字学、音韵学、训诂学方法进行考证，在文献版本及原文考证上略有所得。然中医学是一门实践医学，理论指导实践，实践丰富理论尤其重要。

此丛书集全国中医药界的临床大家、名师学者临床实践之所得，以通俗易懂的语言将深奥的经典原意展现出来。在字里行间研读中医，于临床实践中检验经典名方，在病例诊疗中反思精进，思想理论深邃，临床经验精湛，学术成就颇丰，为更多临床医师、中医学者指引方向，开通道路，对中医的学习和思悟有重要的启发意义，也是当代中医药学术资料极其珍贵的一部分。

近代以来，中医药众多名医大家熟读经典，潜心钻研，努力践行，广纳门生，悉心传教，弘扬岐黄，玉汝于成，为中医发展和进步做出了重要贡献。当代中医药事业正面临蓬勃发展的伟大局面，继承、发展和创新是时代对中医药发展提出的迫切要求，也是中医药生生不息的不竭动力。中医药为防病治病提供的贡献不胜枚举，青蒿素的提取，新冠肺炎的"三药三方"，无不从前人的典籍中得到启悟，加以实践，才有此创举。

古人云：不为良相，必为良医。后起之辈当以此为榜样，勤读经典，溯本清源。为医者，当有胆大心细之工巧，又能结合当代疾病发展特点，不拘泥于古，善于变通，勤于思勉；为师者，当勤求古训，立德立仁，端正学风，尊重参师，教学相长；为学者，当求真务实，勿坐而论道，多临证多研讨，持赤诚之心，承岐黄之志。治学在于严谨，治医在于严明，能于一字中品悟千万思维，方能得中医精髓，发挥中医之奇效。

名家之言可借鉴,名家之验可学习,名家之德当以推崇。笔者耄耋之年,蒙邀为此书作序,虽思虑再三,仍有浅陋之处,求学当孜孜不倦,愿与众位共勉。

钱超尘

2021 年 12 月

前　言

中医药是中华民族的瑰宝，凝聚着深邃的哲学智慧和中华民族几千年的健康养生理念及其实践经验，其独特的生命观、健康观和疾病观，实现了自然科学与人文科学的有机融合。随着人们健康观念变化和医学模式转变，中医药越来越显示出独特的价值，越来越受到社会的认可和欢迎。进入新时代，国家倡导支持中医药传承创新发展，中医药高校是中医药人才培养的主力军，更要抢抓机遇，立足中医药学科发展规律，更加重视中医经典传承，培养中医思维，努力实现守正创新的人才目标。而培养更多中医经典卓越课程的教师是当务之急。教育引导中医药学习者灵活掌握经典理论，不断提高临床诊疗能力，更好地为人民健康福祉服务。

教育部高等学校中医学类专业教学指导委员会面向全国高等中医药院校和医学院校中医学及相关专业，针对从事中医经典教学、科研工作的教师及中医科研、医疗机构的中医师，以提升相关教师及临床中医师中医四部经典课程教学能力和中医师临床专业能力为目标，举办"全国高等学校中医经典师资系列研修班"，培训班邀请全国各高等中医药院校的四部经典学科及相关专业领域国内知名专家学者授课，希冀在全国高等中医药院校培养建立"学经典、懂经典、用经典"的良好氛围，鼓励和带动中医学及相关专业一线教师学习和钻研中医经典，夯实中医基础理论知识，进一步提高中医经典理论教学业务素养，努力培养一大批专业能力突出、中医底蕴深厚的卓越中医经典课程教师队伍。

此项目由北京中医药大学继续教育学院负责组织实施，自2019年起，该项目每年连续在京举办，至今共顺利举办12期，培训学员3 000余人次。老师们引经据典、循循善诱，学员们反响热烈、收获颇多，极大增强了每一位奋战在高等中医药院校教师的中医自信及使命担当，有效提高了中医经典课程教学与临床能力的综合素养。

　　为更好地传承和分享本次讲座的精彩内容，使更多的中医从业者受益，为中医药专业及中医爱好者学习提供参考。我们将专家现场讲座音频转录成稿，经专家本人校对后编辑成册，陆续出版，精准再现了讲座现场的内容精髓。

　　《中医经典名家名师讲堂实录》共6册，精编100余场的精彩讲座内容，分为《〈黄帝内经〉讲堂实录》《〈伤寒论〉讲堂实录》《〈金匮要略〉讲堂实录》《〈温病学〉讲堂实录》《经典临证发微讲堂实录（上、下册）》。其中，收录有来自全国21所高校及附属医院60余位知名教授的中医经典精论，还收录中医训诂大家钱超尘教授、《光明日报》原总编辑苟天林、北京中医药大学原副校长乔旺忠教授、吉林大学宣传部部长党委副书记韩喜平教授，以及北京大学施晓光教授等关于教育教学、文化思政等相关内容作为附篇。全书内容博采众长，引人入胜。

　　丛书在编辑过程中得到了教育部高等学校中医学类专业教学指导委员会的全程指导，以及高等学校中医学类专业核心课程（黄帝内经、伤寒论、金匮要略、温病学）联盟的大力支持，各校老师和学生的全力帮助，也得到了人民卫生出版社领导和编辑的鼎力相助，在此一并表示衷心的感谢，也恳请读者给我们提出宝贵的意见，以便再版时修订提高。

丛书编委会
2024年4月

目　录

附篇

参考文献

《金匮要略》对中医临床的十大启迪

各位朋友，我今天给大家讲的是《金匮要略》对中医临床的十大启迪。大家都很清楚，《金匮要略》原文内容其实是不多的，是很薄的一本书，一共25篇，条文是398条，方剂是205首，用药是155味。历代医家对《金匮要略》的评价都是非常高的，如清代医家徐灵胎，也就是徐大椿，他对《金匮要略》评价是"方书之祖，医方之经"。金元四大家滋阴派的代表，我们浙江的朱丹溪，他有个评价，称其为"实万世医门之规矩准绳也"，指出《金匮要略》为我们临床医生提供了规范和指导。

接下来言归正传，就讲讲《金匮要略》对中医临床的十大启迪。

一、治未病是健康中国的首要途径

我讲《金匮要略》的治未病是健康中国的首要途径，为什么这么讲？我们可以一起来看一下这些例子。大家知道《金匮要略》首篇开宗明义的第1条讲的就是治未病，"问曰：上工治未病，何也？师曰：夫治未病者，见肝之病，知肝传脾，当先实脾。四季脾王不受邪，即勿补之。中工不晓相传，见肝之病，不解实脾，惟治肝也"。然后是"夫肝之病，补用酸，助用焦苦……"其实张仲景把治未病条文放到最前面，还是很有深意的。如果我们把《金匮要略》第一篇有关治未病的内容做一个整理，它包括三大方面的内容。首先是肝病传脾，当先实脾，就是既病防变，而既病防变的内在机制就是按照五脏生克乘侮的关系来阻止疾病的传变。第二个内容是就算刚刚得病也要及时治疗，早期诊断，早期治疗。所以原文中讲"适中经络，未流传脏腑，即医治之。四肢才觉重滞，即导引、吐纳、针灸、膏摩，勿令九窍闭塞"，这就是早期诊断、早期治疗。第三个内容讲的是生活方式。如"房室勿令竭乏，服食节其冷、热、苦、酸、辛、甘"，其实就是《素问·上古天真论》当中"恬惔虚无，真气从之，精神内守，病安从来"，"食饮有节，起居有常，不妄作劳"。《金匮要略》从另外一个角度再具体讲这事情。这些听起来似乎也很简单，就是什么人都可以做得到的。

对我们医生来讲,似乎技术含量太低了,所以我们有时候不太会重视生活方面的事情。其实现在我的体会是,未病先防在我们治未病当中是最重要的。当然未病先防也包含我们今天讲的外避虚邪,"病则无由入其腠理""更能无犯王法、禽兽灾伤"。这与《素问•上古天真论》"虚邪贼风,避之有时",都是一样的,一脉相承的。我刚才讲,其实未病先防是非常重要的,为什么这么讲?我们国家上下5 000年。在这5 000年当中,到1840年以后西医才传进来,也就是说西医进来还不到200年,那么前4 800年全是靠我们中医中药防治疾病的。

这里我顺便给大家插一个题外的话。杭州有个区叫余杭区,它下面有个地方叫作良渚。2019年的7月6日,联合国教科文组织在阿塞拜疆召开了世界遗产大会,我们国家杭州余杭良渚古城遗址被确定列入《世界遗产名录》。这对我们国家的作用是什么?就是我们号称中华文明5 000年,有了实证,并被世界认可。因为5 000年的文明,并非口头说说就可以的,必须把你的实证拿出来。其实,证明我们国家有2 000年左右文明的实证很多,然而5 000年的实证真不多。良渚经过多年的发掘,包括习近平总书记在浙江担任省委书记的时候,对良渚的发掘也是非常重视,做过几次批示。后来发掘出来是一个什么样子?就是5 000年之前,良渚这个地方就建立了一个国家,里面有王宫,王宫外面有外围的城市,城市的外面有护城河。它是神权和王权结合在一起的管理体制。在城市的外围又发现了一个很好的水利枢纽,就是拦河大坝,有水利的灌溉与排涝功能,也发现了一些稻谷等东西。当然这些东西发掘出来,都不是我们中国人自己说说就行了,也是请外国的专家来实地看过,所以得到了外国专家的肯定。因此,良渚古城遗址成为5 000年之前的一个文明实证圣地。这些是题外之言。

我刚刚讲到,我国前4 800年是靠中医中药来防病治病的,后来200年西医才加进来。现在虽然我们建了非常多的医院,但是医院里病人还是很多,摩肩接踵。至少在杭州,比如浙江大学医学院附属第一医院、第二医院、邵逸夫医院,也包括我们浙江省中医院,你要去配药,都是人挤人的。我给大家看一些数据,2017年国家癌症中心提供了一组数据,2017年我国癌症的发病人数380.35万,平均一天患肿瘤的病人有10 421人。死亡的病人有多少?一年229.64万,平均每天6 292人,多么惊人的一个数据。再看看心血管疾病,心血管疾病的病死率,在所有疾病当中排在第1位。再来看看它的费用,2017年心肌梗死153.4亿元,颅内出血232亿元,脑梗死524.3亿元。这些数据看上去都是非常惊人的。从我们国家来看,国家支付卫生经费的数额也增加得很快,1978年的时候100亿元,2017年的时候52 598亿元。我再给大家提供一些数据，这是 20 世纪 90 年代，世界卫生组织对健康因素的调查报告。我们一般都认为健康长寿，医疗是最主要的，其实医疗因素占多少？8%！再把遗传、社会、气候因素加起来也只有 40%。而我们最简单的平时衣食住行、油盐酱醋，占多少？生活方式占 60%。所以，健康在自己的手中，在自己的心中，这句话一点都不错。再给大家提供一个资料，2015 年，世界卫生组织提供了一个报告，它讲健康的生活方式可以减少 80% 的心脑血管病、2 型糖尿病，可以减少 50% 的癌症。想一想，我们一年癌症病人是 380 万，如果我们健康的生活方式做好了，那就少了 190 万人，如果一年中我们国家少了 190 万人患肿瘤，对国家的负担，对我们家庭的负担，可以减轻多少啊！所以我就一再讲，治未病，未病先防看似很简单，其实对我们整个社会来讲，作用非常大。有人也测算过，你预防的时候投了 1 元钱，治疗的时候可以节省 9 元钱。郑州大学第一附属医院非常大，相当于医院中的航空母舰。但是按照我们国家的实际情况来讲，其实是不符合我们国情的，医院都集中在大城市，如果不重视基层，不重视预防，永远是做不好的，因为预防是个源头。我们国家 2016 年开过一个全国卫生与健康大会，提出了卫生工作新时期的工作方针，也是讲预防为主，中西结合，说明我们这方面还值得加强。我们做老师的，我们做医生的，应该怎么办？我也反复思考过，现在提出来供大家参考。

第一句话是从我做起。其实我们做医生的，做老师的，自己都懂，但就是因为懂，我们要上课，要门诊，很忙，反而疏忽了。所以医生，因为自己不注意或者工作太忙，生病的也不少。我给大家讲个例子，就是原卫生部一位领导，到我们浙江去检查工作，到了某三甲医院康复中心，有些人在那里做康复训练，领导走到一个康复病人面前，就问他，你是哪里的？你得了什么疾病？结果康复的病人就是本院的医生，得了中风，原因是什么？就是自己的饮食不注意，过度的疲劳，所以医生也是要注意，因此我第一句话叫从我做起。

第二句是指导病人。最近我看见一个报道，说有位病人患了高血压，但他的高血压不是很厉害。找一位医生看病以后，医生给他开了两张处方，一张处方是有药的，另外一张处方就让他加强运动，改善饮食。医生说你如果运动和饮食做得好，也可以不吃药。这个方式后来慢慢被推广，要求我们医务人员都要给病人一些生活上的指导。像我搞风湿病的，有的风湿病刚刚发生的时候，诊断不出来，所以大家肯定听到过未分化结缔组织病这个病名，就是它没有发展到红斑狼疮，没有成为类风湿性关节炎（以下简称类风关），也不是痛风，也不是皮肌炎，但有这个迹象，所以叫未分化。其实这个时候你对病人作一些指导，也许这个毛病就不会发展下去。我给大家举个例子，对怀疑有可能发展为红斑狼疮的病人，我们告诉她今后尽量避免强烈的日光，尽量不要去吃有光敏的食物，比如芹菜，她可能这方面注意以后，这个病就不发展了。还有一些类风关病人，早期的时候，他手指有点晨僵，早上醒来以后手指就有点不灵活，没有关节肿痛，我们告诉他，要注意保暖，尽量少用冷水，因为物理的潮湿、寒冷的刺激，本身就是类风关诱发的原因，他可能这方面注意以后疾病就不发展下去。包括痛风，比如说尿酸偏高了，但是没有症状，我们告诉他嘌呤类的食物少吃，多吃一些水果，比如樱桃之类，可能这个毛病就不发生了，所以这个其实是非常重要的。

第三句是参与科普。我们给一个病人讲就一个人受益，我们如果到中央电视台去讲一讲，一次讲了以后听众都有几十万人；省里电视台讲一讲，讲一次听众可能也有上万人；哪怕社区讲一讲听众也有几百人，受众面也很广，所以还是要参与科普。因为我们毕竟是健康中国最重要的一支力量。我反复思考后，又提出一个观点，即到全民重视预防之日，就是健康中国实现之时。如果说我们所有的百姓都注意到了，衣食住行都重视健康，不生病了，或者是少生病，该多好。所以我们治病的时候，治一个病人是一个病人，治十个是十个，但是所有的人都能够重视，平时日常生活多注意，那我们健康中国就容易实现了。所以，最重要的还是健康的生活方式。

二、四诊合参——多维的诊断方法

第二是讲《金匮要略》的诊断。大家都知道，《金匮要略》第一篇开始就是讲四诊方面的内容，而且讲的是望闻问切，要四诊合参，所以我这里提出来《金匮要略》当中是多维的诊断方法。大家可以看，我这里引的几条原文。首先是《中风历节病》篇的中风，"夫风之为病，当半身不遂，或但臂不遂者，此为痹。脉微而数，中风使然"。中风当然有偏瘫，但是如果只是一个肩膀疼痛，活动不利，可能是肩周炎，它是个痹证。但是半身不遂，结合脉象，叫脉微而数，微，讲的是正气虚，数，讲的是感邪，正虚感邪就可以发生中风，所以就强调要把症状和脉相结合起来。其次是《痉湿暍病》篇的湿痹，关节疼痛再加上脉沉细，也是因为正虚感受了湿邪所形成的。阳旦证也是一样的，"虽久，阳旦证续在耳"，尽管时间很长了，但是这些症状都在，脉象没有变，所以依然可以诊断为阳旦证。《金匮要略》诊断疾病的望闻问切，不是平起平坐的。望闻问切也是抓主症的，和张仲景在《伤寒论》当中讲的"但见一证便是，不必悉具"道理是一样的。比如说百合病症状很多，但是有三个症状，应该是固定的：口苦、小便赤、脉微数。这就是主症，再加上精神失常，这两个合起来就应该属于百合病。然后是妊娠腹痛时候的阳虚，"腹痛恶寒者，少腹如扇"，这都是很有特征性的一种主症。还有重视脉诊，我刚才讲到张仲景《金匮要略》非常重视脉象，叫据脉论理，从病因、病机、诊断、治疗、预后都会讲到脉象。比如胸痹，大家都很熟悉的"阳微阴弦"，其实它就是讲了一种病机。比如在诊断当中，关于疟病，它首先讲到"疟脉自弦"，就是弦脉，那么"弦数者多热，弦迟者多寒"，寒热就按照脉象来判断的。然后宿食，"脉数而滑者，实也，此有宿食"。再从病变的位置，水气病，脉沉小的属少阴，浮的属于风，用杏子汤，一般认为这个时候也可以用麻杏石甘汤一类的方子。再有肠痈的时候，脉迟紧的，判断它是脓未成；脉洪数的，脓已成。相应的治法后面都应该有，所以临床诊断的时候要重视脉诊。

　　还有一条叫作探试法。其实我们做医生，不管是做了 20 年医生，或者年纪大的做了 30 年、40 年医生的，临床上同样会有寒热判断不清的时候。我自己临床上也会碰见。但是张仲景给了我们一个很好的指导，就是探试法。我们中医讲探试法，西医讲治疗性诊断。你看我们条文当中有这么一条，就是《妇人产后病》篇产妇腹痛，张仲景怀疑这个腹痛有可能是血瘀，也可能是气滞，但是他先用气滞的试一试，用的是枳实芍药散，接着他又讲了"假令不愈者，此为腹中有干血着脐下，宜下瘀血汤主之"，这个试了以后不好，那就清楚了，应该是血瘀，当选活血祛瘀，这就是一种诊断的探试。大家也知道，明代医家张景岳（名介宾）对探试法很有研究的，探试寒热虚实都有相应的方法。比如他讲到怀疑是实证，用点补药，补药用上去以后，它"补而觉滞"，或者腹胀更加明显，就是真实，要用攻法；如果怀疑它是一个虚证，用点攻的药，如消导的药，叫"消而不投，即知为真虚"，再用补药。如果怀疑是热证，你用点温药试试看，它会出现烦躁；怀疑它是寒证，用点寒凉的药，它会出现呕吐。这样就可以判断证候的寒热虚实，所以这是一个探试法。

　　那么我们目前临床上存在的问题，就像张仲景所讲的"省疾问病，务在口给"，有的医生就是问了几句以后处方就开出来了，脉象也不摸一摸。还有切脉，一种是流于形式，脉象一搭就开药，其实也没有好好去体会脉象。也有一些过分夸大脉象的作用，就是"不用病家开口，便知病情根源"的一种做法。特别是一些江湖医生，病人要讲话，他就阻止病人不让说。当然我相信有些医生切脉水平比较好，可以通过脉象知道大部分，但我们中医总得要四诊合参，这样比较科学规范。还有一种就是诊断过程中，过于关注局部而忽略整体，比如说一个病人有关节方面的病变，类风关，或者强直性脊柱炎（以下简称强直），或者痛风，它都有关节的病变。如果关节局部有红肿热痛，我们自然而然会讲它是热证，一般来讲没有错。但是如果这个病人舌头伸出来是淡的，脉象是细的，你说是不是热证？就很难说。其实古人都给我们有示范，辨证的时候，局部和整体是要结合起来。我看过一个叶天士的痹证医案，这个病人生病 15 年了，每次发病的时候，膝盖弯曲的地方都有红肿热痛，但是叶天士还是认为病人发病已经 15 年了，加之脸色也是这种偏于阳虚的，所以他用桂枝、附子、茯苓、泽泻、防己、丝瓜络这一类的药物，以温阳散寒药为主，再兼一些祛风通络药，还用少量的清热药构成，所以说这就是把局部的症状，同全身的症状结合起来所做的比较完整的一种辨证。我觉得临床上辨证的时候，也要避免只关注局部，脱离整体这种情况。张仲景告诉我们要四诊合参，将局部与整体相结合，我觉得这也是对我们非常重要的一个提示。所以你看《妇人杂病》篇当中有这么一段话，"三十六病，千变万端；审脉阴阳，虚实紧弦；行其针药，治危得安；其虽同病，脉各异源；子当辨记，勿谓不然"。所以我们还是要按照张仲景的方式诊断疾病与辨证。

三、证候为主，结合病症——先进的治疗理念

第三也是诊断，应该是属于中医的辨证、诊断和治疗连在一起的一个方法。我这里讲的是证候为主，结合病症的一个辨治方法。张伯礼院士在不同场合都讲过这么一句话，他说我们中医理论体系是古老的，但是我们的中医理念一点都不落后。其实最突出的还是我们的辨证施治和整体观念。大家知道我们《金匮要略》都是以病为篇的，《痉湿暍病》篇、《中风历节病》篇、《痰饮咳嗽病》篇、《水气病》篇，都是以病为篇的。讲述条文的时候，基本上按照病—症—证—治顺序。前面讲症状，讲病证，确定它是一个什么病什么证再进行治疗。比如"病者一身尽疼，发热，日晡所剧者，名风湿"，致病是"汗出当风，或久伤取冷所致也"，用麻黄杏仁薏苡甘草汤治疗，也就是症因脉治这么一个顺序下来。举湿病来说，总的是一身尽痛，类似痹证。那么你看表实，用的是麻黄加术汤，要发汗的，但是不可以过汗；表虚，用防己黄芪汤；化热的，用刚才讲到的麻黄杏仁薏苡甘草汤；阳虚的，用桂枝附子汤、白术附子汤、甘草附子汤。所以一个湿病，寒热虚实证候都全了，就说明它是分证候来进行治疗。所以，我觉得我们中医证候是一个特殊的治疗单位，证候就是某一个阶段的邪正相争的一个病理概括，又是病位、病性的一个反映。其实通俗地讲，我们辨证施治是一种抓本质、动态性、个性化的治疗方法。抓本质，我们一直不是说他有什么症状就对症治疗，还是要透过现象抓证候的，抓本质的。动态性，这个星期看了，到下个星期，舌象、脉象我们重新看了以后使用药物都会改变，所以它是动态性的。最重要的，就是个性化，同样一种病，不同的人有不同的治疗。那么这一条与现代的精准医学相类似。可能只是宏观和微

观的区别，但是个性化治疗都是一样的。所以刚才我讲到我们中医的治疗理念，尽管 2 000 多年了，但是其实一点都不落后。

当然，《金匮要略》当中并不是所有的治疗都仅仅是辨证施治，还有辨病施治的，诊断为什么病我们就用什么药，比如百合病、疟病，都是有这种情况的。同时，我们也不排斥对症治疗，刚才讲我们治病的时候要辨证，但其实张仲景也提出一些对症治疗的观点。顺便也讲一下，其实我们七、八、九、十版规划教材当中有特色的就是我们增设了辨治要领与思路的栏目，我当时的思考就是，张仲景条文当中讲了这么多内容，但是我们教给学生最重要的是张仲景在诊断疾病、治疗疾病的时候是怎么去思考的，用药的时候有些什么样的规律，有些什么样的特点。把这些教给学生是非常重要的，所以我们在教材条文下都设定了辨治要领与思路的栏目。张仲景也有对症治疗的，他说"喘者加麻黄""渴加栝蒌根""胃中不和者加芍药""腹痛者加芍药""气上冲者加桂枝""下有陈寒者加细辛"，都有相应的药物。那么喘的时候为什么不讲加杏仁、加紫菀、加百部、加芦根呢？为什么要加麻黄？其实是张仲景临床经验的一种反映。我们现在知道喘的时候用麻黄效果好，麻黄当中含有麻黄碱，可以缓解平滑肌痉挛，可以抑制组胺分泌。为什么胃中不和、腹中痛的时候用芍药？芍药也能够缓解肌肉的痉挛。这些药物加减，都有内在的道理。

但是目前从我们临床上来看，既有夸大辨病的、贬低辨证施治的情况，也有过分强调对症治疗的。特别是西医学习中医的一些人员，可能他需要有什么症状用什么药的知识，但其实《金匮要略》告诉我们的还是要以辨证为主，同时结合对症、辨病这样一种治疗。所以我提出，辨证为主，辨病和对症治疗为辅。要坚定不移走辨证为主，结合辨病，对症治疗之路，就是这么一个道理。

四、细究病机，多措并举——提升疗效的要领

这是提升疗效的又一要领。为什么这么讲？我们用辨证施治，但是如果辨证不精，效果不好，怎么办？《金匮要略》当中讲到一条就是审因论治，这就是第一篇当中讲的一条原文。它讲"夫诸病在脏，欲攻之，当随其所得而攻之，如渴者，与猪苓汤，余皆仿此"，这个"渴"，原因是什么？津液不能上承，是有湿热，而这个热依附于湿，因为是与有形之邪附在一起，所以治疗的时候应该把有形之邪先去掉，无形的邪气自然就容易驱散，方剂提到猪苓汤。那么大家知道猪苓汤当中有一味滑石，我的体会，滑石是非常好的一味药，有人讲它清三焦利六腑，临床上利湿热的效果还是非常好的。那么这条原文在《金匮要略》当中其实得到充分的体现。大家知道在《百合狐惑阴阳毒病》篇，"百

合病变发热者，百合滑石散主之"，用的是滑石。发热的原因是什么？其实还是伤阴液以后有湿热，所以利了湿，热就退了。大家知道还有一篇也是用到滑石的，就是《消渴小便不利淋病》篇中的滑石白鱼散。讲的是小便不利，也是用滑石。为什么不用其他的药？就说明张仲景用了滑石以后效果好。《金匮要略》这三张方子都有滑石。滑石加上甘草，大家都很清楚，是六一散。以六一散化裁的方子很多，加青黛的，加朱砂的，还有加薄荷的，分别是碧玉散、益元散、鸡苏散等，这些方子用对证，效果都是蛮好的。大家知道清代的时候，温病学派兴起，吴鞠通在他的《温病条辨》当中专门有张方子，叫黄芩滑石汤，你看利水，他为什么不用泽泻，一定要用滑石？其实也有他的道理。像我们临床上的风湿病病人，发热的很多，不管是红斑狼疮还是皮肌炎，发热也很难退。有的时候，清气分热，用白虎汤；有的时候，攻下，承气汤；有的时候，清热凉血，用犀角地黄汤；有的时候，和解，用柴胡汤。但是有时热度还是退不下来。这个时候要分析一下，它这个热是什么类型，有些皮肌炎、血管炎的病人，看看舌苔腻的，我就经常喜欢用黄芩滑石散，用了以后，慢慢地热就退下来。因为黄芩滑石散本身就是治疗湿热发热的，具有"汗出热解，继而复热"的特点。黄芩滑石汤就是用于这种类型的。不单单是湿热，瘀血也是这样，比方《惊悸吐衄下血胸满瘀血病》篇当中有发热，但是脉象不快，诊断"此为阴伏"，还是有瘀血阻滞在那里，所以说"是瘀血也，当下之"。瘀血下了以后，病人"如热状"就没有了，也就体现出"当随其所得而攻之"，审因论治。利湿的这方面内容还真的是很多，比如说风湿，因为湿邪黏腻，风湿在一起，发汗不能用大汗的方式，若大汗，"但风气去，湿气在"，所以要求微微出汗，风湿皆去，为什么？就是通过阳气慢慢地流通，缓缓蒸发。其实就是审因论治。再比如干血，缓中补虚的大黄䗪虫丸，既有攻邪的药，也有补益身体的药物。再看痰饮，痰饮是阴邪，既不可能用太温热、辛热的药，也不能用温燥的药，要用什么？要将茯苓、桂枝合起来，叫温药和之。还有气分，"阴阳相得，其气乃行"，就是找出它的病机所在。所以我刚才讲到审因论治，其实就是细究病机。

　　此外，在治疗手段当中，《金匮要略》也给我们一些好的启示，我这里讲的是多措并举。比如说百合病，内服用百合地黄汤，外洗可用百合洗方，"洗其外，所以通其内"。不同的方式，有不同的治疗作用，我们把它们综合起来就可以发挥最大的治疗效果。狐惑病，内服用甘草泻心汤，外洗用苦参汤，外熏用雄黄，三种方法合治狐惑病。狐惑病相当于我们临床的白塞综合征（贝赫切特综合征），风湿病中我们见到很多的就是白塞综合征。风湿病凡是有关节类病变的，至少可以针药并用治疗；有皮肤类表现的，可以内外兼治，用多种手段。目前临床上治疗手段其实割裂得比较多，不像早期的中医科，各种方法都可以用。现在分科都分得很细，治疗手段反而单一。有一个多学科的协同诊疗方式叫 MDT（Multi-Disciplinary Treatment），其实这块对我们中医来讲也是很重要的。比如说像肩周炎，说起来是很简单一个毛病，但其实很痛苦的，我本人就得过肩周炎，很痛，痛的时候晚上睡觉都不能睡，睡一两个小时就要起来坐一会儿，很痛苦，而且这个病持续的时间很长，一般 80% 的病人一年左右会缓解。但是现在到医院里看，找到针灸科的，就给你扎针；找到骨伤科的，可能会给你用止痛药，有的时候痛得厉害，就给你打一针激素类的得宝松（复方倍他米松注射液）；找到推拿科的，就给你做推拿；找到中医内科的，就开中药，都分割开了。其实我们完全是可以把这个病分成几段，一开始的时候炎症期，炎症很厉害的时候，推拿也不一定好，因为有炎症，推的时候还会很痛，所以这个时候可用点中药，或者用点得宝松之类的药物消炎。第二个阶段叫作粘连期，炎症已经退下来了，有粘连了，这个时候我们中医的推拿，或者小针刀，如果能用上去是很好的。第三阶段恢复期的时候，应该用中药结合推拿方式，我们如果能够这样去做，疗效就可以大大提高。

五、药味精练，配伍严谨——值得弘扬的处方规矩

我们临床开处方的时候，应该遵循好的处方规矩。其实张仲景已经给我们做了一个很好的示范。大家知道有本注解《金匮要略》的书叫《金匮要略心典》，它是尤在泾编的。一般都认为尤在泾编的《金匮要略心典》比较中肯，容易被大家所接受。尤在泾对《金匮要略》有一个评价，叫作"其方约而多验"，就是说方子很小，但是效果又是很好。我前面讲到《金匮要略》的方子有 205 首，但是许多方子有方名而没有药物，还有一些是后世附方，如《千金》《外台》的附方，把这些除掉以后，只留了 177 张。177 张来统计一下，三味药物以内的有 71 首，占 40.11%。六味药以内的方剂合起来有多少？145 首。所以说张仲景的方子，绝大多数是六味药以内，占了总数的 81.92%。

这里我给大家举一些例子，一味药的瓜蒂散，二味药的百合地黄汤，三味药的茵陈蒿汤，四味药的大承气汤，五味药的桂枝汤，六味药的橘皮竹茹汤等。还有它的配伍非常的严谨，麻黄加术汤也很好记的，白术的分量最重是四两，其他药物就是三二一，麻黄三两、桂枝二两、甘草一两、杏仁 70 个，它的配伍就体现在麻黄加白术，白术得到麻黄，能够祛表湿。麻黄原先是发汗的，但发汗比较峻猛，加上白术以后发汗就不至于太过。这方面的例子很多。我记得我看过一个病人，大概是 10 多年前，一位女性，30 岁左右，她淋了雨以后出现关节、背部肌肉的酸痛，也用过消炎镇痛药，但就是没有好，但我相信她

也没有正规的治疗。我当时看看她的舌苔是薄白苔，结合病因，就给她开了一张麻黄加术汤，再加一点鸡血藤、羌活。很简单的一张方子，一个星期以后她过来复诊，百分之七八十症状都改善了，所以还是非常有效果的。

其实《金匮要略》一些药物的配伍都是很有意义的。我理了一下，可能有三大方面：一个是相互促进，同类性味的药物，比如附子加干姜，加强了温阳、回阳救逆；桂枝加乌头，散寒止痛。还有一种是相反性味药物配伍，一个是寒的，一个是热的，合在一起，起到一种兼制的作用，石膏加桂枝，防寒凉太过。第三种是加了另外一种药以后，派生出一种新的功效，桂枝加芍药调和营卫，桂枝加茯苓温化水饮，桂枝加当归调节血运，都派生出新的治疗作用。

这里我就讲讲，目前临床上开大方的问题，开大方，现在还是有的。我前段时间在微信中看到，据说是一位北京名医开的处方。一张方子，每一排就是 4 味药，一共有 10 多排，也就是有 40 多味药。其实开大方的这种形式也确实很多，我校有位老师，开的处方药味多，多到处方的正面写不下，反过来再写。当时我担任校长，专门召集中医教师开了一次会，听听他们为什么不能把方子开得小一点的原因。结果，开大方理由很多，五花八门。有的讲，古代的时候，就有这样的例子，比如大活络丸这个方子有 40 多味，鳖甲煎丸也有 25 味，说古代人也有大方。有的讲，他们现在治疗的疾病复杂了，病因多了，所以用药就多了。有的讲，我们现在药物与过去比，过去药物是野生的，现在都是栽培的，药效差了，所以药味及用量也要大了。还有的讲，用药多了以后效果好，叫大兵团作战。我说你们讲的理由都没错，都有一定道理，但是我们还可以好好地思考一下，怎么样能够把方子开得精练一点。

我当时就讲，之所以处方开得大，第一，可能是辨证不准，就是辨证没搞清，寒热没搞清，都是对症治疗，有头痛的加几味，有咽喉疼痛又加几味，有咳嗽再加几味，有高脂血症的，有血糖高的，又添加对症治疗的药。这样一来，一张方子就很大了，其实还是辨证没有搞清楚，如果辨证搞清楚了，许多症状都可以归在证候之下，所以这肯定是一个重要的问题。张仲景为什么处方都这么精，无疑是辨证搞得很清楚。第二，我觉得先后缓急主次没处理好。比如说，我们看的慢性病病人往往有基础病，再受凉，又出现感冒的症状。这个时候你可以急则治其标，把本病先放一放，急则治其标处方就比较小。所以，如果缓急不分，有感冒咳嗽的时候，你也把七八味的感冒药加上去，那这个时候的处方就是大处方。先后缓急处理不好，这肯定也是问题。第三，我觉得是选药不精，就没有像张仲景一样，选药选得很精练。我举个例子，比如说一个病人既有咳嗽又有大便干，我们也可以用三四味药来治，咳嗽用桔梗、百部、紫菀、贝母等。大便干也可以用火麻仁、肉苁蓉等润肠通便。但如果学习张仲景，我们是不是可以用一味杏仁，既能够宣肺止咳，又能润肠，那不就精练了吗！我觉得选药不精也是问题之一。当然也与社会上一些不良风气有关，不少中医师受邀到社会上各种医馆看病，有的医馆为了推销药物，把医生开药方的价格与报酬挂钩，这样一来有的医生不单单是用药用量多，还用药用得贵，其实就有涉及利益之嫌，这样一来就忽视辨证施治了。所以我还是把这个问题提出来，让我们的医生引以为鉴。我们还是要学习张仲景选方规矩，据证选方，处方小而精。

六、随症选药，据病用量——用药的基本原则

讲到选药和用量，叫随症选药，据病用量，这是用药中的基本原则。唐容川有个评价叫"仲景用药之法，全凭乎证，添一证则添一药，易一证则易一药"，用药是丝丝入扣的。大家都很熟悉的《痰饮咳嗽病》篇小青龙汤治咳逆倚息不得卧后的五次药物化裁，就是一个用药丝丝入扣的反映。支饮，用的是小青龙汤，小青龙汤用了以后咳逆减轻了，但这时候出现了奔豚气症状，气从少腹上冲胸咽。前面我给大家讲过张仲景用药特点，气上冲的时候加什么药？"气上冲者加桂枝"，你看张仲景用了桂苓五味甘草汤，其中就含有桂枝。用了以后冲气就低下来了，但又有了胸满，胸满代表什么？实际上还是有痰饮，那么加了什么药？姜和辛，就是散寒化饮。苓甘五味姜辛汤用后，胸满好了，但头晕出来了，呕吐出来了，原因是什么？胃中有痰饮。他加的是半夏降逆，半夏用了以后呕吐好了。又出现浮肿，为肺气不宣，加的是杏仁宣肺。肺气宣了以后，又见到"面热如醉"，系胃热上冲，加的是大黄清胃热，用药都是丝丝入扣，药证相对，非常精练。

谈到用量，大黄一般作为峻猛的药，张景岳称它是一个将军，你看胃肠实热的呕吐，大黄用的是四两。同样是有热，血证当中的吐衄，用泻心汤，大黄用的是二两，它的1/2，说明张仲景是按照病情来用药的。再比如说甘草，甘草是国老，大多方子当中我们都喜欢用点甘草起调和作用。但是张仲景用甘草，大家看看，最多的时候用到五两，橘皮竹茹汤；再下来，甘草泻心汤用的是四两，都是大剂量的甘草，但在最小剂量的汤剂，防己黄芪汤用的是半两，最大的与最小的相差10倍，差距很大，都说明是据病论治，根据病情需要来使用药物。

其实我用经方也用得比较多，而且一般也不会用太大的剂量。比如说附子，一般情况下我可能就会在6g到9g之间，不像我们云南、四川那边中医师会用到30g、60g。我有一次到云南去扶贫医疗，他们附子久煎了以后作为一

道菜肴摆在餐桌上。但使用大剂量附子一定要有经验，不仅附子要久煎五六个小时，而且也应知道附子的种类，有的附子，你哪怕煮得时间再长也是煮不烂的。所以使用大剂量附子不仅需要懂得久煎，还应了解种类，确保使用安全。一般情况下我用药剂量都不大，但是有些情况之下，也会用一些大剂量。比如有一位皮肌炎的病人，这位病人在我院出院以后，出现一个什么症状呢？脸上还是很红，全身发痒，特别是头皮痒得很难受，舌苔是黄腻的，舌质是红绛的。我当时用的是犀角地黄汤，因为大便干，承气汤我也用上去了，然后再加一些祛风的药，像徐长卿、僵蚕、防风，用了以后有效果，痒的情况明显减轻，但是没有彻底好。我当时一开始大黄用5g，她排便好一点，但是还是很干，我接下来就是剂量加大，从5g变成10g，从10g变成15g，最大的时候用到30g，生大黄30g后下。但对这个病人来讲就比较特殊，大黄大剂量用上去以后，她一天就是2次大便，没有腹泻。通俗地讲就是引热下行，排毒，她情况就得到明显改善。这样大剂量地清热解毒，大剂量地攻下，就起到比较好的一个作用。这个病人是个女同志，50岁左右，但她体质还是很结实的那种类型，所以可以用重剂。这是讲的用量。

七、峻药（毒药）——攻克疑难重症的武器

　　讲一下毒性的药物。一般情况之下，我们用药肯定是以安全为第一位，所以一般的医生也都喜欢用一些比较平和的药物来治病，但是临床上有的时候也会碰见许多难治性的疾病，用一些很平淡的药物，比如茯苓、白术、防风、黄芪、当归，用上去会好一点，但是不能解决大问题。可以讲是小水大渴，无济于事，这种情况我们见得也很多。怎么办呢？我们还能用很平和的药吗？其实张仲景也给了我们一些启示，我这里给大家举了一些例子。比如说阴阳毒，他用升麻鳖甲汤，雄黄是有毒的，你看历节、心痛、寒疝都有痛症，他都用了乌头、附子，都是有毒性的。留饮，"心下有留饮"，他用的是甘遂半夏汤，都是有毒的，而且属于十八反。张仲景用一些毒性药来治疗一些疑难的重症，对我们是一种启发。

　　其实，峻药和毒性药治病就称作重剂起沉疴，给我们指出一条研究一些临床上的疑难重症的路径，所以我提出峻药和毒性药是攻克疑难重症的武器，其实应该也是重要的一条途径。大家可能都知道，张亭栋是哈尔滨医科大学的一位教授，20世纪70年代他们医院有下乡医疗队，那时候他发现了当时民间有一个处方，可以治疗肿瘤、癌症、血液病。然后下乡医疗队就把这张处方带回来。张亭栋是当时的中医科主任，他同药剂科的同事一起研究这个处方，

结果发现这个处方当中有一味药叫砒霜，有毒的，成分是三氧化二砷，而且临床研究和动物实验发现如果没有砒霜，效果就差了好多。所以就瞄准了砒霜，做成分的研究，再做各种肿瘤病症疗效的对照研究，最后确定为对急性早幼粒细胞白血病治疗效果最好。后来把三氧化二砷制成一种针剂治疗，结果效果还是很好。张亭栋当时在我们国内的杂志上报道了 55 例这样的病人的治疗结果。同时期，上海的陈竺院士和他的老师王振义院士，也在做白血病的这方面研究，他们首先是用一个叫作全反式维甲酸的一个方案，发现治疗早幼粒细胞白血病也有效果。但是药用了以后发现有耐药性，这时他们了解到哈尔滨这边用中药砒霜治白血病。后来他们就把这个药加上去，发现耐药性就没有了，效果大大提高了。然后在这个基础上，陈竺院士就做机制研究，发现在细胞的分化过程当中，用上三氧化二砷以后，它就不分化成恶性细胞，而分化成正常细胞。所以陈竺院士风趣地说，在细胞分化的过程当中，中药用上去以后就改邪归正了，就不向恶性细胞去分化。后来他们就重新制定了早幼粒细胞白血病的中西医结合治疗方案，现在已经在国际上推广，95% 都有效果，而且稳定的时间很长。有人推论，急性早幼粒细胞白血病可能是最早可以治愈的一种肿瘤。所以这也为我们提供了一条从毒性药物当中寻求突破的路径。

其实我们现在临床上这样做的也很多，比如说我们用雷公藤治疗类风湿性关节炎，雷公藤也是一种毒性的药物。我们都知道山西的李可老先生，他用大剂量的附子治疗心衰，用 60g、120g、240g 久煎。所以我想讲的是峻药或者是毒药，它是临床上实现难治病治疗突破的希望所在，是值得临床研究的，也是一种课题研究的方向。我觉得，做实验研究应该是没问题的，如果实验研究做得好，可以再做临床研究。所以，我觉得它是攻克疑难病症的重要研究途径。其实，在临床上我自己也在尝试做一些这方面的研究，当然做一些毒性的药物、峻猛的药物研究，首先要保证病人安全，这是第一位。比如说我们可以从小剂量开始，同时监测肝肾功能等，也可以用些西药，把保障的措施跟上去。尤其是加强对住院的病人的监测，这样会更安全些。

八、将息——治病不可或缺的环节

将息，通俗讲就是护理。其实，将息是非常重要的一个环节，你看我们有许多医生，同样一个学校，同样一个专业毕业，有的人在临床上病人很多，门庭若市，但有的病人很少，门可罗雀，年纪也不小了，但是病人就不多。其实将息，同病人的交流还是很重要的。我们一般把处方开好交给病人，等病人下次再过来的时候，这个过程医生是不在意的，如果在这个过程中给病人有很好的交代，其实对提高疗效是很重要的。

我自己感觉，张仲景《金匮要略》非常重视将息这个阶段。比如小半夏汤，大家看一看，半夏加生姜本身既增强了降逆，也可以减少半夏的毒副作用，然后看煎药用水是多少升？七升煎到一升半，你看这么多的水要煎掉，就得久煎，就去掉了它的副作用。再看看乌头是有毒的，一开始的时候，他是用蜜糖加进去的，用蜜二升煎取一升，就启示我们白蜜加进去以后可以缓和药性，有人怀疑白蜜二升因为是有糖分，煎的时候不是就焦了吗？怎么能够煎成一升？但是不管怎么样，白蜜加进去缓和药性，对我们是个启发。而且其他药也是水三升煎到一升，然后再把原先的白蜜加在一起，"更煎之"，也是久煎。茵陈蒿汤煎煮是有先后的，先煮茵陈，再加入栀子和大黄，古人的解释是让湿热缓缓地排出。

服药也有时间讲究，疟疾的时候要在疟疾发作之前服药。还有服药的时候，量的多和少是要根据体质的，强人和弱人不一样，还要根据症状，"不瘥，明日更服，不可一日再服"。下面的也是一样，"乌头桂枝汤，初服二合；不知，即服三合；又不知，复加至五合；其知者，如醉状"，喝过酒一样，就是一种药物的反应。还有用了防己黄芪汤以后，会有"虫行皮中"，腰以下怕冷，他要求让病人坐在被子上，然后用被子把腰裹起来。我们现在肯定不会这么去做，但是他告诉我们一个原则，避之以寒，助之以温。就是喝了药以后不要受凉，注意保暖，也就是湿病的治疗要微微出汗。

临床上因为这个过程当中没有交代清楚，病人不懂，会影响疗效，出现中毒、不良反应等情况。我给大家举个用西药的例子，风湿病当中，类风关也好，或是白塞综合征也好，银屑病也好，经常会用到一个药叫甲氨蝶呤，英文缩写 MTX，它是种免疫抑制剂，其实这个药用好的话，效果也是很好的。但这个药也有毒副作用，有时候会造成肝脏损害的。所以一般是一个星期服一次，它是 2.5mg/ 片的，吃 4 片，也就 10mg，一个星期吃一次就可以了，第 2 天再吃一片叶酸。但是许多病人出院的时候，医生给他讲，一个星期吃一次，第 2 天吃叶酸，同他讲了，病历上也给他写了。但总有的病人比较粗心，一个星期吃一次，回去以后变成一天吃一次，两个月回来复查的时候，发现谷丙转氨酶会升高至 200～300U/L，甚至更高，还有掉头发、口腔溃疡。因为它是免疫抑制剂，临床上有个现象，凡是免疫方面出问题，在黏膜上表现的症状最为突出。你看白塞综合征，口腔、眼睛、生殖器，都是黏膜。其实就是将息没有做好，中医同样也有的，如果煎药时间没有讲好，可能造成中毒。饮食方面也有，比如一个人本身肠胃功能不好，有些人喝了中药以后口苦，顺便就吃个梨,往往会拉肚子。有的病人讲,某某医生,我吃了你这个药以后就拉肚子,其实药喝过以后,水果吃得不当,造成的拉肚子。这样的例子非常多,所以我讲将息是一个非常重要的环节,那么如何将息,应该因病和因人制宜。

九、食疗——协同治疗的重要手段

《金匮要略》关于食疗的内容是很丰富的。因为杂疗方后面这两篇都是讲食物方面的内容。其中有这一段文字,"凡饮食滋味,以养于生,食之有妨,反能为害……所食之味,有与病相宜,有与身为害",关键是讲到"若得宜则益体,害则成疾"。食疗用得好,帮助我们防病治病,食疗用得不好,反过来使病会更加重,更加伤害身体,所以我这里讲食疗是协同治疗的重要手段。其实如果讲得宽泛一点,食疗它是协助防病治病的一个重要手段,防病和康复的时候也都用得到,不完全是治疗。我刚才讲《金匮要略》有两篇专门讲食物的,叫作《禽兽鱼虫禁忌并治第二十四》《果实菜谷禁忌并治第二十五》,《金匮要略》当中还有许多食疗方,甘麦大枣汤都是食物组成的,当归生姜羊肉汤也是以食物为主。所以《金匮要略》食疗的方子不少。

食疗一般讲都是与体质连在一起,要同体质相对应。王琦教授讲的是九种体质比较全面,但有的时候开会,我会介绍其中的三种或四种,三种体质容易记,一是寒,一是热,还有既不寒又不热,是中性的。2019 年 6 月下旬,G20峰会在日本大阪召开,G20 峰会之前,联合国粮农组织先在大阪召开了一个食品与健康的会议(第三届世界食学论坛),那次会上他们邀请我去做一个食疗和健康的讲座。我在这个会上就选了 4 种体质,即在前面 3 种体质的基础上,加上有瘀血的体质。因为这 4 种体质可以比较方便地用舌象反映出来,又比较简单,4 种体质,4 类相应的食物。在这个会议当中我也讲到一个观点。即我们临床治病要发挥食疗的作用,因为药食是同源的。但是我觉得食疗还应该注意两个方面:一是应该同体质、证候相结合,我们热的体质只能够吃一些凉补的食物,寒的体质可以用一些温的食物,如生姜这一类,当归生姜羊肉汤就适合寒的体质。二是我觉得中医的食疗还应该同现代营养学结合起来,因为食疗我们现在是讲寒热虚实,其实细化下去,每一种食物都有成分,都可以与现代营养学联系起来,比如说是蛋白质、维生素、脂肪、微量元素,应该都可以分析出来。兰州大学在研究生姜成分时,就发现生姜中含有姜辣素和生姜酚,这些成分在人体脂肪代谢的过程当中可以加速脂肪的分解,产生热量,这样生姜暖身的机制就被揭示了。

我前段时间做过一个 973 计划(国家重点基础研究发展计划)的关于上火

项目的研究。上火,我们中医只是讲阴虚阳亢、有热毒。对于上火,老百姓都很熟悉,譬如有点口腔溃疡、大便干,就知道上火,吃一点凉的东西,比如西洋参、白木耳,有的还懂得用金银花泡茶喝。但是上火是怎么样发生的?用现代科学知识如何理解?有的时候很难讲清楚。关于上火不但老百姓关心,科学家也关注。韩济生院士,研究针灸镇痛的,他是我们浙江萧山人,2005年《中国科技史杂志》专访他的时候,他就讲上火用中药败火的方式有效,其实把上火好好研究一下,很有意义。所以2013年的时候,我有幸牵头承担了973计划的上火研究项目,由我们学校牵头,中国中医科学院中药研究所、天津中医药大学、浙江大学协同,有4家单位,一共做了5年的研究。我现在可以这样讲,上火是什么?它先是有一种自身易于上火的体质,然后遇上疲劳、精神紧张、辛热的药食(如火锅、红参等)。这些因素导致人体的能量代谢混乱,肠道菌群紊乱,然后再影响到免疫功能。我刚才讲免疫功能失调以后,最多的反应是在黏膜,所以它就容易出现口腔溃疡,都是口唇的黏膜溃疡最多,就是免疫功能失调造成黏膜局部的一种炎症。你眼睛红或者出鼻血,其实都是这么一个道理,就是造成黏膜小血管的一些炎症。所以中医许多理论都可以通过现代科学的方法去研究,找出现代科学内涵,都是很有意义的。所以,我刚才讲食疗要同证候体质相对应,还要与现代营养学相结合。比如说一个病人是阴虚火旺的,但他又是维生素C缺乏,辣椒中虽然维生素C很多,但他是阴虚火旺,就不合适。我们中医人肯定不会选,那选什么呢?可以选西红柿,西红柿针对这种有内热的就没问题。反过来阳虚体质的人,维生素C缺乏的,我们可以适当用点辣椒。这方面如果结合起来,才是一个比较完整的现代营养学。中医的食疗经过不断的研究,它内在的成分含量会不断地被解析出来。这是讲的食疗。

十、体恤与沟通——构建和谐医患关系的关键

体恤与沟通,尽管《金匮要略》当中张仲景没有直接地讲这么一句话,但具体内容都有。我认为,它是构建和谐医患关系的一个关键。为什么这么讲?《伤寒杂病论·序》大家都读过,其实整篇《伤寒杂病论·序》看下来,我自己的体会是,张仲景反映了三层意思,一是反映了对生命的敬畏,《伤寒杂病论·序》中讲到"赍百年之寿命,持至贵之重器,委付凡医",你看"百年之寿命""至贵之重器",都是说对生命的敬畏,你不能轻视它。但这里看到的是"委付凡医",所以他觉得是非常痛心的一件事情。二是要求医生不断学习与探索。他也讲到做医生不是一般的人都能够做好。"自非才高识妙,岂能探其理

致哉"，讲的就是医生要不断地学习，要不断地积累。只有达到一个才高识妙的程度，才能够理解医学。《伤寒杂病论•序》讲"夫天布五行，以运万类；人禀五常，以有五脏；经络府俞，阴阳会通；玄冥幽微，变化难极"。讲生命现象很复杂，中医很难，但是你才高识妙，才能够掌握得起来，其实就是讲做医生很难，要不断地去学习，不断地去思考。三是讲医生要有爱心。张仲景讲他宗族人很多，有 200 多人，但是建安纪年以来没过 10 年，三分之二的人就死了，其中"伤寒十居其七"。所以感叹，"感往昔之沦丧，伤横夭之莫救"，就是医生应该有爱心，有同情心。所以学习了《伤寒杂病论•序》以后，我自己总结了两句话，一是人命关天，当如履薄冰，如临深渊，所以你看孙思邈的《千金要方》，人命关天，贵如千金，就这个意思，这是一句。第二句，我们医生应该怎么办？我引用了张仲景自己序文的话"勤求古训，博采众方"，要不断地学习，不断地吸取人家一些好的方法和经验来充实自己。其实我前面讲的上 8 个字，"如履薄冰，如临深渊"是源于《黄帝内经》，是讲针灸。"勤求古训，博采众方"是《伤寒杂病论•序》中的。

所以我刚才讲，尽管张仲景没有讲到体恤和沟通的文字，但是他的条文当中，他所讲疾病诊治的过程中，处处都体现出来，要体谅病人，要同病人沟通交流。比如说用白术附子汤以后，他讲"一服觉身痹，半日许再服，三服都尽，其人如冒状，勿怪，即是术、附并走皮中，逐水气，未得除故耳"。这是说给病人听的，这是张仲景事先告诉病人，吃了这个药以后，有的时候身体会有重滞感，而吃了三服的时候，有时会有点头晕，但"勿怪"，不要担心，不要害怕，这是服药后的一种反应，你安心服药就是了。现在临床上，我们经常碰到有些病人吃了药有点不舒服，他会打电话到医院里面咨询。但如果你事先告诉他，他就不会担心了。再看，百合地黄汤，"中病，勿更服"，只要病好了，就不要再吃下去，药物毕竟是药物，总是有副作用，所以"中病，勿更服"，要靠自己身体的正气逐渐恢复。《黄帝内经》当中有"大毒治病，十去其六；常毒治病，十去其七；小毒治病，十去其八；无毒治病，十去其九。谷肉果菜，食养尽之。无使过之，伤其正也"，就是这个道理。还有百合地黄汤用了以后，"大便当如漆"，因为有生地黄，用了以后大便就黑了，很软，也不要担心是出血，事先告诉病人以后，病人就放心了，对你就信任了。其实病人的信任，对治疗很有好处，因为对你信任了，情绪稳定，睡觉睡得好，免疫功能就容易慢慢恢复起来，效果就会更加好。为什么安慰剂也会有效果，就是这个道理。

我们现在这方面的问题还是不少，有一些是由于医生疏忽引起的医疗事故。2019 年江苏东台市人民医院发生血透病人 69 例丙肝病毒感染，其实就是由于医生的疏忽。外科手术当中，左面的病开到右面，右面的病开到左面，这样的事故都有。我再讲一个古代中医人的一件事情，明代有个医家叫戴元礼，《金匮钩玄》就是他补校的，他是朱丹溪的学生，水平应该也是很高的。但是他还是很勤奋学习，他知道北京有个名医医术很高明，就赶到北京，在名医的旁边看名医如何看病。很奇怪，有一天一位病人拿了处方走出门口，这位名医从自己的诊室里追出来，对病人说，你煎药的时候要加进一块锡一起煎，金属的锡。戴元礼就觉得奇怪，怎么煎药当中要加锡？他就问那个名医，为什么要加锡？这个医生只是说，古方里有的。戴元礼一听就知道了，是小建中汤，小建中汤要加什么？加饴糖，饴糖的饴，繁体字的饴同锡字很类似的。其实是一个文字搞错了，加饴变成了加锡，所以成了很大的笑话，但是却给病人带来不小的危害，说明医生要非常细心、细致。所以我们今后看病的时候，同病人的交流是很重要的。我一般会告诉病人，这个病是一个什么样的病，治疗效果会是一个什么样的效果，是不是要长期吃药。如果治疗一段时间效果不明显，就告诉病人可以到别的地方去治。这样你同病人讲清楚以后，病人一般就不会太责怪你。用药以后，会有哪些方面改善，在哪些方面可能还会好不了，他都清楚了，就不会乱迁怒于你。钟南山院士讲过一句话，我还是很赞成的，他讲，医生如果对病人好，病人会知道的。所以我们只要真的对病人付出爱心，并注意同病人沟通，许多矛盾都可以避免的。《素问·汤液醪醴论》当中的一段话给了我们启示，叫"病为本，工为标，标本不得，邪气不服"。我们作为医生，作为工，病人作为本，只有病人信任你，配合你，才能够治好病，这个也非常重要。

最后，以两句话来结束我今天与大家的交流，一是《黄帝内经》讲的，叫作"善言天者，必有验于人，善言古者，必有合于今，善言人者，必有厌于己"。讲的就是我们学习古代经典要同今天的临床结合起来，理论的东西要同实际的问题结合起来，这样对我们才会更加有帮助。二是引用了宋代王安石写的《游褒禅山记》中的一段话，叫作"入之愈深，其进愈难，而其见愈奇"，讲的是进入山洞里面越深，越困难，但看到的景色越神奇。就像登山一样，登过一座山峰又是另外一番天地。其实我们作为《金匮要略》教学的教师也是一样，我们重新学过一遍去跟学生讲的时候，对每一条条文的体会还会有不同的。也就是说我们《金匮要略》的研究，其实没有止境，王安石所讲的"入之愈深"，"其见愈奇"，就是这个道理，所以我想用这句话与大家共勉。

【课堂互动】

问：请教一下，因为我们《伤寒杂病论》现在就分两部，一个是《伤寒论》，一个是《金匮要略》，现在不管是本科教学，还是一些爱好者当中，把这两本书给割裂开了，对于这个现象我想问一下您的看法。

答：中医药大学一直以来就是这种传统，即《伤寒论》《金匮要略》分开讲。但我们也可以把它合在一起，比如说，前面把六经辨证讲完，接下来讲杂病，这也是一种方式。它的好处是两者之间的联系可能会更加清晰一些，因为许多条文还是相类似的。但是这么多年下来，一般都认为《金匮要略》是以杂病为主，六经辨证针对的是以外感病为主。当然也有不同的看法，比如有本书叫《通俗伤寒论》，清代俞根初写的，他虽然讲到《伤寒论》，其实把温病合在一起了，他有一句话叫"六经钤百病"，即六经也可以辨治外感病以外的其他疾病。现在因为外感病少了好多，不像当年传染性疾病很多，多用六经辨证。现在其实以六经辨证治杂病也很多。我觉得这两者都没问题，因为也有许多教研室是合在一起的，像我们中医临床基础教研室就是把伤寒、金匮、温病三门课程都合在一起，各有好处，我觉得分开也没问题，合在一起可以多交流，关系可以分析得更加深刻。

问：范老师您好，我想请教一下，因为您主要是研究类风关，风湿类型的病证，那么你们在临床上一般是中西医结合吗？然后中医方面的话，会不会也是内外合治的综合疗法。

答：是这样的，从目前的临床上来看，我们还是中西医结合或者讲中西药并用的比较多。因为我们见到的，比如像红斑狼疮，它其实病情可以很重，比如有胸腔积液，有高热，有大量的腹水，尿蛋白一天24小时可能有10多克，脚肿起来像馒头，所以一般情况下我们会中西药并用，比如在西药的基础上，把中药加上去，特别是在中后期。急性期的时候，用的西药可能会多一点，但是中后期还是中西医结合，也有小部分我们是单纯用中药，比如说轻型的狼疮，比如说风湿病当中有些没有分化的，也有些比如说像产后风这一类病证，按照西医去诊断是诊断不出来什么病的，但是我们可以用黄芪桂枝五物汤，这种阳虚有寒有风的，纯粹用中药都可以治疗。轻微的干燥综合征我们也可以不用西药，单用中药治疗。至于说综合疗法，我们在病房也比较多，病房里面有些针灸、外敷、熏蒸的治法，都可以结合起来，特别一些关节病的病人。所以你讲的这方面我们都有在用的。

问：范老师好，我想请您再讲一下，您在教学和《金匮要略》的研究方面有什么心得和感悟？

答：这问题回答起来会很长，但是我觉得简单来说，应该注意下列几点。第一个方面是《金匮要略》的原文，还是要好好地深入去理解。如果《金匮要略》的原文没理解好，其他一切都无从谈起，比如说我们要去看一些人家的注解本、注释本、古代的一些注释的内容。第二个方面，我觉得我们搞《金匮要略》的人还不能脱离临床，理论和实际相结合是非常重要的。尽管《金匮要略》是诊治杂病的书，但《金匮要略》也可以称为古代的内科学，或者是古代的外科学、妇科学都可以。古代没有中医内科学、中医外科学，在汉代那个时候就是《伤寒杂病论》，也可以讲是一门临床学科。所以，我觉得在座的各位结合临床还是很重要的，你只要临床结合得好，一是自己的体会可以更加深刻，哪些方、哪些理论我可能认识会很深刻，讲给学生听的时候也会比较生动。二是可能对一些学术观念的理解也会有一些提高，你单凭它的文字或者人家一些理论解说去体会，不如有自己的临床认识更深刻。第三个方面是研究，我的研究也是很广的。我当年读硕士的时候有两位老师，何任老先生当然是我导师之一，还有位老师搞《内经》的，就是徐荣斋老师。对《素问玄机原病式》，我做过专门的研究，徐荣斋老师引用了一个中医的术语，"虚则实之，实则虚之"，强调做研究的时候还是要另辟蹊径，人家做过的研究你再去做，那想做出新的东西可能会很难，除非你有新的认识。你可以去做，但最好还是选一条新的途径，选择人家没有研究过的点。就像我刚才讲，比如说毒性药物，我治疗一个什么病，药物有效果了，然后把药物的成分方面我可以去做研究，机制可以去做研究，再进一步可能可以做成新药，那就是非常好的一种创新。理论也是一样的，比如文献当中，我可以同大家交流一下，当年我研究生毕业的时候，对《金匮要略》还是比较感兴趣。1982 年左右的时候，我留校做青年教师。当时，我就想到能否围绕《金匮要略》编一本文献集，给研究者提供方便。因为杂志上发表研究《金匮要略》的文章很多，如果能够把这些文章摘要做下来，也可以给大家提供了一本工具书。当时我查了查，还没人做过这件事情。当时我也是年纪轻，有一种初生牛犊不畏虎的冲劲，于是就牵头组织我们学校的一些青年教师，编了一本《金匮文摘》，这本书你们肯定没见到过，内部印刷的。后来补充后变成《金匮要略现代研究文摘》，这本书是公开出版的。有关《金匮要略》发表的论文有几千篇，如何进行合理分类，花费了我不少心思。后来想到分成正编和附编，正编以教材前面的 22 篇分类，附编就按照教与学、综述、版本考证等划分。这样就把书的分类做好了。我觉得包括文献研究，其实也是要去看一看，人家有没有做过，如果人家做过，除非你有新的思路，你可以再进一步做，但如果不能超越前人，你就放弃重新再选择，现在也强调研究要创新，不能人云亦云，做一些重复性的工作。

《金匮要略》杂病辨治临床思维方法与应用

黑龙江中医药大学　姜德友教授

　　1998年我曾接治一位来自大兴安岭地区的女病人，因患类风湿性关节炎，长期服用激素，继发股骨头无菌性坏死，后又患腰椎间盘脱出，导致行动更加不便。曾于当地医院治疗效果不佳，后至哈尔滨某大医院住院治疗。经全面检查，发现还患有强直性脊柱炎，因此，无法行手术与激素疗法。西医束手无策，建议找中医寻治，后经人介绍至我处就诊。病人不能行走，需人背扶，自述全身关节疼痛，腰部、胯骨尤剧。口干，舌边、尖色红，脉细数而弱。经仔细斟酌，我诊断其为历节病。这一病名首见于汉代张仲景《伤寒杂病论》一书的杂病部分，其第五篇《中风历节病脉证并治》载录"诸肢节疼痛，身体魁羸，脚肿如脱，头眩短气，温温欲吐，桂枝芍药知母汤主之"；"病历节不可屈伸，疼痛，乌头汤主之"。该患虽经西医诊断为四种疾病缠身，但从中医角度看，可认作一种疾病，即历节病。因此病有时疼痛剧烈，故又称"白虎历节"，多因内有肝肾气血不足、外有风寒湿邪侵犯肌肉关节所致。早期症状表现为疼痛，后期表现为关节肿胀变形，甚至不能屈伸，重者致残。该患虽诊断已明，但中医临证，不仅依病，还应据证，此为有别于西医诊病的辨证论治之法，正是中医特色所在。"口干"说明风湿病久已化热伤阴，舌边尖红说明血中有热，脉"细数而弱"进一步说明此证属阴虚内热，恰符合《金匮要略》记载的桂枝芍药知母汤适应证。于是我以此方为基础，加减化裁。服药2周后，病人疼痛明显减轻，已能独立行走，口干也明显缓解。后经近一年中药治疗，病人已能正常工作。

　　自古以来就有"经方治大病"的说法，所说的经方，除《黄帝内经》所记载的13个方子外，主要是指张仲景所著《伤寒杂病论》一书中的处方。仲景同乡何颙对其评价甚高，《何颙别传》中写道："君用思精而韵不高，后将为良医。卒如其言，颙先知先觉，言无虚发。"据考，《伤寒杂病论》一书是仲景著于竹简之上，成书甚为不易。全书共16卷，其中10卷论述外感伤寒疾病，6卷论述内伤杂病。但可惜，成书之后，正逢战乱，很快就散佚了。后经西晋名医王叔和对治疗外感伤寒部分进行搜集、整理、重新编排，命名为《伤寒论》。而内伤杂病内容,部分经改编收载于王叔和所著的《脉经》中,但更多内容没有被完整地整理出来。后来有些内容散见于唐代王焘《外台秘要》、孙思邈《千金要方》中,但即使是像"药王"孙思邈这样的伟大医药学家,也未能看到仲景论述杂病部分的完整版,因此有了诸如"江南诸师秘仲景要方不传"之说,这也从侧面证明了仲景的方药效验卓著。直到北宋仁宗年间,翰林学士王洙在翰林院所存残旧书籍中发现了《伤寒杂病论》的节略本——《金匮玉函要略方》三卷,其中上卷论伤寒病,中卷论杂病,下卷记载方剂和妇科病。经临床试用,疗效甚佳。书序中这样写道:"乃录而传之士流,才数家耳。尝以对方证对者,施之于人,其效若神。"至宋神宗熙宁年间,皇帝下令让太子右赞善大夫高保衡、尚书都官员外郎孙奇、尚书司封郎中充秘阁校理林亿等,对此节略本进行整理校订。因《伤寒论》已有比较完整的王叔和编改之单行本,于是删去上卷,保留论述杂病和妇人病的中、下卷,为了便于临床应用,又把下卷的方剂部分,分别列于各种证候之下,仍编写为上、中、下三卷。此外,还采集了各家方中转载仲景治疗内伤杂病的原方和后世医家的良方,分类附在每篇之末,题书名为《金匮要略方论》,这就是后世通行的《金匮要略》。金匮,即以金为匮;要略,即要领、韬略之意。以此为名,寓本书内容精要、有方有论、价值珍贵,应当慎重保藏之意。

作为诊治杂病的中医经典专著,其论言简意赅,内涵博大精深,以脏腑经络论内伤杂病,有机地整合了中医基础理论与临床医学;以整体观、恒动观、自然观揭示了疾病发生发展及病机动态演化规律,通过理法方药的内在联系,综合概括了中医临床思维的全过程,从而建立了中医诊治疾病之范式,既强调原则性,又重视灵活性。其首创的辨证论治理论体系,特别是对临床具有普遍性指导意义的辨治疾病的思维方法和基本原理,不仅是千百年来辨治内伤杂病与外感病之规矩准绳,至今对指导临床各科实践,仍具有很强的权威性、科学性和实用性,且留给后学一个广阔的思维空间,诚乃既医病又医医之经略宝典。正如张仲景在《伤寒杂病论·序》中所言,"虽未能尽愈诸病,庶可以见病知源,若能寻余所集,思过半矣"。《金匮要略》作为论治杂病的临床思维方法学专著,为后世中医学树立了光辉典范,被历代医家奉为圭臬。

日本有位学者说:"西医是大众医学,中医是名医医学。"一根银针,一把草药,加上望闻问切,即能诊治诸多疾病。而这一现象背后依靠的是博大精深的中医理论,也离不开中医临床思维方法的具体实施。对临床上的疑难杂病,现代医学常束手无策,而《金匮要略》则为此提供了很多精巧的金钥匙,"常能与人以巧"。所以我认为,西医侧重技术医学,而中医是智慧医学。《金匮要略》的当代核心价值就是辨治内伤杂病的临床思维方法。下面我就此进行解读。

一、《金匮要略》疑难杂病辨治的基本思维模式

（一）辨病与辨证相结合

很多中医人常说中医讲辨证，这没错，因为中医的重要特色就是辨证论治，但中医不仅讲辨证，也需辨病。如《金匮要略》一书从第二篇至第二十三篇在篇名上均标明"某某病脉证并治"：第二篇至第十七篇论述内科杂病；第十八篇论述外科疾病；第十九篇论跌蹶等五种不便于归类的杂病；第二十篇至第二十二篇论妇产科疾病。提及痉、湿、暍、百合、狐惑、阴阳毒、中风、历节、血痹、虚劳、肺痿、肺痈、咳嗽上气、奔豚气、胸痹、心痛、腹满、寒疝、宿食、五脏风寒、积聚、痰饮、消渴、小便不利、淋、水气、黄疸、惊悸、吐衄、下血、胸满、瘀血、呕吐、哕、下利、疮痈、肠痈、浸淫疮、跌蹶、手指臂肿、转筋、阴狐疝、蛔虫及妇人妊娠病、产后病、妇人杂病等40余种疾病。中西医对疾病的认知方式有很大差异，今病与古病也有不同，但对疾病诊断的重视是相同的。一般情况下，正常临床诊断疾病的操作规程是先辨病后辨证，不同疾病，即使主证相同，治疗也有区别，专病用专药。对复杂疾病的诊治更应重视辨证，如上例，病人虽身患类风湿性关节炎、腰椎间盘脱出、股骨头无菌性坏死、强直性脊柱炎四种疾病，但其当前状态表现的是风湿化热伤阴证，故从证治之。临床中还有一种情况，是有证无病，也就是很多人自觉有症状，但西医无法诊断出具体疾病，而从中医角度却往往可辨证以治，如有的病人自觉乏力、怕冷、头昏等，经西医检查后无法诊断，但中医认为当属阳气不足证，这是西医的盲区，却恰为中医优势之所在。这类有证无病的人群属亚健康状态，曾有报道其比例约为70%～75%。这类人的症状如果不引起重视的话，就会转向真正的疾病状态；如果加以注意，就会重返健康状态。也有一类人全身没有不适，但通过体检会发现一些异常，如血糖高或血脂高等，即化验单有问题，而病人没有症状，这是有病无证。无证可辨是中医的盲区，这类人也很多，这就需要挖潜证。

（二）方证相应

方证相应在中医临床中具有重要意义，它是辨证论治的重要要求，是组成方剂的重要原则，也是临床取得良好疗效的重要前提。方证相应的具体内容有以下两个方面，一是方证相对；二是方随证变，随症加减。

1. 方证相对 此属中医方剂辨证范畴，即每一种固定的方剂都非万能，

都有相适合的治疗范围。即"有是证用是方",是一种独特的汤方辨证模式。仲景在《金匮要略》一书中,常用"某方主之"这样的表述,即是说方证完全对应。

2. 方随证变,随症加减 《金匮要略》中如果提及"可与某方",则有斟酌之意,指方证基本适合,即某方与当前病证的病机不完全契合,有一定差异,此时则需对所选方剂进行适当加减,使化裁后的方剂与病证相符。如中成药有很多,但对具体的病人来说,有的完全适合服用,有的就不一定完全适合。例如,《金匮要略》中的名方——肾气丸,其化裁方众多,也十分常见。在药店除了金匮肾气丸之外,我们也常常会见到诸如六味地黄丸、桂附地黄丸、杞菊地黄丸、济生肾气丸、知柏地黄丸等中成药,这些都是经金匮肾气丸化裁而来,具体服用哪种,须以病人自身的具体症状判断。

(三)审机辨治

"病机"即是指疾病发生、发展变化的机制,包含疾病发生原因、病变位置、疾病性质、疾病发生发展趋势等内容,对病机的判断历来为医家所重视。早在两千多年前的《素问·至真要大论》中,便提出了"审察病机,无失气宜"和"谨守病机,各司其属"的观点,并列举"病机十九条"阐述审察病机的具体内容。回归到《金匮要略》中记载的"狐惑病",这是一种疑难病,很多中医治疗这种病都是从肝胆论治,治法是清泻肝胆湿热,方剂常用龙胆泻肝汤。以此法诊治,疗效参差,有的甚至复发越发频繁。为何?仲景在《金匮要略》一书中已经给出答案,遗憾的是后世很多人都没有注意到。在书中仲景对狐惑病从脾胃论治,用甘草泻心汤治疗,也就是说狐惑病的病位是在脾胃,狐惑湿热病邪的产生是因脾胃虚弱。脾虚后运化水湿的能力降低,湿邪停留日久化热,从而形成湿热。而脾开窍于口,所以狐惑病口腔溃疡发生率几乎是100%;湿热下注就会造成前阴或肛门的溃疡;个别病人因湿热上犯于眼,还会表现出目赤;还有些病人伴有肌肉关节疼痛的症状。总而言之,以上这些症状都是脾胃湿热这个关键病机造成的。我在临床上治疗狐惑病常用仲景甘草泻心汤,疗效很好。再如过敏性鼻炎,中医叫鼻鼽,这样的病人常常表现为晨起鼻流大量清涕,打喷嚏,遇寒加重。从中医角度看,大量的清涕是饮邪。遇寒加重是因为外寒犯人必伤阳,饮邪无所制约,则会泛滥,此即外寒引动内饮,而针对这个病机治疗的最佳方剂就是小青龙汤。它可外散风寒,内除饮邪。临床上我常用小青龙汤原方治疗,疗效甚佳。

二、《金匮要略》疑难杂病辨治思维原则

在这里主要介绍六个思维原则，也是中医临床思维的重要指导思想。思想有多远，行动才有多远。作为一名中医，头脑中需要有中医的理念，这是临床思维的灵魂，也是临床顶层设计。经过长期的医疗实践，中医学逐渐形成了以人为本、天人合一的整体观，阴阳对立互根、消长转化的动态观，"常以制变，变以贞常"的常变观，神能御形、形俱神存的形神观，调和致中、以平为期的中和观，防微杜渐、防患未然的治未病观。中医临床思维活动正是以这六观为指导，通过病证结合、方证对应、审机辨治等思维模式，实现对疾病本质的把握和诊疗方案的确定。下面我们具体讲解一下作为中医临床思维活动指导思想的这六观。

（一）整体观

包括生命活动的整体观、察病辨证的整体观及治疗的整体观三个方面。

1. 生命活动的整体观 中医学认为，人体自身具有整体性。人体以五脏为中心，通过经络系统"内联脏腑，外络肢节"的作用，把六腑、五官、九窍、四肢百骸等全身组织器官联络成一个有机整体，在精、气、血、津、液等生命物质的作用下，完成机体统一的生命活动。人体各个组成部分之间，在结构上不可分割，在功能上相互协调、互为补充，在病理上则相互影响。同时，中医学的整体观，除了强调人体自身的整体性，又注重人与外界环境的统一性，认为自然环境、社会环境的变化，也影响着疾病诊治、养生保健活动的具体实施。

2. 察病辨证的整体观 有诸于内，形诸于外，整体观念正是"司外揣内""以表知里"等中医辨证诊断原理的依据。整体观念包含以下两个层面：

（1）整体审察疾病：提示我们要做到全面分析、综合判断。既不能只注意当前的、局部的、明显的病理改变，而忽视疾病的整体发展趋势；也不能只分析机体内部的病理变化，而不顾及机体所处之时、地、人等综合因素的影响。很多疑难杂病往往以复合病或复合证的形式呈现。故对此应建立多因杂至互动的理念，即使很简单的心下堵塞感，即中医所说的"痞证"，也往往是寒热错杂造成的。

（2）四诊合参：《金匮要略》很强调四诊合参。尽管仲景很重视脉诊，但单靠某一诊法，临床很易被假象所惑，从而导致误诊。望、闻、问、切四诊从不同的角度诊查病情、收集临床资料，各有特定的意义，不能互相取代，也不能重此轻彼，只有相互补充，对比启发，才能全面、系统地汇集临床资料。辨证思

考时,要将四诊获得的资料综合分析,整体考虑,审症求因,探求病机。

3. 治疗的整体观 中医治病,是从人体自身整体性和人与环境的统一性出发,在整体联系观念指导下,全面衡量,拟定综合的治疗方案。提示我们临证时,要把握好整体与局部的统一,善于把局部治疗与整体治疗有机地结合,注意上病下治,下病上治,内病外治,外病内治,脏病腑治,腑病脏治,阴阳同治,气血同治,避免"头痛医头""脚痛医脚"。2004年,我接诊一位女大学生,自述于2个月前患脑膜炎、脑积水、颅内高压。症见剧烈头痛,严重呕吐,高热39~41℃。在哈尔滨某医院治疗2个月余,未见好转,西医束手,建议转院治疗,后经人介绍于我处寻诊。问诊后,见症除高热、头剧痛、呕吐外,还有乏力、口干、便干等,上病下治,遂处通里攻下之大承气汤。另加太子参补气,加芦根、白茅根、泽泻、生薏苡仁利水,服7剂药后热降、头痛轻、吐止,仅恶心。后用中药调治20余日,上述诸症完全消失,又经核磁共振检查,脑积水消失,后颅内压恢复正常。

(二)动态观

"动而不息"是自然界的根本规律,动态观同样也是中医的基本世界观。一旦阴阳动态平衡遭到破坏,也就意味着疾病的发生。疾病的发生、传变、转归等,都是疾病动态观的体现。疾病发展变化的动态特点提示我们,在治疗时也须遵循动态观。"观其脉证,知犯何逆,随证治之",要用发展、变化的观点看待疾病,在动态中把握联系,随病情发展变化动态辨证、灵活施治。一般而言,很多疾病从起病到中期、后期,从表现出来的症状到深层次的病机,都不是一成不变的。所以无论是医生,还是病人及其家属,都有必要建立对疾病认识的动态性观念,这样才能提高对疾病认识的准确性、预见性及治疗的有效性。

(三)常变观

所谓"知常达变",是指在了解与掌握一般认知规律的基础上,举一反三,达到对各种变化情况的科学认知,既要熟知具有常识性、规律性、纲领性的常法,又要考虑到反常性、无序性、非规律性的变法,以常变观的思维认识、分析、解决疾病诊疗过程中的种种疑难问题。在实际运用中,常变观思维主要表现在"以生理之常,达病理之变""以病理之常,达病理之变"和"辨治之常变"三个方面。

1. 以生理之常,达病理之变 "生理之常"指健康人的正常生理表现,如面色红润、毛发润泽、两目有神、声音洪亮等。掌握了健康人的生理之常,若病人某方面表现与健康人有异,这就是"病理之变",通过观察这些异常表现,就可对病理状态做出推断。

2. 以病理之常，达病理之变 病理状态也有常、变之分，且包含"发病之常变"与"传变之常变"两个层次。

（1）发病之常变：不同的地理环境，由于气候条件及生活习惯的不同，居民体质上会有所差别，进而导致疾病地域性发病的特殊性。例如我国西北地区，地势高而寒冷干燥，多风寒外感或燥邪为病；东南地区，地势低而温热潮湿，多湿邪或湿热为病，此为因地发病之常。

四时气候的变化，对人体的生理功能也有影响，脏腑经络之气与不同的季节时令旺衰相应。因此，人体在不同的季节，就有不同的易感之邪和易患之病，如春易伤风、夏易中暑、秋易伤燥、冬易病寒等，此为因时发病之常。"胖人多湿、瘦人多火"，想必大家对这句话并不陌生。其实，每个人都有相对稳定的体质条件和好发疾病，此为因人发病之常。发病之常变提示我们，在临证时，应以一般疾病之常，结合不同地域、不同季节气候及个人体质，常中有变，做到因时、因地、因人而异，从而确定具体诊断，提出治疗方案，合理地处方用药。

（2）传变之常变：疾病的发展往往遵循由浅入深、由表及里、由轻转重的变化规律，但有时在不同因素的影响下，疾病并非按照一般规律进行传变，而是出现一些特殊情况，此时需灵活变通，随证处之。同时，疾病不同，其传变规律亦各不相同。以外感病为例，伤寒六经传变的一般规律依次是太阳、阳明、少阳、太阴、少阴、厥阴，按照六经次序循经相传。但由于病人体质及病邪轻重等因素的影响，也有不循此规律者，如"合病""并病""直中"等特殊形式。这告诉我们，既要掌握六经病的一般传变规律，又要知晓其特异性的传变，临证中才能于常中求变，取得满意的疗效。温病之传变，以三焦辨证而言，始于上焦，终于下焦；以卫气营血辨证而言，自卫分至气分、营分、血分。这是正常规律，反映了温病由浅入深、由轻转重的传变过程。但温病的发展变化，亦有不循常规者，如叶天士在《温热论》中就提出"温邪上受，首先犯肺，逆传心包"，这种传变不属于温病发展的常法，而是特异性传变，故为"逆传"。所以临证既要了解温病的一般传变规律，又要注重其特异性传变，要根据病情的发展，认真分析病机，知常达变，而不能死守常法。

3. 辨治之常变 辨治之常变包含辨证之常变与论治之常变。

（1）辨证之常变：中医辨证讲求审证求因，即根据病人典型症状和体征，结合病史等临床资料，以辨别证候及病机。典型症状和体征是前人对疾病本质及规律的总结，是辨证之常。但我们在临床上遇到的病人，常常具有一些非典型症状或体征，证候表现往往错综复杂，此为辨证之变。所以，在审证求因中做到知常达变，这是医生在临床中需具备的基本素质。

（2）论治之常变：病有常变，证亦有常变，这就要求中医的临床辨证思维，既要坚持常规的治则治法，又要具体情况具体分析，要全面而忌偏执，要动态而忌僵死，要联系而忌孤立。

（四）形神观

形神观，即"形神一体观"。中医学的形神观主要探讨人体"形"与"神"之间的生理、病理联系，进而应用这些理论指导疾病的诊断和治疗。形神一体观是中医学整体观念在生命活动中的体现，也对疾病的病因分析、辨证治疗及养生康复等具有重要的指导意义。具体说来，在生理上，形与神俱主要表现为生命是形神合一的整体，脏腑气血的运行、四肢百骸的运动与相应的意识、思维、情感等精神活动是有机统一的。病理上，精、气血、津液等的不足，脏腑气机失调，可导致神失所养，引起神志错乱或情绪异常。而精神情志的失常也会影响形的改变，神的太过与不及均可引起不同程度的脏腑气血病变。我们运用形神观指导治疗疾病，即是通过"治形"与"治神"，来恢复形神统一的关系。临床上根据不同情况，有"治形以全神"和"治神以御形"两方面，两种方法各有侧重。

（五）中和观

中和思想是指在观察分析和研究处理问题时，注重协调事物发展过程中的各种矛盾关系，做到不偏执、不过激的思维方法。"中和"是健康人体阴阳平衡的稳态，也是中医临床遣方用药所追求的最高境界，是中医学防治疾病的主导思想。疾病的发生是机体在邪正斗争作用下出现的阴阳失衡状态，治疗时需要通过一系列手段来调理气血、疏通经络、和调脏腑，以期调整阴阳的偏盛偏衰，使之达到新的平衡，即"中和"状态。

（六）治未病观

治未病观是中医治疗观的主要内容之一，涵盖了"未病先防""既病防变"和"愈后防复"等多方面内容，贯穿于无病状态、病隐而未显或发而未传及病愈后巩固调理的全过程。治未病观在中医临床思维活动中时刻发挥作用，是临床诊断、治疗及预防等决策思维的主要指导思想。

三、《金匮要略》疑难杂病辨证思维方法

本部分主要包含脏腑经络辨证法、十纲辨证法、平脉辨证法、抓主证辨证法、鉴别比较辨证法、反馈辨证法、时相辨证法、体质辨证法八种辨证思维方法。

（一）脏腑经络辨证法

因同一疾病有不同的证候，不同的疾病也可有相同、相近或相似的证候，所以在疾病诊断确定以后，辨证就显得尤为重要。中医的辨证方法有很多，如八纲辨证、脏腑辨证、六经辨证、卫气营血辨证、三焦辨证、气血津液辨证等。这些辨证方法，在《金匮要略》一书中都有隐含，如《金匮要略·痉湿暍病脉证治第二》云"太阳病，发汗太多，因致痉"，这就是六经辨证。曾治一女孩，症见发热无汗，恶心腹痛。我当时考虑此发热既与太阳有关，亦与阳明、少阳有关，属三阳合病，应选用六经辨证方法，给予中药汤剂。处方：炙麻黄 5g、苏叶 15g、党参 20g、砂仁 10g、生石膏 50g、杏仁 10g、炙甘草 15g、柴胡 15g，一剂而热退身安。

卫气营血辨证方法在《金匮要略·肺痿肺痈咳嗽上气病脉证治第七》亦有闪现，如篇中第 2 条："风中于卫，呼气不入；热过于荣，吸而不出。风伤皮毛，热伤血脉。风舍于肺，其人则咳，口干喘满，咽燥不渴，时唾浊沫，时时振寒。热之所过，血为之凝滞，蓄结痈脓，吐如米粥。"我曾诊治一小女孩，症见发热，周身红斑，水样便，心率 150 次 /min。某医院诊断为川崎病，使用激素、丙种免疫球蛋白、抗生素等药物治疗一周余，未见好转，我采用卫气营血辨证方法，根据吴鞠通《温病条辨》所载："太阴温病，不可发汗，发汗而汗不出者，必发斑疹。汗出过多者，必神昏谵语。发斑者，化斑汤主之；发疹者，银翘散去豆豉，加细生地、丹皮、大青叶，倍元参主之。"以银翘散为底方，减苏叶，加生地黄、丹皮、生薏苡仁、大青叶，利小便以实大便。服药一剂，体温降至 36.5℃，热退斑消。仲景辨治疑难杂病时，尤为重视脏腑经络辨证。如在《金匮要略》一书中，肺系疾病中的肺痿、肺痈、肺胀等；心系疾病中的胸痹、心痛、心悸、百合、脏躁、邪哭等；脾胃系疾病中的腹满、寒疝、宿食、呕吐、哕、下利等；肝胆系疾病中的黄疸、中风、痉病等；肾系疾病中的消渴、小便不利、淋病、水气病等，都是脏腑经络辨证的实例。

（二）十纲辨证法

"八纲辨证"是清代医家程钟龄在《医学心悟》中最早提出的概念，即对疾病要明确辨清阴、阳、表、里、寒、热、虚、实，这是疾病辨治的八个基本纲领。其实这八纲在《金匮要略》书中也都有体现，只不过没有明确提出。在书中除有八纲外，仔细阅读研究，其实还有辨"上"与"下"两纲。火性炎上，湿性趋下，不同的病邪作用于人体，有一定的上下规律，"上焦火，下焦寒"的上热下寒证临床也十分常见，"上"与"下"作为人体的空间观念，将其列入辨证之纲领，对指导临床颇有意义。

（三）平脉辨证法

平脉辨证是脉证合参的辨证方法，《金匮要略》全书各篇大多以"病脉证（并）治"命名，以提示临床诊治疾病要脉证合参。其论述脉象条文共 145 条，诊脉方法除寸口诊法外，还有趺阳诊法、少阳诊法、少阴诊法。以脉象为凭，用以诊断疾病，推测病因，明确病位，阐述病机，指导治疗，判断预后。单凭某一诊即确定疾病诊断，很多情况下容易误诊，造成"疑邻窃斧"的后果，因此仲景特别强调诊断一定要四诊合参。

（四）抓主证辨证法

此法也是快速诊断的一种方法。主要强调两方面的内容，一是抓住具有特征性的临床表现，如见到目珠黄染，即可诊断为黄疸；见到双下肢浮肿，即可诊断为水肿。二是抓住多个症状或一组症状，即症状群，如我在临床上，见到胸闷、气短、心烦、善惊易恐、头胀的症状组合，即认定为柴胡加龙骨牡蛎汤证，用之即显效；见到口腔溃疡，加上前阴或肛门溃疡，中医叫上下蚀烂证，即可诊断为狐惑病。我曾遇到过一个罕见的病例：1998 年，一女患腹中发现肿物，某大医院准备剖腹探查，病人恐惧手术风险和昂贵的手术费用，没有接受这一治疗。后经其夫介绍，到我处寻治。见其腹中有一圆形包块，边界清楚，直径近 20cm，触之硬痛，病人自述平素脘腹冷凉，经期腹中冷痛，经血色黑有块，且眼睑及四肢浮肿，便溏，时有头晕乏力，心烦易怒，四肢不温，舌尖红，苔薄黄，脉沉缓。见此，我突然想到，这很像《金匮要略》中所描述的气分病。恰如原文所说"气分，心下坚，大如盘，边如旋杯，水饮所作，桂枝去芍药加麻辛附子汤主之。"但是这个病人还有浮肿，月经有血块，也符合《金匮要略》对血分病、水分病的描述。所以我用了仲景桂枝去芍药加麻黄细辛附子汤、枳术汤及清代王清任的少腹逐瘀汤，三方并用加减治疗，药用 1 剂，水肿顿消，包块变软；服药 7 剂后，包块明显缩小。此患共服药 30 余剂，诸症悉消。

（五）鉴别比较辨证法

这是临床使用最多，也是非常重要的一种辨证方法。内伤杂病，病种繁多，病机复杂，疑似颇多，有时真假难辨。类似证主要有三种：一是一般类似证，二是难辨类似证，三是相互关联又相互矛盾的类似证。故仲景在《金匮要略》一书的编写体例上，多采用几病成篇的合论形式，目的就在于鉴别疑似，区别异同，同中求异，异中求同，从而明确诊断，让我们更容易地掌握各种疾病的证治规律。《金匮要略》根据不同病证，采取灵活多样的鉴别方法，其辨证方法主要有三种：一是比较法，如同样是感染疫毒之阴毒、阳毒，呈现"面赤斑斑如锦纹，咽喉痛，唾脓血"者为阳毒；呈现"面目青，身痛如被杖，咽喉痛"为阴毒。同样是四肢酸痛，若逢阴雨加重则为痹证；若乏力、纳差则为脾虚。还可对疾病发生的先后及其临床证候表现进行比较，从而对疾病病因病机进行鉴别诊断。如《金匮要略》在《水气病》篇提到血分病与水分病的鉴别：月经先断，后病水气病者为血分病；先患水气病，后出现月经断者为水分病。二是反证法。如《金匮要略•水气病脉证并治第十四》有云："太阳病，脉浮而紧，法当骨节疼痛。反不疼，身体反重而酸，其人不渴，汗出即愈，此为风水。"记载太阳病见脉浮紧，应当表现为骨节疼痛，而反不痛，此系风水证，而非单纯表实证。三是排除法，这也是仲景辨别杂病善用的方法之一。如《金匮要略•痉湿暍病脉证治第二》论述湿病风湿在表而表阳虚证时说："伤寒八九日，风湿相搏，身体疼烦，不能自转侧。"如果"不呕不渴，脉浮虚而涩者"，说明是外感风湿，但未化热伤津，也非内湿干扰脾胃。我在下肢浮肿的鉴别上，也习惯于采用排除法。如单腿浮肿，多为深部静脉炎，而非五脏功能失调所致；若双下肢浮肿，而心、肝、肾及甲状腺功能均正常，则多考虑为功能性水肿。

（六）反馈辨证法

即根据初诊治疗后出现的各种变化进行再次辨证，以把握病证本质的方法。本法主要用以验证辨治的正确与否。疑难杂病中，若有较多复杂的病证一时难以确诊时，可先提出有根据的假设诊断，然后进行试探性治疗，以协助确诊。如《金匮要略•妇人产后病脉证治第二十一》即有类似的记载，"产妇腹痛，法当以枳实芍药散。假令不愈者，此为腹中有干血着脐下"，此为病重药轻，应当用下瘀血汤治疗。

（七）时相辨证法

该法是根据疾病发生发展过程中的阶段性和时间性进行辨证。通过对疾病发生在什么时间的观察，找出规律，有助于对疾病的诊断。我在临床上遇到不少病例，其证候与时间均有密切关系。如一病人每逢春夏季节便鼻衄，说明血中有热。治疗时运用清热凉血药，如生地黄、白茅根、藕节、女贞子、旱莲草等，效果甚佳。还有的病人一到夏季就咳嗽，一般而言，很多病人是到冬季就咳嗽，而此例病人正相反，说明是肺热。还有病人每逢夏季便眼睛疼痛，而到秋冬季节则减轻，说明是有内热肝火。

（八）体质辨证法

体质的本质是阴阳气血的强弱多寡和脏腑功能的盛衰。《金匮要略》从体质的类型、体质与发病、体质与辨证、体质与治法方药、体质与病证转归及预后等方面将体质理论与临床应用结合起来。

1. 体质类型　在体质类型方面不仅强调"男子"与"妇人"体质有别，且把不同人群体质分类与病证联系起来。如用"强人""羸人""瘦人""盛人""素盛今瘦""平人""老小"等表示体质强弱。如有余于外、不足于内的"尊荣人"易患血痹；"盛人"易患历节病。

2. 病理体质与发病　各种疾病日久致机体阴阳气血、脏腑经络受损而形成的不同病理体质，书中常用"某某家"表述。如疮家，本津血耗伤，若复感风邪，易患痉病；衄家、亡血家，本营血亏虚，若误汗，易致阴虚阳浮之证；失精家，多致虚劳病之阴阳两虚证。以上无论疮家还是衄家、亡血家、失精家，均可归为阴虚体质，多由疮毒伤津、亡血竭阴、房事失精所致，这种体质每易化热伤阴，而常见阴虚或阴虚火旺证候。与之相反，书中还载有"中寒家"，即素有中焦脾胃阳虚而内寒重的人每易感寒，如《金匮要略·腹满寒疝宿食病脉证治第十》载："夫中寒家，喜欠，其人清涕出，发热色和者，喜嚏。"另外，病邪侵入人体还可随寒体、热体的不同而产生"从化"现象。如湿邪为患，若为阳盛之体，则湿从热化，易患"身色如熏黄"之阳黄病。《金匮要略·痉湿暍病脉证治第二》言"湿家之为病，一身尽疼，发热，身色如熏黄也"，表明若为阴盛之体，则湿易从寒化，易患阴黄。《金匮要略·惊悸吐衄下血胸满瘀血病脉证治第十六》言："夫酒客咳者，必致吐血，此因极饮过度所致也。"意即长期大量饮酒之酒客，酿湿蕴热，则易咳血吐血。

3. 特殊生理与体质变化　如妇人正处于月经、妊娠、产褥、哺乳等阶段，其体质可有某些暂时变化。《金匮要略》分妊娠病、产后病、妇人杂病（主要是月经病）三篇论之。妇人妊娠，因气血养胎，一般肝脾常有不调，且因逐月分经养胎，在妊娠的不同月份，体质可能出现某些差异，故有"怀身七月，太阴当养不养"之说；正当产后，则亡血汗出而体虚多寒，或因分娩不顺而留瘀；哺乳期中，乳汁去多，若营养较差，每患阴血不足，中气亦虚；月经期内，血室空虚，感邪易深入，这些皆涉及特殊生理下体质变化的问题，对病情变化有极大的影响。另外，随着年龄变化可有"年盛不觉"，但在"阳衰之后"则易患水肿病的情况。

四、《金匮要略》疑难杂病治略思维方法

《金匮要略》疑难杂病治略思维方法主要包括治则思维、治法思维、救误思维三种。

（一）治则思维

治则思维主要包括九种：调衡性治则、有序性治则、适度性治则、个体化治则、预防性治则、审因论治治则、治病求本治则、因势利导治则、顺应性治则。

1. 调衡性治则　中医的本义是执中致和，协调平衡。人体的平衡一旦被打破，就会出现各类病证。与之相应的，为纠正失衡、失调的状态，中医确立了调整阴阳、调整脏腑、调和气血以及扶正祛邪等治法。1996年我曾诊一病人，虽夏季但手足冷，触其手如冰。西医检查一切正常，但从中医角度来看，病人属阳气不足，因此我采用了调整阴阳的治法，用附子、干姜、巴戟天等温热之品调之，经服月余而愈。

2. 有序性治则　仲景辨治杂病，十分注意临床思维的有序性，从审病辨证、立法，到选方、用药各环节丝丝入扣，层次分明，秩序井然，整个思维过程保持着理法方药的高度协调，特别是对复合病证，尤为强调论治的有序性。

（1）表里同病：对于表里同病，应根据表病与里病的轻重缓急来决定其治疗的先后。一是表里同病，表病较急，当先治表，后治里，此为常法。比如曾治一女病人，高热40℃，皮肤干热无汗，怕冷，且素患慢性胆囊炎，性情急躁易怒。此时，因为病人外感病为重，如不及时治疗，会引起更严重的疾病，如脑损伤等。我先用仲景麻杏石甘汤，重用石膏80g，1剂而愈。后再投疏肝之剂，慢慢调理其里病胆囊炎。二是表里同病，里病较急，当先治里，后治表，此为变法。如曾诊治一病人，患有严重心肌缺血，心绞痛，并伴有鼻塞、鼻流清涕。这时，若严重心肌缺血不改善，恐会发展成心肌梗死，威胁生命，故先用益气活血通络之品治疗，1剂药后，心痛即缓解。后嘱其服用生姜、紫苏、葱白煮汤，以调理其感冒。若表病与里病的急缓相同，则又当采取表里同治的兼顾法。

（2）痼疾加卒病：对于痼疾加卒病，因痼疾为旧病、慢性病，日久势缓病深，难速愈，故后治。而卒病为新病、急性病，势急邪浅，迟则生变，宜急治，又可避免新邪深入与久病纠合，使病情复杂化。当然若新旧病互相影响，又当新旧病同治。

（3）急则治标：对于本虚标实之证，则宜急则治标。如痰饮病，以阳虚为

本,水饮为标。当饮邪壅盛、标证突出时,治宜发汗、分消、攻逐以治其标。如治支饮、悬饮用十枣汤,溢饮用大、小青龙汤,痰饮用甘遂半夏汤、己椒苈黄丸等。若饮衰大半,则又转从"微饮"治法,续与苓桂术甘汤、肾气丸等,温脾温肾,以图其本。

（4）分期治疗：有些疾病常呈阶段性、规律性病理变化,又当分期治疗。如肺痈分"风中于卫、风伤皮毛"之表证期,"热过于营、风舍于肺"之成痈期,"热伤血脉、血为之凝滞"之溃脓期。故在表证期应宣肺解表,在成痈期应清肺化瘀消痈,在溃脓期应排脓解毒。

（5）五脏虚损,阴阳气血俱不足：应先调补脾胃,以助化源,益其元气。保护脾胃是中医最为重视的一项原则,因为中医治疗疾病,首以汤药,而脾胃主汤药的受纳与吸收。临床中,若病人素有他病,脾胃又虚,通常应先治脾胃,待脾胃功能改善或恢复后,再治疗其他疾病。对于一些需要长期治疗的疾病,即使脾胃功能正常,也当注意保护好病人的脾胃。比如,在服药问题上,告知病人早晨也应在饭后半小时后服药,且当温服,以免伤害脾胃阳气。当遇危急重症,我也十分注意顾护病人的脾胃功能。我曾遇一连续高热 1 个月后昏迷的病人,在某医院 ICU 病房抢救未见起色,家属强烈要求中医治疗。及至,病人已窒息,西医行气管切开手术。西医各种检查显示此病人为多脏器衰竭,而且皮下紫斑成片,已多日不食,为防止胃气竭绝,我采用四君子汤加味鼻饲,翌日病人苏醒。后经调养,脱离危险。

3. 适度性治则 有些中药在其作用的范围内,随着剂量的变化,主治和功效会发生量变或质变。有的药物在一定剂量范围内是治病的良药,而超量则成致病的"药毒"。如《素问·至真要大论》所云："久而增气,物化之常也,气增而久,夭之由也。"仲景治疗杂病十分重视因人、因病、因证施药。如风寒或风湿在表,则应微汗而不应峻汗。如发汗的桂枝汤、涌吐的瓜蒂散、攻下的大小承气汤,或"一服汗出病瘥",或"得快吐",或"得快利"即止后服,以防克伐伤正。治疗百合病的百合地黄汤方后注云"中病勿更服",以防生地黄汁寒凉伤脾戕阳。桃花汤属温涩之剂,亦"若一服愈,余勿服",以免过涩反生瘀阻之弊,即中病即止,效亦更方,防药过病所。另外,在临床上,对一些胃肠有热、大便干燥的病人,我在使用大黄时,一律标注单包。病人服用后,大便通畅,即不再使用大黄,以防损伤阳气。一般来说,对慢性病,应根据具体病情,或效不更方：如治疗一些慢性肾病、尿蛋白异常等,我喜用金匮肾气丸去附子、桂枝,加金樱子、芡实;或不效亦不更方：如治疗一些慢性病,短期不见显效,需守方治疗,例如慢性肾炎、心肌损伤、慢性肝炎病人。对急性病宜适度而止,恰到好处。

4. 个体化治则 疾病的发生、发展、转归与个体差异性关系密切，故在辨证论治中，应考虑这方面的因素，对提高疗效、防止不良反应有重要意义。

（1）因体质制宜：《金匮要略·腹满寒疝宿食病脉证治第十》中的大乌头煎，方后提示"强人服七合，弱人服五合"；《金匮要略·痉湿暍病脉证治第二》之甘草附子汤，有"恐一升多者，服六七合为妙"的告诫。表明仲景在使用峻猛之剂时，十分注重病人体质的强弱及其对药物的耐受能力，进而给予恰当的剂量，辩证地把握个体与病、药的关系。

（2）按年龄与性别制宜：《金匮要略·百合狐惑阴阳毒病证治第三》中的升麻鳖甲汤，方后注明"煮取一升，顿服之"，且"老小再服"，老年人和儿童对疾病的抵抗力及对药物的耐受力不如中青年，因而服药次数及药量自然有所不同。又如《金匮要略·肺痿肺痈咳嗽上气病脉证治第七》之小青龙加石膏汤，方后云："强人服一升，羸者减之，日三服，小儿服四合。"以上均可表明，不同群体的药量应不尽相同。此外，《金匮要略》设妇人妊娠、产后、杂病专篇，并明确指出"其虽同病，脉各异源；子当辨记，勿谓不然"，可谓因性别制宜之明证。

（3）因地制宜：地域不同，临床处方用药应各有所异，治疗方法也当有所区别。如南方天热地湿，病人脾胃功能较弱，用药宜轻；而对北方人，用药用量则相对宜重。

5. 预防性治则 预防性治则即治未病，主要包含未病先防、已病防传等方面。

（1）未病先防：在疾病未发生前，即应顺应四时，注意"养慎"，并"更能无犯王法、禽兽灾伤，房室勿令竭乏，服食节其冷、热、苦、酸、辛、甘"，使形体不衰，病无由入，从而有效防治疾病的发生。

（2）已病防传：疾病发生后，应在初期即及时治疗，或根据疾病的传变规律，预先采取措施，先安未受邪之地，以防传变或恶化，防止疾病扩大蔓延。《金匮要略》在首篇首条开宗明义，言："问曰：上工治未病，何也？师曰：夫治未病者，见肝之病，知肝传脾，当先实脾。"在第2条云，邪风"适中经络，未流传脏腑，即医治之"。治疗肠痈脓未成之大黄牡丹皮汤，用冬瓜仁排脓，即是对急腹症所采取的预防措施。

6. 审因论治治则 仲景在首篇明确提出审因论治原则，"夫诸病在脏，欲攻之，当随其所得而攻之"，提示我们应弄清病邪"所得"的根本病因病机，针对性治疗。如水与热结，则利水清热；热与血结，则祛瘀除热；食与热结，则通腑泄热；水与血结，则化瘀利水，"余皆仿此"。曾有一位60岁男病人，食管噎塞20余日，经西医专家会诊，诊断为食管局部神经节段性坏死，遂收入住院，准备进行食管松解手术，术式为食管纵行切口。在术前准备工作结束、即将进行麻醉之时,病人临时决定保守治疗,后来我门诊寻求中医治疗。该病人既往患有糜烂性胃炎,自述现食管噎塞,食物不能下咽,吞食后食物梗于胸中,痛苦不堪,仅能慢慢咽下少量汤水。病人性情急躁,舌苔薄白,脉缓。诊断为噎膈。方用半夏、厚朴、佛手、枳壳、炒白术、石斛、太子参、香附、砂仁、郁金、炙甘草、炒白芍、柴胡,3剂。病人自述服上药1.5剂,诸症缓解,已能下咽软食。又以上方加生薏苡仁,7剂,诸症继续好转。此病因为情志不调、气机郁滞所致,故治疗当疏肝理气。食管以降为用,故加半夏、枳壳、厚朴等降气之品;食管以润为顺,故加滋阴之品,经审因论治取得满意疗效。

7. 治病求本治则 仲景对内伤杂病的治疗,十分重视人体正气,强调调补脾肾在内伤杂病康复过程中的重要性,即使在祛邪时,亦不忘扶助正气。如治疗湿病注意保护阳气,治疗痉病注意顾护阴津。在应用峻烈药时,亦时时采取护正顾脾措施,否则脾胃败药亦难发挥治病作用。如葶苈大枣泻肺汤、十枣汤之用枣,大乌头煎之用白蜜,皂角丸之用蜜丸,治疗产后痢疾之用白头翁汤加甘草、阿胶等即是例证。我遵此治则,治疗肿瘤时,在用药上,喜王道,远霸道,常用一些扶正药物,治病留人。

8. 因势利导治则 仲景对邪实为患的病症,即按病邪所在上下表里部位,因其势就近引导,使之排出体外以免伤正。如对水气病的治疗为"诸有水者,腰以下肿,当利小便;腰以上肿,当发汗乃愈"。肺胀咳而喘者,宜肺发表,用厚朴麻黄汤;咳而脉沉者,当利水,用泽漆汤。对"宿食在上脘",有温温欲吐之势者,治疗"当吐之";宿食在下脘者当下之;治疗酒疸,见"心中热,欲呕者",是热邪有欲出之机,故"吐之愈"。而逆其势治疗则可造成不良后果。

9. 顺应性治则 《金匮要略·脏腑经络先后病脉证第一》第16条云:"师曰:五脏病各有所得者愈,五脏病各有所恶,各随其所不喜者为病。"以脏腑各有所喜所恶来说,如《素问·五脏生成》篇云:"心欲苦,肺欲辛,肝欲酸,脾欲甘,肾欲咸。"《素问·宣明五气》篇云:"心恶热,肺恶寒,肝恶风,脾恶湿,肾恶燥。"《金匮要略·禽兽鱼虫禁忌并治第二十四》篇云:"肝病禁辛,心病禁咸,脾病禁酸,肺病禁苦,肾病禁甘。"从个体喜恶来说,又有饮食起居习惯情志之异,故在临证处方用药时,应根据生理特性、病理规律,"近其所喜,远其所恶";并应"顺其志,问其便""问其所欲五味",恰当护理,方有利病愈。

(二) 治法思维

1. 内治法 仲景治杂病的具体治法均随证而立,即"随证治之"。大致又分四种类型:

(1)八法:即汗、吐、下、和、温、清、消、补八法,属基本治法。

1）汗法：又称解表法，即解除表证邪气之谓，它是指运用具有发散趋势作用的药物，使病人腠理通畅，促使皮肤出汗或使汗出正常，借以祛除表邪、通畅经络、调和营卫的一种方法。

2）吐法：即用具有催吐作用的药物或其他物理方法，引起病人呕吐，将停留在体内的有形实邪迫排出来，从而使疾病得以缓解和消除的治疗方法。如宿食停痰者，当酸苦涌泄，代表方如瓜蒂散。

3）下法：六腑以通为用，临床应用下法以通下大便，给邪实的排出以途径，这是顺势思维在运用治法上的又一体现。具体应用上，主要以苦泻之法为主，而且根据水、火、气、血四证在病理机制上的不同，分别处以逐峻、泻热、下气、逐瘀之法。如热结成实，又水热结实者，单利饮则伤津而里结更重，单通腑则水饮难以外排，故应当逐饮通腑，代表方如十枣汤。

4）和法：有调和、和解之意，其针对的是人体水火气血、营卫、表里等失和状态。在临床上，对于寒热错杂、虚实相兼、表里并见、营卫逆乱等矛盾而错综复杂的病机，多可选用和法。如少阳枢机不利，当和解少阳，治用小柴胡汤等。如营弱卫强者，当调和营卫，治用桂枝汤及其类方。

5）温法：其以辛甘温热法为主，又根据上、中、下三焦的不同，以及在卫、在气、在营、在血的差别，分别处以温卫固表、通阳行痹、温中散寒、回阳救逆、温养营血等治法。如胸痹心阳不振者，当通阳行痹，常以栝蒌薤白白酒汤为代表方。

6）清法：又称清热泻火法，是指应用寒凉性质的药物，以治疗热证、火证的方法。代表方如白虎汤、白虎加人参汤等。

7）消法：运用具有消散或消减作用的药物，根据配伍原则组成方剂，针对由于气、血、痰、食、水、虫等所结成的有形之邪，使之渐消缓散，从而达到祛邪而不伤正目的的一种治疗法则。疟邪假血依痰结成痞块，则以鳖甲煎丸为代表方。

8）补法：又称补益法或滋补法，是针对人体气血阴阳或某一脏腑的虚损，给予补益的一种方法，其主要适用于正气虚弱、体力衰退的病人。代表方如薯蓣丸等。

（2）脏病治法：从脏腑论治是针对疑难杂病辨治最重要的辨证方法。《金匮要略》中多以脏腑经络为核心进行疾病的辨治，如肺系疾病中的肺痿、肺痈、肺胀等；如心系疾病中的胸痹、心痛、百合病、脏躁、邪哭等；脾胃系疾病中的腹满、寒疝、宿食、呕吐、哕、下利等；肝胆系疾病中的黄疸、中风、痉病等；肾系疾病中的消渴、小便不利、淋病、水气病等。举个例子来说，现在痛风发病率很高，很多人治疗痛风都按风湿痹证治疗，常用一些祛风除湿、散寒通络止痛的药物。而我认为痛风病根源在肾，通过补肾利水的方法常取得满意疗效。另外，我治疗心肌炎常从脾胃论治，因脾胃为气血生化之源，而心肌炎急性期过后，常常表现为气血不足，故调理脾胃有助于气血的化生。我曾治一心肌炎男病人，频发早搏，面色萎黄，厌食，乏力，常感冒，我用四君子汤加味，2周诸证明显好转，食欲大增。4周后，诸证消除，早搏亦止。还有对糖尿病的治疗，有些病人常表现为急躁易怒、胸闷气短、血糖升高，我常用疏肝理气之法，疗效颇佳。正确运用脏腑辨证是实施脏腑论治的前提和基础。由于脏腑之间，在生理联系上存在着互济互制互用的关系，在病理常互为影响和传变，所以在治疗上应注意调理脏腑之间的关系。主要包括五方面：即根据脏腑生理功能确立治法、根据五行生克规律确立治法、根据脏腑表里关系确立治法、根据脏腑升降特性而确立治法、根据经脉循行部位确立治法。

（3）对症治法：如治呕哕法、治痛法、治热法、治喘法、理血法、安胎法等。

（4）其他治法：如涩法、利小便法等，利小便法可予痰饮水湿、瘀血、热邪、结石以出路，并分温阳化气利水法、清热利水法、补气利水法、滋阴利水法、通窍利水法、化瘀利水法等。

2. 外治法　如导法、熏法、洗法、烟熏法、敷法、摩法、扑粉法、点药烙齿、纳药鼻中等法。此外，从耳、口（舌）、鼻孔和前后二阴等孔窍局部给药的方法，称为孔窍疗法，使药就近至病所，邪速去而正安。

3. 针灸法　本法有预防、治疗和辨别预后三个方面的意义。

4. 急救法　仲景对危急重症的救治主要有四种方法。其一是以内服药为主的辨证急救法；其二是外治急救法，如吹鼻法、浸渍法和舌下含法等；其三是灸法急救法；其四是人工呼吸法及溺死救治法。

5. 食疗法　食物本身有治疗作用，与药物相合，尚有食助药力、食缓药势之功，对养生康复有重要作用。《金匮要略》除在各篇有食疗内容外，在第二十四、二十五篇还设专篇讨论动物类与植物类食品饮食保健问题。

（三）救误思维

因杂病的复杂性、多变性、不典型性、疑似性，加之医者思维的固化性、片面性、绝对性，临床常容易出现误诊误治，从而造成变证坏病。正确的"辨误"及"救误"已被仲景纳入辨证论治体系及方法之中。仲景针对风湿在表误用峻汗法，认为病不愈的原因是"汗大出者，但风气去，湿气在，是故不愈也"，从而提出治疗湿病应以微汗为正确治则。再如对百合病因误诊、误汗、误吐、误下所造成的变证，分别用百合知母汤、滑石代赭汤、百合鸡子汤随证救治。对黄疸病之太阴虚寒证，误用苦寒之剂伤及中阳致哕，则用小半夏汤温阳化饮、降逆止哕。对因使用熏、熨、烧针等法，而"火邪"伤阳致惊者，则用桂枝去芍药加蜀漆牡蛎龙骨救逆汤温通心阳、镇惊安神。为避免后人误治，仲景在多处条文中提出了治疗禁忌及注意事项，可以说《伤寒杂病论》也是辨误救误的专书。

五、《金匮要略》疑难杂病的制方思维

制方思维主要包括类方与合方、五味化合、相辅相成、相反相成四个方面。《金匮要略》方剂大致可归纳为18类：解表剂如桂枝汤；泻下剂如大承气汤、小承气汤、大黄附子汤、麻子仁丸；和解剂如小柴胡汤；清热剂如白虎加人参汤；温里剂如人参汤、小建中汤、大建中汤、吴茱萸汤、四逆汤、通脉四逆汤；表里双解剂如大柴胡汤、厚朴七物汤、乌头桂枝汤；补益剂如当归生姜羊肉汤、八味肾气丸；安神剂如甘麦大枣汤、酸枣仁汤、百合地黄汤；固涩剂如桃花汤、诃梨勒散；理气剂如半夏厚朴汤、厚朴三物汤、枳实薤白桂枝汤、橘枳姜汤；理血剂如大黄䗪虫丸、桂枝茯苓丸、温经汤、黄土汤、柏叶汤；治燥剂如麦门冬汤；祛湿剂如茵陈蒿汤、五苓散、苓桂术甘汤、猪苓汤、防己黄芪汤；祛痰剂如栝蒌薤白半夏汤、皂荚丸；消导化积剂如枳术汤、鳖甲煎丸；驱虫剂如乌梅丸；涌吐剂如瓜蒂散；痈疡剂如大黄牡丹汤、薏苡附子败酱散、桔梗汤、排脓散等。这些经方经古今临床广泛验证，疗效卓著，故有"经方治大病"之说。

（一）类方与合方

1. 类方

（1）以病类方：即随病之变以处方，类方以应病之变。强调在病的复杂性与方组间的多样性之间，把握好对应性连接，将辨病与辨方紧密地结合起来。

（2）以证类方：即随证施治，据证类方。"证"是中医论治疾病的一个与时间维度紧密关联的切入点，与"证"相对应起治疗作用的是"方"，两者间的关系早为前人所知。宋代孙奇等在《金匮要略方论·序》中称"尝以对方证对者，施之于人，其效若神"，认识到若方证相符，则施治于人当有良好疗效。但不是每一证与每一方之间都有十分精确的对应关系，毕竟临床所见疾病纷繁复杂。在一个病的诊疗过程中，中医论治时常将病分为若干个证，或因人而异的不同证，或因病而异的不同证，或因时而异的不同证。这些证因为皆属于一个病，故有一定的相似性，因而用一类方。

（3）以症类方：即症有异而方以应之，据症类方。由于疾病是一个过程，其所出现的一个个"症"，或有单一性，或有集合性，或有连续性。这里的辨"症"，当是指在一个疾病过程中同时出现的若干症，或者连续出现的相关症

状，而这一层次是指要用类方来对这一系列症状进行论治。

（4）以法类方：即具有相类功效的一群方剂，如辛温解表类方、辛凉解表类方、活血化瘀类方等。

（5）以方类方：即主要组成药物或主要配伍关系相同，组方结构相似的一类方剂，并随症加减变化所制的方剂。其在《金匮要略》一书中记载较多，总结如下：

1）桂枝汤类：栝蒌桂枝汤，葛根汤，桂枝附子汤，桂枝芍药知母汤，黄芪桂枝五物汤，桂枝龙骨牡蛎汤，小建中汤，黄芪建中汤，竹叶汤等。

2）麻黄汤类：麻黄加术汤，麻黄杏仁薏苡甘草汤，越婢加术汤，越婢加半夏汤，越婢汤，射干麻黄汤，厚朴麻黄汤，小青龙汤，大青龙汤等。

3）承气汤类：大承气汤，小承气汤，厚朴三物汤，厚朴大黄汤，栀子大黄汤，大黄硝石汤，大黄甘草汤，大黄牡丹汤等。

4）白虎汤类：白虎加人参汤等。

5）泻心汤类：甘草泻心汤，半夏泻心汤等。

6）柴胡汤类：大柴胡汤，小柴胡汤等。

7）苓桂剂类：苓桂术甘汤，苓桂甘枣汤，茯苓泽泻汤等。

8）附子汤类：附子汤，白术附子汤，甘草附子汤，桂枝附子汤，四逆汤，通脉四逆汤等。

9）乌头汤类：乌头汤，乌头赤石脂丸等。

10）栝蒌薤白汤类：栝蒌薤白白酒汤，栝蒌薤白半夏汤，枳实薤白桂枝汤等。

11）百合汤类：百合地黄汤，百合知母汤，滑石代赭汤，百合鸡子黄汤等。

12）半夏汤类：小半夏汤，小半夏加茯苓汤，大半夏汤，半夏干姜汤等。

13）茵陈蒿汤类：茵陈蒿汤，茵陈五苓散等。

14）肾气丸类：肾气丸，栝蒌瞿麦丸等。

2. 合方 合方指在中医学辨证论治思想指导下，根据疾病病机要素和证候的具体表现，将两个或两个以上方剂联合应用的临证处方治病思维方法。合方思维的实质就是方与方的联合应用，主要用于治疗复合病证。合方的使用有不同模式，归纳如下：

（1）经方、时方、经验方的相加使用：例如经方加经方，如《伤寒论》中的桂枝麻黄各半汤、桂枝二麻黄一汤，两方药虽相同，但剂量各异，是因风寒邪气之多少不同，正气的虚损程度亦异，故药量亦有所区别，此即合方应用之精髓所在，即证候有轻重，药量亦不同。又如《金匮要略》之厚朴七物汤，即是桂枝汤去芍药与小承气汤合方而成，以治里实兼太阳表证。桂枝去芍药加麻黄细辛附子汤，即是针对阴寒凝聚的气分病，用《伤寒论》之桂枝去芍药汤与麻黄附子细辛汤合方治之。黄芩加半夏生姜汤，即是针对肠胃积热干呕而利者，用黄芩汤与小半夏汤之合方。据我之临证经验，以金匮肾气丸加五苓散治疗肾盂积水、以茯苓杏仁甘草汤加橘枳姜汤治疗胸闷脘胀效果显著。除经方加经方外，经方加时方、时方加时方或者加经验方均可构成合方。以茯苓四逆汤为例，本方集干姜附子汤、四逆汤、四逆加人参汤于一体，为回阳救逆、补益气阴、宁心安神之剂，是治疗少阴阳虚、阴液不继、心神失养的主要方剂。

（2）根据病机之间的相互关系进行方剂的相加使用：如血府逐瘀汤包含桃红四物汤、四逆散，主治瘀血阻于胸中、血行不畅之证，体现了根据病机之间的相互关系合方应用的思维。

（3）根据某一特定的疾病证候进行方剂的相加使用：如外感咳嗽属风寒袭肺，且症状较重者，常将三拗汤与止嗽散合用，以强化疏风散寒、宣肺止咳的功效，体现了根据某一特定的疾病证候合方应用的思维。

（二）五味化合

五味是药物的基本属性之一，包括酸、苦、甘、辛、咸五味。另外，某些药物还具有淡、涩二味。仲景善将酸、苦、甘、辛、咸不同味的中药有机配伍，产生佳效。

五味化合配伍主要有以下几种形式：

1. 辛甘合用 是将辛味药物与甘味药物复合应用的一种配伍方法。代表方如桂枝甘草汤、麻黄汤、理中丸、当归四逆汤。

2. 辛苦合用 亦称辛开苦降法，是在对脾胃升降的生理病理特点及药物升降浮沉特性的认识基础上提出的。代表方剂如半夏泻心汤、升阳益胃汤、连朴饮等。

3. 辛酸合用 辛散酸收，两者合用，一散一收，相辅相成。如桂枝汤、小青龙汤等。

4. 酸甘合用 酸甘化阴，复合应用，养阴生津，常用于治疗阴津亏虚或气阴两虚病证。如芍药甘草汤可治疗肝阴不足、筋脉失养所致手足挛急等症。

5. 甘苦合用 甘补苦泻，是治疗痰饮等实邪内阻，或脾胃虚弱病证的一种配伍方法。代表方剂如黄龙汤、新加黄龙汤等。甘味药还可与峻烈或有毒苦性药物配合使用，顾护脾胃，佐制毒性，如十枣汤。

（三）相辅相成

相辅相成指将性味、功能相似的药物配伍，增强或综合药物的作用，利用其共性及特殊性,互相补充促进,提高原有疗效的配伍方法。

1. 协同增效 协同增效属"七情"配伍中的相须、相使的方法,强调药物之间的主辅相依、协同增效的关系。如麻黄汤中麻黄与桂枝的配伍关系。

2. 协生新效 指将性味、功能不同的药物配伍,通过互补或协同,产生各自药物不具备的新功效的配伍方法。如对营卫不和病证治疗,桂枝汤中将桂枝与芍药配伍以调和营卫。

(四)相反相成

相反相成即将性味或功用相反的药物组合以取效。

1. 寒热并用 主要针对表寒里热、寒热错杂、上热下寒等证,以寒药、热药为主组成的方剂,如麻黄与石膏相伍散表寒清里热,黄连与干姜相伍治中焦之寒热错杂。另可通过寒药、热药相伍,以去性取用,治疗纯寒或纯热证,如大黄与附子合用,去大黄之寒性,取其攻下之用,治寒实内结之腹满。栝蒌(即瓜蒌)与薤白、白酒同用,去栝蒌之寒性,取其开胸豁痰之用,治阳虚阴盛之胸痹。

2. 刚柔相济 由于辛热苦温药,其性刚燥,用之不妥则易于伤阴;滋阴寒凉药,其性凝滞,用之不当则易于碍阳。于是,仲景将刚柔二性药物恰当配伍,以刚济柔,以柔克刚,相反相成。如肾气丸既用温热阳刚之桂附,又配寒凉阴柔之干地黄;栝蒌瞿麦丸用山药、栝蒌根甘寒阴润,又伍附子辛热助阳;炙甘草汤用地黄、麦冬、麻仁等甘药,辅以刚性之桂枝、生姜辛温通阳之品等。上述配伍,可使阴寒滋润而又不碍湿伤阳,温热阳燥而又不伤津损阴,使药物避免偏性之害而各尽所长。

3. 动静结合 脏腑有阴者主静、阳者主动之性,药物亦有动静之别。动药走而不守,静药守而不走,静无动不行,动非静难守。仲景根据病情需要,将不同功效的动静药物进行配伍,如小建中汤中,桂枝辛散走动祛寒,得白芍之酸敛助阳而不伤阴,白芍得桂枝又不致凝滞阴寒,二药相伍,可使散中微敛则不伤阴而助阳,敛中有散则不碍阳而益阴;又如猪苓汤中,二苓、滑石、泽泻动而下行利水,得阿胶之阴静滋补而不致伤阴动血,阿胶得四药之利而不致滋腻留邪,内停水邪之静得渗利之动而下除,如是配伍,动静结合,能守能行,可上可下,可收可散,而使肾升降相因,开合得宜,阴阳协调,气化复常。

4. 散敛相合 即辛散药与酸敛或收涩药相合。使散而不伤正,敛而不留邪。如小青龙汤用麻桂之辛散祛寒,白芍、五味子之酸敛以防麻桂散肺气;乌头赤石脂丸用乌、附、椒、姜驱寒,用赤石脂收涩敛阳。

5. 虚实夹杂、补泻兼施 将补益药与祛邪药相伍以补泻兼顾,是常用于治疗虚实夹杂病证的配伍方法。如黄连阿胶汤、健脾丸、竹叶石膏汤等,均攻补兼施。

6. 升降相因、畅达上下内外 这是基于对机体脏腑气机升降互为因果的生理特点和药物升降沉浮认识基础上提出的一种配伍方法。主要针对肺、脾胃、肝胆等脏腑病变,利用升浮药物向上向外,具有升阳举陷、宣肺解表、透疹排脓、升发肝气等作用特点及沉降药物向里向下,能和胃降逆、肃降肺气、泻火通便、利水消肿等作用特点,将两者配伍,达到恢复肺、脾胃、大肠、肝胆等脏腑生理功能的作用。

六、《金匮要略》疑难杂病的用药思维

(一)一药多用

1. 一方中恰合多种病机,起到药味少而药力精专的作用。

2. 诸多中药兼多种功效,通过配伍、炮制,可扩大应用范围。《金匮要略》中很多药物在不同组方中,使用频率很高,如甘草达 71 次、桂枝 35 次、芍药 42 次、茯苓 24 次、大黄 16 次。具体说来,一药多用思维又包含以下六个方面。第一是归经不一,效能多样;第二是灵活配伍,功用多样;第三是加减用量,以应万变;第四是煎法不同,用亦不同;第五是不同炮制,效各不一;第六是兼容药理,作用多样。

(二)专病用专药

如用百合主治百合病,茵陈主治黄疸,苦参外用治狐惑病阴部蚀烂,蜀漆主治疟疾,甘李根白皮治奔豚气等。根据仲景这一思想,临床治疗消渴病,我喜用卷柏、蛤蚧等。

专药在应用时需要注意以下三个特点:

第一个特点是,专药必须用量较大而发挥主导作用,其他药不得喧宾夺主。如仲景重用百合七枚治百合病。虽然专药用量宜大,但需在充分掌握药性、辨证准确的基础上进行剂量择用。

第二个特点是,辨病选药要针对疾病的基本病机,有是病用是药。如肺胀以肺气郁闭为基本病机,故选用麻黄为专药以宣肺。

第三个特点是,据证用药,在辨证论治的前提下,与治体药、治证药、治病药等诸药配伍运用,这样就可以避免用药浮泛与偏执的弊端。如金钱草为治

尿路结石之要药,若辨证为湿热下注者则可与石韦散同用,若为阴虚者则可与六味地黄丸同用,若为阳虚者又可与温阳药同用。因此,将专药与辨证相结合,可进一步提高临床疗效。

(三)善用药对

仲景根据药物性味、归经、升降浮沉、毒性、功效和病证,或以药对成方,或以药对合于方中,以达相协、相制、减毒增效之旨。其组成形式归纳如下:寒凉相合,如石膏和知母,黄芩与黄连;温热并用,如桂枝与附子、附子与干姜;寒热并用,如石膏与麻黄,黄连与干姜;补泻兼施,如葶苈子与大枣,猪苓与阿胶;散敛结合,如乌梅与蜀椒,麻黄与五味;刚柔相济,如附子与地黄,芍药与桂枝;润燥互用,如半夏与麦冬,附子与栝蒌根;动静结合,如枳实与白术;相畏制约,如半夏与生姜。

(四)根据脏腑特性及病证特点用药

由于肝体阴而用阳,故治肝用药常刚柔相济,如酸枣仁汤用酸枣仁补肝之体,用川芎理肝之用。肺主宣发肃降,治肺病时宣降药并用,且为防宣散太过耗气,又常伍以收敛药,如射干麻黄汤,既用麻黄之宣,又用半夏之降,且用五味之敛。又因不同病证,其病机特点各异,故用药亦须注意针对性,如胸痹为阳虚阴盛、胸阳痹阻,故用栝蒌、薤白、桂枝通阳宣痹。另外各脏腑病证有相对常规的用药谱,如泻肺多用葶苈子;温肺止咳常用杏仁、紫菀、冬花;温肺化饮,常用半夏、细辛;止呕常用生姜、半夏;治百合病常用百合等。

(五)注意用量

包括以体质定量,以病定量,以证定量,以法定量,以方定量。

(六)善于用利远弊

通过炮制、配伍、煎服法等制约药物偏性或毒性作用,去性取用,发挥其治疗之功效。如《金匮要略》中对乌头有合蜜煎、先煎、炮、熬、不破碎五种炮制方法。

(七)处方用药灵活,随证化裁

如治疗支饮咳逆不得卧出现的变证,由小青龙汤改用桂苓五味甘草汤后又4次加减变化用药,均属药随证转、据证用药的范例。

七、《金匮要略》疑难杂病的药物制剂、炮制与煎服法思维

（一）制剂

仲景治疗杂病多据病证之异及药性、毒副作用制成各种不同的剂型。包括汤剂，共 92 首；丸剂，共 16 方，其中有直接为丸，有加料为丸，包括蜜丸、药汁丸、枣肉丸、糊精制丸；散剂，共 27 方；酒剂；还有外用制剂，如洗剂、熏剂、点剂、坐药等。

（二）炮制

能提高药物纯度，改变药物性情，清除毒副作用。具体炮制大法总分 3 类：

1. 修制法 包括锉、切、擘、捣、杵、碎、研、去皮、去心、去节、去翅足等；

2. 水制法 包括洗、浸、渍等；

3. 火制法 包括炮、炙、炒、去汗、烧、熬、煨等。

（三）煎法

仅方药对证，但若煎药方法不当，也会影响疗效。仲景在《金匮要略》中，对溶媒与煎药法皆有交代：

1. 溶媒 煎药溶媒常因病选用，95% 用水，除一般常用水外，还有特殊的水，如泉水、甘澜水、井花水、浆水、泔水等。另外还有蜜、酒、醋、人尿等。

2. 煎药法 根据药物特性灵活掌握，有急煎法、久煎法、去渣再煎法、煮汁纳药再煮、同煮、先煮、后下、分煮后再合煮等。

（四）服药法

服药法是使药物在人体内适时发挥最佳效果的重要措施。《金匮要略》所载服药方法十分丰富，虽多是口服给药，但服药时间、次数、服用量的变化、服药后的要求及再服条件，需根据病证及不同剂型，选择适当服药方法，示人规矩。包括：一次服药法；二次服药法；分三次服药法；分五次服药法；分十次服药；昼日服药法；昼夜服药法；逐渐加量法；一服邪尽、余药不再服用法；服药后吃粥或多饮暖水法；发病前服药法。

八、护理思维

整体调护也是取得良效和疾病康复的重要环节，仲景对杂病的护理思想和措施主要体现于四方面。

（一）注意养慎，适应生存环境

"夫人禀五常，因风气而生长，风气虽能生万物，亦能害万物……若人能养慎，不令邪风干忤经络……四肢才觉重滞，即导引、吐纳、针灸、膏摩，勿令九窍闭塞"，强调可通过导引、吐纳来增强体质，切忌养尊处优、好逸恶劳，以防气血瘀滞。

（二）生活起居要有规律和节制

"房室勿令竭乏，服食节其冷、热、苦、酸、辛、甘，不遗形体有衰，病则无由入其腠理"。

（三）注意调节心理，尽量减少情志致病的因素

如《妇人杂病脉证并治第二十二》曰："妇人之病，因……结气……或有忧惨，悲伤多嗔。""妇人脏躁，喜悲伤欲哭。"

（四）注意服药后护理及饮食护理

如《中风历节病脉证并治第五》曰："初服二十日，温酒调服，禁一切鱼肉大蒜，常宜冷食，六十日止，即药积在腹中不下也。热食即下矣，冷食自能助药力。"

《金匮要略》与临床

上海中医药大学　张再良教授

　　《金匮要略》是一本讲述临床治疗的书，所以我们把它设置为一门中医的经典课程，我主要从临床的角度做一些议论。这本书有三个问题要注意，我的话题也主要围绕它展开：一是认识《金匮要略》，二是解读《金匮要略》，三是活用《金匮要略》。最终要对《金匮要略》形成自己的理解，而不是机械地学习教科书上的内容。

　　《金匮要略》的内容没问题，那么它究竟是一本什么样的书？《伤寒论》和《金匮要略》之间的关系是什么？《金匮要略》和我们今天的临床有什么联系？为什么今天我们还要读《金匮要略》？让我们怀揣着这样的问题，进入《金匮要略》的学习。

　　我想教《金匮要略》的老师一定会讲《金匮要略》的历史沿革。东汉末年，张仲景撰著《伤寒杂病论》，西晋王叔和编次《伤寒论》，北宋王洙发现《金匮玉函要略方》，北宋林亿等校订《金匮要略方论》，元代邓珍本《新编金匮方论》，明代赵开美本《金匮要略方论》。我们今天看到的《金匮要略》在历史上经历过这样的一个演变过程。《金匮要略》的定位，是《伤寒杂病论》的杂病部分。《伤寒论》讲外感，《金匮要略》讲杂病，外感是六经，杂病是脏腑经络。《金匮要略》是离不开伤寒的，伤寒是前提，没有伤寒就没有《金匮要略》。所以历来有医家认为《伤寒论》厉害，而《金匮要略》是个附属，这样是不对的，《金匮要略》不可或缺。

　　我们说伤寒是外感热病，那么所有的外感热病都是伤寒吗？不对。因为后面又有温病，温病也是外感热病，怎么认识这个问题？两个都是外感热病，怎么处理？伤寒有大伤寒，有小伤寒，广义、狭义出来了。广义的，是泛指。泛指，不是指所有而是指部分。广义的伤寒概念稍微大一点，但还是不能够包罗万象。如果伤寒能够把所有的外感热病都包罗了，那提出温病干什么呢？还有必要有温病吗？小伤寒是感受寒邪，感而即发，有点像我们现在讲的伤风或者感冒，这种概念对还是不对？感冒能写一本《伤寒论》的书吗？能写出一本《伤寒杂病论》吗？不可能。《伤寒杂病论》里面包罗万象，几乎内科的问题都有。不仅是感冒，所以《伤寒杂病论》的杂病部分是《金匮要略》，而伤寒是一个具体的问题，这个意识我们慢慢地要养成，来纠正那些空泛的概念，否则就没法读懂《伤寒论》和《金匮要略》。

王叔和做的工作叫编次，王洙是发现。那么北宋是一个什么年代？是一个可以印刷的年代，张仲景的年代是一个传抄的年代。这个背景一定要理解，理解了背景，就懂了它的文本问题。印刷的年代，文字板上钉钉，发行的量也有了。雕版印刷，雕一个版印几百本，人手一本，你能改吗？而传抄的年代不同，那是禁方的时代，一旦我有了，是秘而不宣的，所以孙思邈会感叹"江南诸师秘仲景要方不传"。汉末到北宋那个年代要多少年？700～800年。在这么漫长的时间里，文本在流传、抄写的过程中间发生的问题，今天都能够清楚吗？搞得懂吗？所以说是个谜。我们今天说《伤寒论》《金匮要略》是张仲景的，这一句话也是不严谨的，为了说起来方便而已。1 800多年前的张仲景的东西，大家没见过。今天拿在手里的，是1 000年前的宋定本。其实，宋定原本也没有了，我们拿的大多是赵开美本。另外还有邓珍本，北京大学图书馆有，何任先生据邓珍本写了《金匮要略校注》，我们后来教材也是用邓珍本。但是我可以说一句个人的体会，现存《金匮要略》版本的差异，文字上的变化不太大。我们搞文献的要讲版本、校勘等，这些古文献整理的方法我们要了解，但没有必要所有的人都去研究很多，要知道我们最大的目的是什么？是古为今用。但是要注意，文本传抄的年代发生的文字的讹脱衍倒，错误有可能会很大，所以张仲景的文本原貌，有些只能存疑。

在阅读原文的过程中，很多注家会在这方面产生自己的看法，有的认为是王叔和的，有的认为还是张仲景的。我们在阅读的时候，也会有这样的感觉，文风是不一样的。一般我们认为有方有证的是张仲景的，其实有方有证的都是临床的实描。有一些没有方的，单纯讲理论做解释的原文，被认为是王叔和或者后人添加的。对文字你可以这么分，但我们的重点要放在有方有证的那部分，临床的精华在这个地方。我们看的《金匮要略》，是到了北宋才把它定下来的。所以，我们要有一个清醒的意识，现在拿在手里读的，是宋定本。它已经经过了几百年的流传，是经过了历史的淘汰，最终沉淀下来的定本。《伤寒杂病论》的原貌，无法窥探。这是文本的问题。我们过去用得最多的是赵开美本，现在应该也是这样。赵开美，常熟人，刻印过《仲景全书》，所以他的版本可信度较高。

很奇怪，为什么伤寒部分叫《伤寒论》，杂病部分就变成了《金匮要略方论》？照例应该叫作《杂病论》不是更好吗？《金匮要略》《伤寒论》都是讲临床如何运用药物治疗疾病的书。它不是针灸的书，针灸会有涉及但不是主要的，主要是讲药物治疗。所以王叔和的编次，也可以叫新编，如邓珍本《新编金匮方论》。新编，说明在这个流传的过程中间，不断地有人在做改动。搞专业研究的人会很讨厌，有人贬低王叔和把张仲景的原貌给搞乱了，篡改原文。其实从临床看，它也有好的一面，要看到它在流传过程中间的变化，一般好的东西留下，不好的东西被丢弃，但有些不好的也可能会进来，所以一定要了解些有关《伤寒论》《金匮要略》历史沿革的情况。

张仲景后来地位升高，被尊为医圣。张仲景这个人特别聪明，勤求古训，博采众方。但归根到底张仲景也是凡人，能力有限，也会受到时代局限。而《伤寒论》《金匮要略》这样的书，经过那么多年代的流传修改，最后在宋代定下来，它其实已经不是一本个人的专著了。它的分量和金元医家、明清医家的专著，不在一个层次上。刘河间的、李东垣的，谁的就是谁的，吴又可的、叶天士的、吴鞠通的，一般不会错。传抄的年代，文本在不断的变化中，大浪淘沙，好的留下，差的出去，所以这本书可以说是我们民族的集体智慧。历史上没有一本医书能比它分量重。《金匮要略》《伤寒论》为什么这么厉害？我们拿一本书就可以教个几十个学时。你看温病，温病的书谁的就是谁的，可能在北方吴鞠通的《温病条辨》，我们开一个班，也可以讲几十个学时，但温病的东西相对较偏，后面会提到。《伤寒论》《金匮要略》不同，《伤寒杂病论》是比较完整、平稳、全面的东西，在中医临床的历史上，这一部书就把基础搞定，一直影响着后世。

《汉书·艺文志·方技略》中有关于经方的经典叙述，我们讲药物治疗，讲《伤寒论》《金匮要略》。2 000年前，讲药物为什么能够治病？为什么要讲表里、寒热、虚实？光有药物不行，有简单的方剂也不行。药物、方剂只是一个武器，一个工具，你怎么去解决问题？张仲景的年代，问题来了——伤寒。伤寒这个病流行，医生有了用武之地。我可以在治疗这个病的过程中，用药物、方剂去对应，然后把它记下来，形成一定的经验，临床上是这样一步步走过来的。《伤寒论》中间的一些基本方，其实就印证了中医有这样的发展沿革。《伤寒论》《金匮要略》的东西不是从天而降的。药物的治疗它有一个漫长的过程，也许要几百几千年。从单味药到方剂，方剂叫汤液，《黄帝内经》有汤液醪醴之说。

《金匮要略》是跟着伤寒走的。伤寒是一个热病，一个具体的病，后来又有变化。中医临床治疗的基本规律是在应对传染病、热病的过程中形成的。这个过程持续2 000～3 000年。现在热病，大部分已经得到控制，我们面对的主要是生活习惯病。在民国时期的上海，还是以热病为主的。新中国成立以后，公共卫生事业发展迅速，重视预防接种，传染病得到了控制。在传染病没有控制之前，医生面对的主要是传染病，不是慢性病。在这个过程中形成了《伤寒论》《金匮要略》和后来的温病学说。

中医热病的临床治疗过程，有三个高峰。《金匮要略》的成书年代在第一个高峰——汉末。东汉末年，当时的中原，主要是黄河流域发生战乱，北方少数民族向南攻打，这个过程持续了几百年，一直到隋唐稳定。战乱产生的一个问题，是人口的集中和移动，在它的后面紧跟着的就是传染病，饥寒交迫，流离失所。那个年代，人口比较稀疏，不像现在都集中在城市里面。所以在古代，传染病主要都是在军队里传播，因为要去打仗，士兵要集中，后勤要保障，几万人集中在一起。南北的移动，北方是少数民族，有牲口，南方是农耕民族定居。牲口就带着病原，中医不了解病原，主要讲风寒暑湿燥火。后来，吴又可阐述疠气，一病必有一气，就很好地解释了这种问题。

传染病有病原的问题，病毒、细菌、立克次体等，这些我们肉眼看不见的东西，引起了一场疾病，它具有传播性，于是便命名为传染病。伤寒也是传染病。为什么它不叫瘟疫，传染病是疫病吧？那至少也要叫寒疫，这个寒和温是怎么定下来的？这个病如果高发在寒冷期，汉末正好是寒冷期，这个病的高峰在秋冬，春夏是小高峰。而且，这个病一开始是麻黄汤证多见，白虎汤证出来也有。出来就头痛，身痛，怕冷，一派寒象，不能叫它瘟疫应该叫伤寒，大概就这样定下来。对中医历史上留下来的这些概念、称呼，我们有了现代知识以后，尽量要去做一些探讨和思索，推敲与定位。

《伤寒论》《金匮要略》的成书年代是热病的第一个高峰，定位要清楚，是传染病。张仲景的序文，也被怀疑不是张仲景的，好像是后人写的，存疑。张仲景自己讲的，他宗族两百多人，那么将近十年中间，十分之七、三分之二死于伤寒。所以大家不妨思考一下，伤寒是个具体的疾病。当时人们必须要去面对，留下了一本书——《伤寒杂病论》，《金匮要略》就是伤寒的副产品，后来才分开，成为杂病的专书。

第二个高峰是金元。金元时期是在宋以后。宋代开始医学书籍的印刷，印刷是唐代中叶的技术。大概8世纪时，有了雕版印刷。唐僧取经，一开始取经回来，翻译好了以后，接着就要印刷，推广流传。最早开始印的是经书。宋代重文，"由儒入医"，不为良相便为良医，有知识的人都来学医了，医的地位高了，医学开始普及了。借助印刷，医学书籍普及。有钱、有知识的人都能够读到医学书籍，《黄帝内经》《伤寒论》等。宋代不是印了很多吗，像《诸病源候论》《千金要方》《外台秘要》都经过整理，那个时候有校正医书局。

金元时期的一场传染病，瘟疫，发生于1232年，开封（汴梁、汴京），50天死掉90万人，实际死亡了100多万人。开封是一个大都市，城里人口密集。

这一场大疫，现在史学界约有定论：大头瘟。那个时候叫大头瘟，再往前一点，大头伤寒，即鼠疫。鼠疫的病死率高，"十室九空"。患有鼠疫会肿，也有出血，几天就死了。

金元给我们留下的就是两个论，一个"火热论"，一个《脾胃论》。李东垣的《内外伤辨惑论》，其实讲的不是内伤，而是传染病，此乃历史的局限性。历史问题，对中有错，错中有对，需要研究。刘河间说，伤寒"六经传受，自浅至深，皆是热证"。它的目的是要用寒凉药，不能用麻桂，火上浇油，人家已经高热，你还用麻黄、桂枝吗？这样一来，就容易理解这个问题了。

医家的医论、医注，必有一个背景，我们只注意了一，没有注意二，我们注意的是李东垣洋洋洒洒写了那么多，这个主要都是从《黄帝内经》来的，刘河间也是这样发挥了，什么病机等，都是勤求古训。但是你不能到这里为止，他当时的社会临床上面临的是传染病。传染病（鼠疫）没救，李东垣就走了，走到山东去了。搞定东北鼠疫的，不是治疗，是隔离，朝廷派伍连德去，伍连德接了朝廷的圣旨，派军队把守，大家不能走动，尸体烧掉，最后搞定了。到抗生素出来，鼠疫治疗能用上了。那么中药吃下去，比如普济消毒饮，治疗大头瘟，李东垣的方，疗效模模糊糊。金元时期的传染病，热病，两个医家最突出，刘河间、李东垣。他们是在北方，他们所处临床大背景，是传染病，鼠疫。

再看第三个高峰，明末清初，吴又可写了《温疫论》。《温疫论》在温病学中，拥有里程碑式的地位，虽然《伤寒论》中记载了太阳风温，但我们一般不会说张仲景给温病奠定了基础，也有人说刘河间给温病奠定了基础，但其实还是吴又可的《温疫论》意义更深刻。吴又可是明末清初江南一带的人，但他后来到北方去行医。明末发生了什么？北方，华北平原，北京周围发生了什么问题？1644年，崇祯皇帝上吊自杀，李自成进京城，山海关清兵进来，历史瞬间发生了巨大变化。

公元1644年的前若干年，在华北平原，特别是北京周围发生了鼠疫。据说北京1644年，死了40%的人，引发了恐慌。城里面在闹鼠疫，军队哪里还有战斗力呀！起义军一下子就进来了，清兵一下子就进来了。所以有一句话，叫"鼠疫灭明"。是鼠疫最后推了一把，导致一连串的事情发生。在中医界，一定要记住吴又可。他说《伤寒论》没用了。他要把瘟疫和伤寒对照，还说伤寒见不到了，见到的都是温疫。按照《伤寒论》的方法，管不了鼠疫，传染病很特殊，一病必有一气。一气必有一药，我们今天讲特效药，如果你知道这个药，何劳君臣佐使品味加减变化？不要辨证论治，就用这个药就搞定了。这个在临床应用上是对的，没错。

那么，在第三个高峰，还要注意这个问题。中原地区历经战乱，人口大量地到江南这边来。江南人口密集，气候温暖潮湿。有一句话叫南船北马，北方一马平川，南方河湖港汊，过了长江就是这样的格局了，传染病特别容易发生。特别是清末民国时期，由于不再海禁，发生的传染病花样百出。所以温病面对的不是一个病，而是多种传染病。温病可以说是相当一部分传染病（外感热病）的总称，分为风温、春温、暑温、湿温、暑湿、秋燥、伏暑、冬温、烂喉痧、大头瘟，或者再加上疫疹、疟疾。疟病，《金匮要略》里边也有，温病是按照疾病的区别来区分。《伤寒论》是以六经分的，太阳病、阳明病这样用六经分，六经的病，跟温病的风温等直接对照是不合适的，它们不在一个层面上。整个热病就是这么走过来，在这个过程中，伤寒、金匮是一个开始，温病在后面起收尾作用，中间有一个金元时期，后来有理论方面的补充发展。

根据历史的脉络，有《素问·热论》，有《伤寒论》，有"火热论"、《脾胃论》《内外伤辨惑论》，有《温疫论》、"温热论"，有《通俗伤寒论》。这样的一个脉络，像一个阶梯，一步一步走上来。张仲景的《伤寒杂病论》，我们给它一个定位，叫经典《伤寒论》。如果说经典《伤寒论》的伤寒是一个具体问题，那么《通俗伤寒论》的伤寒两字倒是可以应对外感热病的总称。热病到最后，是俞根初的《通俗伤寒论》，这应该是热病的殿后。光看《温热论》不行，光知道一个卫气营血，或看吴鞠通的书，不够。《通俗伤寒论》这本书，其实已经是把寒温统在一起。

《金匮要略》的背景是整个热病，它的主要内容是杂病，一定要意识到《金匮要略》离不开伤寒，伤寒是《金匮要略》的前提，所以陆九芝讲过这样的话，"学医从《伤寒论》入手"，难是难的，一开始不懂，搞懂了以后，一通百通，路路通。不要从后世的医书开始，临床的事情从《伤寒论》《金匮要略》开始。心不要太野，也可以说我们做什么就守住什么，《黄帝内经》又是一个不得了的范围，那么多文字，精力有限的话，从《黄帝内经》开始也许不如从《伤寒论》《金匮要略》入手。后世有医家称，张仲景的书是方法具备，所以从《伤寒论》《金匮要略》入手是完全可行的。

大家应该注意，对于《金匮要略》有一个注释的问题。一个民国时期的伤寒注家，提出：以经解经，以精解经，以心解经，以新解经，这样才比较全面。过去我们学生来问：老师，《金匮要略》看哪个注家的好？一般总是说尤在泾的《金匮要略心典》和《医宗金鉴》。但是知识一定要全面。我们理解一件事情，一定要知道它的背景，一定要有一个宽广的视野，叫"不谋全局者不足谋一域"，这也是古人的话。"若就《金匮》论《金匮》，难免不为《金匮》所拘"，就事论事不行。

关于杂病，《金匮要略》是基础，《中医内科学》是发展和补充。杂病是这样，一二三，走的是三部曲。第一，杂病是伤寒的杂病。第二，到宋以后，脱离了伤寒的杂病，有《杂病源流犀烛》《类证治裁》等，后来日本人丹波元坚写了一本《杂病广要》，自此杂病真正是和伤寒脱离开来了，因此我们叫内伤杂病也可以。所以《金匮要略》的杂病一定要注意是伤寒的杂病。杂病走到今天，更多的是《中医内科学》所举的病证。历史是这么过来的，一二三，由小变大，由窄变宽，从热病中间另立出来了。《金匮要略》在历史上原来跟着热病走，后来脱离热病，现在变成一个专门领域。但《金匮要略》在杂病中仍然占据着极其重要的地位，《中医内科学》中，《金匮要略》的内容大概要占1/4。

我们讲《金匮要略》，按照书本的顺序，这是一般的做法，适合于入门。入门第一次接触的时候，按照书本的顺序，这个叫本科教育。我的编排是把《金匮要略》的内容分成三大块。第一块是热病，当然这个是相对的，其实都是和热病相关的，只是发热比较明显，所以放在最前面。第二块是杂病或者卒病。第三块是难病。

热病，共七个病证，有三个篇章，痉湿暍、百合狐惑阴阳毒、疟病。这是《金匮要略》最前面的内容。第一篇《脏腑经络先后病》，是一个总论，因为《金匮要略》和《伤寒论》脱离开来以后，它单独成书，要像模像样。甚至有人怀疑这一篇总论不是张仲景的，民国时期的医家有这样的议论。我们采取实用主义的态度，不管是不是张仲景的，对临床有启发就好。把总论拿掉，我们看这七个病证。痉湿暍，注意前面两个字定位，太阳病，太阳痉病、太阳湿病、太阳暍病。太阳的层次在六经的下面，伤寒—六经—太阳，太阳是六经之一。太阳后面还要细分，太阳伤寒、太阳中风、太阳温病，太阳痉病、太阳湿病、太阳暍病。太阳两个字，是定位。定位好以后你要理解，为什么要给它一个前提太阳。太阳在六经中最前面，是第一步。伤寒这个病，太阳层面是最先见到的，如太阳伤寒麻黄汤、太阳中风桂枝汤，但太阳温病没有见到方，可以到《金匮要略》做补充。痉湿暍这一节的用方，如葛根汤、大承气汤，《伤寒论》里也有，侧面说明了痉湿暍是伤寒临床常见的问题。

太阳的病证定好后看百合狐惑阴阳毒，前面有两个字，伤寒。伤寒的帽子，比太阳要大。伤寒是个病，这个病的过程中间出现了百合、狐惑、阴阳毒，什么道理？因为光讲《金匮要略》，你讲到百合病的时候不会去套伤寒两个字。你讲狐惑的话，尽管文字中间有伤寒，"状如伤寒"，你也不会说这就是伤寒病中间的表现。但其实他们都是伤寒所能够统摄的，这样的讲法，与《伤寒论》时代相近的《诸病源候论》中可以找到依据。伤寒两个字，很要紧，因为我们认识一个问题，一定要设定前提，没有前提，很难讨论。我们如果先把前提设定好，认识这个问题就比较方便。甚至于最后一个叫疟病，也有伤寒两个字，那么说明这个七个病很明显的一个痕迹，就是伤寒，有发热。

治疗痉病有3张方，分别使用发汗和攻下的方法，大家都比较熟悉。使用发汗方法的有2张方，葛根汤、栝蒌桂枝汤。葛根汤据原文，是治疗无汗的，有麻黄、桂枝。葛根汤，也可以理解为桂枝汤的加减，方中桂枝配麻黄，芍药配葛根。桂枝向上、向外，芍药向内、向下，两个正好相反的，一个升，一个降，调和营卫，一个出，一个入。营卫是气血，是寒热，起一个调和作用。调和的作用，力量要大一点，就可以用桂枝加麻黄，芍药加葛根，也许芍药加葛根都不够，芍药加黄芩，它降的力量就大一点。疏通气血，疏通经脉，缓解痉的症状。大承气用的是攻下的方法，通下也是疏通。《伤寒论》中间有急下，叫急下存阴，对发热的病人，或者是情况比较急的，赶快通利一下，也许转危为安。一个汗、一个下，都是疏通的方法，你要思考痉是什么问题？头颈发硬、项背强是什么原因？如果是伤寒这个病有发热，是一个传染病，那么头颈发硬的问题可能是什么原因？我推测是颅内压高、头痛。颅内压升高，西医怎么处理？利尿放水，联想到《伤寒论》中的结胸，有记载"如柔痉状"，我找到证据了。柔痉在《金匮要略》中是头颈发硬，结胸是腹膜炎，腹腔有渗出。其他地方也会有水渗出的，有水停在脑子里面，脑被颅骨包围住，是不是没有余地了？头痛如裂，痛要疏通，这个是现代认识。所以《金匮要略》的痉病三张方，只是提供了一种思路，但你想用三张方来解决临床上所有痉的问题，是不可能的。

对于《金匮要略》的痉病。陆渊雷讲过，书中记载的治疗方法不够，至少只是方法之一。另外要解决结胸"如柔痉状"的问题，承气中大黄、芒硝的攻下不够的，一定还要加什么药？结胸要用什么下的方法？大陷胸汤要用什么药？大黄、芒硝，甘遂。《金匮要略》的痉病有点这方面的意思。它是有伤寒这个前提的，你不要扩大到所有的方面，认为凡是头颈发硬它里面记载的方法都能解决，并不一定。所以你还要学习温病的方法，有时小孩高热抽筋或者什么，你肯定是要用另外的一些应对方法，也许《金匮要略》这样的一个方法，在用药上还不太到位，因此你要做一些扩展。所以关于痉病有各种各样的讲法，《金匮要略》中的只是其中的一部分，它是有局限的。

湿病，以关节疼痛为主症，有6张方用于治疗本病。发散用麻黄加术汤、麻黄杏仁薏苡甘草汤，一个偏温，一个偏凉。益气化湿用防己黄芪汤。三附子汤是基础，祛风除湿，散寒止痛。顺便介绍一张通便方。《金匮要略》中讲"大便坚，小便自利"，用白术附子汤。有人认为不是"大便坚"，而是大便有点溏，比较稀了，不是干。那么用白术是健脾燥湿可以吗？真的大便干结、便秘用白术，临床也有这样的用法，一般这种时候补中益气汤加减在临床上比较常用，关键是重用白术。所以《金匮要略》的湿病，主要是发热，有关节肿痛，有点像风湿热，现在临床上见到的应该比较少了。

　　喝病的内容不太多，喝是暑。问题是太阳中喝，伤寒为什么还有夏天的问题？伤寒，秋冬高发，春夏是小高峰。也许是这样，那么中喝正好发生在温暖炎热的时候，用白虎加人参汤。太阳病可以用白虎汤吗？白虎汤不是用于阳明病吗？怎么理解？疾病的初期就用白虎汤可以吗？温病有这个说法，白虎汤为辛凉重剂。尽管白虎汤定位在阳明，同时也可以用在太阳病，一定要理解这个太阳病不是麻黄汤证，麻黄汤证肯定不能用白虎汤。在疾病的初期，热象比较明显的时候，比如流行性乙型脑炎这样的传染病，温病也许叫伏暑，夏秋之交多发，初起就可能是白虎汤证，不一定用麻黄、桂枝。临床既有六经的规律，但又不能受六经的拘束。所以我们也用后世的方，清暑益气汤这种，也用李东垣、王孟英的。注意，《伤寒论》《金匮要略》是我们整个临床治疗的起点。最初往往比较简单，还没有形成格局，但是基础有了，后来的人都是做填充。所以有一句话，叫伤寒在前，伤寒是基础，温病在后，温病是补充发展。用方也是这样，经方药物比较少，简单，后来经过补充扩展，方药比较多。

　　百合病也有一个定位的问题，刚才我讲的前提是伤寒，伤寒百合病。那么伤寒的什么时候出现百合病？我们表达上叫余热未尽，高热过了，还没有完全康复，在热病的后期，余热未尽，干扰了心神。后来我们又补充了，情志郁而化火，现在直接说成是情志病了。百合病，现在讲《金匮要略》里的情志病，百合、奔豚、脏躁，一起罗列进去了。其实它最初的位置在热病的恢复期。那么在热病的恢复期，要用什么方法来解决呢？伤寒的恢复期，《伤寒论》最后有专篇，辨阴阳易瘥后劳复。伤寒为什么要给它一个位置？温病有没有瘥后的问题？肯定也会有的。

　　从临床的角度考虑百合病，最初是伤寒的恢复期。病人出现各种各样的不舒服，给出一个主要的处理，是百合地黄汤、百合知母汤。百合不好解释，有一个清代医家，说百合一味能治疗这个病，那么就叫百合病。我们想象一下，有一定道理，但也不绝对。我们用一个药来命名一个病，好像不行，但是有这样的做法。当然百合病的病名，我们还可以讨论，还有其他种种讲法。百合在《金匮要略》其他的地方没有用。其他篇章为什么没有用百合？百合病的条文："每溺时头痛者，六十日乃愈；若溺时头不痛，淅然者，四十日愈；若溺快然，但头眩者，二十日愈。"不结合具体的问题，不能解释，热病后期都会出现这样的问题吗？没有，我遇不到。为什么遇不到？是没有碰到这个病。出血热的恢复期特别长，要2个月。你不听话，马上劳作，过度劳累，就给你颜色看。你去看西医的书，都会提到，要充分休息，让身体慢慢地康复，为什么？

我们现在了解到,这个病毒叫泛嗜性病毒,会影响全身的所有器官及小血管的血管内皮,发生肿胀、渗漏、糜烂、出血等问题。临床必定有疾病背景,感冒会六十日而愈吗?一般不会的。

百合病的治法,养阴清热。你要找到《伤寒论》中哪一张方治疗本病?《伤寒论》中和它对应的,疾病到晚期,少阴热化,用黄连阿胶汤。我们借《金匮要略》《伤寒论》讲临床,临床是互相贯通、有变化的,《伤寒论》《金匮要略》可以作为出发点,需要把握住。但还不够,所以我们看这个黄连阿胶汤,温病中养阴也用此方,《伤寒论》《金匮要略》没做好的,不够的,后人会补充。

那么要用甘寒养阴方法治疗的百合病,为什么又变成了情志病?因为这样的方药对情志疾患的治疗也有疗效,心情焦虑烦躁的你用温药,一般不太可能,而苦寒药、甘寒药,这样的药能够清热安神,它是下降的、抑制的,不是上升的。我们今天反推,因为用《金匮要略》的这一张方能够治现在的这个病,那么《金匮要略》原来的描述,就是现在的这个病,这样做逻辑上有问题。所以我们说百合病就是情志病不够严谨,但是百合病的方能够用于现在情志病的治疗。百合病我们后来有很多说法,比如疲劳综合征、病后综合征等,都可以参考。但是你要注意它的治法有局限,只是养阴清热。所以百合病有一段原文,"见于阴者,以阳法救之;见于阳者,以阴法救之"。它要做一个补充,不是只有养阴清热这一条路,还有比如偏于阳虚的,偏于其他的,《伤寒论》中,就是瘥后有其他的方,不光是养阴。而且还要理解为什么到温病是养阴为主了?因为温病遇到的传染病,发热高,消耗大,过去没有输液的,几天高热下来,讲得夸张一点,人脱形了,身体消耗大,水分不够,营养全消耗了,红绛舌,身体羸瘦,你说这个时候能不养阴吗?但这样的问题,我们现在临床上遇到的就比较少。

狐惑病,我们一般对应白塞综合征。但又不绝对,因为狐惑主要是黏膜部位的溃烂。伤寒这个病的问题就是黏膜部位的问题最多,眼睛、咽喉、鼻腔、消化道黏膜、肺里面到处都肿,发生渗漏。这样问题就来了,我们按照习惯上的讲法,比方湿热可以成立,因为黏膜的部位水多、湿润,那么正好对应它的一张方,甘草泻心汤。甘草泻心汤的位置你要了解,它不是一张单纯的清热的方,也不是一张单纯的温补的方,它是两者兼顾的方。我们不说甘草泻心汤,就说半夏泻心汤也可以。它的位置,是起一个和解作用,两边都照顾一下。这一张方在现在的口腔溃疡治疗中,是基本方,遇到这类病你一定要想到泻心汤,毕竟口腔溃疡现在找中医蛮多的,门诊上多见。

阴阳毒是发斑,有斑疹,阴阳毒有争议。阴阳毒有这样描述的:"五日可治,七日不可治。"仅凭这一句话,好像来势比较凶险,病死率高。我估计,这也许不一定是出血热，其他的疾病也会发生，也需要有一个鉴别诊断，古人的记载中也许会有混杂，反正都有发热，归入伤寒。过去没有学术交流，各说各的，各做各的，不可能像我们今天那样，马上召开紧急会议来统一标准。所以，我们看到有一个说法，阴阳毒有点类似于鼠疫，了解一下就可以，但是一定要知道，它的病死率很高，五日、七日。用一张升麻鳖甲汤，升麻解毒，鳖甲散瘀，凉血活血散瘀，一步可以跨到温病。卫气营血，热入营血，斑疹出来了，所以这一张方不够，要进一步到温病中去看，临床的问题就容易理解了。

临床上的问题，不要局限，它是有一个过程的，但是这个原则要记住，为什么要叫阴阳？后来我们说阴黄阳黄、阴水阳水，阴阳两个字用得很多，来规范它。用阴阳有好处的，简明扼要，阴阳就是寒热，阴阳就是虚实。急性的传染病，一般阳毒多，阴毒少，但不绝对，我们只能讲一般规律。所以李东垣的普济消毒饮在城门口一贴，说是"活人无数"，清热解毒药。我们可以规定一张方，急性传染病来的时候，你可以定一张通用方，去应对临床，不用一个人一个人分别辨证论治了。这有什么不好呢？简便快捷。

但是你要注意，从中医的角度，阴阳是对称的，有阳毒就得有阴毒，阴毒是什么？有一些身体特殊的病人，李东垣讲的虚弱的病人，他表现为阴寒之体，他不会"面赤斑斑如锦纹"，他有面目青的表现，现在叫发斑发不出来，邪毒内陷。用什么方法？要托，要透。托和透就是提醒你要用点温药，不要一派凉药，所以温病要用寒凉药，同时用凉药也有忌讳的，要注意避免凉遏、寒凝、冰伏。哪怕你这个人身体很强壮，用寒凉药还是得适当地手下留情，不要用得太过，把人体的整个或局部的功能给抑制住了，温病也是这样的。吴鞠通治疗天花痘疹，一个阴一个阳。所以《金匮要略》中这种地方很精彩，尽管是一带而过，两条原文一张方。这个方的加减我估计应该要颠倒一下，阴毒用药温一点，阳毒要凉一点。你要看后来的补充，阳毒用升麻汤、栀子仁汤，阴毒用附子散、返阴丹等。这样看就比《金匮要略》原文要清楚了，阴毒、阳毒是传染病中会遇到的基本问题。

最后看一下疟病，《金匮要略》中讲疟病的有 8 条原文。给我们印象比较深的主要是鳖甲煎丸、蜀漆散、白虎加桂枝汤这几张方。那么这个病放在《金匮要略》里面有什么意义？为什么要有一个疟病？疟的含义，寒热往来，寒热休作病，《说文解字》中大概是这么讲的。寒热休作病和寒热往来意思一样。寒热往来是一种间歇热，是一种起伏的弛张热。那么我们马上想到，《伤寒论》在前的话，《伤寒论》对应、处理寒热往来，给我们留下一个名方，大名鼎鼎的小柴胡汤。那么小柴胡汤对疟病管用吗？不管用。什么道理呢？很简单，辨证论治并不能够解决临床上所有的问题。

　　《金匮要略》中关于疟病的证治，体现出专病必有专方的精神。临床上有这样的问题，吴又可所说的一病必有一气。1880 年才了解到疟原虫，哪怕你认识到，在显微镜中间看到了疟原虫，没用，对它无奈，治疗没有跟上。然后大概过了十几年，知道了是通过蚊子传播，那么我们对疟原虫没办法，对蚊子有办法吗？军队驻扎在一个地方，就把周围的水塘全部抽干，后来通过撒药把蚊子给灭了，发病率就下降到 10%，这不是治疗。鳖甲煎丸治疗慢性脾肿大没问题，我们叫疟母，久疟成母。疟邪，这个表达也好，我们不讲风寒暑湿燥火，引起疟病是由于疟邪，现在应该叫疟原虫，没有显微镜看不到。

　　疟病的治疗有蜀漆散。蜀漆是常山的苗。常山有副作用，伤胃，引起呕吐，难受，可配草果，常山、草果能截疟。这个"截"字，让人想到姜春华先生的截断疗法，有了现代知识，如果知道了它的病原是什么，在卫分我就用气分的药。这个是现在的认识和做法，但你不能够用这样的要求去想古人。所以这个提法提出来以后，马上有很多老中医要反对了，你怎么不要辨证论治了？冒天下之大不韪。辨证论治是基础，但你要清醒，我们还是尊重事实。《金匮要略》中的疟病它有点睛之笔，点在哪里？专病专方，所以屠呦呦因青蒿素得诺贝尔奖。《金匮要略》告诉你，应该用蜀漆散，临床上的事情不是只有一条路，有很多解决的方法。所以这个和六经一比较，就知道辨证论治和专病专方的关系，两者并不矛盾。

　　将近 2 000 年的历史，有刚才讲的三个高峰，在热病的过程中，给我们留下了一个基本方法。有人说："经典不是为全人类写的，而是写在一个相对封闭的空间。"这一句话给我印象很深。事情都是具体的，《伤寒论》《金匮要略》是具体的，它有时空限制、有疾病背景限定。《黄帝内经》的话没有临床具体的限制。《伤寒论》《金匮要略》都是具体的，什么证出来用什么方，不可以无限地夸大。

　　我把《伤寒论》的六经从具体的伤寒中间拔出来，拔出来以后到处可以使用，它一旦成为一个普遍规律，就不受限制。你做任何治疗，只要你开方，基础在这里。六经最初是这样，太阳病、阳明病、少阳病，三阳病有发热。太阴病、少阴病、厥阴病，三阴病可以有发热，也可以没有。太阳病是初期，初期常用麻桂，太阳病最典型方剂是麻黄汤。阳明病是高热，用白虎汤、承气汤，其实还要加一些苦寒药，黄连、黄芩，这些都用于阳明病，阳明病发热温度高了，要让它降低。阳明的对面就是少阴。阳明病是实热，少阴病是虚寒，阳明病是高热，少阴病是休克。高热和休克，今天只有送急诊。但是在古代我们要处理高热，用石膏、知母，所以这个石膏一直是被沿用的，余霖的清瘟败毒饮，石膏要用好几斤，张锡纯用阿司匹林石膏汤。20 世纪 50 年代石家庄的流行性乙型脑炎，治疗发热也是用石膏，用白虎汤，今天依旧用石膏。经方见证了历史的跨越，承载着历史的传承，乃是临床的基础。那么休克的话，全身虚寒了，你用什么药？用姜附剂、温热剂，现在用升压药、强心药。低了要高，高了要低，两头要管住。当你面对病毒，你对病因没有把握，只能辨证论治。如果你有了对泛嗜性病毒的特效药，像疟疾有了青蒿素，还要辨证论治吗？就是这个道理，退而求其次。我们管不了病原，我们管人。病人的状态我看得见，我用药物把机体调整好，让病人能够渡过难关。

如果是发病的初期，怕冷的是用麻黄汤，高热一般不用麻黄、桂枝，而用石膏、知母。那么少阳病定位在哪里？寒热往来，胸胁苦满，默默不欲饮食，心烦喜呕。少阳病的提纲，口苦、目眩、咽干，这样的一个表述叫少阳病。少阳病还有一句话叫"但见一证便是"，这一句话，千万不要无限地夸大，所有的问题都是但见一证便是，那就错了。它是指少阳病，因为少阳病是一个不典型的表现，是一个留有余地的，比较纠缠的，没法一下子解决的问题，叫邪正相争。临床上大概可以这样把握：发热的病人来了，是太阳病，你可以看到，是阳明病也容易判断，把两个排除掉，都不是的话，剩下的大多是少阳病。我们现在门诊上遇到的发热病人，属于少阳病的多见，小柴胡汤的加减变化是基本应对形式。

为什么下面有了少阴病，还要有一个太阴病？太阴病是什么问题？太阴病有腹满、腹痛、呕吐、下利等症状。太阴病是消化道症状，病机还是虚寒。太阴病的治疗，用"四逆辈"，其篇章很短，问题很大，太阴病的问题在《金匮要略》中的《呕吐哕下利病》《痰饮咳嗽病》《水气病》篇也有涉及。《伤寒论》对太阴病的问题没有展开详细的讨论，但我们还要给它一个位置，在《伤寒论》中有呕利并作的霍乱，为什么这么重视消化道的问题？因为它的疾病背景，出血热的问题，这个病消化道问题最大。消化道在人体中间最长，它的面积最大，它的渗漏及功能障碍，要及时调整。如果不是这个疾病，太阴病也许就不那么重要了。卫气营血有太阴病吗？没有，吴鞠通的《温病条辨》中间大概还有它的位置，叫寒湿，在中焦。我们理解中医临床的经典，在临床上，《伤寒论》《金匮要略》及温病的著作，它必有疾病的背景。也许太阴病这个问题在后来的疾病中不是那么重要了，但是它在临床上留下的方法是永恒的。

厥阴病篇是一个收尾，在《伤寒论》的研究中曾经有"千古疑案"的说法。什么道理？也许是文字记载的问题，也许是临床经验的问题，都有可能。那么我们记住四个字，厥阴病的要点是"厥热胜复"。厥是冷，类似休克，热是发热。胜复，有反复。一般是发热好，休克不好，也许发热也不好。发热是阳明病的表现,休克是少阴病的表现。所以厥阴病仅看一张方乌梅丸,看不清楚问题。其实,在临床上热病走到最后,如果休克了,还是要用少阴病的回阳救逆。如果发热了,也还是要从阳明病或者少阳病那里找方药。联系实际很重要,要注意抓住事物的本质。

伤寒六经辨治参考:

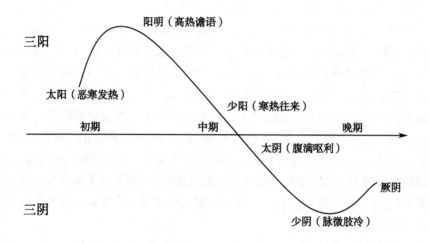

六经九分的治法方药参考:

太阳(寒)	太阳	太阳(热)
温散	和营卫	凉泄
麻黄汤	桂枝汤	越婢汤
太阴(寒)	**少阳**	**阳明(热)**
温补	调升降	寒泻
理中汤、五苓散	小柴胡汤、半夏泻心汤	白虎汤、承气汤
少阴(寒)	**厥阴**	**少阴(热)**
回阳	顾寒热	救阴
四逆汤	乌梅丸、麻黄升麻汤	黄连阿胶汤

六经九分法的寒热升降参考：

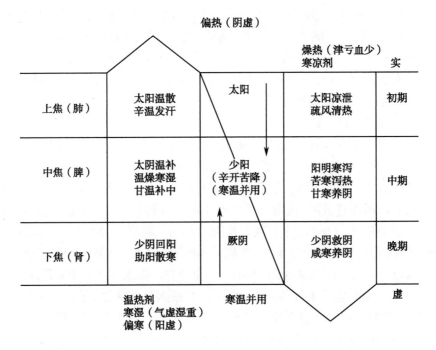

六经辨治是《伤寒论》中的一个模式。它原本是应对伤寒病的方法，可以简化成这样九宫格的表达，一边寒，一边热，竖排的有三个，寒热在两边是对立的，中间是寒热错杂。把六经病证置换成治法方剂的表达，把它合起来用九宫格的方式表达，可以保留六经的名称。这里不是特意要张扬六经，六经是借用的《伤寒论》中间的名称，我的主要目的是在治法。再换一个表达，向上升的，用温热药；往下降的，用寒凉药。温热剂是升，寒凉剂是降，这是基本的原理和规律。升的话，可以分成三个层次，上、中、下三焦。也许你可以分成四、分成五、分成六，无限地分下去，但是至少要有三，三生万物。六经九分，三六九，无限变化在其中。

六经九分是对治法方药最简化的表达。一分为三，温散、温补、回阳，对面是凉泄、寒泻、救阴，非常对称。你说张仲景用的全都是用温药，不可能吧？六经中还有阳明病、太阳病使用偏凉的药物。凉泄，我们现在习惯讲辛凉解表，用银翘散，走温病了。如果还是回到经方，经方的凉，辛凉有越婢汤。在《金匮要略》的水气病中，用来治疗风水。它的核心药物是麻黄、石膏，所以麻杏甘石汤也属于辛凉法。温散是用麻黄、桂枝，凉泄是用麻黄、石膏。桂枝汤是调和，什么叫调和？从麻黄汤拿出一个温性的桂枝，从越婢汤那里拿出一个寒性的石膏，但不要用石膏，而是把它换成芍药。这样一个温药，一个寒药，两个药物放在一起，就起到一个调和作用。所以我们千万不要害怕桂枝汤，哪怕麻黄汤，我开给正常的人吃，也没事的。在《伤寒论》中，因为是伤寒这个病，所以你不能乱来，有诸多禁忌，为什么？因为人体的血容量问题，有效循环量不够，你还用麻黄汤拼命发他的汗吗？我们正常的人用用麻黄汤一般没有大问题。所以，麻黄汤为什么有那么多禁忌，后面是有疾病背景的。我们不把这个背景搞清楚，是不是读了原文以后很害怕？不敢用麻黄、桂枝，甚至吓得桂枝汤也不敢用。

我们看一下六经九分法的两端，用药的寒热，容易理解。太阳是麻黄汤、越婢汤。阳明是白虎汤、承气汤。那么太阴是理中汤、五苓散和苓桂术甘汤，偏温的放在太阴的框架里，它们都是通阳化气利水的。而少阴一般是回阳，那么它的对面还有救阴，这也属于少阴的范畴，所以是四逆汤和黄连阿胶汤，正好也是对称的，《伤寒论》中也有养阴的问题。我刚才讲的百合知母汤、百合地黄汤，也应该在这个位置上，疾病后期的阴虚内热，就是用这个方药。

六经九分法比较精彩的，是在中间这个位置。如果你光会用温药或凉药，作为一个临床医生是不够的，因为临床上有很多是寒热错杂的，不是那么清楚，那么极端。那么你怎么处理呢？走中间的方法。当然我们也可以用排除法，如果病性是寒的，用温热药；极端的热，用寒凉药。这肯定效如桴鼓，用对了，一下子就拉回来了。但是中间的方法一般不可能有速效。中间这种调和的方法，也可以理解为走一步缓棋。当你搞不清楚的时候，先缓一缓，用一下小柴胡汤。小柴胡汤的和解少阳，是走中间，调整升降，扶正达邪，面对的是寒热错杂、虚实夹杂。我们有时候讲半表半里，不清楚是太阳病还是阳明病，就走中间。像吴又可的达原饮。达原饮走在六经九分的哪个位置？膜原在哪里？膜原应该对应少阳。邪从口鼻而入，直达膜原。吴又可想，我也拿它没办法，它不在表，到表了我用汗，到里了我用下，它躲在膜原，不出不进的。那么我给它一张方达原饮，这张方对应少阳的治法。达原饮，把小柴胡汤的人参、大枣什么的拿掉，不用，为什么？因为病人舌苔比较腻，是一个比较典型的湿象，处于热病的初期。这种情况先不要用补的方法，要特殊处理，一边用温燥药，一边用苦寒药。所以你理解了经方，再和后面的时方做一个贯通，就一路很顺，后来的变化就容易看懂了。

补中益气汤的位置在哪里？李东垣的补中益气汤是这样的结构，升麻、柴胡是凉的，凉的能升阳气？是不是升阳的？我们习惯上都这么讲。有人反对，说升麻、柴胡不能升阳气，你也没有实验证明，口说无凭，经常争来争去。但升麻、柴胡、黄芩是清热的不会错。小柴胡汤的柴胡、黄芩，改成了升麻、柴胡。小柴胡的半夏、生姜，补中益气不用。它用了什么？用白术、陈皮去健脾行气。小柴胡用的人参、大枣、甘草，补中益气用什么？人参、黄芪、当归。那么这样一来你就明白了。六经是如来佛的手掌，李东垣也没有跳出这个范畴。所以补中益气汤，我理解它其实就是小柴胡汤的改版，它属于中间的位置，并加重了温补的力量，所以可以归于太阴。因为李东垣会遇到的这样的一些病人，症状不是发热、呕吐。而小柴胡汤原文的最简表述是"呕而发热"。呕吐，为什么会有呕吐？因为这个疾病消化道症状最常见。小半夏汤治疗"诸呕吐，谷不得下"，呕的问题，就是用半夏、生姜解决。半夏、生姜在《伤寒论》《金匮要略》的处方里，随处可见。什么道理？有疾病的背景。那么今天我们也不一定遇到呕吐，只是习惯上这么用，但是用下来好像没有什么太大的问题，比如半夏泻心汤、小柴胡汤，我们习惯上开出去的话，半夏、生姜，半夏、干姜，这些药我也会开，不会把它去除。

在六经九分法中，桂枝汤之下是小柴胡汤，和小柴胡汤在一起的还有半夏泻心汤，它们都是居中的，半夏泻心汤也是辛开苦降。小柴胡汤临床症状以发热为主，而半夏泻心汤则以心下痞等消化道症状为主。乌梅丸也是一张错杂的方，它处于厥阴的位置。这样归类，就有层次感和方位感，就知道用药的方向和力度。有的病人在太阳上面这个层次，有的病人在中间的层次。年纪大的、病程久的，身体特别亏虚的，用中间的方法怕力有不逮，就一定要选下面少阴和厥阴的方药，这就是治法方药的三个层次。我们在临床上遣方用药时，一定要搞准方向，偏寒、偏热还是寒热错杂。中医诊断强调寒热的真假，也是这个意思，寒热不要搞错了，《汉书·艺文志·经方》的那一段话里面也是这样讲的，"以热益热，以寒增寒"，这样治疗，就适得其反，反致精气内伤。六经九分治法是我的一个归纳。只有全面了解了六经病证的治法方药之后，才能在临证时进入得心应手的境界。另外，关于六经九分法的介绍—《六经九分法概述》，从2019年的第9期开始，在上海中医药杂志连载6次，大家有兴趣可以参考一下。

那么六经九分这样的方法有什么好处呢？它能把辨证论治化繁为简，简化到这样十几张方。麻黄汤是基本方或者叫代表方，然后有类变方，相类似的有六张，八张、十张也都不要紧的。类变方到了我们手里，在门诊开出去的就是加减方。而如何加减，每个人都有自己的经验。我常常遇到一些人，来问我经方是不是不能改的？甚至使用时剂量也必须和原文记载的一样？这样是不是太死板了？哪有这样用方的？《伤寒论》《金匮要略》记载的都是当时解决具体问题的方法，怎么能刻舟求剑呢？原文应对的是这个问题，用那样的剂量，那样的配伍，而今天面对的是另外一个问题，你一定要照原文原封不动地去用，是不行的，你要动脑筋去改变。作为研究，我们可以探讨当时的一两是多少克。我们尊重历史是对的，但是不能够过于死板，特别是临床上遇到的问题，往往充满了变化。这个道理大家一定要懂，我们要开导学生，不要墨守成规，要发挥你的聪明才智，要在实践中创新。像我提供的基本方、通用方都是经过化裁的，经方、时方的痕迹都有。不能说只有经方最好，而时方不行，这是不对的。扩大一点，说只有中医好，西医不好，这太幼稚，不能讲这种话。它们都是好方法，之所以临床上有问题难以解决，是你没有用好。中医、西医的方法都好，但是用错了就不好。滥用抗生素不好，你能说抗生素本身不好吗？这个道理，其实不复杂。

六经传变的问题，必须理解。六经的传变，可以用一定的规律表述，但又不能绝对化。如果一定是按照太阳、阳明、少阳这样的一个顺序走，而且按照《黄帝内经》的讲法，理解为一日传一经，这样就太刻板了。民国时期的医家就说过了，这样的传变模式，在临床上找一万年，都是找不到的，没有这回事。即便是伤寒这个病，初起也有可以是阳明，也可以是太阴，都有可能的。现实中疾病充满了变数。

关于六经合并病的问题，六经病证的提纲，现在教科书的规范表述，都是书本上的东西，古代和今天都一样的，要么是直接描述的，要么是总结的，六经提纲肯定是总结归纳提炼出来的。中医内科学教材中的证型，也是总结归纳，属于典型表述。但是我们做医生在临床上每天遇到的，恰恰相反，是不典型的多见。所以很苦恼，很难对号入座。其实，书上的东西都是指南，给出一个方向而已。很多不典型的、模糊的情况，多在典型与典型之间的空档中间。其实六经的提纲就比较典型，都是一个点，其他的大部分都是模糊的。这样模糊的，我们在六经中间可以叫作合并病，太阳阳明，太阳少阳等，举不胜举，《伤寒论》中也不可能全部罗列出来。临床上什么可能性都有，太少两感，还有三阳合病等，三阴也可以合并病，都有可能。所以对这个问题，我们今天从临床上认识，应该很方便，不要始终纠缠在《伤寒论》的文字上面，听别人讲头头是道，自己看了半天还是搞不懂。

卫气营血辨证是六经辨证的变通。"以六经钤百病为确定之总诀，以三焦赅疫证为变通之捷诀"。这两句话是清代的医家俞根初说的，比我们讲得都好。我刚才讲六经是常，后来温病补充的那些方法叫变，为什么要变？因为对象变了。俞根初的话讲得到位了，文字表达对仗，十分精彩。

以上插入的内容，是我讲解《金匮要略》的题外话，也是做一个铺垫。我们搞《金匮要略》的，一定要懂一点伤寒。懂了伤寒，讲课也就方便一点。过去搞不懂伤寒的时候，我就只会停留在《金匮要略》的原文上讲，比较拘束，讲到伤寒，怕讲错，只好避开。当你把伤寒的道理搞懂了以后，你到处行走就方便了。你有了一定的视野，你讲的东西就容易互相贯通了。要注意是，六经九分法不排除其他的方法，它在中医辨证论治的这些方法中间，给你提供的是一个最简单最基础的东西，有点像指南针，你可以用它来把握一下基本的方向，然后再细化下去，它起这个作用。最后，还要补充一句，六经九分法的前提是辨证论治。辨证论治是临床遣方用药的基础，但千万不要以为辨证论治可以解决所有的问题，不是这样的。下面还会讨论到这个问题，辨证论治之外，我们应该考虑什么？这个和《金匮要略》也有密切关系。

以上的话题主要围绕外感热病，最后我提供了一个六经九分法。这是在热病的临床上形成的一个基本的规律，也体现一个基本原理。用药的升降、寒温的道理搞清楚了，掌握了基本规律，临床用药就容易取效。辨证论治的本质是调整人的状态，它必须遵循基本的道理和规律，比如药物的性味，这个药是温的还是凉的，开方时一定要注意。

我们看一下杂病，《金匮要略》的杂病展开来比较多，有40个到50个病证。这里中医的病证和西医的疾病，容易对号入座，如百合病与情志病，狐惑病与白塞综合征，疟病几乎可以直接对号入座，它就是疟疾。我们再对应下去，胸痹与冠心病，你能够设想吗？古代也有专门应对冠心病的？他能够了解冠心病了？这种对应，有待验证，只能参考，不要绝对化。再进一步讲，《金匮要略》的病证，基本上大部分只能从症状辨别。这个没有什么难为情的，说西医这么厉害，它能够诊断疾病，我们中医还是停留在症状上，这个是历史造成的。我们传统的古代的知识，对症状了解得这么仔细，能够区分出这么多应对的方法，应该也是相当不容易的了。但是我们必须承认，今天对疾病的认识更加到位了。那么接下来就发生了这样的问题，你要对古今做一些区别和沟通。所以我们今天在中医辨证论治后面，还有一个问题要考虑，就是疾病的问题，作为临床医生肯定会考虑的。病人来了，他是什么问题，你是不是有必要叫他去检查一下？你完全拒绝检查，说我包你一吃药就好，一般没有必要这么做，临床上还是应该实事求是。

关于《金匮要略》的病证，我刚才讲了定位是以伤寒为前提的。如果这样的假定能够成立，那么它的范围就容易清楚了。今天可以理解为它是在伤寒这个病的过程中间出现的并发症，表现繁杂，所以叫杂病，《金匮》的杂病最初在这里。因为伤寒的并发症，比任何一个传染病的并发症都多。而且它在临床上容易观察治疗，它的病死率不是太高（和鼠疫比较）。如果病死率在90%以上，《伤寒论》就写不出来，同样《金匮要略》也不会像今天这个样子了。疾病太重太轻都不行，恰恰处在中间状态最好。我们可以估计一下出血热的病死率，南京周仲瑛先生治疗的时候，仅用现代西医治疗，病死率大约10%，我们注意到，中医介入后，病死率能够降到1%，你说好还是不好？那么在古代，病死率有多高？不知道。张仲景的那一段话，我们去推算，十年，十分之七、三分之二，估计不是鼠疫。如果是鼠疫，你没法观察，并发症没出来就死亡了。这个伤寒的并发症，它的应对一步一步可以走下去，药物能够帮助病人渡过难关，临床有相当的疗效。我们不知道当时的疗效有多高，但是文字留给我们有这样的一个记载，我们可以举一反三，根据这样的一个方法再联想到后世，联想到今天的临床，它有一定的用处。古今汇通，能够起这个作用就可以了。

我们看一下中间杂病部分的内容特别多，换用今天的说法应该叫并发症。如果套用伤寒的说法，可以叫兼变证。伤寒误治以后兼变证特别多，伤寒为什么会误治？伤寒最初给你规定的治疗原则，也许不是六经，而是"可与不可"。对于汗吐下这样猛烈的攻邪方法，你要注意该用还是不该用？它给你做了提示，什么情况下不可用？如脉微细的，一般情况是不能使用的。脉微细是什么？血容量不够，马上要休克了，这种情况还用攻下、发汗，是绝对不可以的。所以"可与不可"，我们要把它罗列出来。现在的《伤寒论》中，把"可与不可"放到后面去了，六经病证排在前面。我猜想，六经病证之所以靠前，也许是在不断摸索的过程中，觉得六经的方法具有普遍的临床价值，放在前面，是意识到它能够起到一个指导的作用。

接下来，我们较快地把具体病证过一下。腹满呕吐归于六经九分法的两边，主要在阳明，同时不可否认也有太阴。我们学《伤寒论》《金匮要略》的话，原文有时候表达得是比较乱的，我建议做个归纳，寒归寒，热归热，不要说阳明病还有寒证，为什么？容易乱套，虚寒的归在太阴，实热的归在阳明，清清楚楚。如吴茱萸汤，要么放到太阴那里去，要么放到少阴那里去。我们后人做整理，一定要方便临床实用，不要食古不化。一切从临床实际出发，古为今用，这个指导思想对的，我们要做好这样的事情。所以归纳一下，腹满在《金匮要略》中主要是阳明和太阴。但是还有一张大黄附子汤例外，大黄是寒，是攻下的，附子、细辛是温，寒温并用了，我甚至于可以把它放到少阳，可以吧？如果温药用多了，偏向太阴，寒凉攻下的药用多了，偏向阳明。那么后来出现的温脾汤，就偏于太阴，它含有干姜、厚朴、人参，因此大黄附子汤也可以偏向太阴那边，为什么？这样的方药针对身体比较虚寒虚弱的人，而里面又有积滞的，既要温又要下。不能说临床上只有两条路，要么温补，要么寒下，不是这样的，大黄附子汤更加偏向于临床实用。

有些病证可以归在一起看，比如肠痈的证治，里面有两张方其实也是讲腹痛的，因此也可以把它们拉过来。大黄牡丹汤、薏苡附子败酱散，临证时我把它们化裁一下，和桂枝茯苓丸一起用。这样的一张方，用在妇科的盆腔炎比较多，这可以看作是经方的合方吧？淋的病证，《金匮要略》中就这一条原文，我们说有点像石淋。安徽张笑平老师有张排石汤，主要用来治疗石淋，我反复用过，效果很好。《金匮要略》的原文，如果遇到有证无方，很遗憾，这时候能不能试着做一个补充？当然可以。所以原文有时讲到主症而没有出方的，大家不妨试试看，后来有比较合适的方药，大家也提供一下，多做沟通。这样一来，《金匮要略》的课程，就会受到大家的欢迎，我们要注重临床实际问题的解决。

《伤寒论》中已经有的内容，在《金匮要略》中又有类似的条文出现了，要注意讲清它们的不同点。比如太阴病已经有了理中汤，为什么《金匮要略》里还有一个附子粳米汤呢？为什么？理中汤后来衍化为附子理中汤，这张方用在腹泻的时候较多。而附子粳米汤主要治疗呕吐，它主要有一个半夏，半夏治疗呕吐效果很好。我们教《金匮要略》，大家注意到这个问题了吗？大建中汤，大是厉害的意思。建中汤都有腹痛，小建中汤在《虚劳病》篇，大建中汤在《腹满寒疝宿食病》篇。有的说大建中汤证是寒疝，痛得很厉害。其实大建中汤证是一个急腹症，这个急腹症是什么问题？肠梗阻。根据什么来判断是肠梗阻呢？原文的描述，如呕，不能饮食，腹痛，上下痛不可触及。还有一个证据，上冲皮起，出见有头足，这是肠形。你先给它定位，临床上是什么问题，先判断一下，给出一个结论，然后考虑为什么要用大建中汤？肠梗阻一般应该用大承气汤，为什么这里用大建中汤？因为它有一个特定的背景，蛔虫病。蛔虫会造成腹痛，《金匮要略》的治疗蛔虫病有甘草粉蜜汤。甘草粉蜜，如果粉理解为米粉，甘草粉蜜似乎轻描淡写，是甜的。大建中汤用饴糖，也是甜的。甘者缓也，它有前提，这个时候缓急，缓解什么？缓解蛔虫造成的腹痛。蛔虫病的证治，我们会想到乌梅丸，蛔厥，胆道蛔虫，痛得肢冷，出现休克。蛔厥，用乌梅丸安蛔止痛，一般的蛔虫性腹痛可以考虑甘草粉蜜汤。蛔虫性的肠梗阻，这里用大建中汤，甘味的东西，有时候能够使蛔虫的团块散开，蛔虫嗜甘。我们今天已经没有这方面的体会了，社会变化了。所以把《金匮要略》的蛔虫病拉过来做一个对照，也是腹痛，这样理解起来就方便多了。

《金匮要略》中腹满，在临床上主要应该靠在急腹症这一块，腹满其实是腹痛。急腹症的治疗，在几十年前，提倡中西医结合，有时候也用保守的中医方法治疗。年龄大一点都知道，天津的南开医院，他们搞急腹症的中西医结合治疗。中医的两张方，大承气汤和大柴胡汤。这两张方在《金匮要略》《伤寒论》中都出现，"按之心下满痛者，此为实也，当下之。宜大柴胡汤"。大柴胡汤主要治疗上腹部的疼痛，肝胆、胰腺的问题。脐周的，如肠梗阻，这种情况我们一般不用大建中汤的,用的是大承气汤。但你光讲这些不够的,你讲《金匮要略》,还要涉及《伤寒论》,伤寒里面有没有急腹症?是什么问题?《伤寒论》中的急腹症,最典型的就是结胸,结胸有概念的,用什么方?是什么问题?"从心下至少腹"硬,发硬的,疼痛拒按。现在讲就是板状腹。大建中汤证的"上冲皮起,出见有头足",用现在的话讲就是肠形,两个字就解决了,你能够感觉到,肠子鼓起来了,里面也许有东西。急腹症,跟发热是一样的,迫在眉睫,不解决不行的。《伤寒论》中间的结胸,是在《金匮要略》的这个位置上,用的方法其实还是在阳明。什么方法?攻下的方法。结胸是腹腔中间有渗漏,有水停,是急性腹膜炎。《伤寒论》中讲到的也许发病的时间比较短,出现的是腹膜炎或胸膜炎,到了《金匮要略》中偏向腹水或胸腔积液的描述,等一下我在痰饮病、水气病中再展开,其实处理的方法大同小异。你想,结胸应对的方法是什么?是攻下,用承气汤不够,要加甘遂,用大陷胸汤,胸腔的停水用十枣汤,也是用的甘遂。这样的一些问题,和《金匮要略》的腹满相关,都是临床上很实际的问题。我们做老师的,要去发挥,多从临床的角度做些联系。

我这里举了一个病案,你们可以参考。年龄大的,不排便一个星期。我们习惯上认为肠液枯涸,用生地黄、麦冬、玄参,增水行舟。用了无效,那么你要想到这个问题了,大承气汤加附子、细辛、干姜,这个是大黄附子汤的加减变化,我们不一定原封不动地用大黄附子汤,但可以根据它的意思来组合药物,能够解决问题就好。中医解决便秘的方法,《伤寒论》中有很多,《金匮要略》中也是有的,治脾约的麻子仁丸我用得不多。我常用的是上午告诉你们的那张通便方——枳术汤,这一张方绝对安全,大家放心用,治疗一般的习惯性便秘都有效。但是注意白术、枳实应该重用,如果怕没有效,再加白芍。枳术汤在水气病中,我等一下后面还会提到,都是药对,两味药,也有三味药、四味药。《伤寒论》《金匮要略》是我们临床上的起点,我们不能永远停止在起点上。经方、时方都是好方,该用什么就用什么。

关于疝,我们要了解《金匮要略》中间有两个疝。一个是寒疝,这里的疝是痛。寒疝为什么要加一个寒,痛得手脚都凉了,你说是热,不可能,寒主痛。再往下想,用温热药能够缓解它,治疗是用温热药。举个例子,临床上经常讲到的宫寒,我们对待宫寒,一般要用温热药来解决,要暖宫,要温通,要用吴茱萸、桂枝、当归、川芎这种温通的药物来解决。这里的寒疝,疝是痛,寒是表现,解决的方法要用温,可用乌头、附子、桂枝、干姜、麻黄等药。温就是我之前讲的六经九分法中用温热剂的一边。太阳温散,太阴温补,少阴回阳,这么简单,你用这方面的药就可以了。所以寒疝是提示了一个什么问题,你要了解。疝病的治疗提示了专病专方，寒疝就是用大乌头煎，提示了什么？对症处理。是什么疾病暂时不知道，你先给我缓解一下症状，单刀直入。当然临床上不可能一直将乌头用下去，用一下疼痛缓解了，还要看后面的问题如何了。我们现在是不是还要看诊断？它哪里发生了问题？一个腹痛的问题，也不是那么简单的。所以《金匮要略》这一本书，是跟在《伤寒论》后面的，前面没有讲到的，后面再做些补充。

另一个疝是阴狐疝，《金匮要略》用八个字来描述它，"偏有小大，时时上下"，大概可以对应现在讲的腹股沟斜疝。偏于一侧的阴囊大了。时时上下，提示可以回纳，可以了解它不是嵌顿的，如果是嵌顿那要坏死的，必须及时手术。这个疝，就要跟寒疝区别开来，但是对于蜘蛛散这张方我们就没有经验了。为什么没有经验？因为蜘蛛的品种太多，用得不好会中毒，我们要趋利避害，在临床上总是希望方药安全可靠，所以今天几乎不用《金匮要略》的这张方了，后世有天台乌药散、济生橘核丸等。我们现在治疗能够回纳的腹股沟斜疝，也常用补中益气丸，加用一点枳实、枳壳，这一类能够收缩平滑肌的药，有时效果挺好的。

腹痛的证治，在太阴，在阳明。有"实则阳明，虚则太阴"的讲法。但我们看了前面介绍的六经九分法，很明显，仅仅"实则阳明，虚则太阴"还不够。不够在哪里？中间还有一条路，中间的这条路是半夏泻心汤。半夏泻心汤，用于心下痞的治疗，也可以伴有疼痛。今天来一个慢性胃炎的病人，伴有胃痛可以吧，你用大柴胡汤不合适，你用理中汤这样太阴的方也不合适，可以考虑半夏泻心汤加减。就这个道理，在临床上的具体的处理应该有三个方向的选择。

治疗胸痹的方比较多，胸痹在《金匮要略》中也是比较重要的内容，胸痹、心痛、短气。栝蒌薤白白酒汤、栝蒌薤白半夏汤，作为基本方，似乎有点像专病专方。讲到《金匮要略》的胸痹，就会考虑胸痹是什么问题？胸是个部位，痹是不通。今天我们很自然地就联系到常见的冠心病。我们用《金匮要略》的这个方，治疗这个病，也有一定疗效的。但我们容易犯一个错误，就是反推。用胸痹的方子治疗冠心病有效了，我们就会说胸痹就是冠心病。如果你明白了《金匮要略》是跟着伤寒走的，你就不会说是冠心病了。为什么？伤寒这个病的过程中，会发生水湿泛滥，到处有渗出。你看他的描述，喘息咳唾，呼吸受影响。也许心脏被累及，也许没有累及，主要是肺。肺里面有过多的水饮、痰湿，局部的渗漏过多，造成胸部的憋闷。这个时候的一个解决方法，是以温通为主。当然我们现在会说，对冠心病要活血化瘀，一般不会第一步就想到要化痰、祛湿。我们现在的做法大概是这样，有一个说法叫痰瘀同治。痰瘀同治也有特定的前提，是体胖的、湿气重的病人，舌苔厚，皮肤白。如果这个人阴虚火旺,瘦瘦的、舌头红红的,你不会想到《金匮要略》的方法,就是这个道理。所以我们看一下,这是现在的用法,叫痰瘀同治,对象变了。

我们教《金匮要略》,要理解《金匮要略》,在这个地方一定要再进一步,走到现代临床。为什么?因为要古方今用。换一句话说,《金匮要略》的方来治疗今天的冠心病是不够的,有局限,力量不够。栝蒌、薤白、半夏,你想想看,宽胸、理气、化痰,这个是对的。如果这个水饮停留更多,气透不出来,你会想到什么药?什么方?什么病?也是在胸,喘息咳唾,如果是不得息,喘不得卧。你们马上想到《金匮要略》中是用哪一味药去解决的?支饮不得息,肺痈喘不得卧,大家都知道用葶苈大枣泻肺汤,真的是肺里面有停水,我们现在联系心衰造成的肺水肿也可以吧?中医这样的讲法好不好?叫泻肺。在表达上说是过多的痰涎停留在肺(胸)这个地方。你用栝蒌薤白剂不够的话,葶苈子,泻肺开闭,把肺里面的水从下面泻出去。葶苈子的药效,现在很明确,四个字,强心利尿。其实对于肺水肿,西医也是这么处理的,利尿药、强心药,这么一想,古今就能沟通。

栝蒌薤白白酒汤的白酒,我们应该清楚,千万不要用错了。《金匮要略》的白酒,是清酒,是酿造酒,而我们今天的白酒叫蒸馏酒。蒸馏酒的制作,大概是在元代从外域进来的方法。在元代之前我们喝的酒,基本都是酿造酒,能够一连喝它几大碗的,像武松打虎,喝的肯定不是今天的高度酒。所以《金匮要略》讲的白酒,应该叫清酒。酿造酒和蒸馏酒,概念一定要搞清楚。那么这并不妨碍我们现在的临床上用酒,你看医案,有一些老先生用栝蒌薤白酒汤,还用酒。那个时候用的酒,是作为溶媒,代水的。最初做煎剂的时候,汤液、醪醴,汤液是粳米做的米汤,醪醴是酒,后来是水为主了,我们现在都是水煎剂了。但是历史的演变,汤液、醪醴的痕迹,我们在《金匮要略》的方中间是能看出来的。这个粳米,刚才讲到的附子粳米汤里面有粳米,白虎汤里面有粳米,桃花汤里面有粳米。但是我们今天会开粳米吗?不大会开。所以老先生要用酒,他大概叫病人去搞一点酒,兑在煎好的药汁里面,不是真的做溶媒去煎药。因为煎煮以后,酒精的成分就没有了,蒸发掉了。

疼痛厉害的,要用这一张方,乌头赤石脂丸。这个描述,过目不忘,"心痛彻背,背痛彻心",是什么病?不知道。好像给我们的印象,也是症状缓解即可,和寒疝用大乌头煎的意思差不多,你赶快让他的疼痛缓解。乌头赤石脂丸的使用,我们现在临床上几乎没有。因为有一定的危险性。乌头、附子两味药合在一起了,而且直接入口的,你把握不住剂量,用大了,用小了,会不会出事情,你不知道,所以这样的用法现在很少,但是我们要了解,有这样的一个治疗方法。所以这还是寒疝的应对,病机的描述叫"阴寒痼结",痼是牢固,阴寒盘踞得很深，用一味乌头不够，乌附椒姜，乌头、附子、蜀椒、干姜都要用，功效的表达叫峻逐阴寒，这个表达也蛮到位的。前面有一张用药轻一点的方叫薏苡附子散。所以《金匮要略》胸痹病的证治格局是一张基本方，然后有一些扩展方。后面有一个枳实薤白桂枝汤也很好，它就是一张扩展开来的方，栝蒌、薤白不够，还要加上枳实、厚朴，将承气汤中间的药对拿过来，行气除满的药还不够，再加温通的药桂枝。我们讲课的时候，说是胸胃同病，整个胸膺部和上腹部都胀满不适，那么你只用栝蒌、薤白、半夏不够了。所以《金匮要略》的这一篇给我们的一个启示，一张基本方，它可以变化，轻重缓急，范围有大小，对于今天的临床，我们可以配合其他的治法，添加其他的药物。

和心痛并列在一起的是短气，短气就是气透不出来。这个地方如果发挥一下，也蛮有意思的。我们设定一个前提，如果胸痹是冠心病，心痛是什么？心窝部的痛。那么是胃？是胰腺？是胆囊？是心脏？如果是心脏，那么冠心病心绞痛、心肌梗死也会疼痛。病人误以为是胃病，其实是心痛，待在家里不去医院，几个小时后，失去抢救的时间，危及生命。如果我们这样一联系，你会说张仲景真厉害，他把胸痹（如果是冠心病）和心痛联系在一起了。今天的冠心病有很多特殊的表现，有的肩膀不舒服，有的喉咙不舒服，不一定都是胸前区的不适。最后有一个短气，它如果针对的是心脏病的话，它真的不是剧烈疼痛，它就是闷，特别是心绞痛，有压榨感，透不出气来。这个需要设定好前提，你给学生展开，做一些分析，也很有意思。

《金匮要略》中行气的方药，从上到下，我们可以做一个排列，咽喉的用半夏厚朴汤；胸膺部的用栝蒌薤白半夏汤；心下的用半夏泻心汤（小陷胸汤）；部位比较宽泛的有枳实薤白桂枝汤；心下或胸胁苦满的用大柴胡汤；季肋部的用旋覆花汤；往下走，有大承气汤；再往下有薏苡附子败酱散、大黄牡丹汤等。我前面讲到合方，大家可以考虑，妇科的盆腔炎用桂枝茯苓丸，这个部位又往下了。这样的一个基本排列，作为临床参考，提供了一个框架性的东西，我们在教学或者在学习中要注意归纳。你有了这样的一个思路，遣方用药就相对方便多了。

奔豚气，《金匮要略》中主要有两条原文，《伤寒论》中间过来的也有两条。奔豚气是一个发作性的病证，气往上冲，"发作欲死，复还止"，这是怎么一回事呢？不好定论，你讲不大清楚。有的说是心脏的问题，有的说是胃肠道的问题，有的干脆笼统地说是情志病。情志病的根据在哪里？"皆从惊恐得之"。惊，惊恐。我有时候反过来想，这种病人发作的时候，难受，惊恐万状。它的原因不是惊恐，惊恐不安是结果。因为我们仅凭观察，一般是凭表象推断，这样有时会走到误区里面去。所以如果是伤寒病的问题，和惊恐，和受到精神刺激就没有直接关系。因为原文这样讲的,"皆从惊恐得之",所以我们都说情志病,情志病是受了精神刺激造成的。

这样的一个奔豚气,在我们的日常生活中,在诊疗中也许会遇到。但是《伤寒论》《金匮要略》讲的是不是这样的问题呢?应该打一个问号。那么,有一个证据,抓住这一条原文,这是《伤寒论》原文,"发汗后,烧针令其汗,针处被寒,核起而赤者,必发奔豚"。烧针是一种特殊的方法,"针处被寒",是一种推测,你没法看见的,寒气从针孔里面进去了,这是一个说法。后果是什么?烧针以后"核起而赤",这是一个描述,核起,就是肿,打针的地方红肿,有什么可能?你要想了,感染了?这么快?眼睛一眨就感染红肿了?不会的。今天打了针,感染了,明天红肿,它有个过程,所以应该是出血的可能性大。这个出血,我看到出血热,找到答案了。出血热的病人,打针以后都会出现针孔周围的红肿。西医的书,它有描述的,肌内注射,针孔周围会红肿。这是一个特殊的问题,因为是伤寒病,其他的病没事,打针不会"核起而赤"。那么我估计,我们现在针灸用毫针,毫针很细,在张仲景的年代,我不知道针灸用针的粗细,我们现在注射的针也应该比较细,但是它还会红肿。因为血管内皮已经有问题了,你一扎进去它就容易出血,局部出现红肿,是这个道理。

那么,气从少腹上至心,用桂枝加桂汤。加桂的原因是什么?桂枝甘草汤,桂枝甘草龙骨牡蛎汤,桂枝去芍药加龙骨牡蛎加蜀漆,后面的称呼叫救逆汤,起什么作用?安定心脏。这个估计是心脏,"叉手自冒心",用桂枝甘草汤。桂枝用在这个方面,一般要重用,现在也是这样,你到心内科去问他们桂枝用多少,用30g、用50g的都有。所以我现在对桂枝是不害怕的,一般的体重大一点的人,桂枝10g没用的,要用30g,有的心脏病用了50g才有效,体重小的少用。那么桂枝用在心脏病方面,我们讲叫平冲,通阳。和桂枝加桂汤不同,奔豚汤的药物有点靠近柴胡汤,和腹痛也有一定的关系,用甘李根白皮,比较特殊。这一张方子,你看它的一个描述,气上冲胸,腹痛,往来寒热,和少阳相关。少阳的话,可以考虑用柴胡汤,所以不妨把它看作是柴胡汤的改版。

惊悸有两张方,这两张方我们往往容易忽略。一个惊,一个悸。惊是桂枝去芍药加蜀漆牡蛎龙骨救逆汤,你光靠条文的文字没法判断是什么问题。火劫,这是一个治疗方法,物理性发汗,出汗太多伤阳。看一下《伤寒论》中的叙述,火劫发汗,伤阳,有心悸,惊狂,卧起不安。救逆,用姜附剂,少阴四逆,《伤寒论》要讲救逆的话,是回阳救逆。这个地方也叫救逆,这个救逆,提示情况危急,马上要处理,所以用这一张方,通阳镇惊安神。那么我只能估计,这一张方也许纠正的是用了物理性发汗方法以后出现的心动过速。心动过速,人很难受,严重的要送急诊,马上要纠正,不治疗要死人。当然西医会分得很细，现在有心电图，过去不知道。要救逆，救逆的话，你能够理解了，桂枝汤去芍药，芍药不要了，加龙骨、牡蛎。那么应该有点像桂枝甘草龙骨牡蛎汤，要通阳、回阳，要安神、镇惊。那么用蜀漆干什么？蜀漆，前面出现过的，是疟疾的用药，类似专病专药。那么，在这里起什么作用呢？也许有时候用药就是要用它的副作用。蜀漆是催吐的，它的副作用就是胃里难受、要呕吐，呕吐导致迷走神经的兴奋，心跳随之变慢，这样就解释通了。那么按照中医原来的讲法，蜀漆是化痰的，因为吃了以后要呕的，甚至把胃液都呕出来，然后心动过速缓解。那么为什么会有痰？是因为用了汗法伤阳、阳虚内寒，阳虚容易生痰湿，这样一讲也通，但还是莫名其妙。所以，我们在认识一个问题，解释一个问题的时候，不妨做一些古今的沟通，错了也不要紧的。

半夏麻黄汤这张方，治疗悸，针对心动过缓，用于病态窦房结综合征。这是长春的老先生任继学说过的，他有一次来上海作报告，我去听，他说《金匮要略》的这一张方，就是治疗病态窦房结综合征，心动过缓的。那么这一张方你要注意，你要从它里面走出来，两味药不够的，你要用温热药，用麻黄细辛附子汤可以吧？用真武汤加减可以吗？用桂枝去芍药加麻黄细辛附子汤也可以吧？都可以，它提示的是一个方向。按照一般的讲法，心下悸，这个悸是水饮造成的，水饮的话，当以温药和之，温药对纠正这样的一个病证有相当的疗效，就是这么处理的。

历节，关节疼痛肿大变形的历节。前面有一个湿病，后面还有一个血痹。这三个是《金匮要略》中讲关节、体表的问题的。湿病居中，历节最重，血痹最轻。血痹是肌肤不仁，血痹用的一张方叫什么？黄芪桂枝五物汤，血痹在虚劳病的前面一带而过，"如风痹状"，也许有时候有点像风痹，游走性的，关节到处不舒服，但是它主要不是关节痛而是肌肤不仁。历节的关节疼痛，比湿病厉害。历节，遍历关节。什么遍历关节？疼痛。同时出现关节肿大、变形。那么这样的一个情况描述，我们现在很自然地就联想到类风湿性关节炎，再扩展一点会联系到痛风。这一条有点像痛风，"盛人脉涩小"，营养状态好，养尊处优。"脉涩小"，外强中干，"短气，自汗出，历节疼，不可屈伸"，后面补充一句，"此皆饮酒汗出当风"，看来不是一般的劳苦大众，而是生活条件优越的人，吃得好了，尿酸高了，痛风多了，生活习惯的病，大概是这样的一个问题。桂枝芍药知母汤也有用于痛风治疗的。所以《金匮要略》中的一个病名也许和现代医学的好几个疾病有关，注意不要绝对化。历节病原文的特点是前面有一个病机的论述，原文第4、6、7条，都是讲病机，然后出两张方，主要是桂枝芍药知母汤。《金匮要略》的湿病中有三附子汤，历节病中是桂枝芍药知母汤。腰痛的，还有甘姜苓术汤、肾气丸，一个是脾，一个是肾。

桂枝芍药知母汤，发展到现在，北京的焦树德先生在《金匮要略》这张方的基础上，再扩展，加什么药？加补肾药，加祛风湿的药，或者加动物类的药物，加到这里还没完，我告诉你，你还可以加上去，加什么？络石藤、海风藤、青风藤、忍冬藤、鸡血藤，这种藤类药也是一种选择，适当放点上去。还有虫类搜剔的药，我们也会考虑适当加味，南通朱良春老先生称之为久病入络。

所以《金匮要略》历节病，估计跟伤寒病的关联不太大，也许是个慢性化的病变。北京有一位叫符友丰的老师很厉害，他从鼠疫的角度来考虑很多问题，他说历节病也许是鼠疫的表现，什么证据呢？脚肿如脱。类风湿性关节炎主要是关节局部的肿胀，一般不会整个脚肿起来。或者我们换一个说法，叫脚肿如蜕，亮晶晶得像虫子刚蜕了皮，形容肿得非常厉害。过去还有一个病名，叫脚气，不是今天讲的脚癣。古代的病名，脚气是什么？不清楚。有人说是维生素缺乏导致的，后来日本人也研究过，最终荷兰人给它一个定论，我们现在就沿着他们的说法走了，但是在古文献中，脚气是什么？打个问号。《金匮要略》的一个历节病，给我们不少启示。我这里举的病案，也是要变化的。一张平时常用的痹痛方，是在桂枝芍药知母汤基础上加减而来。

我们再看一下血痹病，血痹对应到今天是什么问题呢？为什么肢体麻木呢？原文中有"尊荣人"的提法，跟历节病原文讲的"盛人"相类似。盛人是痛风，尊荣人的麻木是什么呢？有时候会想到，讲的也许是糖尿病人，这种营养条件好的人，到后来出现糖尿病的并发症，末梢神经炎。那么它给我们一个启发，用这一张方，黄芪桂枝五物汤，益气活血。往前进一步，走到王清任的补阳还五汤，可以治疗半身不遂了。那么益气活血用来治疗糖尿病的并发症可以吧？也可以。所以像广州的伤寒老师们用桃核承气汤治疗糖尿病，什么道理？稍微早一点用活血药，也许有利于防止并发症的出现，中药用活血药，有一定的好处。你这样一想，黄芪桂枝五物汤，是桂枝汤的加减。桂枝汤，桂枝、芍药是一张什么方？调和营卫，调和气血，也可以理解为一张最简单的活血的方。我们今天不用桂枝汤，那么用四物汤，用桃红四物汤也可以，但是你要加重黄芪的用量，那么又走到王清任那里去了，王清任为什么要加重黄芪的力量？要知道他是搞过解剖的，到尸体堆里去一看，胸腔里面、腹腔里面都是瘀血，看到的动脉，他叫"气"管、卫总管，我们现在叫什么？大概是主动脉，大动脉里的血都走光了，一看"气"管是空的。所以用补气的法子，补得蛮好的，有用啊，这就是荒谬之中有真理。中医有一些理论、一些认识，我们今天去推敲是有一些问题的，但是我们主要看临床，它在临床上还有用，我们不能马上把它废除。因为我们遣方用药时，它还是个凭据，就是这个道理。我们年轻人，要有一些批判精神，你要整理，哪一些是对的，对在哪里？哪一些可以纠正过来,应该怎么说?要说得大家更容易接受,说得西医都能理解,那就厉害了。

中风比较简单,就是半身不遂的问题,但它不是《金匮要略》的主要部分,请大家理解,为什么?因为《金匮要略》跟着伤寒走,伤寒是个发热性的疾病,是个传染病,半身不遂跟传染病一般没有直接联系。所以《金匮要略》详略不一。详细展开的地方,有它的道理,受伤寒的影响。过于简略的地方,也是这个道理,跟伤寒关系不密切的。关于中脏腑中经络,出在《金匮要略》中。但中风连个正规的方都没有,都是附方,过去主要用续命汤。

《金匮要略》中的《肺痿肺痈咳嗽上气病》篇,咳嗽上气如果换成两个字,就是肺胀,这样的话,这一篇的病证名就很整齐了,肺痿、肺痈、肺胀,都是肺的问题。临床上咳喘的问题最大,所以你看方药排列下来,上面的一组我们比较熟悉,小青龙加石膏汤、射干麻黄汤、厚朴麻黄汤、越婢加半夏汤,这样的一个组合,跟腹满的四张方一样的。腹满的四张方,基础方是大承气汤,变化一下是厚朴三物汤(小承气汤),再变化一下是大柴胡汤,再出来一个厚朴七物汤。这个概念要有的,遣方用药是变化的,而变化是有一定道理的。给你的是一个格局,阳明不够,它要变化,少阳阳明用大柴胡汤、太阳阳明用厚朴七物汤。那么这个咳喘的证治你看,小青龙汤就相当于大承气汤的位置,小青龙汤本身在这个地方就已经变化了,变成一张什么方?小青龙加石膏汤。因为加了石膏,我们推测加石膏清热,它有郁热,是什么表现?烦躁。

小青龙汤往下走,射干麻黄汤、厚朴麻黄汤、越婢加半夏汤,这四张方是一个组合。小青龙汤为什么要变化?其实不变化也可以,有很多人能够接受。我们现在小青龙汤做成中成药在用了,口服剂什么的,肯定也有一定效果。但是我前面跟你们讲要变化的道理,阴阳毒,感受疫毒后的表现不可能都是阳,也有阴。那么小青龙汤是以温燥为主的,带有温散,温肺化饮,温的力量较大。这样的做法北方人容易接受,南方人也许问题多些,身体强壮的病人问题不大,也许虚弱的病人会发生一些偏差。这在《痰饮病》篇的最后有一个医案,讲的也是这个问题。所以用小青龙汤的时候不妨留一点余地,该变化的时候要适当变化一下。那么加石膏其实不一定有郁热,有时候为了平衡寒热,小青龙本身里面有芍药,芍药也是苦寒药,本身已经有一点对冲了,加石膏为了更好地去平衡。

所以射干麻黄汤、厚朴麻黄汤都不是麻桂同用了,因为伤寒这个病比较忌讳的是发散太过,汗出太过不好。所谓伤了阳气,其实是发散太过,汗出得太多,尤其是火劫,张仲景比较反对,什么道理?容易造成虚脱。有效循环量不够了,当时又不可能输液,要靠嘴巴喝进去,如果喝进去就吐出来,就没救了。那么原文告诉你补充水液要"少少与饮之",对不对?你不要猛喝,再不行的话,水逆要用五苓散、猪苓散,用一点药健胃,通阳化气利水,让胃能够接受水液,水精四布,嘴巴不干了,小便出来了。五苓散是不是能治疗消渴、小便不利?我们说五苓散证是膀胱气化有问题,水停在膀胱。你仔细推敲,是否觉得这样的讲法有问题?五苓散主要是健胃,通阳化气,不是利水。水分吸收了,整个体液够了,小便就出来了。所以通阳化气是关键,水精四布,才有小便排出。

我们看一下肺胀,《金匮要略》中叫咳嗽上气。这里原文没有处方,你们听了我今天的讲法以后,你去想想跟伤寒病的关系。肺胀,欲作风水,肺胀为什么和风水有关?了解了疾病背景,豁然贯通。这个风水我后面还会讲,头面部的肿胀常见。它前面第 3 条"上气面浮肿,肩息"。肩息是什么?呼吸困难。"脉浮大,不治",浮大中空的脉。"又加下利,尤甚",又见到从消化道水分都排光了,更加糟糕,要考虑它的特定背景。

泽漆汤比较复杂一点,泽漆这味药大家感兴趣可以查查看。我们上海中医药大学附属曙光医院老先生黄吉赓,他用干泽漆 30g 来化痰。他用《金匮要略》的方药治疗老年慢性支气管炎,主要不是用小青龙汤,而是用射干麻黄汤。他研究泽漆,做了泽漆片,曙光医院有院内制剂。我这里不展开,大家有兴趣应该查得到这方面的资料。

皂荚丸,和大乌头煎的止痛意思差不多,对症处理。什么症状?痰吐不出来,老痰、顽痰黏着于肺,要用皂荚。我们平时叫祛痰,这里用涤痰二字,涤,表示它祛痰的力量强。桔梗轻一点,皂荚厉害。厉害的药,临床上我们一般不敢用,但不妨少用一点试试。临床治疗除了辨证论治,还有专病专方,还有对症处理。西医开了抗生素,另外也要开一些对症的药。痰多了要排痰,让你的痰能够排出来。皂荚起这个作用,不能治根,但能缓解症状。具体病案来不及讲了,我这里告诉大家一张方,有机会可以用用看,张景岳的六安煎,六味药,再加旋覆花、白芍。后面的药是我的加减,如果这个病人已经患病 2 周、1 个月,年龄比较大,身体比较虚的,你用这一张方力量也许不够,还要加药,如张景岳常用的当归、熟地黄,张仲景常用的麻黄、细辛,附子等。此方一般用于伤风感冒以后咳嗽不好,但不是由于过敏引起的。

肺痿,有一个误区,我们现在很容易讲成肺不张。其实,过去肺痿前面也有两个字,伤寒。这个"痿",理解为痿弱,偏阳虚。虚寒在哪里?虚寒在太阴,要温肺复气。肺痿两张方,一个热,一个寒,麦门冬汤和甘草干姜汤。其中麦门冬汤,一定要和半夏厚朴汤对照起来看,麦门冬汤养阴清利咽喉的,慢性咽喉炎可能用得比较多一点。但是我们现在在临床上半夏厚朴汤也常用,同样是《金匮要略》方，跟麦门冬汤正好一正一反，主要治疗梅核气，它在妇人杂病里面，原文描述"咽中如有炙脔"，其实可以看作是脏躁的一种表现，脏躁，一般用甘麦大枣汤。在脏躁的基础上局部见到咽喉难受，好像有痰堵住，就用这一张方，半夏厚朴汤。

另外甘草干姜汤可温肺复气。甘草干姜汤两味药，温肺也可以，温中也可以，如果力量不够，临床上你怎么办？方向有了，要用温。原文讲"遗尿，小便数"，小便的问题，甘草干姜汤给我们一个思路以后，你一看两味药无法解决这个问题的时候，一步要跨到补中益气汤，补中益气加一点补肾的药。补中益气汤的道理，我前面已经讲过了。所以肺主气，你不要只关注在肺那里，知道了这个六经九分法，上中下、肺脾肾，都是主气的，中气不足，溲便为之变，肾司二便。你不要只是肺，你注意我的方子里面，小便的问题，有时候就会加一味麻黄宣肺，麻黄据说能加强局部括约肌的力量，对遗尿有效。

肺痈比较简单，用《千金》苇茎汤。我们可以看一下葶苈大枣泻肺汤，葶苈子一味药，我刚才讲了，缓解什么问题呢？缓解呼吸困难。这个呼吸困难是什么造成的？是肺里面有水，用今天的话直接讲，肺水肿。所以它尽管被放在肺痈中间，但我们在向学生讲课的时候，你一定要做一些区别。有人说用葶苈大枣泻肺汤治疗肺部的感染，我一看他一张方有十几味药了，这是葶苈大枣泻肺汤的加减？还是应该倒过来说是另外一张方的加减了？一味药一张方，你说是它的加减，加了十几味药，已经走远了。所以一味药的运用，对症处理的多。

呕吐，我们很熟悉，用六经九分法看问题更方便。《伤寒论》到处都有呕吐，太阳有呕吐，太阴有呕吐，阳明也有呕吐，少阳也有呕吐，少阴也有呕吐。但胃反呕吐是什么问题？它很特殊。呕吐有一部分是痰饮的呕吐，用小半夏汤，生姜、半夏，毫无疑问，和伤寒这个病有关。大半夏汤针对的呕吐，是胃反。原文说是朝食暮吐，暮食朝吐。从今天的角度看，大体上应该是幽门梗阻引起的，完全或者不完全性梗阻。《金匮要略》用的一个方法是大半夏汤，还是半夏，针对呕吐。因为不通，消化吸收受影响，人比较虚弱，用人参补虚可以理解。白蜜润燥，因为食物在肠道中间过度地停留，大便"如羊屎"，像一颗颗黑豆，肠燥津枯，用白蜜去润。所以大半夏汤这一张方的配伍，半夏、人参、白蜜，如果针对幽门不完全性梗阻，行还是不行？今天也要打一个问号，大概是不行的，所以后来不大用这张方。幽门梗阻如果是功能性的应该怎么用药，应该要用行气的、理气的、化湿的、和胃的、通降的，胃以降为顺，就用这样的一些方子，临床的治法方药扩展开来了。

《金匮要略》中《惊悸吐衄下血胸满瘀血病》篇，我们过去不大重视，也不大理解。这一篇放在这里干什么？这一篇中有四张方，叫血证四方，也就是出血证治的四张方。我们可以看一下相关的原文，偏于一般论述的好像有8条，没有处方，有的很难解释。这样的一些论述也好，治疗也好，它在临床上解决一个什么问题？就是出血的问题。伤寒这个病为什么出血这么多见呢？出血的问题这么重要？太阳病，衄。太阳病为什么会衄？鼻子出血为什么？咽喉痛唾脓血，眼睛要出血，消化道要出血，呼吸道也会出血，小便也会出血，小便赤，赤是红了，出血了。《伤寒论》原文中对出血的一些论述，我认为不是张仲景专门去针对临床上的一个出血问题，像唐容川那样去写《血证论》，不是的。是因为在伤寒病的临床过程中，它有出血，并且比较多见，就这么简单。出血是个大问题，什么时候出血不知道，一开始出血的也有，最后突然出血的也有，中间出血的也有，所以这个出血不能定为一个期，能够理解吧？就是六经中间没有哪一个期，会有专门出血的阶段，就是现代医学的分期也没有。出血热，它有发热期、少尿期、多尿期，然后有一个休克期，有一个恢复期，但是没有出血期。为什么？因为出血时间不确定，没有规律，可以这样来理解。但是出血毕竟是一个大问题，所以它在《金匮要略》中占据一个篇章的位置。血证有四张方，我们现在用得比较多的有两张方，一张是泻心汤，大黄连黄芩泻心汤，里面都是苦寒药，用于阳明病的。另一张是黄土汤，用于太阴虚寒的。实则阳明，实热，血热妄行，气火往上的，用苦寒药去泻下降火。这里要提一下，这个泻心汤里面的大黄，在热病的临床中是不可或缺的，在经方中，在《伤寒论》《金匮要略》中，大黄被频繁使用。我们上海有一位名叫焦东海的老师对大黄研究得比较深，人称焦大黄，他有一本《大黄研究》的著作。他认为大黄在传染病的治疗中是起主要作用的，大黄的药理作用是多方面的，据说大黄也有止血的有效成分，对尿毒症也有效。他年轻的时候，溃疡病出血、上消化道出血的病人都来找他，病房里收了很多病人，他将大黄做成药片，在临床观察和总结疗效。

　　黄疸的证治这里省略。讲到这里，我要停下来插入一个话题。《金匮要略》的杂病原来出自伤寒，这是它的最初位置。伤寒出血热，我这样的讲法，只是一个假说，它的证据是《伤寒论》《金匮要略》的原文，它的证据是临床的实际，还不是考证，因为考证很难，也许做不了。如果大家有兴趣，可以从这方面去思考，做点研究试试。中间的一条主线，是伤寒病、出血热。这是一个主线，它的分叉往上是《金匮要略》，往下是温病。我们可以做古今对照，可以进一步思考。它的起点是伤寒。伤寒是个病，后来成为一本书，伤寒的这一个问题，贯穿于我们后来的临床，给我们提供一定的规律。直到今天我们还要读这本书，还要理解它的规律，就因为很多杂病的临床背景叫伤寒病。所以注意《金匮要略》的位置，在伤寒病的基础上面，这里我不能够全部罗列。我前面也展开过，温病起到了什么作用？鉴别诊断。伤寒病在中间是核心，上面有《金匮要略》，其实是症状，是并发症处理。下面有温病的展开，是疾病的鉴别诊断。伤寒走在中间，六经是辨证论治，中医为什么是以辨证论治为基础的？因为还不具备对疾病的深刻认识，它只能观察人，用药物去调整应对，把握住人的状态，这样的道理能够理解吗？

我这里要引用《诸病源候论》，这本书在外感病这里，有伤寒，有热病，有时病等，罗列了很多。其中伤寒的内容最多，说明那个时代，伤寒确实曾经作为一个病证来对待，留下的记载最多，不仅是张仲景，也许其他的方书中间，都会有记载。《诸病源候论》是集大成之作，它记载的伤寒候一共有 77 候，我们不妨整理一下，消化系统很多，还有呼吸系统及出血的症状等，其他伴随、相关的鉴别也有。伤寒豌豆疮，知道是什么病吗？天花。像一颗颗豌豆，圆圆的一个个水疱，天花，当时也有叫虏疮。疾病的名称按照时代的不同变化很大，中医要整理一本《疾病鉴别诊断学》很难做到。我看 20 世纪 80 年代有《中医证候鉴别诊断学》，但病名没办法整理，因为太乱了。讲《金匮要略》的内容是跟在伤寒后面的。清代医家莫枚士在《研经言》中已经提出："抑知《金匮》即论伤寒中杂病，非论一切杂病乎！"他蛮厉害，他能够看出《金匮要略》的杂病是以伤寒为前提的，并不是指后来所有的杂病。清代陆九芝有一句话叫："故凡不能治伤寒者，亦必不能治杂病。"说明《金匮要略》的杂病也在六经中，不懂《伤寒论》，治疗杂病也困难。关于伤寒与出血热的论述，可以参考一下我写的《伤寒卒病新解》。

以上讨论《金匮要略》的内容，第一个是热病，第二个是卒病或者杂病，这一块内容最庞大，然后有难病，难治性的病证。有一种说法，说《金匮要略》是专门治疗疑难杂症的。也许六经管不了的，放到《金匮要略》里来了。下面我们来看一下虚劳、痰饮水气和瘀血的内容。我把《金匮要略》的内容这样分成三大块，只是为了方便叙述，不要绝对化。

我们先看虚劳。虚劳是个概念，好像没有主症，这个病证在内科中间是个大头。我们讲课中间习惯的提法是重视阴阳两虚、脾肾两脏、甘温扶阳，这是《金匮要略》虚劳证治的特点。我们今天也有扶阳学派，甘温扶阳。我们看一下虚劳的方，应该是七张方，上面的五张是桂枝汤加减、大建中汤、小建中汤、薯蓣丸、肾气丸。大建中汤，前面议论过了，治疗急腹症。大建中汤今天还有用武之地，前些年有一个留学生回来，说日本的医生现在大建中汤用得很多，用在哪里？外科手术以后的恢复期间，它能够调整胃肠道的功能。虚劳用小建中汤，小建中证治疗不是那么厉害的腹痛，但还是腹痛，过去临床上治疗溃疡病用黄芪建中汤也比较多。小建中汤下面有薯蓣丸、肾气丸,这五张方的排列,甘温扶阳。扶阳,一个是脾,一个是肾,肾是肾气丸。

我们看一下虚劳病整个方药的布局,蛮有意思的,甘温扶阳为主,在后面留两条路,一条是酸枣仁汤,"虚劳虚烦不得眠",养阴清热安神。一般的人都知道酸枣仁汤,我们现在临床上用枣仁安神胶囊等。你看《金匮要略》重视甘温扶阳,但也并不排斥养阴。还有一条,前面都是补虚,最后来一个大黄䗪虫丸,干什么用的?祛瘀的。有一个说法是有虚必有瘀,虚和瘀在最后汇合了。这时候在处理上要注意了,不能一味补虚。上海的国医大师颜德馨,注重活血化瘀,别人说老年多虚、肾亏肾虚,老年是身体衰弱亏虚,他说老年多瘀。其实这并不矛盾,你读了《金匮要略》,就觉得这些东西都不矛盾,可以共处,可以互补。虚劳也有出血,有脉象描述,原文讲的是一个大出血。出血走到虚劳中,你用现代知识去分析,也是出血量大,嘴巴会干,呼吸会加快,心跳会加快,脉象是浮大中空,叫芤脉,最后的话叫"里虚也"。今天翻译过来,应该说是有效血液循环量不够了。今天容易治疗,马上输血或输液,但在古代确实是个大问题。

我们看一下桂枝加龙骨牡蛎汤,这条原文应该一分为二。从开始到中间"失精"这个地方,应该是用天雄散。我们要注意,《伤寒论》《金匮要略》的原文分段都是人为的,千万不要认为是不可变动的,因为文字是人编写的,现在的排序有一定的道理,但也不要绝对化。所以天雄散是针对原文前半部分的。我们再看一下,后面的桂枝加龙骨牡蛎汤,男子失精,女子梦交,我现在常用这张方去止汗。出汗异常来找中医的多,你在门诊上经常会遇到,这是一张基本方或者说是常用方法之一,你要掌握。我们讲自汗、盗汗,后来还有一张当归六黄汤方,可以考虑用来治疗出汗。桂枝汤的加减变化,如《伤寒论》中桂枝汤加附子,治疗漏汗怕风,也是临床的变通运用。

小建中汤证的原文描述,是寒热错杂的,这种情况下手就难,你用凉还是用温,都有一些顾虑。那么有一个说法,是清代医家讲的,以建立中气为先,这样原则上应该还是靠在太阴这一边。小建中汤证还有一个具体的问题,临床表现有腹痛,用桂枝汤加倍芍药,所以临床上你要解决痛的问题,芍药要重用,一般起码30g,你用10g太轻,芍药重用到60g,一般会有通便作用。芍药,我们应该很熟悉,是一个常用的药,它能够缓解痉挛,舒张平滑肌。我们用的枳实、枳壳,它反过来,有一些收缩的作用,我们要了解药理方面现在有一些什么认识。所以小建中汤治疗的腹痛是慢性,不是急腹症,是隐隐作痛,有点像十二指肠溃疡、胃溃疡。后来黄芪建中汤成为内科治疗的一个基本方,属于溃疡病偏于虚寒的治法。现在来找中医的,都是慢性胃炎的,因为胃镜检查普及了，都去做胃镜，检查发现了充血、糜烂、肠化生等，担心得不得了，就来吃中药。现在治疗胃炎小建中汤不常用，而半夏泻心汤成为基本方之一。

虚劳腰痛，小便不利，用八味肾气丸。关于腰痛，可以多讲几句，伤寒这个病，腰痛是常见的，桂枝附子汤也有腰痛，痛得不能动，原文叫"不能自转侧"，体位被限制住了，什么道理？腹膜后的一个肿胀，肾脏的肿胀，造成腰痛不能动。出血热的肾脏肿胀，一般不可想象，最后导致肾破裂，需要抢救。上海中医药大学附属龙华医院的一位医生跟我说，曾经遇到过一出血热病人，当时送到龙华医院来，腰痛得不得了，一检查肾脏肿胀，肾脏出了问题，是个出血热。

今天我们回过头来看看这个问题，在出血热、伤寒病人的应对上，我们留下来了这样的一些方法。再扩大一点，整个热病的过程中，我们积累了这么多的经验。《伤寒论》《金匮要略》，金元及明清的医家，有这么多的医著，这么多的方药，对传染病疗效如何？不知道，不能说完全无效，也不能讲有效得不得了。是什么道理？传染病的最后控制不是治疗，是预防，能够理解吧？中华人民共和国成立以后，政府大力改善卫生条件，推广普及预防接种，这样一来，传染病的问题基本控制住了。过去，我们对传染病的治疗不清楚有多少疗效，但是我们留下的一套方法竟然在今天的临床上还是有用，我们应对任何问题都可以运用六经，经方、时方及后来大量的方药，这么多的好东西我们都可以参考。

注意小便不利的问题，出血热中有少尿期，原文中的"小便不利"，指排尿少，尿量少，小便难，不得溺，都是这一类描述。为什么在《伤寒论》《金匮要略》的原文中频繁出现"小便不利"，感冒会小便不利吗？一般不会，所以小便不利大概跟少尿有关。为什么会少尿？肾病综合征出血热，是肾脏功能出现问题，可以这样理解。临床上还有一个多尿期，多尿期叫什么？"小便自利"，"小便反多"，可以考虑用肾气丸。《消渴小便不利淋病》篇有这样的一条原文，大家很熟悉，"男子消渴，小便反多，以饮一斗，小便一斗"，过去以为，男子消渴，肯定是指糖尿病了，那么肾气丸可以用于糖尿病，这样一句话就带过去了，以为消渴就是糖尿病，其实不然。

五苓散条文中也有消渴，消渴就是糖尿病吗？消渴是渴而消水，嘴巴干呀，为什么嘴巴干？有效循环量不够。对于肾气丸这一张方，我们讲得好听一点，叫双向调节，小便少是它，小便多也是它，主要是有助于膀胱气化。有时候我们讲桂枝汤也是这样讲，小便出问题了就用它。你看温病到出血热的最后阶段，它也没有忘记要用肾气丸的。多尿期，肾气丸用于多尿，多到什么程度，一天要几千毫升，这么多地排尿，是不是水不够了？男子消渴，为什么是男子？男子主外，女子主内，男子要到野外劳作，而在野外容易感染，这样讲就通了。你一讲男子，就讲男子就是肾虚，太片面、简单化，要从多方面去理解。

关于薯蓣丸，我稍微讲几句，这是一张调理方，在《金匮要略》的虚劳病中，薯蓣丸这一张方现在不大用的。我们在讲《金匮要略》的时候，就要把它转到现在的临床上来，一般像秋季开始用膏方，膏方调理的基本做法，是先想好一张基本方，那么我的经验除了基本方，还有膏方十子。这十个子，都是植物的精华，基本上所有的病人都可以用，并且从药性上去看，也是平稳的，可以放在膏方中打底。过去是五子衍宗，这个是十子补膏，补益肝肾，具体有五味子、覆盆子、枸杞子、女贞子、菟丝子、沙苑子、金樱子、桑椹子、楮实子、车前子。一般在膏方中的用量，大概每个子都是100g，车前子300g，有补有泻，有寒有温。接下来考虑加减的药物。一张膏方有了基本方，有了十个子，大概十七八味药有了，但膏方要有三十几味药的，那么加减药大概搞个八到十味。病人，特别是年纪大点的，都有一些具体问题，你要有所针对，心脏方面、脾胃方面或者其他方面，很多人都会把体检报告也带来给你看，有什么异常，你要有针对性地选择一些药物。然后适当加点行气消导药，最后考虑细料的选择。

痰饮和水气病，在《金匮要略》中是个重头戏，占据的篇幅比较大，痰饮和水气不妨把它们放在一起来看。痰饮和水气中间隔了一篇《消渴小便不利淋病》，其实应该叫小便利，小便利就更加对应了伤寒病，小便利就是多尿，小便不利是少尿。那么因为后来我们习惯了，说原文里面好像是小便不利多，应该是小便不利，所以后人把篇名都改掉了。痰饮水气都是气化失司，都是水液四处泛滥，或者局部停留，或者体表水肿。伤寒病最大的问题，就是水湿的问题，水停、水泛，或水不足，有效循环量不够。那么我们看一下痰饮，它的内容这么庞大，原文那么多，一共有大概40条。

我们要了解《金匮要略》对痰饮病的一般认识，了解具体的证治，原文的最后还有一个治疗案例。痰饮的痰，这一个字要明确，痰字在那个时代的医书中间没有，它是一个后起字。《脉经》中是平淡的淡，通澹泊明志的澹，什么意思？水摇貌。那么如果把痰饮的痰字拿掉，就是水饮，所以也可以说就是一个饮的问题。原文中很多，"水饮所作"，"心下有水饮"，篇名也许是后人改动了。这里顺便提一下，今天讲的嘴巴里面吐出来的咽喉、气管的分泌物，包括胃里面的分泌物也可以，原文叫浊唾涎沫。大家都了解，浊唾是比较稠厚的，而涎沫比较清稀。痰饮病的主症有没有呢？可以举几个主要的表现，如呕吐、下利、咳嗽、气喘、胀满、疼痛、水肿、悸动等，悬饮、溢饮的表现没有那么多。痰饮，现在叫病理产物，像一个概念性的东西，或者说作为一个病因来理解。那么痰饮就有广义和狭义之分，广义的话，篇名的痰饮是总称。狭义的话，要把它放到四饮中，四饮是经典的描述。我们会思考这个问题，痰饮的病证为什么那么重要？我们今天的内科学中把它接收过来，为什么有这个必要？《金匮要略》中有很多病名我们都不用了，就是痰饮这一个病名没法割舍。你看饮证，历代的医家都是把它照搬过来，直到今天的中医内科还给它留下一个显眼的位置，证治还是按照《金匮要略》的格局走的。可见，《金匮要略》的痰饮病证治，在临床上还是给我们提供了一定的参考，依此我们处理这一类问题比较方便，所以要保留。有很多古病名，我们现在大都只作为一个参考，了解一下而已，不会原封不动拿到现在的书里了。

痰饮是分部位的，胃肠、胁下、四肢、胸膈。那么你要对照，水气是按照什么分的？水气病，风水、皮水、正水、石水，它的分类依据是什么？先表里，然后讲阴阳。水气病是按照病程的阶段分的，能够理解吧？风水是第一步，是太阳；皮水是第二步，也许到太阴，入里了。正水、石水走到肝肾，这是很明显的阶段性变化。这样一对照，我们就理解了，痰饮是水液停留在局部，比方悬饮是胸腔积液，古人是怎么判断的？有叩诊吗？估计古人并没有这种做法，但是他知道，水是在这个地方，叫悬饮。在胃肠道，"水走肠间，沥沥有声"，肠鸣音，咕噜噜噜是这种声音。胃肠道是消化管，黏膜非常丰富，大量的水都在里面流动了，停留了，水走肠间，沥沥有声。那么消化道症状又出来了，腹满，口舌干燥，用己椒苈黄丸，我们要用前后分消这个方法来处理。原文我们要看，有时候要做一些串联，才能够解释清楚，一个是肠胃，一个是胁下。

水溢四肢，叫溢饮。溢饮今天没法对照，是现在的什么病不好讲，溢饮是什么？四肢肿，为什么不放到水气病去？为什么？你要追问。痰饮和水气，可以分又不可以分，是这个道理。只能大体上区分，痰饮的水停留在局部，但是它也有肿，你要了解这个问题；水气是肿，但是水气病里面也有水液局部停留，也有腹大，有五脏水，都有局部水停。所以分类只是一种办法，不能把它绝对化。溢饮的话有肿，那么要用大小青龙汤，我们反推是这样理解的，水饮停留在里，外溢于表，那么停在哪里呢？在肺，用大小青龙汤，可发汗、温肺化饮。小青龙汤应对的支饮，"咳逆倚息短气不得卧，其形如肿"，有点像我们后来讲的肺心病、肺水肿，心脏有问题了，有咳喘用小青龙汤，也可用葶苈大枣泻肺汤。葶苈大枣泻肺汤，它的归宿应该是在"支饮不得息"，不是在"肺痈喘不得卧"，如果要用痈这个字的话，那么陆渊雷的讲法可以参考，这个痈应该理解为壅滞的意思，不是痈脓，肺部感染用葶苈子来解决是不行的。讲得直接一点，肺部停水，我们现在临床上葶苈子还是用的。

　　留饮和伏饮，留和伏，还是四饮。第11条讲的伏饮，比较明确可以用小青龙汤。所以四饮，水在五脏，再来一个留饮、伏饮，就这样把饮的问题做了一个整体的交代，它有什么表现，它的基础是四饮。这个四饮，是一个基本的把握方法。后面的东西是对四饮的一个补充，还有微饮。关于病因和脉象，病人饮水多，"必暴喘满"，能够理解了吧？你要"少少与饮之"，伤寒这个病，不能猛然喝很多水，因为不能够吸收，又要吐出来了。"必暴喘满"，如果它吐不出来的话，突然会发生满和喘，原文后面讲的"水停心下，甚者则悸，微者短气"。厉害的心跳加快，那么轻微的只是有点影响呼吸，这是讲到病因的，痰饮病讲病因的原文，仅此而已。水气病有很多原文讲病因，为什么痰饮病讲到这里没有展开？我们后来要补充说三焦气化，说肺、脾、肾三脏的功能有障碍或者有衰退，我们会补充中医基础理论的内容，后世医家的论述或者《黄帝内经》的内容，我们都会联系起来。要明白《金匮要略》本身它不是论述医理的书，它是临床诊疗实录的书。

　　病人饮水多，"必暴喘满"，你怎么处理？它的运化有问题，应该要用苓桂术甘汤，要用五苓散，通阳化气利水。根据这样的一个道理，也可以解释我们现在临床上输液的问题，心脏衰弱的病人是不是要输得慢一点，不能太快，道理一样的。肠胃吸收有问题的，不能一下子喝水太多，喝多了停而为饮。痰饮病的脉象，这里举了一个双弦和单弦，不太好明白。有的说双弦是两条脉，有的说是指两个手的脉都弦，单弦只是一个手，这样好像还容易懂，一个手的脉弦了，那么提示水饮偏注于一侧，果真如此吗？不会的。痰饮病强调脉弦，临床上有用，因为痰饮病是要用通利的方法去解决的，要发汗，要攻下，如十枣汤，弦脉是好脉，弦而有力，身体没有问题，能够承受这样的治疗。如果是一个其他的脉象，脉细啊，脉微啊，你还敢泻吗？至少暂时不能泻，要先养一养，就这个道理。所以这个脉象从临床的角度，它不是理论，它是提供参考，帮你把握。我们看下去，把相关的脉象集中在一起，"肺饮不弦"，原文告诉你，不是弦脉了。支饮的原文说"其脉平也"。还有"脉浮而细滑，伤饮"。"脉弦数，有寒饮"。那么换一句话说，并没有一种特定的脉象可以用来诊断痰饮病。只是从治疗的角度，见到弦脉，你用攻下的方法比较放心，没事。这个和"可与不可"又联系起来了，《伤寒论》中有治疗的"可与不可"，在某些情况下，仅仅根据脉象也能把握。

　　痰饮的治疗，"病痰饮者，当以温药和之"。温药，前面讲的六经九分法，太阳是温散，太阴是温补，少阴是回阳，温药是靠在那一边的。那么温药起什么作用？它是往上升，振奋阳气。换成今天的话，它是促进功能、维护功能的，因为功能有障碍了。那么我们按照传统的讲法，饮为阴邪，水是阴寒的，我们要用温药，温药是通达阳气的，是推动的，温药能把阴寒化开，散掉。"和之"不大好讲，按照一般的讲法，用温热药不能太燥，用滋腻药也不可过度。其实《伤寒论》中间有很多"和"，小承气也是和，桂枝汤有时候也是和，血痹，"令脉和紧去则愈"，这个"和"字，用得蛮多的。我认为"和"就是正常，痰饮病用了温药，目的是让机体回归正常状态。"温药和之"，温药是主要的，我们会健脾温肾，这个脾是苓桂术甘汤，肾是肾气丸。我这里要补充一个，是温肺的，你举哪一张方？肺痿、肺中冷，可以是甘草干姜汤，但是不够，你再跨一步，厉害一点的一张方，是小青龙汤，温肺化饮，正好放到痰饮病中间来。也可以说水饮停留在肺，温肺化饮用小青龙汤。这样的话，温药和之，上中下、肺脾肾都有了。教材上大概不会说小青龙汤的，只是强调脾和肾。

痰饮病的治疗，可以用"行消开导"归纳。温药和之，只是一个方面，还有另外的一面。温药和之是治本，缓解症状是治标。治标用什么？治标就是祛邪，汗吐下，发汗、攻下、利小便。那么这样一想的话，标本缓急，治法不一。行消开导，用温行的方法治本，从根本上消除痰饮，它有个过程。用开泄的方法治标，导邪外出，缓解症状，立竿见影。发汗，有大小青龙汤；利尿，有苓桂术甘汤、五苓散；攻下，有十枣汤；前后分消，用己椒苈黄丸。所以把水气病关于治法的几条原文拉过来，腰以上肿发汗，腰以下肿利小便，病水腹大要用攻逐的方法。把痰饮和水气病篇中有关治法的原文合在一起看，更加全面。

痰饮病下利，有甘遂半夏汤，这张方我们现在用得很少，主要针对下利。其实还有一个问题，心下坚满。那么心下坚满和下利是什么关系呢？为什么心下坚满的人，下利以后"利反快"呢？原文中我们看到，"其人欲自利，利反快"，为什么？下利以后我们应该更加难受了，腹泻以后怎么反而轻快呢？出现这样的问题，原文后面有解释说："此为留饮欲去故也。"停留在体内的水饮，通过下利有所排除，轻快一点了，是这样的一个道理。那么对于这样的一张方，我们要做联系，联系相关的内容，你把"心下坚"相关的内容拉在一起比较，就容易清楚了。一张是木防己汤，还有桂枝去芍药加麻黄细辛附子汤、枳术汤。我们看一下木防己汤证的心下坚，用木防己、桂枝、石膏、人参，桂枝通阳，人参补虚，防己利水，石膏清热，这是一张兼顾的方，而甘遂半夏汤主要就是攻下。桂枝去芍药加麻黄细辛附子汤，也是心下坚，原文的描述是"大如盘，边如旋杯"，也许临床上通过腹诊，手一按里面怎么好像是有一个杯盘那样的感觉，有边缘的，是内脏的肿大，估计是肝脏的肿大，肝脏的肿大有可能也和心衰有关。那么它的处理，桂枝去芍药加麻黄细辛附子汤，一派温药，温阳散寒。水饮所作，要温阳散寒，"温药和之"，来散除这个水寒、水饮。就这样三张方排列在一起，你能够理解治疗的方法，可以用甘遂通利，可以用温药温阳，也可以补泻兼施，如木防己汤，既有通利又有补益作用。木防己汤的原文还有这样的交代，叫"虚者即愈，实者三日复发，复与不愈者"，如果再用木防己汤不灵了，应该怎么变化呢？去石膏加茯苓、芒硝，什么意思？通利的力量要加强一点，通利是给水饮以出路，缓解症状。所以我们把相关的几条原文排列在一起，集中在一起看，一对照，问题很清楚，方法也比较全面了。

泽泻汤，治疗眩冒，我们一般是说美尼尔氏综合征，现在叫梅尼埃病、内耳眩晕症。治疗这个病用两味药不够的，你一定要注意，不要经方中两味药，你也就两味药，这样是不行的。所以我面对梅尼埃病的病人，开的这样一个处方，桂枝、茯苓、泽泻、白术，甘草、当归、芍药、黄芪、桂枝等。这个人平时身体很好，踢足球的，人高马大，就是一发病就不行了，躺两天，所以应该加重剂量，剂量小了没用。病人在西医那里治了一段时间，反正一发作就去看西医，后来经过朋友介绍，到我这里来，吃了中药，才彻底治愈，到现在没发过。服药几个星期，慢慢地就好转了，不发了。

小半夏汤，我刚才讲了，为什么半夏频繁出现？是因为这个疾病的问题。原文提到渴与不渴，嘴巴干与不干，辛温的药也能够行气，行气就能够润燥。辛温、辛燥不是耗阴吗？一般是这样，但是不绝对。我觉得有时候我们阴药中间一定要加点辛温的，也是这个道理，它是起一个推动作用，不要一派都是阴药。

痰饮病的最后有这样的 5 条原文，像一个病案的前后治疗经过。"青龙汤下已"，用了小青龙汤后，发生了一些问题，怎么应对。我在前面提到过，在肺胀咳喘的那个地方，小青龙要加石膏，是这个意思。小青龙原方比较温燥，病人有的不耐受，反而出一些偏差。那么万一出了偏差，怎么处理？原文一步一步告诉你，气往上冲了，用桂苓五味甘草汤。然后第二是苓甘五味姜辛汤，冲气的问题解决了，又有咳的问题出现了，再回归到干姜、细辛，慢慢地再往小青龙这里靠过来。一开始把小青龙汤的药删掉了很多，然后去桂加姜辛夏。麻黄发其阳，要避开麻黄，因为麻桂同用发散太过，那么我不用麻黄，用杏仁，我估计用杏仁，大概力量不够的，因为杏仁一般往下的，发散的力量有限。如果不是伤寒这个病，麻黄小量地用一点，不要紧的。原文有一个说法，"所以然者，以其人血虚"，血虚不是今天的血虚概念，而是西医讲的有效循环量不够。所以麻黄，要避开一点，是这个意思。最后是一个水饮夹热，要用大黄。北京的孟庆云老师，他的见解也是从现代角度出发，去认识《金匮要略》痰饮病篇医案的叙述，蛮有意思，这里不展开，有兴趣的可以看一下他的文章。痰饮证治的分布，咳嗽上气里面也是痰饮，胸痹短气也有痰饮。原来这一个篇名叫痰饮咳嗽，痰饮留下了，咳嗽两个字拿掉了，说明呼吸道的问题很显著。

呕吐下利也是痰饮，上面说的都是和痰饮有关的。所以我们在讨论的时候，不妨做一些联系和归纳，这样有利于认识问题。

水气病也是这样，有一个一般性的认识，然后是具体治疗，最后还有一个黄汗的问题。和痰饮病一样有具体分类，水气病分为四水，如风水、石水、正水、皮水。重点在风水，风，指初期，是急性的，在太阳，那么是急性的发热，伴有明显的头面部的水肿，然后波及全身。过去有认为是急性肾小球肾炎，现在从出血热的角度来理解，就有了一个更大的天地。出血热，头面部，特别眼部的肿胀显著。眼部肿胀最典型的描述，在越婢加半夏汤的条文，叫"目如脱状"，我以前也不理解，怎么就"目如脱状"了呢？是甲亢吗？眼睛凸出来，整个眼部肿胀得像个球那样，因为这个地方的组织疏松，甚至于局部有红肿出血，之后会留下一个什么问题？叫"目四眦黑"，肿胀退了，但是皮下的毛细血管渗漏、皮下的出血还没有被吸收。虚劳病有"两目黯黑"，是否有联系？不知道。西医也会说这个情况，叫熊猫眼，很形象。那么《金匮要略》中，你看"面目肿大"，"目窠上微拥"，原文这个地方你看一下，眼部"如蚕新卧起状"，眼泡肿胀，十分醒目。这样的一个情况是风水。然后是全身肿得比较厉害，一般说法是风寒袭肺。影响到脾，脾失健运了，是皮水，表证不明显了，主要是肿，大概是这样。然后到正水、石水，展开不多。正水要看五脏水，一般的说法，五脏水是对正水、石水的补充。我们把它归纳一下，肝水、脾水、肾水，注意，前面都是两个字，"腹大"。什么叫"腹大"？腹部胀满膨大，再想得深一点，有可能就是腹水，腹腔中间有水，不能自转侧，体位受限，什么道理？内脏肿了，肾脏肿了，腹膜后腰部肿了，腰不能动了。"小便续通"，小便难，"不得溺"，都是指少尿。心水、肺水，偏于上一点，身重，身肿。但是你注意它也有小便难，大便溏，消化道也出现问题。

五脏水，属于难治性水肿。水气病和痰饮病一样，是对应的，痰饮有水在五脏，水气也有五脏水。痰饮病有留饮、伏饮、微饮，水气病来个水分、血分、气分，表达它的一个深浅程度，有个层次感，气分轻，水分在中间，血分最重。那么原文的论述不难理解，文字比较浅显，一看就懂了。这里我们看一下，《金匮要略》的这条原文，这个叫气分的，论述很精彩。原文的最后说："阴阳相得，其气乃行，大气一转，其气乃散。"什么叫大气？大气指人的元气，要让它流动通畅。《金匮要略》首篇的原文有"五脏元真通畅，人即安和"的表述，这种条文要前后联系起来看。人的功能要没有障碍，"阴阳相得，其气乃行，大气一转，其气乃散"，话说得很好，把它转换成具体的治法，就是通阳，温阳，化气，利水，那么对应了一张什么方？真武汤，温阳利水，就这么简单，对应《伤寒论》中的治法。如果要举《金匮要略》中的方，可以是前面讲过的桂枝去芍药加麻黄细辛附子汤，温阳散寒，这个叫气分。

水气病病机表述的原文有一些争议，就是《金匮要略》原文中的这些文字，有点像王叔和的，叫"脉经家言"，我们不必多费口舌去解释，一般概括一下就可以了，重点的地方强调一下。单纯地说理，总能自圆其说，为什么？因为后面没有方药的约束，不具体。所以有关具体的证治多讲一点，大概把握好这个原则。那么哪一条最好呢？第19条，这一条原文有一定的代表性，可以概括水气病的基本病机，上中下，全部讲到了，最后还来一个补充，"血不利则为水"，讲得很好吧？这一句应该是《金匮要略》的名言，一般大家都熟悉，出处就在这里。它提示了对于难治性的水肿，你要考虑活血化瘀的方法。按照我们今天的思路，内科治不好，有的甚至要用手术才能治好，局部压迫了，回流受阻了，"血不利则为水"，把它理解为今天的临床，中西医互相要通力合作解决问题。

水气病的治法是容易理解的，发汗，利小便，再加一个攻下逐水。这条原文（第11条）应该从中间开始理解，前面是讲风水，到"其人消渴"。前面讲的风水"其人消渴"，嘴巴干，面目肿，是个风水的情况，应该用发汗清热的方法。"病水腹大"开始，里面有水饮，小便不利，少尿，要攻下。这样，水气病给出了一个治标的方法，痰饮病出了一个温药和之治本的方法，我们可以把它们配合起来。那么有几张方我们稍微讨论一下，这个防己黄芪汤，益气利水。越婢汤在这里，我把它放在凉泄，太阳病的凉泄，主要用麻黄、石膏，还有杏子汤。发汗的方在水气病中，有一张甘草麻黄汤，两味药，甘草、麻黄，这是麻黄汤的基础。杏子汤，麻黄、杏仁、甘草三味药，后来叫三拗汤。甘草、麻黄加杏仁，加个桂枝，就是麻黄汤，加石膏是麻杏甘石汤，是另外的衍化方向。所以从甘草麻黄汤出发后，分出温散和凉泄两个方向，麻黄、桂枝同用的是一条路，麻黄、石膏同用的是另外一条路。这样正好对应了后来讲的辛温和辛凉，出发点在麻桂剂和麻石剂。

很遗憾，石水、正水这一部分原文没有给出方药，我们只能参照后世的方，这是《金匮要略》的欠缺，也许那个时代真的没有方法。这一张方我们看一下，枳术汤，同样是心下坚，"大如盘，边如旋盘"，差一个字，就变了一张方。这个大概不是心衰，不是肝脏肿大。也许边缘不太清楚，它其实是一个痞证。这个痞，应该在《金匮要略》《伤寒论》中也是常见的，《伤寒论》里最典型的痞证是泻心汤，半夏泻心汤。这个心下坚，如果是"心下痞坚"，以痞胀为主，就对了。枳实、白术两味药，你还要跨一步，跨到痰饮病的一张附方，《外台》茯苓饮。用这个讲法比较新潮了吧？胃肠动力药。西医有，中医也有，《外台》茯苓饮，用人参、茯苓、白术益气健脾，用陈皮、枳实、生姜行气消痞，一个健脾，一个行气。临床上应对功能性消化不良可以把它作为一张基本方。

黄汗，我这里简单交代几句，有兴趣可以去查查相关的文章。我过去也讲不清楚的，也是一问三不知，没遇到过。黄汗，就是出汗黄。两张方，芪芍桂酒汤和桂枝加黄芪汤，一般的说法，湿热停留在肌表，营卫不和，这样一解释就完了。但是作为研究，深入探究黄汗，我也是看了他人的文章，感觉黄汗有别的可能。我好多年以前有一篇文章，叫《黄汗、服石及其他》，大家有兴趣可以去查一下，这篇文章也是受了别人的启发，里面讲述黄汗是和当时的服石有关。服石，是那个时代流行的一种养生保健方法。它的副作用有很多，其中有一个就是出黄汗。《金匮要略》最后的杂疗方中也有服石的，如寒食散，由此可见在当时服石养生是个普遍现象。我们讲历史上养生保健，丹药、石药、香药、人药，一路看下来蛮有意思，你要梳理。以史为鉴，有助于认清现实。

下面再提一下瘀血的问题。瘀血应该和痰饮并列，都是很重要的。但是《金匮要略》的处理，痰饮详细，瘀血简略，瘀血的内容是散在的，它没有集中在一个篇章。有这么多有关瘀血证治的方药，你能说瘀血不重要吗？我们看一下它的一个布局，主要是两条原文。瘀血主要是第4条，主症可以用4个字概括：一个满（胸腹满胀）、一个青（舌青），一个渴（口燥），一个涩（脉微大来迟）。那么你会问，今天凭这个就能够诊断瘀血了？不行的。我们现在说有肿块，有疼痛，有出血，会重视脉象和舌象，舌象青紫，或出现青紫斑块，会说肌肤甲错，等等。瘀血病，这是肯定存在的，就是《金匮要略》中描述得不完整，跟我们今天的认识不合拍，归纳不到位。要说到原因，还是我今天反复要强调的，《金匮要略》的前提是伤寒病，《伤寒杂病论》这本书不是为后世所有的问题写的。要搞清楚，它是有局限的，不足的地方要我们后人来补充。

最后我介绍给大家一张方，临床上可能经常会遇到妇女月经方面的问题，痛经或者月经不来，这样的一个方，前边是四逆散、四物汤加一些通利的，调经的。一般用来应对这样两种情况，一种是痛经的病，一种是月经不来，大家可以试试看，痛经要重用白芍，月经不来要用赤芍，一般都要用30g，太轻了不行。

以上的讨论，因为时间关系，挂一漏万，有兴趣可以进一步看看我们编写的《金匮要略病证与方剂研究》，也可以参考我写的《金匮要略杂病解》。最后我们看一下，在热病的临床实践中，形成的一个诊疗格局是这样的，叫热病四分法。对《伤寒论》，宋以前我们关注它的传本，宋以后是我们重视它的注本。文本已经定了，我怎么理解？要看注本。在宋定本之前，我们想了解的是《伤寒杂病论》的各种传本，对于《伤寒论》《金匮要略》的研究，把宋代作为一个分水岭,宋前、宋后我们思考的重点不一样。但是《伤寒杂病论》临床的运用是贯通的,宋前、宋后是一样的,我们都要从临床的角度去思考《伤寒杂病论》的问题。中医临床经典,一路是从外感热病的临床上走过来的,伤寒、金匮、温病,将临床诊疗一分为四:正伤寒、杂伤寒、类伤寒、后伤寒,这就是我讲的热病四分法。热病四分法,凸显了临床诊疗的格局,证候、疾病、症状。《伤寒论》提供的六经辨证,注目于证候。《金匮要略》杂病的证治,重视症状,对症处理。温病的展开和补充,体现了疾病的鉴别诊疗,治法方药的变通,体现了疾病变化的问题。后伤寒,指热病后期的调理恢复,《伤寒论》中有"瘥后劳复阴阳易",大凡热病恢复期都会遇到如何调治的问题。在这里,病后的调养和日常生活中的养生保健又有了关联。现在门诊上有很多人来,只是为了调理调理,我们也要积极面对,开个当归芍药散,开个补中益气汤,可以吧?用用膏方也可以吧?我们要学会处理临床上的各种各样的情况。以上的临床格局,热病四分法,如果都用伤寒来表述:正伤寒、杂伤寒、类伤寒、后伤寒。这样的一个框架格局,和西医的沟通也很方便,中医擅长于辨证,西医精细于病因,中西医结合可以互补。从这个格局出发,我们要掌握辨证的基本方法、基本的框架,一定要理解、把握,这是我们用药的基础。仅此不够,所以还要有治病的通用方(专科的协定方)。对症处理还有常用药。常用的药物,每个人的经验不一样,我们要注意交流和积累。

脏腑经络先后病脉证第一

　　因为各位老师也讲《金匮要略》，起码也是学习过《金匮要略》的，所以我讲条文主要讲重点，一般的内容我就不讲了。《脏腑经络先后病》这一篇是在说什么呢？它涉及最主要的问题是什么？先把"脏腑经络先后"解释一下。本篇说到脏腑和经络，且突出先后，体现于原文就是"经络受邪，入脏腑"，这很显然代表着有先和后或表和里的关系。

一、上工治未病

　　先看第一句话"上工治未病"，什么叫上工？上工之后又出现了一个中工，那么肯定还蕴含着下工。这里说治未病，能治未病者即为上工，这是张仲景的一种划分方法。古人有不同的评判标准去划分上工、下工。《灵枢·邪气脏腑病形》有对上工、中工、下工的区分，"上工十全九……中工十全七……下工十全六"。上工要知道"见肝之病，知肝传脾"。我们要问：上工怎么知道肝能够传脾？肝为何能传脾？它源于一个什么样的理论，或者源于哪一个理论的影射？这是一个问题。第二个问题是：由"四季脾王不受邪"这句话，我们能够知道张仲景对脾的主时是一个什么认识？大家都清楚脾的主时说有两种，第一种是说脾在每个季节的后十八天；第二种是脾主长夏说。张仲景的关于脾主时的理论应当是在四季之末，即每季的后十八日。我分析出来脾的主时并没有借用别的理论，就是根据条文，分析是要从条文给定的东西分析出新的东西，而不应附加更多的假设。在此我应用了蕴含理论，"蕴含"是一个逻辑学术语。举个例子，"武松是潘金莲的小叔子"，这句话给我们带来什么样的信息？武松家里应该有什么人？潘金莲又是什么人？当我说"武松是潘金莲的小叔子"时，无论你读过或没读过《水浒传》，只要知道"小叔子"的含义，你就会知道"武松有个哥哥，潘金莲是个女的，且武松的哥哥与潘金莲是夫妻"。这就是应用蕴含理论分析语句的结果。

　　"中工不晓相传，见肝之病，不解实脾，惟治肝也"大家都知道肝病实脾的理论。但我要问"肝病实脾"的理论是来自于大量的临床观察吗？这个理论的背景是什么？你又是如何知道它的背景呢？在此就不得不谈到五行学说中的木与土。我们把肝认为是木，将脾认为是土。很显然这涉及特征赋予和结构映射。这是两个隐喻认知模型，是把木、火、土、金、水的特征分别赋予肝、心、脾、肺、肾，把木克土、土克水、水克火、火克金的关系映射给了五脏，所以才会有肝病实脾这样的说法。

"夫肝之病，补用酸，助用焦苦，益用甘味之药调之。"这是方剂的五味配伍原则，这种方剂配伍的依据也是五行学说，大家可以看《辅行诀》，现在已很少应用五味原则指导方剂配伍。"酸入肝，焦苦入心，甘入脾。脾能伤肾，肾气微弱，则水不行；水不行，则心火气盛，则伤肺；肺被伤，则金气不行；金气不行，则肝气盛，则肝自愈。"这句话主要是用以一种相克的理论来解释为什么肝病实脾。大家都很清楚，脾制肾、土克水都是制约，仔细看就会发现这段条文从头到尾都应用了五行相克理论。

于是又出现了一个问题，为什么都用相克而不用相生，它的原因是什么？我可以告诉大家，那个时候相生的理论还没有成熟，相克相生的理论，本来就差了几百年。是先有了相克，然后才有的相生，所以张仲景只用了相克而没有用相生。让我们再次回顾一下五行的相克，邹衍的五行学说首先应用五行解释朝代的更替，他应用的就是相克理论，《邹子》有云："五德之次，从所不胜，故虞土、夏木、殷金、周火。"举个年代近一点的例子，为什么汉朝能取代秦朝？这是因为秦属水，汉属土，而土能克水。

我们再讲"治未病"，它涉及医学模式的转变。为什么说治未病重要？为什么国家如此重视？一个很重要的原因是，"治未病"把医学的重心前移，将以治疗疾病为重心前移到以预防疾病为重心。这无论是对于人民健康还是国家经济来说都是一件好事情。

二、"五行莫贵于土"

大家知道，五行有两种模式，一个是中土模式，再有就是循环往复的生克模式。下面说一下重土的思想，为什么会重土？重土的思想源于什么？这主要是因为对土地的占有，它是农耕文明的产物。农耕社会离不开土地，土地越多生产粮食越多，就越富有。《春秋繁露》说"五行莫贵于土""五色莫贵于黄"，这是中华民族重土思想的集中体现。大家知道，黄种人是一个带有蔑视性的称呼。但当西方人称呼中国人为黄种人的时候，中国人并不觉得有多难堪，而是很欣然地接受，就是因为在我们传统文化里头有"五色莫贵于黄"的说法。

"夫人禀五常，因风气而生长，风气虽能生万物，亦能害万物，如水能浮舟，亦能覆舟。"这里主要讲风气。为什么说因风气而生长，而不说因热气而生长？也不说因寒气而生长？风气是什么意思？《血痹虚劳病》篇的薯蓣丸方提及"风气百疾"，也提及风气。一般认为风气是说自然界的气候，其实这只是一个简单的说法，张仲景好像不只是这样的意思。"因风气而生长"是农耕文化的产物。回忆一下《黄帝内经》，大家都知道"风为百病之长"这句话，到张仲景就不只说风，而且说寒。并认为寒为毒，"最成杀厉之气"。《黄帝内经》说"风为百病之长"的原因是什么？自然界的风与季节变化相关，季节的改变一定对农作物有影响，关键是"一夜秋风遍野凉"。

秋天天气转冷，虫子全冻死了。说到风，成语里又有"移风易俗"之种种说法。

三、元真通畅，人即安和

"若五脏元真通畅，人即安和。"张仲景为什么说这句话？他为什么不说阴阳平衡？张仲景医学体系中有一个"以通为和"的理论。《汉书·艺文志》对经方有一个界定，说"经方者，本草石之寒温，量疾病之浅深，假药味之滋，因气感之宜，辨五苦六辛，致水火之齐，以通闭解结，反之于平。"关键词是"通闭解结，反之于平。"经方家做的事和医经家做的事不一样。为什么说是一个以通为和的理论体系呢？若把"若五脏元真通畅，人即安和"变成一个条件句：如果元真通畅，那么人体安和。用更通俗的话说，如果五脏元真通畅，那么人体就健康。这样我们就可以以"通"为逻辑起点，构建一个理论体系。疾病就是元真不畅，元真不畅就患病；治疗疾病，是使不通为通；组方用药，以通为和。如此就构建了一个以通为和的理论体系。张仲景在此没谈阴阳，但我不否认张仲景的理论体系中有阴阳理论。《伤寒论》既言"凡病，若发汗、若吐、若下、若亡血、亡津液，阴阳自和者，必自愈。"大家不要以为这是同一个理论体系。如果将强调"通"的理论向上追溯，就会发现"以通为和"的理论基础是元气论而非阴阳论。如果大家对日本汉医有所了解的话，就应知道"一气留滞论"。疾病发生是一气留滞—元气的留滞是万病的根源。

四、千般疢难，不越三条

"千般疢难，不越三条：一者，经络受邪，入脏腑，为内所因也；二者，四肢九窍，血脉相传，壅塞不通，为外皮肤所中也；三者，房室、金刃、虫兽所伤。

以此详之，病由都尽。"三条中第一条的"因"是什么意思呢？不能把它解为原因，"因"是沿袭的意思。为内所因也，是由经络向脏腑传；第二条说明邪气在肌表不动。第三条"房室、金刃、虫兽所伤"。仔细看这三条的论述其实并不一样。前两条不是现代意义上的病因，类似于疾病的传变，最后一条才是今天所说的病因。"房室、金刃、虫兽"的后两个和第一个也不一样。金刃、虫兽所伤肉眼即可见及，而房室所伤显然不一样，为什么要将房室与金刃虫兽并列？中医学研究的是一个生活世界的问题，凡我们生活能够接触到的、必须依赖的东西，都可能会成为疾病的病因。你看中医的病因，哪一个和人们的生产、生活因素无关？没有一个不是。这就是生活世界。言"房室"很显然是隐喻的，这涉及"概念隐喻""隐喻认知"，感兴趣的人可以看看莱考夫的《我们赖以生存的隐喻》《女人、火与危险事物》等书。

五、未雨绸缪，防微杜渐

"若人能养慎，不令邪风干忤经络，适中经络，未流传脏腑，即医治之。四肢才觉重滞，即导引、吐纳、针灸、膏摩，勿令九窍闭塞。更能无犯王法、禽兽灾伤，房室勿令竭乏，服食节其冷、热、苦、酸、辛、甘，不遗形体有衰，病则无由人其腠理。"人能养慎是第一个层次，不令邪风干忤经络，邪风接触不到人体就不会发病。古人真是聪明，大家想一想，传染病最主要最有效的预防方法是什么？就是不接触传染源，不接触传染源就没有被传染的可能。如果按张仲景《伤寒例》所说"冬时严寒，万类深藏，君子固密"去做，到了冬天，就应该别出屋子，这样就不会感受寒邪。下面说"适中经络，未流传脏腑，即医治之。"疾病由浅入深，由表入里，在疾病未深入的时候治疗它。"四肢才觉重滞，即导引、吐纳、针灸、膏摩。"通过这句话能分析出什么？为什么不说喝点汤药呢？喝点大小柴胡或者麻黄汤呢？这里有没有更深一层的寓意呢？通过考证可以发现，《黄帝内经》有一段话说"自古圣人之作汤液醪醴者，以为备耳！夫上古作汤液，故为而弗服也；中古之世，道德稍衰，邪气时至，服之万全。"古人做完汤液之后，置而不用。为什么放着而不饮用？没得病自然不用服药，病轻者亦不用服药，只有到严重的时候才能用汤液。古人是有这样的讲究，汤液在患大病的时候才会使用，微疾小恙根本就不会用。由此可以看出，导引、吐纳、针灸、膏摩治疗的病证相对比较轻浅，其副作用也相对少，或者说此处蕴含了疗法使用的次序，强调不要产生过度治疗。

六、四诊合参，独重于脉

先讲望色，望色比较好理解。"鼻头色青，腹中痛，苦冷者死。"此处应用了相克理论，鼻头色青，鼻代表的是脾，在脾所主位置上出现了青色，在土的地方见到木色或者说脾处见到了肝色。腹中痛，也可用相克来解释，即肝木克脾土。"病人语声寂然，喜惊呼者，骨节间病"，是通过听声音来分析疾病。骨节间病往往因屈伸导致剧烈疼痛，剧烈的疼痛引发惊呼。"喑喑然不彻"，不彻就是不连贯，时断时续，是心膈间病。"语声啾啾然细而长者，头中病"，病人细声细语，不敢大声说话，说话要产生共鸣，想一想感冒的时候敢大声喊叫吗？大声喊话会震得头痛。"息摇肩者"，就是呼吸的时候张口抬肩。

讲原文要先把字面的意思说清楚，这是条文解释的第一个层次。《素问·著至教论》有一段话，"诵而未能解，解而未能别，别而未能明，明而未能彰"。"诵、解、别、明、彰"是理解经典的五个层次。诵，就是背诵条文。解，是理解条文。别，会比较鉴别条文之异同。明，是阐明条文之幽微。彰，是补其未备并使之发扬光大。简单地介绍一下傅伟勋先生，傅先生发展了诠释学的理论，提出"创造性的诠释学"。诠释学又称解释学，是西方的显学。不知道傅先生是否读过《素问·著至教论》，他的创造性诠释学也正好是5个层次。诠释学的第一个层次是原谓就是原文说了什么，你一定要把字面的意思解释清楚，这些话蕴含着什么？也就是说如何从原文中推出他没有说出的话。

为什么从息摇肩就推断出心中坚？此心中作胃脘来解，是说胃脘坚满。胃脘坚满为什么会出现息摇肩？因为心下硬满影响呼吸。息摇肩能解决一个问题，从生理学的角度来说，息摇肩将胸腔的容积扩大了，容积大了有利于呼吸。"息引胸中上气者，咳。"呼吸时觉得气机上冲就会咳嗽，张口短气且唾涎沫，是肺痿病的一个特征。

现在讲触觉，为什么讲触觉呢？因为要讲脉，脉源于触觉。张仲景重视脉诊，往往用脉来阐释病机、判断预后，为什么是这样？研究一下触觉史或者感觉史，就会知道触觉是一切感觉的基础，没有触觉别的感觉就显得不实在。常言"百闻不如一见"，说的是听到不如看到。听觉弱于视觉，然触觉是视觉的基础。举个例子，商场上贵重衣物旁都有"非买勿摸""非买勿动"等字样，为什么出这样的警示语？怎么不说非买勿看呢？因为商家知道顾客在看后想要摸一摸，感受一下它的质感。久别重逢的老友，看到不就可以了吗，为什么还要握手或拥抱呢？我记得网上有这样的标题：为什么我们喜欢在蚊子叮的包上掐十字？这篇文章写的也是触觉问题。老年人为什么容易摔倒？因为脚的触觉已经降到了原来的 1/8 或 1/10，所以容易跌倒，摔倒的原因是触觉减退。张仲景重视脉诊的一个主要原因，是重视触觉。日本古方派主要讲腹诊，腹诊也是触觉，为什么到了古方派就不重视脉了？是因为脉诊"在心易了，指下难明"，言外之意就是，尽管你心里知道脉是什么样子，但你摸不出来。古方派强调："先证而不先脉，先腹而不先证。"就是证重于脉，腹诊重于证，这是古方派诊法的次序。用现在的话说是赋予权重，把哪个赋予的分值更高一点，张仲景赋予脉诊的权重最高。

"吸而微数，其病在中焦，实也，当下之，即愈，虚者不治。"一个呼吸稍快的人，怎么就到了虚而不治的地步？相对来说比较难理解。"在上焦者，其吸促，在下焦者，其吸远，此皆难治。呼吸动摇振振者，不治。"在中焦怎么就不治了呢？因为中焦虚导致堵塞，所以呼吸微弱，反而偏快，就不治。一定非常虚，才会出来那种状况。当然后来有人把呼吸动摇振振者解释为呼吸衰竭，解释为抽泣式呼吸。急救室和呼吸科的人可能能够见到，我们平常人可能见不到。

讲张仲景的原文，可因你扮演的角色不同做出不同的讲授。我经常和学生说，在学习张仲景的著作时，你扮演一个什么角色？是法官、律师，还是检方？《金匮要略》的讲授者，大多把自己作为张仲景的辩护人，而不是作为一个起诉者。要为张仲景辩护的前提是条文一定是正确的，然后解释张仲景为什么说出了这样的话，他说出这些话的理据是什么。

张仲景所说"难治""不治"的条文，可能是因为当时治疗技术上的问题，那时候的医疗水平相对较低，但这只是一种解释。我一直强调我所讲的只不过是一种解释，意在提示我们要时刻区分什么是事实，什么是观点。弗雷格早在一百年前就告诉我们，时刻要把逻辑的东西和心理的东西区分开来。尤其要区分哪些东西是逻辑的、哪些东西是心理的、哪些是事实、哪些是观点。如果不把这些东西区分开来，就会陷入无休止的争辩之中。

"寸口脉动者，因其王时而动，假令肝王色青，四时各随其色。肝色青而反色白，非其时色脉，皆当病。"本条体现了人与四时相应。现在要提问两个问题，大家可以思考：是因为人为了适应自然界而产生这种节律变化，还是我们人生下来就有这种节律？如果说人有类似四时的变化，那么这种变化有多大？可以举个极端的例证，到一个四季如冬、四季如夏的地方，人还有这样的变化没有？中医的理论在那时候是不是能够适应，还能不能够指导临床？或者说到南极、北极，试试你的理论还行不行？存在不存在这样的问题？我们的理论到底是普适的，放之四海皆准，还是一个局部的，只适应一定的范围？其实看中医的文化很清楚，中医学的主体主要是中国中原的产物。

"有未至而至，有至而不至，有至而不去，有至而太过。"这里说季节和温度的关系。上工须了解和掌握时令与气候之关系，即所谓治病"必先岁气"。"病人脉浮者在前，其病在表；浮者在后，其病在里。腰痛背强不能行，必短气而极也。"这说明什么问题？前和表，后和里，前是哪个前？后是哪个后？一般而言，前后是指关前和关后，那就是一个寸、一个尺。寸和尺怎么就一个主表一个主里？很显然这和彼时取脉持有的信念有关，现今的取脉绝不这样取。我们摸到浮脉，即轻取时得到的那个脉，我们说它主表。脉诊为什么能够诊断疾病？其诊病的原理到底是什么？有很多人一直在神话脉诊。其实取脉诊病原理很简单，只不过是一种映射。当今最常用的"独取寸口"诊脉法，将寸口分为寸、关、尺三部，左右手分别对应心、肝、肾和肺、脾、命门。另外一种取脉方法是《难经》的取脉方法：三菽之重，六菽之重，九菽之重，十二菽之重，按之至骨。三菽之重是肺，六菽之重是心，九菽之重是脾，十二菽之重是肝，按之至骨就是肾，它推测脏腑的位置不是分左右，很显然以取脉轻重配属脏腑法和以寸、关、尺配属脏腑法是不一样的。这是为什么？其实都是源于映射原理，把手举起来，在寸口处划分为三部，它对应的正好是上、中、下三焦。脾和胃相表里、肝和胆相表里、肾和膀胱相表里，它们之间离得都很近。而为什么肺和大肠相表里、心和小肠相表里，它们之间离得那么远？很显然是因为肺和心距离近，大肠和小肠离得近，所以把小肠配给了心，把大肠配给了肺，是这样配过去的，是把整个结构映射过去的。所以这是一种结构映射。取脉五个层次只候五个脏；而三个部位能候三个脏腑，两边六个，比五脏多一个，所以多了一个命门。

"厥阳"一词可能无解，为什么无解？大家都知道，吴考槃老先生是南京中医药大学研究《伤寒论》《金匮要略》文献的大家，当今学者少有出其右者。他在作《金匮五十家注》的时候说，厥阳独行之说唯见于此，这样的问题根本解释不了。所以无论教材如何解释，都显得很牵强，因而认为它无解。这又想让我想起了黄侃"以阙疑为贵"。黄侃是近代语言学大家，章太炎的学生，也是刘师培的学生，因而有"二叔的学生"之称。

七、入脏即死，入腑即愈

"入脏即死，入腑即愈"又涉及脏腑这一问题。刚才说脏腑先后，此处再言"入脏即死，入腑即愈"。在张仲景的医学思想中一定存在着脏病重、腑病轻的观念，我们可以分析一下"经络受邪，入脏腑"和"入脏即死，入腑即愈"，怎么知道入脏？如何知道入腑呢？是看见了吗？不是！他是依据症状来推测，见到唇口青、身冷就说是入脏，如身和、汗自出就说是入腑。我不想把脉脱理解成一种脉象，更愿意把它理解成一种病证，它不是一种脉，而是一个病证"脉脱入脏即死，入腑即愈"和前面说的是一样，就是脏病重，腑病轻。紧接着又说"非为一病，百病皆然"，意谓不只这一种病，很多病都是这样。"譬如浸淫疮，从口起流向四肢者，可治，从四肢流来入口者，不可治；病在外者可治，入里者即死。"这句话想说什么？为什么举个浸淫疮的例子，怎么不举个中风的例子？因为浸淫疮能够看见的，大家能够核实，所以才以浸淫疮作示例。这涉及一个意向图示，这是一个"中心—边缘"模式。相对于边缘而言，中心更重要；同理，里重于表，脏重于腑。

八、阳病十八，阴病十八

"阳病十八""阴病十八"这个也很难讲，为什么我说难讲？十八病好理解，很显然是古代疾病的一种分类，就是把阳病分为十八，阴病分为十八。我现在问，为什么不把它分成十六，分成十五，而偏偏是十八呢？这源于什么？难讲就难讲在这儿。古人非常喜欢十八吗？认为这个数字很神圣吗？是源于一种数字崇拜吗？那么就考虑古人什么时候对十八比较感兴趣？东汉曾有"十八土司"的称谓，但是这种称谓流行并不广。是否可以把十八分解一下，十八来自两个数，比如说二九一十八或三六一十八。那是源于二的崇拜？还是源于三的崇拜？我更倾向于张仲景对三和六的崇拜。为什么这样说？因为《伤寒论》有三阴三阳。三六可以凑成十八，十八有可能是这样来的。你当然也可以说是对九的崇拜。阳病"头、项、腰、脊、臂、脚痛"是六个，那就要找到三，三六才能凑成十八。既然有三阴三阳，就直接把三阳引过来。阴病"咳、上气、喘、哕、咽、肠鸣、胀满、心痛、拘急"有九个，需要找到二，气血、虚实都可以，营卫也没问题，这样就是二九一十八。有人可能认为这样说不太对，为什么阳病说三个，阴病怎么就成了两个？如果想把阴病变为六个也不太难，只要如此句读即可。"咳上气，喘，哕，咽，肠鸣胀满，心痛拘急。"如此阴病十八的推断过程就与阳病十八的过程一致。前面是三阳，后面是三阴，都能够凑成十八，且能自圆其说。但我们要清楚，古人知道如此划分的原因，只是现在我们已经不知道了，古人给我们留下了"一份没有遗嘱的遗产"。现在只能这样推测，给出这样一个解释。古人将病分为阳病十八、阴病十八是一个事实，而为什么这样划分是我们的解释，如何把它凑成十八，是我们采用的手段。你可以认为是，也可以认为不是。如同你可以认为冰激凌好吃，也可以认为冰激凌不好吃，但是都不能否认冰激凌是由奶做成的。以奶为主要原料做成冰激凌和你喜欢不喜欢吃冰激凌,那是两回事。无论你同意不同意这种解释,古人确实说出了阳病十八、阴病十八。这就是我刚才说的事实和观点。

"清邪居上,浊邪居下,大邪中表,小邪中里,䅟饪之邪,从口入者,宿食也。五邪中人,各有法度,风中于前,寒中于暮,湿伤于下,雾伤于上,风令脉浮,寒令脉急,雾伤皮腠,湿流关节,食伤脾胃,极寒伤经,极热伤络。"这就是邪在哪个位置基本上就容易伤在哪个位置,在上边的容易伤上,在下边的容易伤下,饮食进胃就容易伤胃。需要注意的是,张仲景讲五邪不讲六淫,其注重五行,故不同意将"人又有六微"之六微解释成六淫。

九、表里先后,新旧缓急

"病有急当救里、救表者,何谓也?师曰:病,医下之,续得下利清谷不止,身体疼痛者,急当救里;后身体疼痛,清便自调者,急当救表也",这条《伤寒论》也有。张仲景在《伤寒论》里谈得更多的是先表后里的原则。"夫病痼疾,加以卒病,当先治其卒病,后乃治其痼疾也。"很显然这两个条文都论及到先后。什么叫卒病?卒病有两个解释,第一个解释是新得的病,第二个解释是急性的严重的病。所以有人认为《伤寒杂病论》是《伤寒卒病论》,就像传染病、急病。急性病不治,病人要有生命危险。

我们将"疾病治疗先后"放在一个语言学框架中来理解。从语言学的角度来说,"夫病痼疾,加以卒病,当先治其卒病,后乃治其痼疾也"是一个双结果条件句。双结果条件句说的是什么呢?一个决策者在条件 A 下总是优先选择 B 而不是 C,总是优先选择"这个"而不是"那个"。现在给出三种情况:

第一个,吃饭的时候,总是先洗手后吃饭。当然了,也有不洗手就吃饭的。

第二个,穿衣服的时候,总是先穿左手再穿右手。

第三个,回家的时候,总是先开门再进屋。

看看这些先后有什么异同呢?先洗手再吃饭,这是规范,你要遵守的就叫规范,最大的规范就是法律,须严格遵守。穿衣服先穿左手再穿右手,更像是习惯。但是如果先穿西装再穿衬衣,这样的习惯好像就少了。先开门再进屋是什么?客观限制就这样,不开门你就进不去,它是客观必然的。

再来看张仲景所言:病有急当救里救表者;夫病痼疾,加以卒病。它是客观必然吗?或者它是习惯吗?我更觉得它像一种规范,就像我们现在奉行的临床的治疗规范、操作守则一样。

十、随其所得

"五脏病各有所得者愈,五脏病各有所恶,各随其所不喜者为病。"所得是什么?喜欢的、适应的,应当指的是这类的东西。"五脏病各有所得",也就是五脏病有其适应的饮食居处。这样的解释很显然引向了护理学,也就是说把它理解为一般护理。我们说护理学也没有问题,传统的中医本来就是医药护不分的,没有那么清晰的界限。"病者素不应食,而反暴思之,必发热也。"这段话大家往往以除中证作为例证。

"夫诸病在脏,欲攻之,当随其所得而攻之。"这里也有"所得"两个字,前面已有一个"所得",这两个"所得"为什么不一样?这里"所得"是指当外邪入里就要和体内的某些东西,比如水、血、痰、食相结合,关键是条文中有"如渴者,与猪苓汤,余皆仿此"这句话,它告诉你"当随其所得而攻之"就像渴就给猪苓汤一样。渴为什么要用猪苓汤?猪苓汤的渴因何而起?现今往往把猪苓汤治疗的"渴"解释成水热互结,这就导致了外邪入里可与体内的水、血、痰、食相结合的推论。

【课间互动】

问:请老师再简单说一下脉学。

答:我们现在沿袭的是寸口诊法,就是刚才说左为心、肝、肾,右为肺、脾、命门那个系统。脉学与个人的习惯爱好有关,既然现在教材都在讲"左为心肝肾、右为肺脾命",沿袭这个系统,也没什么问题。但是大家要知道这个系统不是唯一的,古人有很多个脉学系统,有很多种取脉的方法。

问:请问一下,"病人脉浮者在前,其病在表;浮者在后,其病在里",可不可理解成疾病在刚刚发生的时候,脉是浮脉,疾病在表,疾病在进展的过程当中就叫后,疾病在里?

答:这没问题,你怎么理解都可以。这是另外一种影射,认为由表入里,是一个由表向里的过程,也就是一个浅一个深,没问题。

问:贾老师,第1条用的是肝木克脾土的理论解释传变的过程,但是在临床上,比如说如果一个肺性的疾病,慢性的支气管炎,传变可能就是肺气肿,再严重就是肺心病。那么它是从肺到心,从金到火传变。相克的应该是火克金。如果相克理论解释的话就不对了,那这样应该怎么来理解?

答:你想说的,我可以理解,就是说相克理论在这已经不适合了,这个时候是不是就要出现一个相生的理论或者一种另外的解释呢?怎么能够理解?

现在我要解释一下，为什么在相克之后出现相生？很显然是这种理论已经不能满足临床需要，不能满足需要的时候就要产生一种新的理论，那么这就涉及一个理论的完全性和不一致性的问题。哥德尔的不完全性定理讲了这样一个问题，就是在一个足够大的系统，如果一个理论是完备的，那它就是不一致的，如果是一致的，就是不完备的。也就是说用一种理论来解释，碰到解释不了的问题，这个时候就要出现另外一种理论。所以相克理论不能解释，相生理论自然就出现了。而且相生理论比相克理论更温柔一点、更人性一点，它符合伦理学。中国古代的学问，一定要上升到伦理层面，人伦是最重要的东西。现在做实验讲究伦理学，先过伦理。伦理学过不了，实验就不要做了。古人更重视这一点，就一定要符合人伦。高中学过的光的波粒二象性，光到底是波还是粒子？为什么有波粒二象性？就是用一个解释不了，所以两个理论就并存。大科学家玻尔，他提出了互补原理。"互补原理"最简单的一个表述就是，你不能同时看到早上的富士山和晚上的富士山。同样的条文，把五行相生学说引入进去，你看看，那马上导致混乱。刚才这位同学说慢性肺病，然后就肺气肿，慢性肺气肿往往导致肺心病，我们只能从五行反侮来解释，在温病学就是"逆传心包"。有很多东西并不一定是五行学说就能解释的，五行学说本身也有局限，并不能解释所有的现象。

问："腠者，是三焦通会元真之处，为血气所注；理者，是皮肤脏腑之文理也。"我想请教一下，您是怎么理解这句的？因为我觉得前面讲的是一些预防治疗方法，然后最后用这样的一句话来结尾，我不知道它的意义何在。

答：这个比较难理解。这个条文，首先是对腠和理的解释，腠和理很显然不是单指汗孔，它起码包括了脏腑的问题，在脏腑也有腠理。在古代，腠理是一个比较大的概念。"三焦通会元真"这句话提及两个词——三焦与元真。张仲景所谓三焦也存在上、中、下三部三焦说的解释，但所言三焦管辖的脏腑和后来温病所说的不一样，这将影响我们如何理解三焦。三焦的问题《伤寒论》也有，《妇人杂病》篇也有，就是"无犯胃气及上二焦，必自愈"。本条文言腠理复论及三焦、元真的问题。古人很少谈到元真，元和真连用，好像始于张仲景，这是很奇怪的。要么谈元气，要么就谈真气，元真两个字连用，称为元真之气的很少。"三焦通会元真之处"是说元气要通过三焦，《难经·六十六难》言"三焦者，元气之别使也"。讲到历节病的时候会有"三焦无所仰，四属断绝"。或称"三焦无所御"。在《平脉法》里是"三焦无所仰"，在《中风历节》里面是"三焦无所御"。腠理研究得比较好的，我认为是刘河间。

问：贾老师您好，一般都说第一篇是一个总则，后面各篇章的一些内容，应该按照第一篇的主张来进行解释。那么在第一篇里面提到了"病人脉浮者在前,其病在表。"我们理解它应该是寸脉,也就是说寸口脉表现是个浮脉,它表现的病证应该是一个表证。如果是按照这一种说法的话,我们来看一下《中风历节病》"寸口脉浮而紧,紧则为寒,浮则为虚"。这是不是存在有一些矛盾的情况?关于这一个矛盾您是怎么看的?

答:张仲景于自序中说取脉方法是人迎、趺阳、寸口。但《伤寒论》《金匮要略》用人迎脉的很少。所以我总觉得在那个时代,张仲景只是一个整理者,而绝不是这些东西都是出自张仲景的。他只是把这些东西汇集到一起,其中集合了很多医家的观点。举个例子,厚朴三物汤,小承气和厚朴大黄汤,这三个方子,我就不认为是张仲景用一个方子变化剂量的结果,而认为是张仲景把这些东西收集到一起。我也不认同栝蒌薤白半夏汤所治那个病证的程度一定要强于栝蒌薤白白酒汤,只是说当时医家治疗胸痹病的状况,有的是用的栝蒌薤白半夏汤,有的医家用的是栝蒌薤白白酒汤,我这样理解,只是从不同的角度来思考,不能以一种标准来衡量它们,我是这样的观点。

痉湿暍病脉证治第二

山东中医药大学　陶汉华教授

主要讲第二篇痉湿暍病。

先简单讲一下前面序言部分，序言部分一般给同学讲课，课时不是很多，重点把《金匮要略》的成书讲清楚即可。其他内容因为你还没讲条文，讲了学生也不好掌握不讲或简单讲一下即可。在《金匮要略》成书和沿革中，主要掌握四点。

（一）《伤寒杂病论》成书于东汉末年

东汉末年，具体是哪一年呢？大约是公元200～204年，怎么计算出来的？就是根据张仲景的《伤寒杂病论》原序，他说"建安纪年以来，犹未十稔"，建安纪年始于公元196年，到205年是建安十年。还没到10年，所以应推测大约是公元200年到204年，张仲景写成了《伤寒杂病论》。张仲景在史书上没有正式记载，到了后世的《汉代名医录》才开始有他的传。

华佗在史书上有记载，汉代建安时期有三大名医，一个是华佗，一个是张仲景，一个是董奉。董奉看病不要钱，谁来看病看好了，栽上一棵杏树。杏林喻指中医怎么来的，就是从董奉开始的。华佗，由于给曹操治过病，所以在正史上有他的记载。张仲景没有记载。我在看《三国演义》的时候，特别注意有没有张仲景的蛛丝马迹，还真有，就是在三国演义第60回"张永年反难杨修，庞士元议取西蜀"中。在这一回中，张松（字永年）拿着蜀国地图，要献给曹操的时候，曹操看他长得很丑陋，以貌取人，看不上他，其主簿杨修更是有意难为张永年，问"蜀中人物如何"？就是四川这个地方有哪些有名的人物？张永年回答"文有相如之赋，武有伏波之才，医有仲景之能，卜有君平之隐"。说蜀国论文有司马相如这样的大文豪，论武有马援（马伏波）这样的西汉名将，论医有张仲景这样的能人，占卜有严君平这样的大隐士。这个地方提到张仲景，说明张仲景在蜀国有一定影响。张仲景生于河南南阳，但是他活动的区域主要是在江南，影响到蜀国。当时张仲景写《伤寒杂病论》的同时给病人坐堂看病，于是才有了坐堂医之称。史籍中记载张仲景任过长沙太守，但是在正史中没有记载。据国学大师章太炎考证，张仲景做长沙太守的时间，大概是公元200年到202年，也就一两年的时间，当时长沙郡属于荆州牧刘表管辖，刘表管辖七个郡，管辖的范围很大。长沙太守张羡和他儿子两人要起兵造反，刘表派兵平叛，其间没有长沙太守，所以张仲景的好朋友王粲（建安七子之一，著名的文学家，其在刘表帐下，与刘表关系密切）推荐张仲景任长沙太守。以上在讲《伤寒杂病论》成书的时候可以简单涉及一下。《伤寒杂病论》一共是16卷，10卷论伤寒，6卷论杂病。此书当时是写在竹简上，可以想象当时著书是多么困难，不像现在，电脑打字写书较容易。当时虽然已有纸张但不能用来写字，只能写在竹片上，所以当时流传并不广泛。

（二）晋代太医令王叔和整理《伤寒杂病论》

三国归于晋，公元260年，司马炎统一魏蜀吴以后建立了晋朝，太医令王叔和，见到张仲景的《伤寒杂病论》并进行了整理（王叔和生卒年限公元201年到280年，其年龄大概比张仲景小40岁）。王叔和将前面10卷整理成《伤寒论》单行本，后面6卷杂病部分到底是他整理后没有传下来，还是王叔和没有整理，成为疑案。

（三）北宋仁宗年间王洙发现《金匮玉函要略方》

北宋仁宗年间是公元1022年至1063年，翰林院大学士王洙在皇家图书馆看书时，偶然发现了一部书——《金匮玉函要略方》，这是一部竹简。其书一共三卷，上卷论伤寒，中卷论杂病，下卷主要论述妇人病症，还有一些杂疗方。此部竹简已不是张仲景《伤寒杂病论》的原书了，从《金匮玉函要略方》书名看，是摘其主要内容并有删略。仁宗赵祯在位41年。从王叔和一直到宋仁宗时期，已过去将近七八百年的时间，这个时间比较漫长。

（四）宋神宗时林亿等人校订成《金匮要略方论》

宋神宗（公元1067—1085年）时印刷水平已经有了较大发展，这个时候已有了能印刷的纸张，并有了毕昇的活字印刷术。由皇上颁布命令，对古代传下来的一些书籍进行整理，不光是医学方面的书，还有许多传下来的经史子集如四书五经等。当时由国家召集高保衡、林亿、孙奇等人成立校订医书局，对《黄帝内经》《难经》《神农本草经》《伤寒论》都进行了整理（近年有学者考证是宋英宗治平年间整理），因为之前《伤寒论》已经有单行本了，所以就把《金匮玉函要略方》前面的伤寒部分删掉，把杂病和妇人病以及一些杂疗方进行了整理编次，定名为《金匮要略方论》，此书一直流传到现在。我们现在学习的就是通过林亿他们校订整理而定型的版本。现在主要流行版本有两种，一是浙江中医药大学何任教授校订的《金匮要略方论》，是以宋代邓珍本为蓝本进行整理的；二是明代赵开美的《仲景全书》。目前《伤寒论》和《金匮要略》教材大部分都是以明代赵开美版本为基础的。在序言部分，除以上重点内容外，就是《金匮要略》的主要学术思想和特点，《伤寒论》是以六经辨证为主，《金匮要略》诊疗杂病是以脏腑辨证为主，所以《金匮要略》开篇即讲脏腑经络先后病，其蕴含之意是伤寒一般发病是先经络而后入脏腑，而杂病可以是由外感引起脏腑病变，也可以是脏腑直接发病，脏腑发病后也可影响经络。

汉代的度量衡和现在差别比较大。秦始皇统一六国以后，统一了文字和度量衡等，"书同文，车同轨"。当时统一度量衡有一个标准，就是以陕西汉中一带的实物粟米作为计量标准和重量标准进行换算，在此就不详细讲，教材上有论述。汉代基本沿袭了秦制。度是指长度，汉代一尺约相当于现在23cm，一寸相当于2.3cm，按这个长度换算，相对比较准确。因为这是从汉代一些出土的文物当中测算得出的。量指容量，一升约等于现在198ml，一般按200ml换算。还有方寸匕，一方寸匕等于多少？《中药大词典》上说一方寸匕约等于现在2.7ml，草木类药末大概是1g，金石药末是2g，但是此种说法不准确。《辞海》言方寸匕，古代量药的器具。匕，即匙。一方寸匕，为体积正方一寸的容量，相当于十粒梧桐子大，在量散药时以不落下为度。此铜勺应该是高2.3cm，宽2.3cm，长2.3cm，一寸见方。其盛草木类药末，大概5~6g。另外在十枣汤方中，每次是用药末一钱匕，一钱匕是多少？用汉代的五铢钱抄其药末，大约1/4方寸匕。按一方寸匕，如果是6g，1/4方寸匕就是1.5g，如果是按5g来算，1/4方寸匕就是1g多一点，十枣汤中强调，"强人服一钱匕，羸人服半钱匕"，即身体强壮的人十枣汤每一次用1.5g左右，身体比较瘦弱的半钱匕，就不到1g了。"不下者，明日更加半钱"，不可一日再服，如果服下去没出现泻下，第二天可以再加量。现在在门诊上，有些慢性病的治疗药物，我经常给做成水丸，水丸不是糊丸，也不是蜜丸，一点辅料不加，每次病人服多少呢？一般即服5g左右，就是按这个方寸匕药量换算的。水丸比较干，容易保存，病人服起来方便。但这个药量总觉得还是少一点，像1剂药，100~200g的量煎服吃一天，做成水丸以后，要吃若干天，药量进得少，疗效就小，有时根据病人情况可适当加量。衡即指重量，文物考证略有差别，《中国古代度量衡史》言汉代一两约等于现在13.9g；但也有考证是15.5g，汉代一两可按15g换算。曾用薯蓣丸，原方原量换算给病人做成药丸，其中薯蓣三十分，汉代没有分这个度量单位，是宋代林亿校订时，他在铢和两中间加了一个分制，六铢为一分，四分为一两。三十分换算为七两半，七两半即112g，其他药皆换算成克数，加100个大枣，共做出106个蜜丸。薯蓣丸方后注上，"一百丸为剂"，基本相符。所以应用经方按以上方法换算，比较符合原著和临床实际。

《脏腑经络先后病》作为第一篇，相当于现在写书之序言。《脏腑经络先后病》这一篇当中共讲了17条原文，讲了预防、病因、病机、诊断、治疗原则及疾病愈后，尽管条文不多，但比较全面。

第二篇《痉湿暍病》篇，讲了三个病，痉病，湿病，暍病，这三个病在成无己的《注解伤寒论》上也有，所以多认为这一篇相当于伤寒病和杂病的过渡篇，这三个病都和外感有关系。

痉病

痉病相当于现在临床上所讲的抽搐。内科称为痉病，一般在大人称为痉病，在小儿称为"惊风"。《说文解字》言"痉，强急也"，就是筋脉拘急痉挛，外感病可以引起痉病，内伤病也可以发生。内伤痉在《金匮要略》当中几乎未论述，主要论述外感痉。在前面条文中讲病因的时候，讲到"太阳病，发汗太多，因致痉。夫风病下之则痉……疮家虽身疼痛，不可发汗，汗出则痉"。此处所讲痉病病因，实际并不常见，这是外感病误治以后伤了津液引起的痉病。古人讲惊风的症状，总结为惊风八候，"搐搦颤掣，反引窜视"，肘臂伸缩名为搐，十指开合搦状成，势若相扑谓之掣，颤则头肢动摇铃，反张身仰头向后，引状两手若开弓，窜则目直常似怒，视则睹物不转睛。在小儿科中常见的惊风，即临床上常见的高热痉厥，体质弱的小孩发病率更高一些。有的小孩发热还没到39℃就出现抽搐，这与体质有关系。

"惊风"名称从宋代《太平圣惠方》才开始有，分为"急惊风"和"慢惊风"。急惊风是指感受外界的风邪、暑邪、疫邪，痰热壅堵，暴受惊恐等而引起的急性抽搐，这是儿科学的辨证分型之一，中医内科学中痉病辨证比较简单一些，一共分了四个证型。《金匮要略》中痉病真正的病因没直接讲，实际就是感受邪气以后，邪气痹阻经脉，影响了气血津液的循行，经脉不利所致。一是高热伤了津液，二是津液不能正常输布，筋脉失养，病人发生痉病。在讲病因病机的时候，除了上述三种误治情况外，最主要的还是外感风寒邪气以后邪阻经脉，筋脉失于濡养所致。

张仲景写书，详于特殊而略于一般，这是古人写书的特点，为什么？因为古人写书太难，大家都知道的，一般的地方不一定写，比较特殊的地方，反而写得比较详细。比如《脏腑经络先后病》中讲诊断，举例讲到望诊、闻诊和切诊，问诊就没讲。但是临床上不管西医还是中医，问诊是最主要的。《难经》

云"问而知之谓之工",工是大夫,作为一个大夫,最基本的功夫是问诊,要学会问,问要仔细要全面。问诊却没讲,因为这些是大家所熟知的。四诊当中切诊放在最后,是作为一个参考。"切而知之谓之巧",脉诊放到最后,前面的三诊最重要,特别是问诊更重要。

对于痉病病因,《黄帝内经》中还提到"诸痉项强,皆属于湿",后世温病学家吴鞠通对此写了一篇《痉因质疑》,提出六气皆能致痉,不光是湿。还有"诸暴强直,皆属于风",有时候我们把这个痉证也称为风证,故儿科学中称为惊风,所以在讲课中要联系《黄帝内经》,联系《伤寒论》,在用药的时候还要联系一下《神农本草经》。因为《伤寒论》和《金匮要略》本是一部书,前面《伤寒论》部分写了,如猪苓汤《伤寒论》中已经写得比较详细了,故后面《金匮要略》中写得就比较简单。《伤寒论》和《金匮要略》两本书重复条文大约40条,重复的方子42个,在学习和讲课中要将两书结合起来。

外感痉病的主要临床表现分两大类,一个是发痉的证候,牙关紧闭,颈项强急,严重的病人出现角弓反张,搐搦颤掣,反引窜视,这些都是发痉的证候,属于抽搐。其次就是外感风寒邪气的表证,身热足寒,恶寒,头热,面赤目赤,头痛,这些都是外感风寒邪气以后出现的表证。所谓表证就是发生在体表,如发热恶寒,头痛身痛,脉浮,咽喉疼痛等自我感觉之表证;再是医生能够看到的,如咽喉壁红肿,两眼发红等,另外病人打喷嚏,流鼻涕,或迎风流泪等都属于表证。凡是外感邪气,现在西医讲病原微生物侵袭人体,包括病毒、细菌,侵袭人体而发病,开始时都会出现表证,如急性阑尾炎出现的早期症状,身上长个疮疖、恶寒等,这些在中医上都可以认为是表证,急性肝炎早期、急性肾炎早期及肺部脓肿等早期也会有表证。所以从西医角度讲,凡是感染性疾病,在发病早期都表现出表证。

《金匮要略》中所讲痉病是外感痉,所以病人有太阳表证,但同时也有一些发痉的证候,于是就按痉病来辨证治疗。原文中有一句"其脉如蛇",一般讲课都不讲它,"蛇形脉"是个不好的脉象,还是一个疾病向愈的脉象?对此医家有争议。我认为还是要联系到《金匮要略》书中有些内容来理解,《五脏风寒积聚病》中就讲到这个蛇形脉是个死脉,"肝死脏,浮之弱,按之如索不来,或曲如蛇行者,死"。《五脏风寒积聚病》中这个条文也不是很重要,所以有时候不讲,但是联系到那条原文讲,蛇形脉就是个坏象。痉病病人,因为人体本身津液亏虚,或者津液不能正常输布,筋脉失养,才会发痉。此时可用发汗解表的方法治疗,但是不能伤津液。如果发汗太过伤津液,病人脉象就会变成蛇形脉,扭曲,按之如蛇行,脉象涩滞不利,治疗就很困难。痉病主要脉象是弦脉,寸、关、尺三部脉皆弦。

　　痉病治疗《金匮要略》中共三方,一是栝蒌桂枝汤,二是葛根汤,这两个方子都是以桂枝汤为主进行了加味。柔痉的病人用栝蒌桂枝汤,即桂枝汤原方加了天花粉。《伤寒论》中有桂枝加葛根汤,桂枝加葛根汤是外感风寒邪气以后,病人出现了"项背强几几",同时又自汗出,恶风,故用桂枝加葛根汤。用葛根配合桂枝汤祛风解表,葛根又能配合芍药、甘草解除肌肉痉挛。桂枝加葛根汤证以太阳表证为主,发痉较轻。栝蒌桂枝汤是桂枝汤加栝蒌根,此柔痉发痉较重,是津伤于里所致。故脉表现为沉迟脉,而桂枝加葛根汤脉象是浮的。葛根和栝蒌根有区别,葛根主要作用疏风清热解肌,能够生津止渴,栝蒌根没有解表的作用,主要是生津止渴,滋阴濡筋。

　　刚痉病人用葛根汤,为什么不用麻黄汤加味?因为麻黄汤的发汗作用比桂枝汤强。刚痉病人太阳风寒郁闭较重,津液不能正常输布以濡润筋脉,治疗中以防进一步伤津液,所以用了桂枝汤加麻黄、葛根。此时不取麻黄汤发汗为主,而用桂枝汤配以麻黄发汗,解表而不致过汗。用葛根既能生津濡润,又能祛风清热。桂枝汤,主治太阳中风,有发汗作用,但是一定要多饮暖水,或者是啜热粥,如果不饮暖水或啜热粥,可能就不发汗。葛根汤不需要特别发汗,故方后注中强调"不须啜粥"。

　　桂枝汤在《金匮要略》上有几个地方用到,最典型的就是妊娠恶阻用桂枝汤。不取发汗作用,所以也不需要啜热粥,只用桂枝汤来调补脾胃,调和阴阳。现在治风寒感冒,常用荆防败毒散,其发汗作用比较弱,也可告诉病人,喝药时趁热喝下去,或者再多喝点开水,这样效果更好一些。当然你如果发汗用麻黄汤,绝对能发汗。用麻黄汤发汗的时候,张仲景多强调麻黄要去节,节类似麻黄根,有敛汗的作用。如果不取发汗作用,只取其利尿消肿或平喘作用,一般不写去节。如越婢汤,治疗风水病人,麻黄用了六两,石膏用了半斤,是取麻黄的利尿消肿作用,因不需要特地发汗,故不写去节。越婢加半夏汤,病人喘得特别厉害,"其人喘,目如脱状,脉浮大者,越婢加半夏汤主之",麻黄也没写去节。另外桂枝去皮,桂枝去皮以后即是现在所用的肉桂。桂枝汤中桂枝去皮,肾气丸桂枝也写去皮,实际是指桂树上桂皮把最外面那层枯燥的老皮去掉,就是我们现在市场上卖的肉桂。桂枝药名是后世才有的,是指春天桂树上发出来比较嫩的枝条,把它铰下来以后切成段入药,有发散的作用,去风邪。此桂枝如去皮它里面只剩木质,肯定没作用了。

　　三是阳明实热痉病用大承气汤。原文"痉为病,胸满口噤,卧不着席,脚挛急,必齘齿,可与大承气汤"。此时病人口噤不开,灌药已经很难了,如果现在临床碰到怎么办?当然现在可以鼻饲,古人只能撬开嘴以后,用调羹一点一点地向嘴里灌药,绝对不能呛着病人,确实治疗很难。刚痉病人多见于流行性乙型脑炎，此病现在几乎见不到了，但是过去这是个多发病、流行病，是个很凶险的传染病。一般多发于夏秋季节，我曾见过一个5岁的小男孩，当时就是流行性乙型脑炎，那真是卧不着席，后脑勺、脚后跟着地，在床上躺着，角弓反张，用手摁都摁不下去。此时治疗确实没有好的方法，所以张仲景用了一个"可与大承气汤"，此病确实很难治，但是又不能不治。"龂齿"，是阳明胃热所致，牙龈一般属于胃经。现在临床上有一些小孩夜间睡觉时老是磨牙，可以用清胃热的办法给予治疗。大承气汤煎煮方法是先煮枳实、厚朴，后纳大黄，然后芒硝溶服。芒硝三合，一升是200ml，十合为一升，一合就是20ml，三合就是60ml，曾称60ml芒硝约50。此方病人服下后绝对出现泻下。临床上有些偏瘫病人，大便干，大便困难，可用单味芒硝10g，温开水冲服，芒硝通便比较稳妥，唯一的缺点就是有点咸。病人喝下去以后，一般不会出现肚子疼，因为钠离子在肠腔里面，其周围的水分吸收过来，使大便软化大便就通了。大黄是个苦寒泻下药，它能促进肠蠕动，所以用枳实、厚朴，这两味行气药配合大黄芒硝，此方属于峻下剂。一旦泻下以后，得下止服。这样的病人一次只能开1剂药，而且服第一次药大便通了，剩下的药就不要再喝了。方后注上，张仲景写得很仔细。

《伤寒论》《金匮要略》这两部书最伟大的地方，除了奠定我们中医辨证论治的理法方药之外，还对方药能做到量化，方中每味药用多少，加多少水来煮，煎服多少升，每一次服多少，有的是顿服，有的是日三夜一，有的是一天服两次，有的是一天服三次，写得都非常明确。我们现在在门诊开方，病人拿出药来以后，问医生，我煎药加多少水？我们就很难作出具体回答，为什么？因为没熬过这个药。原来我做科研的时候，肾气丸这个方子，用原量三分之一，水煎，第一次加三碗水，我家里常用碗是400ml，水煎20分钟，滤出约250ml，第二次的时候加不上三碗水，就少加一点。然后将两次药汁合并、浓缩，计算里面含有的生药药量。这是做科研，才这样仔细称量。现在医生在临床开药煎药加多少水是很难做到量化的。现在我们所有的临床课程，像内科学、儿科学、妇科学等所列方药，一般只列举药物，至于用多少量，怎么煎服？均没有。所以经方中很可贵的地方是作者自己亲自熬过或是别人已经熬过，才对每个方子写得如此认真、仔细。细节决定成败。我们讲课的时候，要求把每句话每个字研究得细一点，临床用起来才能够大胆，心中有数。

肾气丸一方可以说是《金匮要略》当中最有名的一个方子。为什么说最有名？一是在《金匮要略》上治疗的病种，多达5个病种；二是肾气丸这个方子对后世影响最大，在这个方子基础上延伸出了这么多方子，包括六味地黄丸、麦味地黄丸、杞菊地黄丸、知柏地黄丸，还有桂附地黄丸等。当时这个课题最初想法是方剂学上补肾阳有两个代表方，一个是肾气丸，一个是右归丸，但是这两个方子，组成不一样，那么什么情况下用金匮肾气丸？什么情况下用右归丸？当时就先提出了一个假说。肾有两大生理功能，一个是肾主水液代谢，一个是肾主藏精、主生殖功能。右归丸是张景岳把金匮肾气丸中泽泻、茯苓、丹皮去掉，又加了一些填补肾精的药物。所以我们认为右归丸以填补肾精为主。金匮肾气丸更适合应用在肾主水液代谢失常时。

《金匮要略》中五个地方用到肾气丸，四个地方有小便不利，有一个地方是小便频数量多，喝多少尿多少，"男子消渴，小便反多，以饮一斗，小便一斗，肾气丸主之"，于是我们设计了肾气丸和右归丸的实验研究，一个是从其水液代谢的激素，如醛固酮、垂体后叶素等；再一个是从精液系统、生殖系统进行研究。设计制作了大鼠肾虚模型，在做实验过程当中，右归丸这个方子因为方中用到鹿角胶和熟地黄，给大鼠灌胃时药液在针管里太浓稠推不动，只好稀释一下。用药一个月以后，用肾气丸的大鼠活泼，毛发也很光滑，用右归丸的那一组脱毛，消瘦很明显。推测其原因，可能是右归丸影响了大鼠的饮食。补药补得太过，太滋腻。两个方子比较，还是肾气丸好一些。当时张景岳创制右归丸这个方子他有没有在临床上使用过，还是他根据理论创了这么一个方子，这现在就搞不清楚了。在此启发下，临床上有些肥胖的病人想减肥，就多开点熟地黄、鹿角胶之类的药物，肥胖病人一般都吃得较多，配制这样的丸药，可以抑制一下食欲，当然病人瘦一点不要紧，别影响到其他的问题。

临床用药，还是需要多摸索、多实践、多积累经验，"纸上得来终觉浅，绝知此事要躬行"。有些东西看上去很简单，你开方子是这几味药，他开的也是这几味药，我开的也是这些药，怎么效果就不一样呢？岳美中曾说过，蒲老（蒲辅周）开玉屏风散，效果挺好，我开的效果不好，结果后来发现蒲老用玉屏风散就是用散剂，如开了黄芪60g，白术30g，防风30g，共120g，一天吃上30g，吃十来天，时间长一点才能看出效果。如果用汤剂，喝上几付药以后病人觉得没效果，就不喝了，所以就没效。想提升机体的免疫功能一定要服药时间长。张仲景凡是治疗大病、慢性病，药物都是做丸散，如薯蓣丸、大黄䗪虫丸、肾气丸等都是治疗慢性病，如薯蓣丸，一百丸为一剂，一次吃一丸，如果一天吃三丸，能吃一个多月。所以临床治疗慢性病，如风湿病、腰椎间盘突出、类风湿性关节炎、强直性脊柱炎、慢性胃炎、慢性肠炎等，一般都是作丸剂。

病人昏迷不醒，通过用大承气汤通腑泻下，可以清热，可以催醒。有一个75岁老人得了流行性出血热，在农村平时自己生活，不太讲究卫生，有时候吃剩的饭菜放着也不盖锅盖，农村老鼠又比较多，可能被老鼠污染了，于是得了流行性出血热，高热不退，在医院住院，一连三天昏迷不醒，因为年龄较大，病情危重，医院就和家人说老人可能抢救不过来了，当时农村还有个风俗，一般不死在医院里，医院离家6公里，家人就用担架往家抬，快到家时，病人突然大便了，担架上全是乌黑乌黑的粪水，量比较多，回到家以后就有点清醒，家人给他灌点水喝，弄点米汤喝，就慢慢好起来。这个老人家活到了94岁。后来我就在想，如果像这样的病人早给灌服大承气汤，通腑泻下，可能早就清醒了。

外感发热以后引起来的惊厥大部分都在小儿科常见，而在成人多见的还是内伤痉，特别是阴血亏虚的发痉，治疗常选《温病条辨》上的大小定风珠，三甲复脉汤等方药。吴鞠通治疗惊风的方子比较多，大家参考一下就行。有一病人生了第三胎以后，就开始出现惊厥，时常突然晕倒，随即开始抽风，当地医生给静脉推注葡萄糖酸钙后缓解，因为发作频繁，有时来不及去医院，其对象虽是农民也学会了静脉推注。最后到济南的大医院检查，查来查去，怀疑是甲状旁腺功能减退，钙磷代谢紊乱。后来要求用中药治疗。中医辨证阴血亏虚致惊风，用加减复脉汤滋阴养血，又加一些镇惊解痉的药，吃了大概五十剂中药，基本痊愈。解痉的药物以虫类药物为主，如蜈蚣、全蝎、僵蚕、地龙等，虫类药物能够弛缓神经，能够制止抽搐痉挛，但是虫类药物比较燥一些，在用的时候一定配合上一些滋阴养血的药物，像生地黄、当归、白芍等。

湿病

湿病是本篇的重点，这个病在临床上更常见，是多发病、常见病。

首先讲了湿病的临床表现，常见一身尽疼，发热；发黄，"身色如熏黄也"；低热，一般湿病的病人往往是中低度的发热，很少有高热的时候；还可有头痛，关节肿痛或有肿胀，或有麻木。湿邪为病为什么发黄，主要还与脾有关系。《黄疸病》篇讲"脾色必黄，瘀热以行"。《说文解字》言"疸，黄病也"。黄和疸这两个字意思是一样的，就是泛指发黄的疾病。湿邪瘀滞，湿邪困脾，可以引起发黄。湿邪发热，湿热蕴脾可以导致黄疸鲜明，身色如橘子黄。虚证，贫血严重的时候，病人也表现发黄，如《血痹虚劳病》篇虚劳发黄，治疗用建中汤。《金匮要略》当中的黄疸，包含了现在西医讲的黄疸，西医借用了中医黄疸的病名，但是它的定义为血中的胆红素超过一定的量（一般超过34.2μmol/L），病人出现发黄，才叫黄疸。但是《金匮要略》中所讲黄疸是泛指发黄的病证包括贫血、虚劳病及湿病等。

湿病也叫作湿痹，《说文解字》言"痹，湿病也"。湿和痹这两个字的字义在汉代是一样的。汉语习惯，有时候把两个相同字义的字连在一起，比如讲疾病，疾和病是一个意思，疾就是病，病就是疾。有时候把两个相反字义的字放在一起，它也是指的一个意思，比如《金匮要略》中"缓急"一词，缓和急本是反义词，但是两者放在一起，就是指急，是一个偏义复词。这可能是为了说起话来比较顺畅一些，再如消渴病，《说文解字》言"消，尽也"。讲渴的时候，渴，"尽也"，消和渴这两个字，《说文解字》上是一个意思，什么意思呢？就是水尽也，水少了，口渴为主，如果讲"饮水尽消"，就有点望文生义了。湿和痹的两个字原始字义是一样的。但是痹，后世医家解释又有闭塞不通的意思。外感风寒湿邪痹阻人体经脉，导致肌肉或者肢体出现重着，麻木，酸痛，肿胀，疼痛，故而叫作痹证。

痹证病名源于《黄帝内经》，《素问·痹论》《灵枢·周痹》等篇，大约有七八十条原文论述到痹证，对它的病名、病因、临床表现，以及它的辨证分型都做了详细论述。"风寒湿三气杂至，合而为痹也，其风气胜者为行痹，寒气胜者为痛痹，湿气胜者为着痹也"。同时又影响了五脏，出现五脏痹，影响了筋、脉、肉、皮、骨，出现五体痹。比如说我们讲的坐骨神经痛，就属于筋痹；皮肌炎属于皮痹；肌炎属于肌痹；脉痹，相当于血管堵塞，如血栓闭塞性脉管炎、深静脉血栓形成等；骨质疏松、骨关节炎，为骨痹。《黄帝内经》中还讲到周痹、众痹等。

《黄帝内经》中痹证分类很复杂，但是到了汉代张仲景，将痹证分成了湿痹、历节病、血痹，还有胸痹等，湿邪着于肾区腰部而引起寒湿腰痛，也可以叫痹证。张仲景将痹证进行了分化，但现在中医内科学又将其统称为痹证，临床辨证主要分为风湿热痹、风寒湿痹、寒热错杂痹、虚实夹杂痹等。这里讲到"太阳病，关节疼痛而烦"，注意这个烦疼，这是感受寒湿或者受潮湿以后，关节疼痛而烦，疼得不是很严重，但是肢体烦乱不安，睡觉的时候蜷着也不是，伸着也不是，就是不舒服。脉象以沉细为主，如果病人兼有大便稀，小便不利，说明有内湿，治疗原则应该是利小便为主。中医治疗湿病有一句话"治湿不利小便，非其治也"，治湿利小便一定要配合健脾的药物，如茯苓、白术、黄芪等。外感湿邪发病，病人一开始可以有表证，治疗可以用发汗解表的方法以去除肌表湿邪，但是一定要"但微微似欲出汗，不能大汗"。其实整部《伤寒论》用发汗法的时候，都强调一定不能大汗，你用麻黄汤也是，要注意，不能发汗太过，这是用发汗法的一个原则。原文中有两条强调治疗湿病禁用攻下法，湿病误用攻下法更易伤阳，湿痹发病本就湿邪困阻阳气或阳气素虚，用了攻下法进一步伤阳气而导致病情加重。

湿病辨证治疗，第一是病在头中寒湿，病人感受外界风寒湿邪，以头疼、头重昏沉、头重如裹为特点，可伴有面黄而喘、鼻塞、发热等，条文中讲"内药鼻中则愈"，用什么药？注家一般主张用瓜蒂散，瓜蒂散的原方是赤小豆、瓜蒂，把它弄成细粉后搐鼻，瓜蒂入鼻能嚏，入口能吐，刺激黏膜引起黏膜的炎性反应，病人大量鼻液流出，可以达到祛湿目的，此法也可以用来治疗黄疸病人，达到去黄的目的。方中红小豆，到底起什么作用呢？瓜蒂散中用的红小豆很可能是用的相思子，又名红豆、蟹眼豆。红豆酸苦涌泄，能够让人呕吐。现在临床催吐的办法已经较少应用，因为强行催吐，病人很痛苦。如果服药治疗应该用什么方子？应该是用羌活胜湿汤。

寒湿在表的湿病用麻黄加术汤，外感风寒湿邪，出现发热、恶寒、骨节、肌肉烦痛等，用麻黄汤发汗解表，加白术既能健脾，又能祛肌表湿邪。

除了用麻黄加术汤，《伤寒论》中大青龙汤也可选用，"伤寒，脉浮缓，身不疼，但重，乍有轻时，无少阴证者，大青龙汤发之"。大青龙汤方中麻黄用了六两，发汗力量较强，但方中配了石膏，使其发汗而不致太过。麻黄配石膏的方子，还有越婢汤、麻杏石甘汤等。大青龙汤与越婢汤，两者都是麻黄用六两。但是大青龙汤配的石膏是鸡子大的一块，大概是 50～60g，我曾经找了 8 个鸡蛋，重 500g。我用 1 个鸡蛋，把它打了 1 个小口，把蛋黄和蛋清都倒出来，然后把它烘干，我拿到药房，用晶状体石膏（不是成块的，古人都是用成块的）将蛋壳装满，称得 51g，估计石膏如果比较致密的时候，估计能到 60g 左右。越婢汤里面是配石膏半斤，半斤石膏约 120g，目的是制约麻黄的发散作用，用越婢汤祛风利尿消肿，不以发汗为主。大青龙汤里面配 60g 石膏，配石膏的目的，是清热除烦。同时制约一下麻黄的副作用。麻黄有三大治疗作用，发散解表，利尿消肿，止咳平喘。但是它也有副作用，特别是生麻黄，能使人心率加快，血压升高，因它有兴奋作用，参赛运动员禁用。所以仲景用麻黄都是要先煮去上沫，"沫能令人心烦"。现在临床一般用的都是炙麻黄，已相当于"去上沫"。再配用石膏，进一步制约麻黄这种令人心烦的副作用。但是制约太过，就会减轻麻黄的发汗解表作用，所以大青龙汤只配鸡蛋大的石膏，约 60g，低于越婢汤的石膏用量。张仲景除烦的药物，外感发热烦躁用石膏，阴虚内热烦躁用知母，胸中郁热心烦用栀子。

风湿在表发热用麻黄杏仁薏苡甘草汤，"病者一身尽疼，发热"，风湿发热一般不会高热，很少超过 39℃。"日晡所剧者"，是指下午三五点钟时，就开始发热或发热加重，病人全身不适。为什么晡时症状加重？当然不光是风湿，一般感冒的病人也是到这个时间就发热加重，早晨上午体温可能低一些，或者是不发热，一到下午 2 点以后，病人开始发热。晡时即申时，这个时间人体阳明气旺，正邪抗争，就会发热或发热加重。所谓晡时阳明气旺，是指在一天当中，申酉这段时间，人体代谢最旺盛，是产热产能最高的时候，体温相对较高。正常体温夜间、上午低，下午、晚上较高。发热也是反映人体正气盛衰的一种表现。《伤寒论》里面小柴胡汤"血弱气尽，腠理开，邪气因入，与正气相搏"，正邪相搏才出现寒热往来，才出现发热，正气亏的时候，可能就烧不起来。有些病该发热的时候发不起来，反而不是个好事，说明他正气不足，所以风湿病人也是。

风湿二字最早就见于《金匮要略》，《黄帝内经》上讲痹证条文很多，但没单独讲风湿。现在西医讲的风湿病包括风湿性肌纤维炎、风湿性关节炎、类风湿性关节炎、强直性脊柱炎等一大类风湿性疾病，我们中医都可以按痹证来辨证治疗。麻黄杏仁薏苡甘草汤辛凉解表，发汗祛湿。其用量很小，药物也比较少，杏仁10个，大概有30g，原方麻黄半两，甘草一两，薏苡仁半两，将其锉成麻豆大小的粗颗粒，"每服四钱匕"相当于一方寸匕（5～6g），"水盏半，煮八分"，什么意思呢？是指加一大杯水，稍微煎煮一下，大约剩8/10的水。服药以后稍微有点发汗，麻黄杏仁薏苡甘草汤方中麻黄味辛性温，薏苡仁甘凉，此方为辛凉解表轻剂。麻杏石甘汤、越婢汤均是辛凉解表的重剂。

《金匮要略》中痹证辨证治疗，论述风湿热痹不多，论治风寒湿痹内容较多。一些急性风湿性的疾病，病人低热，或中度发热或个别高热，关节红肿热痛，临床治疗应该是以祛风清热利湿为主。可选用《中风历节病》篇中的桂枝芍药知母汤，祛风散寒除湿清热，但其清热力量还是不够，应加用清热利湿燥湿的药物，可配合后世的四妙散、《温病条辨》的宣痹汤等。如果病人关节发红，如急性痛风病人，关节红肿热痛，要加清热凉血药，清热凉血的代表方犀角地黄汤，但是犀角不让用了，可用地骨皮代替犀角，名为丹芍二地汤。此方临床应用广泛，前人讲"热盛一切失血证，犀角地黄芍药丹"，可以改成"热盛一切失血证，丹芍骨皮地黄汤"，失血证包括鼻衄、齿衄、咳血、吐血、尿血、紫斑等。此外临床上只要见到咽壁红肿、皮肤发红如荨麻疹，都可以在此方清热凉血基础上加味治疗。

前段时间治疗一个病人，病人一开始感觉感冒，就在村卫生室输液3天，烧退不下来就去镇医院，镇医院一看不行，叫他转到市医院，市医院一看高热不退，就怀疑传染病，把他转到传染病医院，在传染病医院住了2天仍然发热，转到省立医院，在省立医院急症室住了3天，还是退不下来，有时候用激素当时能退热，但是一到下午又会发热。化验白细胞 12×10^9/L，医院给做了细菌培养，但结果还没出来。因为病床紧张，不能收入住院，就打电话让我帮忙联系住院。我说既然西药不能退烧你可用中药，结果病人就直接从急症室出院，到我门诊，因为门诊没病房，即先开3剂药，让病人在附近一个小旅馆住下，病人除了发热外，还伴有关节疼痛，就用了苍术、黄柏、薏苡仁、土茯苓、海桐皮等祛湿清热，加了白虎汤、小柴胡汤，服2剂药后热退。白细胞降

至 $9×10^9/L$，病人即带 7 剂中药回家治疗。后又来取中药 7 剂，这时候省立医院细菌培养结果出来了，报告单为阴性。风湿热痹兼有阴虚的，可选用丁氏清络饮。

风湿表虚用防己黄芪汤。防己分为汉防己和木防己，汉防己长于利水，木防己长于祛风除湿。张仲景用木防己是防己科的，有的木防己是属于马兜铃科的，大家要注意药物品种，马兜铃科的现在药房一般都不进货了，因其含有马兜铃酸，服药时间长了容易引起中毒。黄芪能益气除湿消肿。

《伤寒论》中补气药多用人参，没用黄芪，所以有人讲"伤寒不用黄芪，金匮罕用四逆"，《金匮要略》很少用四逆汤。什么时候用呢？只有在呕吐下利病中用到。临床上一些急性胃肠炎，上吐下泻，很快出现脱水，发生微循环障碍，四肢发凉，可用四逆汤。为什么《伤寒论》上补气用人参不用黄芪？黄芪性温，有利尿消肿的作用，人参补气有生津止渴作用。外感热病因为发热，很快耗伤阴津，所以用人参既能补气又能生津止渴。人参要用生晒参或西洋参。黄芪性温，其补气作用相对缓慢。黄芪的"芪"字以前写作"耆"，这个字一个老一个日，就是针对老年人，特别是脾胃虚弱的病人，应多用黄芪，黄色入脾胃，补土。

有一病人姓冯，男孩，13 岁。发热 2 个月，2 个月之前感冒发热，开始服感冒药，烧不退。即到一省级医院住院 10 天，用各种抗生素治疗仍然发热，但是检查都正常，最后医生说你出院吧，出院后把抗生素都停了观察一下，他就回家，在家待了 1 周，还是每天都发热。当时家里人着急，于是又住进了另一家医院，住院 1 周仍然发热不止。这期间也服过 3 剂中药，但效果不明显。于是出院通过熟人介绍找到门诊来要求中医治疗，来时量体温是 38.3℃，有时头痛，舌苔厚腻，脉细数。但病人精神尚好，稍微有点瘦，其家人说吃饭、精神等都正常，看扁桃体有点肿大，但不是太红，辨证属于湿热留恋，阴气亏虚，用了薏苡仁 50g，白蔻仁 15g，苍术 10g，柴胡 50g，厚朴 10g，黄芪 15g，茯苓 15g，党参 20g。另外看到扁桃体有点肿，虽不红，还是用了清热滋阴凉血的生地黄、赤芍、丹皮。服 6 剂药以后，小孩头疼好转。说有时怕风，实际上是出了汗后怕风，仍然下午发热，于是方中加黄芪 30g，取药 4 剂。第三次来诊，仍然发热，其奶奶说出了汗，摸上去是凉的，于是便将方中黄芪加到 60g，生石膏 30g，取药 3 剂。结果病人服了 2 剂药以后，其母亲来电话说是退烧了。第四次来诊退烧以后，已 3 天未再发热，但走起路来有点发软，就把黄芪改成 40g，其他药也减少了用量，取药 3 剂。

此病人舌苔厚腻，说明湿气太盛，治疗始终以祛湿为主，但是根据病人发热汗出，身上发凉，出冷汗特点，说明正气已虚，重用黄芪鼓舞阳气，托邪外出。此即"甘温除大热"之意。在治疗历节病和风水病时,大剂量的黄芪可以应用。有一个方子叫四神煎,黄芪240g,石斛120g,牛膝120g,远志120g,金银花30g。前4味药加上10碗水先煎,煎至剩约2碗水时,加入金银花,煎成一碗药汤,晚上临睡时趁热喝下去,盖上被子发汗,有一病人本身是个中医医生,自己开中医门诊,年龄68岁,患类风湿6年,每天服4片泼尼松,不吃即疼痛难忍。用此方1剂,确实出大汗,关节疼痛消失,6天没服泼尼松,后又有点疼,又服四神煎一次,后自己调整药物,慢慢将激素减量直至停用激素。四神煎里面没有发汗的药,因黄芪用量太大,气有余便是火,火旺就会自身发汗。

还有一个病人电话联系来看贫血,来了以后一看是类风湿性关节炎并发贫血,现在血红蛋白是60g/L,当时也给他开了四神煎,开了1剂,另外给他开了独活寄生汤补益气血,祛风散寒除湿,嘱咐其晚上回去喝下药以后会出汗,注意出汗后不能受风寒。但病人走了以后心里一直担心,病人身体太虚弱,大汗后是否会发生虚脱。于是第二天早上,赶紧打电话问,其家人说,服药后确实出汗了,他母亲见他出了汗以后就给他慢慢解汗,即从脚头处稍微漏点风。服药后疼痛减轻,加服独活寄生汤30余剂,然后将其做成水丸,病情逐渐好转。

类风湿性关节炎,是临床疑难病症,大多须长期服药,尽管不能够彻底治愈,变形的关节不能复原,但是能够控制病情,病人不疼,能够活动,能够生活自理。湿痹,大部分属于西医的风湿性肌纤维炎、风湿性关节炎等。真正的类风湿性关节炎、强直性脊椎炎等,中医通常称为历节病。历节病的发病内因是肝肾气血亏虚,外因是外感风寒湿邪。治疗的主要方剂是独活寄生汤或三痹汤。

治疗湿痹还有三个方子,即桂枝附子汤、白术附子汤、甘草附子汤,此三方也载于《伤寒论》,号称风湿三方。此三方是针对风湿、湿痹兼有阳气亏虚而设。偏于表阳虚的桂枝附子汤,其中附子用了三枚,三枚是多少?现在临床怎么应用?四川江油是附子的主产地,江油那个地方种附子是从冬至开始种,春节以后刨出来修根,留下两三个,夏至时挖出。所以个头较大。一枚附子重量大约40~50g。陕西汉中也种附子,但从种到挖出任其生长,附子个头较小,一枚附子大概20~30g,推测与汉代附子重量相仿。三枚附子大概是70~80g,现在有的医家用附子用量很大,多以张仲景以上用量作为理论依据。张仲景治疗湿痹时用附子三枚或两枚,用量较大。而用四逆汤回阳救逆时用量较小,只用附子一枚,通脉四逆汤才用大附子一枚。附子温阳散寒、回阳救逆,还有很好的祛湿作用。大家知道云贵川湘一代人们喜欢吃辣椒,尤其成都平原地区喜食麻辣食物,只因这些地区湿气太盛。

白术附子汤方后注上有一句话，"一服觉身痹，半日许再服，三服都尽，其人如冒状，勿怪，即是术、附并走皮中，逐水气，未得除故耳"。白术附子汤有逐水气的功效。"水气"两字，《金匮要略》中多次提及。《金匮要略》第一篇讲诊断望诊时，"鼻头色微黑者，有水气"；这里讲到的白术附子汤逐水气；讲到痰饮病的时候，"肠间有水气，己椒苈黄丸主之"；讲到栝蒌瞿麦丸的时候，"小便不利者，有水气"；讲到葵子茯苓散的时候，"妊娠有水气"。金匮中还有专门的《水气病》篇。水气二字是一个病理名词，和瘀血一样。人们平时不断地饮水，通过脏腑的运化代谢，"饮入于胃，游溢精气，上输于脾，脾气散精，上归于肺，通调水道，下输膀胱"，如果脏腑运化功能失常，过量的水液积聚在体内，就形成了水气。"水气既是一种病理产物，同时也是一种致病因素"。水气潴留散漫于关节肌肉之间就形成了湿痹和溢饮；水气积聚在脏腑组织之间，形成了饮病；水气停留在体内，以肿胀为特征，能够看到明显的肿胀，叫作水气病（内科学上讲的水肿病，鼓胀）。

张仲景治疗水气病，多是气血水并治，治气主要是补肾气，补脾气、调肝气。肾气丸即是气血水并治的方子，方中重用生地黄配以山萸肉、山药滋补肾阴；少用附子、肉桂助肾阳，阴阳双补补肾气；此方不仅补肾，还有健脾的作用，方中茯苓、山药健脾，实际健脾更重要。在健脾的基础上，达到补肾气作用。用泽泻、茯苓利水；丹皮活血。方剂学上解释肾气丸中丹皮是用来清相火，而理解成活血配以利水药物，气血并治，更有道理。《金匮要略》当中有6个方子用到丹皮，都是以活血为主。治疗水气病还有个方子就是当归芍药散。

表里阳气俱虚用甘草附子汤，因为病人疼得非常严重，"骨节疼烦，掣痛不得屈伸"，所以本方的君药用甘草，甘草在中药学上有四大作用，一是健脾益气，甘能补脾，二是清热解毒，三是缓急止痛，四是调和诸药。此处用甘草重在缓急止痛，故用炙甘草。治疗狐惑病的甘草泻心汤，亦是以甘草为君药，用生甘草以清热解毒为主。《伤寒论》中甘草泻心汤，是用了炙甘草，是以健脾胃为主。在临床上如果调和诸药或健脾时当用炙甘草，如果治疗咽喉病变，病人咽喉红肿疼痛、干咳、咽喉炎症的时候，当用生甘草，一般都用10g以上，用其来清热解毒。条文中既有汗出短气，恶风不欲去衣之阳虚表证，又有小便不利或身微肿之里阳虚证，故配用白术、附子、桂枝温阳散寒，化气利水除湿。

从以上治疗湿病的麻黄杏仁薏苡甘草汤、麻黄加术汤、防己黄芪汤、桂枝附子汤、白术附子汤、甘草附子汤的用药分析，仲景并没有使用现代常用的祛风湿药如羌活、独活、秦艽、威灵仙、豨莶草等。仲景治疗风湿所使用的方药基本无伤胃的副作用。而后世治疗风湿常用的药物，包括西药都容易伤胃，临床应用时要特别注意。

暍病

暍，《说文解字》言"伤暑也"。暑天气候特点主要是湿和热。特别在三伏天感受外邪容易发生暍病，有偏于暑热和暑湿之不同。偏于暑热者，最容易耗气伤阴，偏于暑湿者，容易伤阳。偏于暑热时，耗气伤阴，其主要症状是发热、口渴、自汗、少气、脉芤、尿赤。偏于暑湿时，主要是以头身重着疼痛、肢体困重为主。它既有伤暑热的症状，也有伤暑湿的症状，既有阴虚症候，也有阳虚症候。

暑邪外袭，首先侵犯人体肌表，出现发热恶寒、身重疼痛，脉象或者是弦细，或者是芤迟。脉弦为阳虚有寒；脉细是阴虚。芤脉，一般是阴虚，迟脉是阳虚。暍病脉象或者是弦细，或者是芤迟，无论弦细，还是芤迟，都是阴阳两虚的脉象。"小便已，洒洒然毛耸"，太阳经内合膀胱，小便完以后阳气随阴液下泄，故有轻微寒冷的感觉。西医学有一个排尿性晕眩，排尿以后晕倒了。按中医讲，突然阳气下泄而清阳不升，病人会出现晕眩甚至昏倒。西医认为是血管功能收缩障碍，一过性脑缺血所致。阳气亏虚不能温养四肢，病人出现手足逆冷。"小有劳，身即热"，"阳气者，烦劳则张"。过劳则耗伤阳气，虚阳外越则发热。特别是伴有阴虚的时候，病人出现身热、口渴、前板齿干燥少津。后世温病学家特别重视在诊断时验齿望舌苔。叶天士《外感温热篇》就提及"看舌之后亦须验齿。齿为肾之余，龈为胃之络。热邪不燥胃津必耗肾液"。暑热邪气侵犯人体以后，一是耗胃津，二是耗伤肾阴。他还强调如果牙齿干燥如石者，为胃热甚也。故治疗暑热，选用白虎汤来清阳明胃热。条文说"若发其汗，则其恶寒甚"，如果发汗太过，进一步伤阳气，病人可能恶寒加重。"加温针，则发热甚"说明如果用温针的方法治疗，会更加耗伤阴津，阴不制阳而里热剧，所以说这时候会发热加重。如果是用攻下法，"数下之则淋甚"，热邪下陷，病人可能出现小便黄赤，小便疼痛，出现淋证。

《金匮要略》中，治疗偏暑热者，用白虎加人参汤。方中石膏、知母、甘草、粳米，清胃热，生津止渴；加人参健脾益气，生津止渴。此时用人参最好是白参或者生晒参，如果不用人参，用党参也可以，量要加大。或者用西洋参、太子参也可。西洋参、太子参均能益气养阴、生津止渴。张仲景所用人参，大概就是生晒参、白参，而且很可能用的是野参，因为那个时候野参能挖到。明代李时珍《本草纲目》上说"人参出上党"，上党是山西长治地区。在汉代以前，那个时候全国人口比较稀少，到处都是原始森林，山西太行山脉的紫团山就出人参，人参的生长环境一是在海拔比较高的地方，二是原始森林，植被比较丰厚，才适合人参的生长。现在野生的人参已很难找到。现在开方直接开人参，药房可能给你拿成红参了，红参偏于温补，应用到伤暑引起的喝病不合适。如果是心衰的病人浑身出冷汗、血压降低，当用红参或者是用高丽参。王孟英的清暑益气汤，方中就用了西洋参，因为在清代已经有了进口的人参，美国出的或者是加拿大出的也叫花旗参。在白虎汤里面石膏用到一斤，石膏用量非常大，是张仲景用石膏量最大的方子。现在研究表明，石膏能够抑制体温中枢，但是它持续的时间比较短，知母清热力量比较弱，但是持续时间比较长，石膏和知母配伍有增效的作用。配粳米一起煎煮，石膏的有效成分容易溶解在汤液中，且粳米能养胃护胃。

偏于寒湿且湿气太盛者用一物瓜蒂汤，甜瓜蒂能够催吐、发汗、利水，苦寒有毒。《神农本草经》言"主大水，身面四肢浮肿"。现在临床上瓜蒂汤已很少用，原方是瓜蒂20个，水煎顿服，就是一次服下以祛水湿邪气。此药如果做成散剂服，对肠胃刺激比较大。水煎以后对肠胃刺激相对轻些。现在临床上对暑天感受于寒湿者常用的方子是藿香正气散，其他剂型如藿香正气丸、藿香正气水、藿香正气液，有含酒精的，有不含酒精的，可选择应用。

夏天时候太热，触冒暑邪，忽然昏倒，西医属于严重中暑，重症中暑，影响到循环状态，高热昏迷，热痉挛。暑厥一般列到厥证当中，《金匮要略》这两条原文讲的是轻症中暑。

百合狐惑阴阳毒病脉证治第三

福建中医药大学 王苹教授

大家上午好，今天给大家讲授、分享的是《金匮要略·百合狐惑阴阳毒病》篇。在具体解析原文之前我们首先应该了解本篇的篇名含义与学习要求，这大体包括以下几个方面内容。

第一是病名解释，分别简单解释百合、狐惑、阴阳毒三个病名。对百合病的命名有多种解释，比较公认的有两种：其一为药名说，以百合为主药治病，故名"百合病"；其二为病机说，即百脉合病故为"百合病"。我个人倾向百脉合病更能反映百合病的病变实质。由于百脉合病，故该病症状变化多端，主要表现为精神情绪、寒热感觉、饮食、行为、睡眠等反复无常的多变症状，以及相对固定的口苦、尿赤的阴虚内热症状，后者为百合病常症，且能反映心肺阴虚、百脉失养的病机特点。对于狐惑（蜮）病病名的认识，无论狐惑还是狐蜮，都有狐的特征，即症状变化多端及病发部位幽隐，如咽部、二阴即属人体隐蔽部位。若从"蜮"字解，则与虫毒、鬼魅有关，故幽隐之处可能有蚀疮烂表现；若从"惑"字解，可理解为该病变化不定使人迷惑。我认为百合病具有蚀疮烂的特征性症状，倾向从"蜮"解，根据蚀疮烂的上下部位不同，又有蜮病和狐病的区别。阴阳毒的关键从"毒"字解，显然与感受毒邪有关，因这个病的病变速度或进展变化较快，后世基本都把它定义为感受疫毒之邪，发斑性的症状是该病的特征，根据其发斑的特点和病机的差异，又有阴毒和阳毒的区别。

第二是三病合篇理由，为什么把这三个似乎看起来毫不相干的疾病合篇来进行论述？首先，根据以上对病名的简释，三病症状相似：如百合病与狐蜮病皆有反复无常之症；狐蜮病与阴阳毒可见咽喉症状。其二，病因相类：百合病的发病可能与伤寒热病之后余热未尽有关，狐蜮病与湿热或虫毒有关，阴阳毒乃感受疫毒之邪。其三，三病都涉及病情演变时限：如百合病的六十日愈、四十日愈、二十日愈；狐蜮病的得之七八日、三四日的病情变化；阴阳毒的"五日可治，七日不可治"等，关注病变时间上的变化，对判断预后有很重要的作用。根据以上三个理由，后世或者是宋代在整理过程中将三病合为一篇，这或许有助于后世加深对这些比较特殊的疾病的认识。

第三是学习本篇的目的要求。除了学习按大纲要求的了解、熟悉和需要掌握的内容外,明确要求背诵的原文。同时新增学习本篇需要特别关注的几个问题,例如:①百合病病机与症候群特点;如何理解百合病心肺阴虚的病机?②"狐惑"主症特征及治疗方案;为什么上下腐蚀从中焦论治?③阴阳毒如何分证?

特别关注的一些问题,其实也是本篇的重点内容。对百合病来说,百脉合病、心肺阴虚是百合病的病机特点。那么这里的心肺阴虚最主要的特点是什么?与我们常见的如心阴虚、肺阴虚、心肺阴虚有什么不同?为什么把百合病病机落实在心肺阴虚上呢?这是我们要关注的。再者在百合病的症候群中,也许并不需要所有的病症并见才可以诊断该病,只要了解了这些症候群的病机特性,对我们诊断就会带来很大的帮助。

需要关注的第二个内容是狐惑病的主症特征以及治疗方案。因为狐惑病应该是仲景在《金匮要略》杂病的辨治中较少且全面的运用内外合治法的范例。百合病虽然也有内外并治,但百合病的外洗只是该病治疗变化过程中可能的辅助治疗。而对于狐惑病来说,离开了外治,效果会大打折扣。

需要关注的第三个内容是阴阳毒如何分证,了解了该病如何分证,也就明确了阴毒和阳毒的这种特殊性的症状在辨析方面可能与哪些因素有关。这是我们在学习原文之前的一个大概要求。

一、百合病脉因证治分析

(一)脉症病机和预后

论曰:百合病者,百脉一宗,悉致其病也。意欲食复不能食,常默默,欲卧不能卧,欲行不能行,饮食或有美时,或有不用闻食臭时,如寒无寒,如热无热,口苦,小便赤,诸药不能治,得药则剧吐利,如有神灵者,身形如和,其脉微数。

每溺时头痛者,六十日乃愈;若溺时头不痛,淅然者,四十日愈;若溺快然,但头眩者,二十日愈。其证或未病而预见,或病四五日而出,或病二十日,或一月微见者,各随证治之。(1)

根据原文内容从病机特点、症候群特点、病程变化与预后以及辨治思路几方面来进行分析。首先是病机特点。概述中提到,百合病以百脉合病的病机命名。心主血脉,肺朝百脉这是大家的基本认识,也就是心肺发生病变了。肺为相傅之官,心为君主之官,心肺病了,可影响全身的状态,故会出现百脉合病。那么心肺病可有阴阳气血的病变之不同，究竟是阴虚、阳虚、气虚还是血虚？仲景未明言，我们只能从原文中的症状来推测。

其二是症候群特点。百合病的症状表现多样，可将其分为多变症与不变症。多变症包括情志、饮食、寒热感觉、睡眠以及行为举止等一系列异常表现，如原文"意欲食复不能食，常默默，欲卧不能卧，欲行不能行，饮食或有美时，或有不用闻食臭时，如寒无寒，如热无热"，应该说这些异常表现仅仅是一个举例性的表述，也可能还有更多的不确定的症状，这或许是张仲景看到的或想到的一些症状，此类多变症具有举例性的特质，大家不要将其固化，可以有更多的症状，因为百脉合病了。不变的症状，如原文中的口苦、尿赤、脉微数，根据口苦尿赤、脉微数这些的一些固定性的症状，从心肺病的角度显然心肺阴虚更能反映其病机实质，这是以症测病机。百合病如此之多的异常表现，张仲景总结性地形容其"如有神灵者，身形如和"。也就是百合病在发病的状态下可能症状繁杂，而在未发病或较轻时，外形整体上可能相对正常。

第三为病程变化与预后。仲景在第二自然段有一些与时日有关描述：尿时"头痛"、尿"头不痛、淅然"、尿"头眩"，分别对应六十日愈、四十日愈、二十日愈。仲景对百合病的病程及预后为什么关注尿的问题？因为尿为津液所化生，排尿的感觉异常会反映津液亏损程度。回到百合病病机阴虚内热，百脉失养，故百脉皆病。当津液严重亏损，可表现随尿液外排津液更亏则头窍失养而头痛，故病程较长可达六十日乃愈；以此类推四十日、二十日也就不难解释了。有关百合病排尿的感觉与病程变化应该仅仅是举例性的描述，不必过于拘泥时日，对预后的长短判断关键在于津亏的程度。

第四是辨治思路。百合病发病的原因有哪些？如何辨析？怎样治疗？原文第二自然段"其证或未病而预见，或病四五日而出，或病二十日，或一月微见者"，启示我们百合病在发病的时候，会有一些可能的因素或前驱的疾病。"未病而预见"，是否为在没有任何的预兆或者其他可见疾病的情况下发生了百合病？可与下文相互印证。"病四五日而出，或病二十日，或一月微见者"，说明百合病是"病"到四五日、二十日或者一个月之后才发生，那么这个"病"到底是什么病？与百合病的病因有何关系？后人基本上都认同这个"病"即外感，认为外感之后余邪未尽对人造成伤害引发百合病，因此有学者认为百合病与病后机体失调综合征相类似。以此互证，"未病而预见"显然表明百合病可不因外感引起。仲景时代与外感无关者多为饮食、情志、劳伤等因素，但根据百合病的诸多症状，劳伤、饮食所致的可能性小，对此，后世认为这个非外感因素而引发的百合病应与情志有关。结合病机，无论是外感病后余邪未尽还是情志不遂引发，皆属余邪化热或者是情志化热而伤阴，对此仲景提示了

"随证治之"的辨治思路。各随证治之，证当然要审，审证就该推因，而审因实际上是我们中医的一个很重要的一个特色，也是仲景的一个辨证的原则。由于发病原因不同、发病后的临床表现的差异，治疗上应有主次侧重不同。"诸药不能治，得药则剧吐利"，为什么会有这些表现？这应该是误治了，因为症状很多，如果没有把握百合病的病机关键，辨清实质问题，就会头痛医头脚痛医脚，结果可能适得其反。其实，"随证治之"对杂病的总体辨治思路有很好的启示作用。

那么，百合病类同何病？中西医的疾病很难完全等同，后世研究认为百合病类似神经官能症、病后机体失调综合征、慢性疲劳综合征等疾病。后者在城市中非常常见，以疲劳休息后不能缓解而被诊断，一般的实验室检查基本正常。

最后我们回到概述中的特别关注问题：如何理解百合病心肺阴虚的病机？对百合病来说，除了症候群之外，怎样理解其心肺阴虚的病机？与我们常见的如心阴虚、肺阴虚、心肺阴虚有什么不同？为什么把百合病落实在心肺阴虚病机上？这些问题大家可以联系中医诊断学中心肺阴虚的特点，通过比较可以看出百合病的心肺阴虚和中医诊断学中心肺阴虚的症状有很大的不同，前者强调的是百脉合病，属于全身调控功能的失常。

（二）治则治禁

百合病见于阴者，以阳法救之；见于阳者，以阴法救之。见阳攻阴，复发其汗，此为逆；见阴攻阳，乃复下之，此亦为逆。（9）

这条原文实际上是关于百合病治疗原则、治疗禁忌的原则性提示。

对于百合病的治疗原则，原文"百合病见于阴者，以阳法救之；见于阳者，以阴法救之"。按教材的解释，前者指出当百合病出现阴寒症状时，当用养阳和阴来治疗，即"以阳法救之"，此乃治疗之变法。至于为什么心肺阴虚内热的百合病会出现阴寒之症，可能与过用凉药有关，或者与自身病变的发展以致阴损及阳有关。后者为百合病出现阳热症状时，当以养阴清热法治疗，即"以阴法救之"，此为治疗常法。该治疗原则启示我们，百合病的治疗有常规也有变法，随证治之是总的治疗原则。

虽然在百合病的几首方子里我们并没有看到仲景养阳和阴的具体用药，但在临床上，确实见到类似于百合病整体功能失调的患者表现为阳虚畏冷而用甘温法治疗的一些报道。但百合病不能用辛温法，因百合病虽然可以有阴损及阳的阳虚虚寒证候，但是其阴虚特质并没有解除，所以用黄芪、党参之类养阳以和阴。若用附子之类辛热太过，更耗损阴阳。

而百合病的治疗禁忌，原文"见阳攻阴，复发其汗，此为逆；见阴攻阳，乃复下之，此亦为逆"，显然明确了发汗、攻下皆为百合病的治疗禁忌。由于百合病阴虚内热的病机特点，养阴清热为治疗之常法，发汗、攻下既耗阴液又伤阳气，所以为治疗禁忌。

（三）证治（包括原文第 2 ~ 8 条）

按照教材顺序，首先是原文第 5 条，为百合病的主治方。

百合病，不经吐、下、发汗，病形如初者，百合地黄汤主之。（5）

百合地黄汤方

百合七枚（擘）　生地黄汁一升

上以水洗百合，渍一宿，当白沫出，去其水，更以泉水二升，煎取一升去滓，内地黄汁，煎取一升五合，分温再服。中病勿更服，大便当如漆。

本条原文主要包括以下几方面内容。第一，百合病正治法，这是我们主要的学习重点。原文很短，但是非常精练。"百合病，不经吐、下、发汗，病形如初者，百合地黄汤主之"。简而言之，百合病没有经过误治，病形如初。所谓病形如初，即如第 1 条所述，其病机特点、症状特点皆未发生变化即病机如初、主症如初。表现为阴虚内热，百脉失养的病机，具有百合病的多变症状（如精神情绪、寒热感觉、饮食、行为、睡眠等反复无常），以及相对固定的口苦、尿赤的阴虚内热症状，用百合地黄汤为主方。本方药味简单但用量较大，方中百合润养心肺，地黄汁即生地黄汁，大概相当于我们现在的鲜地黄，该药清心润上，也可以滋下；泉水至上而下，泄热利小便，用以煎百合增强其清热之效。

第二，百合病治疗禁忌。从原文"百合病，不经吐、下、发汗，病形如初……"可知，若"吐、下、发汗"后病形将发生变化，由此反证百合病禁"汗、吐、下"法。此与第 9 条原文"……发其汗，此为逆……复下之，此亦为逆"相吻合，至于误用汗、吐、下后可能发生的变证如何处理，详见第 2 ~ 4 条原文。

第三，方后注及药后反应，"中病勿更服，大便当如漆"。对于"中病勿更服"有两种解释：其一，药已奏效，勿更（gēng）服，即守法守方，仍当服用百合地黄汤，套用西医的说法就是序贯治疗；其二，药已奏效，勿更（gèng）服，即中病即止服。我个人认同第一种观点，毕竟百合病的病程相对较长，序贯治疗应该更合理。不像感冒发热，一两剂后热退症减一定要调整用药。而"大便当如漆"提示我们，在服用百合地黄汤后，会发生黑便现象，这必须向患者预先告知。其实我们在临床上只要用生地黄，不仅大便的颜色变黑，可能还会便溏，预先告知以免患者因出现黑便或溏便而困惑甚至恐慌。

联系实际聊一聊百合地黄汤中药物的应用。百合现在已经是餐桌上的菜品，也是我们经常向患者推荐的食疗物品，比如乳腺癌放疗期间可以鲜百合食养，因为乳腺癌放疗后常见放射性肺炎的不良反应，如果是左乳腺癌，放疗对心脏也会产生不良影响，以百合食疗还有助于宁心安神。地黄汁、鲜地黄、生地黄均可润燥，后世认为它能滋养肾脾，濡养全身，故能治疗百脉合病。总体来说，百合地黄汤清、轻、平和，滋养阴津，润养全身，但用多了滋腻碍胃，尤其在我们南方，比如福州地区湿气较重，为了防止其滋腻碍脾，我个人会加用一些行气运脾的陈皮。若脾胃较虚寒，还可以适当加一点红枣。福州人日常生活中还比较爱用薏米、红豆煲汤煮粥以祛湿。经常有人问为什么吃这么多薏米红豆汤还是湿？这主要是薏米红豆虽有很好的祛湿作用，但是当脾不能发挥它的运化功能的时候湿气还是难以祛除，建议加上山药或者莲子，让脾的运化恢复正常。因此在我们福建福州，使用百合地黄汤配合运脾的药物，滋润运化两法相合使五脏元真通畅则效果尤佳。

第 2～4、6～8 条，讲述百合病误治救治与变证。原文第 2～4 条提示我们当百合病误用了汗、吐、下方法后该如何救治。前面说过，百合病是禁汗、吐、下的，因其自身为邪少虚多病证，治疗当以调养的方法，禁用较强的祛邪方式。若误用汗、吐、下诸法，病情会发生变化，如耗气、伤阴、热盛等，此时仍以百合地黄汤为主方，可以加味或者是合用，如百合知母汤、滑石代赭汤、百合鸡子汤等。而原文第 6～8 条归纳了百合病在疾病的发生、发展过程中，不因误治但病程迁延发生了病情的变化，此时仍可在百合地黄汤的基础上，随证加减或内外合治。

上述 6 条的变证及变治的处理，均符合第 1 条原文"各随证治之"的辨治思路。根据以上原文解析，我们归纳一下百合病的基本内容。首先从发病原因上看，我们可以从原文去推测，或结合后世医家的分析，百合病的发病原因，与外感后余邪未尽，余热伤阴而致；或情志化火，郁热伤阴有关。由于伤的是心和肺之阴，肺朝百脉，心主血脉，以致治节不用出现多种复杂性的症候群，故原文曰其"百脉一宗，悉致其病也"。治疗上以百合地黄汤为主方，可随症加减。但请一定记住，百合病禁用吐、下、发汗法。实际上对于仲景的一些方，尤其是小方，我们最主要的还是掌握他的辨治思路，即如何辨其关键病机？怎么用药？如百合地黄汤中的百合、生地汁、泉水三药，在临床应用中我一般直接用生地黄或用鲜石斛汁代替生地黄汁，再用淡竹叶、玉米须引药下行，如需运脾，可加砂仁或陈皮防滋腻。

二、狐惑病的证治分析

（一）狐惑病临床表现及内治方

狐惑之为病，状如伤寒，默默欲眠，目不得闭，卧起不安，蚀于喉为惑，蚀于阴为狐，不欲饮食，恶闻食臭，其面目乍赤、乍黑、乍白。蚀于上部则声喝，甘草泻心汤主之。（10）

甘草泻心汤方

甘草四两　黄芩　人参　干姜各三两　黄连一两　大枣十二枚　半夏半升（洗）

上七味，水一斗，煮取六升，去滓，再煎，温服一升，日三服。

原文"狐惑之为病，状如伤寒，默默欲眠，目不得闭，卧起不安，蚀于喉为惑，蚀于阴为狐，不欲饮食，恶闻食臭，其面目乍赤、乍黑、乍白……"明确了狐惑病的临床表现，也就是该病的主要症状，包括概述中的典型、特征性症状，以及原文中的多变证。与百合病不同的是狐惑病以特征症为主症，百合病以多变症为主症。狐惑病的特征症可以表现为咽喉与阴部的腐蚀，如原文"蚀于喉为惑，蚀于阴为狐"，临床可见咽部、阴部的破溃、出血、疼痛等特征性症状。而多变的症状也较多，初期可表现为类似于外感的症状，或有睡眠障碍、行为不安、饮食失调以及特殊的面色改变如乍赤、乍黑、乍白像变脸。

那么如何辨病机？可以以方测证，根据方剂的药物组成，配伍特点而推导出其关键病机。甘草泻心汤的配伍特点：首先是重用生甘草达四两；其次是辛、甘、酸、苦、咸五味配伍，如苦甘合化的人参、甘草和黄芩、黄连合用，既可泄热，又能益气；辛开苦降的干姜、半夏与黄芩、黄连则可调理升降，非常符合狐惑病的蚀于上、下的特点。与百合地黄汤全方寒凉配伍不同，甘草泻心汤寒温并用、补泻兼施，相反相成与相辅相成有机配合；方中选用辛温的干姜、半夏及苦寒的黄芩、黄连这两对常用的对药。根据以上药物配伍分析从而推导出该方具有清热解毒、和胃化湿、调理升降的功效。以方测证，狐惑病的病机属湿热内蕴，升降失和的病机，故调理中焦脾胃乃关键。

甘草泻心汤方我在临床上非常常用，这里介绍两个类似狐惑病典型案例。两个都是小女生，其中一个就诊于 2017 年，被西医风湿免疫科诊断为"白塞综合征"，以反复口腔破溃为主症，年轻人口腔破溃大多以为上火，降降火即可，家长没太大注意。来就诊前的 1 个月出现了颈部淋巴结肿大，用了些消炎药没什么效果，后来发现这个孩子走路有点变形了，询问后才知道下体溃烂疼痛，行走不便。到当地的医院去做了一些相关检查，开始看妇科，后来转到风湿免疫科诊断为"白塞综合征"。实验室检查除了红细胞沉降率 31mm/h，还有一项免疫指标偏高外，其他均正常。医院用泼尼松，一天 40mg。家长上网查了一下，发现这个病会反复，中西药合用效果好，故来门诊就诊。根据症状、舌脉特点，用甘草泻心汤，方中生甘草、炙甘草各用 15g。由于患者是泉州人，多食海鲜，湿气相对较重，所以加了一些祛湿的药，同时配合仲景外用方苦参汤加味，根据患处情况加用一些解毒、生肌修复的外用中药坐浴方，大概前后就诊 5 次基本痊愈。

另外一个病案的患者就诊于 2018 年，检查她的下体血肉模糊、溃烂渗液。当时正值炎热夏季，孩子非常痛苦，并有满脸青春痘、便秘、舌苔厚浊等其他症状。当时没有做其他相关特殊的检查，根据症状、舌脉，辨证为湿热内壅，同样也是用甘草泻心汤。由于这个孩子湿热较重，加用了泄心火、胃火的黄柏、莲心等药。又由于阴部溃烂严重，外用中又加用黄柏敛涩，同时嘱咐注意饮食清淡，尽量待在有空调的教室或宿舍，减少活动。第 2 次就诊时创面明显缩小，由于当时月经将至，所以在甘草泻心汤的基础上减去苦寒的黄芩、黄连、黄柏，加上益母草、红藤这两味药，在清利湿热的同时又能活血，并叮嘱经期停止熏洗。这个孩子前后来了 4 次，每次溃点缩小。准高三的学生 8 月份返学住校，我又出差山西，后续的治疗中断了。这是两个比较典型案例，自觉辨治思路符合病机。

在我们南方湿热特别重，所以甘草泻心汤还经常用以治疗湿热内壅的一些病证，比如治疗带下病效果非常好。用该方治疗带下病比完带汤、龙胆泻肝汤、易黄汤等更有优势。甘草泻心汤综合了清利湿热，和胃调节升降的作用，而且口感好，患者依从性高。此外，还可以用于治疗月经病。可能大家会觉得奇怪，怎么会用甘草泻心汤治疗月经病？因为湿邪具有湿性黏滞、湿遏热伏、湿瘀互结的病性特点，湿邪阻碍气血运行，冲任不调，造成月经行而不畅、月经过少等问题，故该方可治疗湿热较重的如经期延长、月经过少的月经病。

至于狐惑病与什么样的病症相类似？清代医家吴谦认为属"疳病"，有"上疳"和"下疳"之别。近代医家曹颖甫认为与梅毒相似。1963 年医生王子和提出本病与白塞综合征相类。我认为白塞综合征、阴疮可参考狐惑病辨治。

为什么上下腐蚀的狐惑病从中焦论治？甘草泻心汤显然是从中焦论治，那么咽喉和阴部的腐蚀症状，为什么我们用的是甘草泻心汤？从中医基础理论分析的话，咽喉与脾胃有关，前后二阴与肝经有关，肝绕阴器少腹，可不可以用龙胆泻肝汤？主要还是关注点的问题。从我个人的理解来看，狐惑病关注的是脾湿与中焦运化、升降的关系，通过甘草泻心汤清利湿浊，恢复脾的运化，升降功能就会正常，所以甘草泻心汤应该是一个治疗狐蟚病、白带或月经病等与湿郁有关的一类病的非常有效的方剂。

最后，《金匮要略》中的甘草泻心汤还需要与《伤寒论》中的甘草泻心汤作比较，关键点在于生、炙甘草的不同。由于甘草炮制的不同，所以主治病证不同。然而在《伤寒论》的原文中，似乎少了一味人参，但根据《千金要方》《外台秘要》这些版本的互参，《伤寒论》的甘草泻心汤中应该还是有人参的。

（二）狐蟚酿脓证治

病者脉数，无热，微烦，默默但欲卧，汗出，初得之三四日，目赤如鸠眼；七八日，目四眦—本此有黄字黑。若能食者，脓已成也，赤豆当归散主之。（13）

赤豆当归散方

赤小豆三升（浸令芽出，曝干）　当归三两

上二味，杵为散，浆水服方寸匕，日三服。

这条原文告诉我们，狐蟚病在病变发展的过程中可能出现湿热更甚的一些症状，如在狐蟚病咽、二阴蚀疮烂的特征性症状基础上，出现了目赤如鸠眼、目四眦黑等眼睛、眼周的病变，这是蓄热不解，湿毒不化，湿热交争，即将成痈酿脓的征象。从方剂上辨病机，赤豆当归散清热利湿，化瘀排脓，消肿生肌，可以反证本条蓄热不解，湿毒不化，湿热交争，血分热郁，蓄结成脓的病机。至于病得之三四日，或者七八日只是个约数，因为痈脓的形成需要一定的时日。

赤豆当归散方中赤小豆渗湿清热，解毒排脓；当归活血祛瘀可生新血；浆水煎药增强清凉解毒作用。但在临床上治疗狐蟚酿脓的病变，我个人是不怎么用这个方子中的当归的，因为在我们福州湿热较重，一般不用当归活血除湿热，而是以既能清利湿热又能入血的赤小豆为主药的基础上，加用如丹皮、丹参、红藤等凉血活血的药物应该更合适。若要消痈活血，也会选择其他中药。此外，《金匮要略》第十六篇用赤豆当归散治疗远血和近血属肠道的病变，这是后话。

（三）狐蟚病的外治

蚀于下部则咽干，苦参汤洗之。（11）

苦参汤方

苦参一升

以水一斗，煎取七升，去滓，熏洗，日三服。

蚀于肛者，雄黄熏之。（12）

雄黄

上一味为末,筒瓦二枚合之,烧,向肛熏之。

《金匮要略》提出了狐蜮病的外治的方与法,以苦参汤直接熏洗给我们临床上治疗阴部包括肛门的病证提供了启发思路,可用于治疗妇人带下病、痔疮一类疾病。以大量的苦参煎汤熏洗疗效确切,当然单味药势单力薄,可以参照《金匮要略》治疗妇人病的其他外用药及后世临床常用药如蛇床子、土茯苓、地肤子、花椒、一枝黄花等。若外阴部有破溃则不用蛇床子、花椒避免局部刺激,可用白及、白芍敛涩保护;若带下比较清稀伴湿痒,可以明矾外用。至于以雄黄熏肛的传统治法,虽说雄黄可去腐生肌、杀虫解毒,但该法操作起来好像比较麻烦,不易为患者接受,可行性欠佳。况且我个人没有这方面的经验,在此不做介绍。所以,狐蜮病、带下病或痔疮术后等的外治,可以苦参汤加味熏洗,简单、方便、价廉。若口腔的破溃可以外用冰硼散、锡类散。

根据以上的分析,简单归纳一下狐蜮病的基本内容。狐蜮病以咽喉、前后二阴的溃烂为症状特点;湿热内蕴,升降失常为其病机特点;以甘草泻心汤为主要内服方配合苦参汤熏洗阴部,这是大家需要掌握的主要内容。当然,我在分析甘草泻心汤作为狐蜮病主方时强调了湿热内蕴、升降失和是该病的病机特点,这就解释了为什么对于这种咽喉阴部蚀疮烂的症状,不用龙胆泻肝汤等清泻心肝之火的方药,而选择用甘草泻心汤的关键意义。此外,大家也需要了解对于狐蜮酿脓证,张仲景以赤豆当归散为主方。

三、阴阳毒病的证治分析

阳毒之为病,面赤斑斑如锦文,咽喉痛,唾脓血。五日可治,七日不可治,升麻鳖甲汤主之。(14)

阴毒之为病,面目青,身痛如被杖,咽喉痛。五日可治,七日不可治,升麻鳖甲汤去雄黄、蜀椒主之。(15)

升麻鳖甲汤方

升麻二两　当归一两　蜀椒(炒去汗)一两　甘草二两　鳖甲手指大一片(炙)　雄黄半两(研)

上六味,以水四升,煮取一升,顿服之,老小再服取汗。

阴阳毒从名称上来看,可以阴阳合病,但从原文上来看,它显然分属两条对应的阴毒和阳毒条文,也就是以阴毒和阳毒分证,方用升麻鳖甲汤为主方。以下就从原文、方药方面分析阴阳毒的证治。首先,从原文"阳毒之为病,面赤斑斑如锦文,咽喉痛";"阴毒之为病,面目青……咽喉痛"可知,发斑、咽喉痛为阴阳毒的特征性症状,只不过阳毒发为赤斑,阴毒发为青斑。除此之外两者的不同还在于:前者兼有唾脓血,后者表现为身痛如被杖。

其次,阴阳毒的病机如何?原文似乎没有明确提出。如何推测病机所在,也只能从主症、主方、病程进展几方面测病机。一般来说,发斑性的症状多与血分有关,咽喉疼痛、溃烂、唾脓血显然为血分有热;升麻鳖甲汤方中用升麻、甘草清热解毒;鳖甲、当归滋阴活血;雄黄、蜀椒解毒,全方清热解毒,活血散瘀。阴毒仍以升麻鳖甲汤为主方去雄黄、蜀椒以防二药损其阳气。五日可治,七日不可治,短短两天决定预后生死显然属疫毒一类疾病。根据以上阴阳毒的症状特点及组方用药推测,阴阳毒的病机当与感受疫毒,血分热盛有关。

那么,阴毒、阳毒又是如何分证的?一般来说,阴阳多与表里、寒热、虚实有关,但是根据阴阳毒的总病机结合阴毒、阳毒的主症特点,我们可以认定两者的分证依据是:第一,以斑色分阴阳,发为赤斑者为阳毒,发为青斑者为阴毒。第二,以病机变化分阴阳,疫毒侵入血分之后,热盛肉腐成脓故唾脓血此为阳毒;若疫毒入血,热灼而血行不畅可见面目青、身痛如被杖此为阴毒。故阳毒者血分热炽,阴毒者血分热瘀,这是以病机分证。可见阴阳毒的分证标准既非表里,也非寒热,而是以斑色、病机差异分阴阳。至于为什么同为血分热盛,而又有热炽与热瘀之别,是否与素体及感邪的久暂有关,需待进一步研究。

此外,升麻鳖甲汤作为阴阳毒的主治之方,其减味处理用于阴毒也有争议。怎么来理解阳毒血分热炽用雄黄和蜀椒更为辛燥,而阴毒反而去除?教材中的解释虽为正解,但我个人认为,对于疫毒产生的发斑性疾病,在解毒的同时,以辛温透发于外,使邪气有出路是重要的辨治思路,在此过程中应注意防止过用辛燥致耗血动血。而阴毒的血分热瘀,已伤血中之津,因此更不可过用辛燥。

至于阴阳毒的预后“五日可治,七日不可治”,虽然其中的五日、七日可能为约数,但显然对于疫毒这样比较严重疾病,早期治疗至关重要。当然,对于发斑性疾病,斑色红活与晦滞也与预后密切相关。《金匮要略》第一篇第3条提出“病人有气色见于面部,愿闻其说”,“气”反映了脏腑气血的状况,故发为赤斑者色泽较为明快,正气尚强,预后相对较好;发为青斑者色泽较为晦暗,气血不畅,预后相对较差。故后世有“发于阳斑者十生一死,发于阴斑者九死一生”之说,预后显然不同。

再有,《金匮要略》阴阳毒的发斑和《温病学》卫气营血辨证中热入营血的发斑,由于两者在病机上的不同,故治法方药也不同。阴阳毒的发斑宜解毒活血透疹,使邪气外透,则预后较好;若邪气内入,则预后较差。如《金匮要略·脏腑经络先后病》篇所言“非为一病,百病皆然,譬如浸淫疮,从口起流向四肢者,可治,从四肢流来入口者,不可治"。温病热入营血的发斑则以清热凉血止血为其治法。

根据以上分析,对阴阳毒应有一个整体认识,疫毒侵犯血分,血分热盛,这是它的总病机;阳毒是在血分热盛的基础上,更为炽热,阴毒则偏于热瘀;在症候上以面斑、咽痛为主症,又根据面斑的红活明快与青滞晦暗区分阳毒和阴毒;在治疗上以解毒活血透疹的升麻鳖甲汤为主方。

【课堂互动】

问:阴阳毒这个病用的升麻鳖甲汤,它里面阳毒和阴毒的区分,主要是从它的血分热毒较甚,还是血瘀来区分?雄黄、蜀椒,这两味药都是大辛大热之品,为何血热导致的出血发斑用大辛大热的两味药,而阴毒的血分热瘀了,反而要去掉雄黄、蜀椒?

答:这个似乎确实有点矛盾。刚才讲课中也说了,这个问题也是大家比较质疑的问题。所以有学者认为条文中阴毒、阳毒所对应的两首方剂可能是相反的,也就是说阳毒是在升麻鳖甲汤的基础上去掉雄黄和蜀椒,阴毒则用升麻鳖甲汤,这个解释当然有他的道理。从我个人来说,这个方临床上我虽然不用,但是从理论的角度阴阳毒是一个血热证而导致的发斑疹,除了清热解毒凉血,还需要用我们用透疹的方式向外透发,那么透发的时候可能辛散药会多用,使得外透更好。阴毒、阳毒虽然无关病位的深浅,但其预后与病程有一定的关系,阳毒由于血分热炽,用雄黄、蜀椒助升麻、鳖甲向外透发使邪气更快祛除,有利于缩短病程。而阴毒去雄黄、蜀椒的治疗思路给我的启示是:如果血瘀明显,我们在临床上使用活血化瘀药时确实不可太过用辛燥,否则就会伤到气血,蜀椒、雄黄就比较辛燥。阴毒的病机并非阴寒盛,不似大建中汤证、乌头赤石脂丸证因寒气攻冲凝滞,而出现心胸大寒痛、心背彻痛的症状,后者必须用极强的辛温散寒的方法。

按照条文的思路去解释阳毒用雄黄、蜀椒,而阴毒不用之没有问题。如果由我来治疗阴阳毒,我想我是不会选择用雄黄、蜀椒的。但是升麻鳖甲汤的思路可以用于需要透邪于外、辛行气血的治疗,比如湿证用苍术走表除湿、桂枝配黄芪益气通络。目前临床上以雄黄、蜀椒做外用更多一些,而且雄黄内服大多不能为患者所接受。根据张仲景治疗狐蟨病后阴蚀疮烂,以雄黄熏肛思路的启发,我用苦参汤加味方先熏后洗前后二阴,与内服甘草泻心汤合用效果很好。

问:误汗之后应该是津伤更甚了,怎么不用百合地黄汤而用百合知母汤?还是说加知母?

答：加知母很好理解，误汗后阴津损伤更为严重，烦热口燥明显，所以加用知母。为什么要去生地黄？其实前面课中分析误治后的救治和变证的变治法时就归纳过，从误治、变证后的层面来说，病证相对复杂，已不属于百合病"病形如初"阶段，其后续的治疗我个人认为应该都是在百合地黄汤的基础上加味用药，或合方用药，应该没有去生地黄。鉴于百合病误治后救治、变证变治内容比较零碎，我在讲授这部分内容时没有细分析，只是综合归纳，给出思路。

中风历节病脉证并治第五

讲习《金匮》，需熟读细嚼深究　释疑解惑，冀传承发扬远播
——谈研读《金匮》中风历节病管见

成都中医药大学　张琦教授

　　首先，我准备谈谈个人对《金匮要略》第五篇《中风历节病》篇教学内容方面的一些管见；其次，想谈一下《金匮要略》理法方药对临床的指导意义。对于经典的学习，很多时候特别强调对经方的学习，比如这几年全国各地都在举办各种各样的经方班，因为在实践中临床医生直接面对的就是经方的应用问题，所以学习如何运用经方这是大家的一个共识。但是我觉得仅此一点还不够，因为《金匮要略》的内容中除了经方，还有一些理法是值得我们去深究去品味去感悟的。所以这个题目我想了很久了。

　　我们在座的可能大多数都是教授金匮要略课程的教师，所以我在题目中用了"讲习《金匮》"。因为作为讲授金匮要略课程的教师，我们要研习《金匮要略》、熟读《金匮要略》，所谓书读百遍，其义自见，要细细地去理解去品味其中蕴含的内容，相信每一年我们教师去备课，感觉收获都是不一样的。一定要细解原文，要深究为什么会这样，原文背后没有说出来的文字究竟是什么意思，所以我在标题中提到"需熟读细嚼深究"。作为教师，我们是要对学生释疑解惑的，而且我们自己也要去释疑。那么我们学经典干什么，当然主要是用于临床，是为了中医药事业的发展，是为了中华民族的健康，乃至全人类的健康，还有人类的长寿。作为研究《金匮要略》的人，要做出我们应有的贡献，不仅要传承发扬还要远播世界。世界上凡是从事中医药工作的人，从事民族医药工作的人，或是对中医药感兴趣的人，都可能想要对《金匮要略》有深入的了解，所以我就想到在这次讲座的题目中用到"释疑解惑，冀传承发扬远播"这几句。

　　那么下面我就从两个方面来与大家分享讲座的内容。

一、如何结合临床讲授《中风历节病》篇

　　我们从《中风历节病》篇中风病来看，这一篇里张仲景关于中风的条文是

不多的，全篇除掉那些没有编序号的条文，一共是 10 条原文，其中明确提到中风病的只有 3 条，所以我觉得《金匮要略》论中风病的内容的特点就是详于论理，因为这 3 条都是讲述中风病的病因或者是它的病机。病因讲得比较多，第 1 条讲的病因；第 2 条再论病因，还讲到了一个辨证的大纲；第 3 条也讲了中风和瘾疹的病因区别。所以这 3 条都是论理的，而方证内容很简略。教材中有侯氏黑散，有风引汤，这两首方亦不是后世的名方，况且后世医家对这两首方也有一些看法，对其是否为张仲景的方存在分歧。所以总结《金匮要略》论中风，就是理论要多一些，方证则略一些。

我们知道，第 1 条和第 2 条是分别论述病因的。第 3 条，按照排序来看应是讲侯氏黑散的，但是侯氏黑散这条实际上是没有排序的，大家可以看一下该条的原文。我们成都中医药大学在本科教学阶段是没有讲授这条原文的。因为它的行文方式与《金匮要略》中常见的行文方式不一样。

我们看《金匮要略》里面关于中风病的条文，是侧重论述病因的，当然也涉及了鉴别诊断。虽然我们说第 1 条从字面上来看没有讲病因，讲的是鉴别，"夫风之为病，当半身不遂，或但臂不遂者，此为痹。脉微而数，中风使然"。但是它这个"脉微而数，中风使然"实际上就符合以脉论因的特点。第 2 条又是由"寸口脉浮而紧"开始的，可见实际上本条也论述了病因病机。所以说仲景论本病是比较强调病因病机这方面的。而在方证论述方面，却没有一条方证叙述完整的条文，第 1、2、3 条都没有，从第 4 条开始就是历节病了。

那侯氏黑散和风引汤的这两条原文有什么问题呢？第一，它的行文方式与别的条文不一样。我们看侯氏黑散，"治大风，四肢烦重，心中恶寒不足者"，不是说侯氏黑散主之，是把侯氏黑散摆在前面，这种行文方式与我们讲授的其他《金匮要略》条文的行文方式显然不一致。比如本篇的第 8 条"诸肢节疼痛，身体魁羸，脚肿如脱，头眩短气，温温欲吐，桂枝芍药知母汤主之。"这种行文方式是先论证（或者包括脉），然后是某某方主之。第二，它缺乏典型的中风症状，第 1 条讲了"夫风之为病，当半身不遂"，就是说中风病的特征，应当是"半身不遂"，可侯氏黑散没有"半身不遂"。当然，第 2 条还提到"邪在于络，肌肤不仁；邪在于经，即重不胜"，所以侯氏黑散主治的"大风，四肢烦重"，与"即重不胜"有关。故我认为侯氏黑散其实主治的是中风病中经的一个表现，其他人也有持这种观点的。

另外就是后世注家对这条原文的看法，也是见仁见智，我们可以将其观点归纳为两部分，就是有肯定的也有否定的。首先我们说否定的这种观点，那就是认为侯氏黑散不是张仲景的东西，是后世所附之方。比如尤在泾，我们很熟悉的一个注家，他说"此方亦孙奇等所附"，不过他还是总结了本方所体现的一个治法，"而去风除热补虚下痰之法具备"，那就是说侯氏黑散具有的功效，肯定是祛风、除热、补虚、下痰。以上只是例举持否定观点的一个代表。持肯定态度的注家如我们很熟悉的徐彬，他认为侯氏黑散"此为中风家挟寒而未变热者，治法之准则也"，就是针对中风病尚没有化热的时候，其实就是给我们展现了一个治疗中风病的范例。可见，徐彬认为侯氏黑散是张仲景的东西。

刚才问了我们几位老师，大家在本科教学过程中，讲授中风病的时候，基本上都是只教授第1条、第2条。后面这个侯氏黑散，很可能大家都不讲了。但是大家想过没有，同学们听完这门课会有何感受？因为不管是五版、六版乃至九版等哪个版本的《金匮要略》教材，也无论是中国中医药出版社、人民卫生出版社、上海科学技术出版社等哪个出版社出版的《金匮要略》教材，在论及中风病的病因时，都强调其特点是"内虚邪中"（或者正虚邪中），其实这个观点是汉唐时代就持有的一种观点。但是通过本门课程的学习，学生却没有看到治疗的方法，因为我们没有告诉学生相应的方药。所以，在学习的过程中会产生这样的疑惑，就是这个理论现在还有临床指导意义吗？在五版教材《金匮要略讲义》的按语中，编者做了很多工作，就是把后世有关中风病的成因做了一个系统的回顾与梳理。从中可以看出，后世医家对于中风病的认识有所发展，在汉唐以前认为是正虚邪中，此后的宋金元时期，则有非风之论，如李东垣强调正气不足，朱丹溪强调有痰，刘河间强调因于火，到明代张景岳则明确提到是"非风"。我们在金匮要略课程里面给同学们讲的是正虚邪中，即由于人体的气血不足，感受外邪而诱发的。其主因、内因是虚，是人体的气血阴阳不足。外因是感受了风寒之邪，这是诱因，是次要的。

那么更主要是可能你们不知道，我在上大学的时候（我是1977级的），我们根本不了解《金匮要略》对于中风病成因的认识，虽然我们也曾经学过《金匮要略》，但是没有这方面的记忆。在内科里面完全没有介绍相关的理论，我们那个时候主要的印象是中风病就是阴虚阳亢导致的，就是这么一个观念，关于其治疗，我们学了很多方剂，但都是天麻钩藤饮、镇肝熄风汤、建瓴汤这样一类平肝潜阳的，这种感觉的影响一直很深远。所以学生从内科学的角度了解到中风的成因以后，学生就会想到《金匮要略》讲的和内科讲的又不一样，临床上是否有这种正虚邪中引起的中风呢？我们如果遇到这种病人该怎么办？由于我们没有给予学生这方面的方子，学生会疑惑这个理论到底现在还有没有用？还是说这种观点只不过是一个历史存在，让学生们了解它而已？

针对这个现象我就思考，在本科教育中，我们可不可以做一些工作，当然这只是个人的管见。就是在讲《金匮要略》关于中风病因的认识时，虽然不要去过分强调其观点，但也不宜全盘否定。我们希望学生在学《中医内科学》中后世医家对中风病成因认识的时候，不要忘记或者全盘否定了汉唐时期对中风病的认识。应该让其知晓在汉唐时代对中风病的认识主要就是这种观点，但是随着历史的发展，随着实践的积累，人们发现只用这种理论来解释中风病，并进行辨证论治是不够的，因为有很多病人是治不好的。实践证明"正虚邪中"这个观点不是中医对中风成因认识的全部，而应该有所发展。

每个学者因为师承的学派不一样，所以他的看法或侧重点也不一样。如刘河间倡导火热学说，而李东垣的脾胃学说，则强调了脾为后天之本，是由于后天正气不足，本气自虚，而朱丹溪则认为是阴虚、痰湿。也就是说后世医家在个人行医的实践中认为汉唐的理论不能囊括，所以才有新的中风病因认识的理论不断呈现出来。那么到了明清时期，我们说张景岳明确提出了"非风"，他这个理论对后世影响是很大的，当然也是实践和发展的必然。到了清代中西汇通学派的形成，我们看到像张山雷、张锡纯他们的一些著作里面，对于中风病因的认识更接近于现代医学。回过头来看，也说明了中医的认识的确是在实践中逐渐形成并发展的。

既然中医对中风病因的认识发展到了这个阶段，那么《金匮要略》关于中风的理论是不是就完全要否定呢？当然不是！因为我们各个学校都在讲《金匮要略》关于中风病的理论。但是讲了又有什么用呢？难道我们只是把它作为一个理论、一段历史给学生讲一下吗？我觉得不应该如此！《金匮要略》有关中风病因的认识不仅仅是一段历史，而是中医学对中风病因认识中间的一部分，它不应该被遗忘，不应该只是作为一段历史展现一下，因为在临床实践中它是有指导意义的。

当然我这里说的并不表示其他的观点都不对。只是刚才我给大家回顾了在20世纪80年代我们1977级上学时特别强调阴虚阳亢，所以我们一看到中风病人马上呈现在脑海里的就是阴虚阳亢，就是这种观点自然而然粘到骨髓里面去了，马上想到的就是用镇肝熄风汤，或者建瓴汤，或者天麻钩藤饮之类治疗。其实在20世纪90年代，我在给硕士研究生上课的时候，我就会举一些实例来给大家讲，有一些中风病人按照阴虚阳亢辨证治疗是不行的，无法解决他的问题，这从一些会议的论文或者是期刊文献中都有所反映。在20世纪末也就是1998、1999年我就关注到了这个问题。及至21世纪初，2003～2005年这几年，我在浏览期刊的时候，就发现开始有一些研究中风病因的文章发表出来，这些文章提出，关于中风的病因"正虚邪中"的观点有必要重新来认识它。一会儿我将给大家介绍这些文章。

另外一个缘由就是前两天（2019年10月21日）在成都召开了第六届中

医药现代化国际科技大会，大会邀请了范永升校长讲课。他总结了《金匮要略》有关内容对临床的十大指导意义，其中有关于治未病的一个学说，他当时引用了一个数据，就是 2017 年我们国家心血管病一个报告。那个报告提到，从 2005 年到 2017 年，我们国家心血管病的住院费用在不断攀升，其中大家看到有中风，包括颅内出血、脑梗死，大家看脑梗死的费用，年增速仅次于心肌梗死，比颅内出血的住院费用的年均增速还要高。为什么要提这个？一会儿我要提侯氏黑散的适应证问题。我在门诊遇到一个 37 岁的女性病人，她说前段时间曾经住院，我问她为什么住院？她说是由于走路偏，我们学了医就知道是颅内有问题了，结果仪器检查是腔隙性的脑梗死，才 37 岁就发生脑梗死了！据世界卫生组织统计，全世界每 6 个人中间就有 1 个人可能罹患卒中，每 6 秒就有一个人死于卒中。而在我们中国，卒中已经成为取代肿瘤而居首位的死亡原因。这是什么意思？其实就是说中风病急性发作时马上去找西医看，没说的；但是这种危急重症，我们中医在防病方面是可以做一些事情的。有些轻微的病人，甚至较重的病人，我们都可以用中药配合治疗。

刚才我讲到在 20 世纪末和 21 世纪初，有一些医生、学者开始撰文，反思中医对中风病因的认识。我这里选了三篇文章，并了解了作者所在的单位。比如说我引用的这篇文章，总结了 487 例脑血管病的发病情况，对其进行了回顾，结果发现：秋冬两季是发病高峰，其中出血组是 115 例，缺血组则高达 372 例，说明出血和缺血是不一样的。而且不管他们是出血性的还是缺血性的，发病的原因都是与风寒气候的变化有关，证实秋冬季是发病的高峰，而作者是北京大学首钢医院的。另有一篇文章，作者是中国中医科学院望京医院的，他是对 107 例中风的发病因素做了一个临床分析，他从这 107 例的病例统计分析中发现，寒冷气候是中风发病的最重要的诱发因素，因为我们讲金匮要略课程的人都承认这个，我们在讲张仲景论中风病成因内容时是强调这一点的。该文章还提到了中风发生的其他诱发因素，有肥胖、劳累和情志，但是寒冷因素与中风的关联性，远远高于其他三个因素，所以该文章作者就提到"古代医家对于外风导致中风的理论没有过时"，提醒我们要加以足够的重视。还有一篇文章是理论探讨的，就是探讨了外风与中风发生的关系。作者也认为在中风发病过程中，外风和内风是共同发挥作用的。

说了这么多，我的建议是什么呢？就是对于中风的成因，张仲景的观点我们都会传授给学生，但是如果遇到这样的病例，应该怎么治疗呢？我觉得我们老师可以作一个工作，就是选择侯氏黑散治疗中风的医案，推荐给学生。因为我们的教学时间有限，根据教学大纲教学内容的安排，侯氏黑散又不属于掌握的内容。我们可以用网络推荐的方式让学生去看看这个医案，起码让他知道《金匮要略》这个理论在临床上是有指导意义的。

此外，对于侯氏黑散到底是不是张仲景的，尽管人们有不同的看法，但是可以肯定地说，临床上如果遇到这种因气血不足外中风邪而诱发的中风病人，只要属于侯氏黑散适用的类型，就可以使用本方。临床也确有这样的报道。以前我给硕士研究生授课的时候，是肯定要讲这一篇的，现在给博士研究生上课，也一定会给学生讲侯氏黑散，因为我觉得不能够让学生在临床上看到这种属于气血不足而外受风寒所诱发的中风病人手足无措，不知道怎么治疗。当然除了侯氏黑散，《古今录验》续命汤也是可以用于治疗本证的。这样才让学生对中风病有一个完整的认识。这是我个人对于中风理论的认识，属于教学方面的一个管见。

其实这篇还有第 3 条，我觉得也是一个疑点、难点。第 3 条我们讲了它是中风和瘾疹的区别，但是中风的内容讲得不多，为什么放在这里？各位老师可以去研究一下。为什么要把瘾疹和中风进行区别？我始终想不通，但是我觉得可以去研究它，因为在《水气病》篇，也有讲到瘾疹与水气病的鉴别，只是我们觉得在那里确实是有鉴别的必要。因为我们知道从现代医学看水气病，一些急性肾小球肾炎早期可能与链球菌感染有关，比如咽喉炎、皮肤感染等，所以两者（瘾疹与水气病）有一定的相关性，但是瘾疹与中风有关联吗？为什么要提出这么一个见解？有没有错简？这些都是可以去研究去思考的。我们经常说我们现在需要开展实验研究，但是我们从事经典课程教学的老师们，这些文献的内容还是有必要去研究、探讨的，我们需要解惑，需要释疑，只有我们搞清楚了，才能为学生释疑解惑。这是对《金匮要略》中风病内容的个人管见。

关于《金匮要略》对历节病的内容，我总结下来发现，它与中风病相似，都是详于理论。我们来看一下，这个理论它主要也是讲成因，中风和历节都是详于论成因的。有关历节病的条文，大家看有 5 条是论述成因的。历节病的成因是通过脉象来论述的，在原文的相关条文中，都是以脉来说理。我们学校一般都是第 4 条必讲，第 5 条、第 6 条、第 7 条和第 9 条就不一定讲了，因为我们只要把精神传授给学生就行了。

其实大家都意识到，这几条对认识历节病的病因是非常重要的，它反映的思想就是有正虚，我们说是肝肾不足，还有脾肺气虚，"盛人脉涩小"，还有心肾的不足，"少阴脉浮而弱"，说明是心肾阴血不足，还有一条就是说到饮食所伤，即过食酸咸，仍然强调是肝肾亏虚，上述内容都强调了一个内虚。那么第 8 条和第 10 条是讲历节病的证治，相信大家都会讲这两条，即桂枝芍药知母汤和乌头汤。因此，我们总结历节的成因，《金匮要略》也是特别强调里虚受邪。至于这个虚，我们刚才已经讲到，涉及肝肾的精血不足，脾肺的气虚，心肾的阴虚，还有过食酸咸。此外，还有一条是讲胃热的，只不过注家们认为该条语义似乎未完，或者是哪一条原文错简在此。总之，本病的内因都强调一个里虚，涉及五脏，即与心、肝、脾、肺、肾都有关。关于历节的发病，《金匮要略》还提出了一个条件，不只是一条，而是多条都提到"汗出"这么一个因素，就是在汗出的时候或者"当风"或者"入水中"，所以"汗出"也是一个不可忽略的条件。

但是我们看一下《金匮要略》治疗历节病的处方，可能就没有一首是专门补虚的，虽然桂枝芍药知母汤里面有知母和芍药，但是芍药主要是敛阴的，更多的作用没有展现出来。或者说乌头汤里面有黄芪是补气的，但是该方的侧重点还是在于祛风散寒除湿。实际上我们应该理解张仲景的这两首方里面虽然没有体现扶正补虚的思想，但是他却用了5条原文来告诉人们，历节的发生离不开正虚。所以，我们在教学中间不要忽略了这个"正虚"的概念，在讲授历节病病因的时候，这个观点一定要反映出来。

我们知道在《金匮要略》里面，历节病和湿病是分了篇的，它是分列两个不同的病，研究《金匮要略》的人都明白个中缘由。然而在《中医内科学》里面，后世是没有单独列出历节病的，就是将其归属于广义的痹证中。我们讲《金匮要略》，这个精神要给学生展现出来：即历节病和湿病是有不同的，所以仲景才分列于不同的篇章中。如上所述，在历节病里面有5条原文是讲正气不足的，而湿病则主要强调阳气虚，这是第一个方面。第二个方面，我们也要让学生体会到就是张仲景的认识，反映了他所处那个时代中医对历节的认识。除了环境的影响，比如汗出入水中、汗出当风等，饮食偏嗜也可以引发历节，现在有一些学者会把痛风某个阶段的证治纳入历节里面来，就是关节变形了，不可恢复常态的阶段。第三个方面，当然最为重要的就是我们刚才讲的，《金匮要略》中有这么多论病因的条文都在说明本虚，但论证治的只有2条，而且列举的还是如何治标。作为老师，我们要对学生进行引导和启发，说明历节的辨证论治要分标本。这就是《金匮要略》里面的"略"处，张仲景没有明确将要扶正的问题说出来，但是我们授课的时候就一定要给学生点明。当然扶正应当根据病人的病情来判断。

刚才开始的时候，我就讲了学《金匮要略》时，其中一些关于杂病辨证论治的理论是非常重要的，像《金匮要略》关于历节病成因的这个理论就是一个例子，我们基于临床来讲这个理论，就是启发学生，在历节病的缓解期要扶正。临床我们看到，很多病人在历节发作时虽然治好了，但是他下一次发作时又会加重。所以作为老师，我们培养的是医生，即现在的医学生未来就是我们的临床医生，因此要告诉他，一定要给病人很及时的支持，即在缓解期要培补正气，以便阻止病势的发展。

我们知道一些历节病人的病情发展是很快的，我曾经看到一个病人，50多岁的女性病人，问她历节病发病有多久？她说就半年，从开始第一次关节疼痛到关节变形就半年时间，她是在一个街道工厂工作，是造模具的，就是做了模具以后，马上要放到水里去冷却，这样就会产生大量的水蒸气，经年累月，湿气不断地侵袭，她的关节就开始变形，包括手指关节乃至脊柱。其实在她第一次痛的时候，可能关节还没有变形，但是仅仅隔了半年就多处关节变形了，可见其病情进展是如此的快。所以历节病的治疗不仅仅是缓解疼痛，还要培补正气，才能减缓病情的发展。

故我觉得《金匮要略》的这个理论在临床是很有用的。有什么用？那就是历节病可以预防。怎么预防呢？我们知道历节的发生，首先它是有正虚，这个正虚每个人不一样，有的人是气虚，有的人是心肾的阴血不足或者肝肾的精血不足。有的人可能就是实热较重，这种人他容易出汗，然后再接触了水湿之邪，就很容易发展为历节。所以对这一类人群，第一，是要调理，针对其气虚或者阴虚或者心血不足或者实热较盛，分别辨证施治，总之，让其少出汗。第二，是要预防，主要针对前面我们说的发病"条件"。就是上述提到的这些人群，起码不要经常去接触水湿，这样就可以避免发生历节病。

我曾经遇到两个人，一个是病人，就是一个单位的保洁员，她来看病时已经发生多个关节疼痛，并开始变形了，我知道她的职业是单位的保洁员后，就建议她不要再从事这个工作了，因为如果任其发展下去，她必然会发展为历节病。还有一个是我们家请的钟点工，也是30岁左右的女性，人很瘦也很能干，做事非常麻利，她一天兼职三家人的保洁工作，上午做一家，下午做一家，晚上到我家。有一次她问我，说每次月经一过，为什么她的腕关节就会痛？我们学中医的都知道，这个人属于阴虚体质。她说每次月经后自己就去买当归和麦冬煎水喝，吃了之后她的关节就不痛了。这很有意思，实际上我们知道她就是一个阴血不足的人，月经一过，她的阴血就不足了，所以就出现关节痛，加之她从事的职业又是每天做保洁，不是打扫卫生，就是洗菜做饭，全部是接触水湿的。虽然我对她工作很满意，但是最后我还是跟她谈了一次话，建议她不要再从事这个工作了。总之，不要去从事经常与水湿有关的工作，而去做其他不要经常接触水湿的工作。后来她听我劝就走了。

现在强调在全民大健康中，中医药要发挥什么样的作用，我觉得这些就是我们可以做的。很多病人对于医生的忠告是会听进去的，因为是为了他的健康。如果我们遵循张仲景关于历节的发病理论，相信在临床上完全可以让一部分人避免发生历节病。流行病学调查发现，历节病以女性病人居多，因为女性病人有几个特殊的生理期，月经期和产后期（尽管属于正常的产育），又如人流术后，都可能发生肝肾精血不足的情形，这时我们就可以早期进行预防，给她调补体质，实在不行就建议她改变工作环境。总之，尽量减少接触水湿的机会。这些都是我们可以做的。

关于气虚汗出的病人，容易招致水湿之邪的侵袭，我也看到过。以前我教的学生是我们学校中医 1999 级的一个学生，上了金匮要略课以后，这个学生临近放假前来找我，他说这学期学了金匮要略课，觉得真的有用，我说为什么呢？他说由于自己爱打篮球，每次打完球后就会去冲凉，没有热水，就用冷水洗，慢慢地便感觉膝关节开始有些疼痛了，是汗出掣痛的感觉，根据他的舌脉我认为属于气虚有湿，当时就用黄芪桂枝五物汤给他治疗，后来膝关节痛就好了。可见，《金匮要略》有关历节发病的理论在临床确有指导意义。

因为这一篇历节病的方证论述很少，但是对于历节病的预防以及缓解期的治疗，我们可以从其发病理论中找到很多具有指导意义的内容，以此来传授给我们的医学生。类似的知识点在《金匮要略》教材里面还有很多，所以通过教学，我们应该将其传授给学生。

以上就是我个人对中风病、历节病教学的一些管见，希望在这里抛砖引玉。在座的同仁们，都是金匮要略课程教学的后起之秀，前途无量，希望大家在今后的教学过程中多贴近临床，就是讲授金匮要略课程的时候，要放到临床这个角度去思考，这个知识点在临床究竟有什么指导意义。我昨天看到教育部发的一个文，就是要强调中医的临床思维，我们刚才讲的这些内容就属于这个范畴，我们不是简单地给学生一个处方，而是要将思维方法传授给学生，让学生学了《金匮要略》的理论，在临床上真的就比没有学经典的人要高一筹，没有读过经典的，常规的方法也知道，如一般的风寒感冒用荆防败毒散可以，但是如果兼有气虚、阳虚怎么办？你学了经典，就会用《金匮要略》的桂枝附子汤、甘草附子汤之类，你不学《金匮要略》就不知道的。学了经典真的就比没有学过经典的人思路眼界要开阔一些。

二、学习《金匮要略》杂病发病理论，预防外感病的心得

刚才讲了我们学经典理论要从临床着眼。作为一名讲授金匮要略课程的教师，我们对《金匮要略》的理论要反复领会，并在此基础上进行思维的发散，然后再去读书，这样才会不断有启悟、有提高。最后还要将这些理论指导于临床，经过不断的临床验证后，你会觉得张仲景的那个理论真的很有用，这时

你再去读《金匮要略》，又会有所提高，还有可能发现新的问题。比如没有临床之前对某个条文原来是这样讲的，但是当我们教师有了临床体会以后再讲，感觉就不一样了，再传授给学生就觉得非常鲜活了。所以有老师跟我说，现在的学生真的很会评价老师，他们听了老师的课就知道这个老师有没有临床经历。若这个老师有临床心得，讲出来的内容会非常生动，就像一杯浓茶耐人寻味；如果这个老师只是照本宣科地讲，没有一点味道，就像一杯白开水很淡很淡。所以我们上经典课的老师一定要临床，而且在临床中要总结，要提炼，要升华，这样我们才能更好地传承仲景学说。

下面，我谈谈学习《金匮要略·脏腑经络先后病》篇第 2 条中"五脏元真通畅，人即安和。客气邪风，中人多死"。这段是有关杂病发病观的认识。张仲景在这里既强调了内因，也没有忽略外因。我今天着重讲讲"五脏元真通畅，人即安和"这段话对临床的指导意义。在《素问·刺法论》中记载了"正气存内，邪不可干"，也就是说人们养生防病的根本就是增强正气。而要使正气存内，并不都是要吃补药进去，其最关键的点还是在于脏腑精气的流行通畅。临床为了预防传染病、流行病，不是每个人都要吃清热解毒药，而要辨证施防。

下面来解析一下"五脏元真通畅"。元真，本指元气、真气，我们常说肾所藏之气是元气和真气，但这里前面加了一个定语"五脏"元真，显然这里的"元真"，就不仅仅局限于肾，而是隶属于五脏。我认为此处的"五脏元真"之气应该包括两方面，即精微物质和功能，就是五脏所藏的精微物质和五脏的功能，要不然人怎么会安和无病呢？比如一个人只有"心"的精微物质充足，但是"心"的功能不协调也会生病。中国有一句俗话，叫"一个和尚挑水吃，两个和尚抬水吃，三个和尚没水吃"，为什么人多了，反而没水吃？就是因为他们不协调，大家都不愿去挑水，反而没水吃了，这个道理与上面所说的五脏功能要协调是一样的。有时候人体的正气并不亏损，但是各脏之间功能不协调，如肝气郁结，失于疏泄，妨碍脾的运化，饮食就无法正常消化。可见，人体安和无病既要有物质的充沛，也需要五脏各自的功能活动协调。

再看"通畅"二字，它并不是一个单纯的同义复词，从现代汉语看，"通"字与"畅"字是同义词，但在古义中，二字还有不同的含义。"畅"字除了通达之外，在春秋战国时期还有"充实、旺盛"的意思，有书为证，如《礼记·月令》里面讲"仲冬之月，命之畅月"，按照孟仲叔季排序，"仲冬"是进入隆冬之际了；"畅月"是什么意思呢？汉代郑玄注解为"畅，犹充也"就是"充裕"的意思。唐代孔颖达先生则谓"言明此月为充实之月，当使万物充实不发动也"，也就是中医说的冬季要"藏"，只有冬季储藏充裕了，春季才能够很好地"生"，冬天没有藏好，春天何以生发？又如《孟子·滕文公上》有一句话，"草木畅茂，禽兽繁殖"。如果我们只把"畅"字理解为"通"之意，显然此处也无法解释，这里其实是描述草木茂盛的景象，所以说此处的"畅"字，不仅有通畅之意，还蕴含有充实充盛的意思。

那么，"五脏元真通畅，人即安和"怎么理解？就是指五脏的精气充沛，且其功能又协调有序，人体才能够平安康健而无病。概言之，就是五脏的精气要充足、充沛、充盛，这是保持人体安和无病的一个方面。第二个方面，就是五脏的功能要协调，包括五脏之间、六腑之间，乃至脏腑经络之间的功能都要协调，这样人体才能够平安康健而无病。我们人人都追求这个目标，作为中医工作者只有掌握了这个理论，才能让民众达到这样一种境界。

以前我在为四川省乡镇医生培训班上课时，曾遇到一件事，就是有一个临床医生问我，说他遇到一个现象不明白其中的道理，想请我为他解释一下。原来有一年他们那个地方发生了腮腺炎，就是中医说的"痄腮"，属于传染病。当时，他们那个公社卫生院的院长，就熬了一个大锅汤，让公社的村民都来免费领取，但不幸的是村民喝了大锅汤以后，有很多人发生了泄泻。因为不是一家一户一个人，有点像一个公共卫生问题，所以上级主管部门就开始进行了调查，结果发现从买药到药物的煎煮发放，都是卫生院院长一手做的，检查也没有发现什么毒药，最后院长受到了一定的处分。这个学生觉得院长很冤，他是好心，为什么就得到这个结果呢？他一直搞不清楚是什么原因。我问他，卫生院长开的是什么药？他说是清热解毒的，就是普济消毒饮。我说问题就出在这里。那些喝中药大锅汤的村民得了腮腺炎没有？他说没有，就是为了预防才喝的。我说他错就错在用治疗腮腺炎病人的药去给所有的人服用，这是没病的人去吃有病的人吃的药，那些脾胃虚寒的人去吃了清热解毒药就会拉肚子。这就是违背了张仲景所说的防病理论。还有一件事是在"非典"期间，当时人们为了预防严重急性呼吸综合征（以下简称非典）都服用板蓝根，导致板蓝根颗粒奇缺。我有一个学生很关心我，好不容易给我买了10包，我就喝了1包，结果马上就开始打喷嚏，然后就感冒了。

遇到的这两件事情，让我去思考，为了预防疾病，尤其是一些传染病，究竟应该选用什么方法。同样在"非典"期间，四川省中医药学会也请成都中医药大学的专家开了一些方，我记得推荐了两个方，好像是玉屏风散与藿香正气丸。而当时有个朋友从北京来看我，给我带了一包百合，并告诉我百合在北京很紧俏，买不到。我说为什么？她说要预防非典。看来，不同的气候条件，预防非典的方法不一样。四川用玉屏风散、藿香正气散预防，因为四川很潮湿，日照比起北京显著不足，人们的阳气总有些不足，所以用玉屏风散补益卫气，藿香正气散化湿气。而那时北京气候温暖又干燥，所以用百合清热养肺阴。但在广州那边呢？却是需要清热解毒。当时有一个在新加坡的朋友就问我非典该怎么预防？我问她新加坡的气候如何呢？她告诉我与广州相似，我说那就可以参照广州使用板蓝根之类。这就说明地域气候不一样，对人们的影响必然不同，所以养生防病全国能通用一个方吗？当然不行。所以最好的预防疾病方应该是个性化的。这就是张仲景有关杂病发病观这一理论对我预防疾病思路的启发。总之，我们防病不是每个人都要吃补益药，而是要辨证立法处方。

临床上我们要想让人增强抵抗力，需要审证求因，我们要详查每个人五脏的精气是否充盛，如果不充盛我们就要补。这个补，也不是每人都要吃人参、黄芪、当归，也许有的人要用生脉散，或百合，或西洋参，也许有的人可能要用苓桂术甘汤，所以一定要审证求因，辨证施防。还要看人们五脏的功能是否协调，比如说有人肝气郁结了，难道还是一味地用补药吗？如果是人体精气不足的，当然需要补益之，但要辨别是五脏中的哪一脏精气不足，即要详细辨到脏腑，乃至辨到每一种精微物质上面。假如是不通了，是气血津液不畅，就要疏导通畅之。

比如现在临床上这个湿阻是很常见的，对其开展研究很有价值。因为人们现在"动"得很少，出门就是车，都坐着，吃得又太好，顿顿都有肉。照这样下去，如果不改变生活方式，心血管病发病率就可能越来越高；现在大家常用手机看信息，所以发生颈椎病、眼病的概率也会越来越高。我们从事医疗工作的人，有责任向民众作宣传，尤其是中医，老百姓很相信我们。所以在预防疾病方面是有很多工作可以做的，当然不是千篇一律地为所有的人开一个处方，而要审证求因，如果是脏腑功能不协调了，我们就要调和之。只有使人体的气血津液充沛、畅达，五脏功能和调，才能安和无病，从而满足人们的需求。

但临床上我们预防疾病经常有很多误区，我刚才讲的一个是着眼于邪气，就是遇到感染性疾病、传染性疾病都用清热解毒药，诸如银花、连翘、板蓝根、大青叶之类。所以才有"非典"期间，大青叶、板蓝根、银花、连翘供不应求的情况出现。要么有的人就是一味地补益正气，以致"非典"期间，黄芪、防风、白术、百合这些补益药也都卖断货了。所以我们对民众要这样说，养生不是只有吃补养药，防病也并非一味地吃补药。

下面就给大家分享一下我在《金匮要略》发病观理论指导下治疗的几则案例。临床上当医生给某个病人治好病后，他会希望医生能再为他开点中药预防一下。

第一个案例就是用五子衍宗丸益肾固精，预防她得感冒。这是一个 39 岁的女病人，职业是工程师。当时她来看病的时候是夏天（6 月 3 日）。病人说最近半年以来特别怕冷，身体稍微感到冷就会生病。怕冷到什么程度呢？就是外出旅游时，早上山里面草木上的露水滴在脖子上，回来就会生病。下班时没带伞遇到下雨淋了雨，回去必然感冒。我再问她，感冒后有什么症状？她说感冒症状不重，只是感觉前额恶风，头痛，咽喉痒，微微有点咳，这个时候可能要去输液才行。否则，很快就会出现胸闷胸痛咳嗽，那就必须要输液才能控制住病情。所以她的起居非常小心，希望能通过服用中药增强体质。我望其舌象正常，呈淡红色薄白苔，但脉沉小，尺部特别明显，那么这个病人该怎么预防呢？我的初步印象是这个人正气不足。为什么？因为她受邪后，没有出现恶寒发热、打喷嚏这些正邪交争的表证症状，邪气一来就长驱直入，所以我判断她是正气不足。但是她到底是哪方面的正气不足还需进一步了解。

我问她从事什么工作，她说是某大型国企的一个工程师，负责招标工作。一旦要有什么招标的工作，她就带领团队加班加点，这样长此以往肯定要耗伤体内的精气神，因为这是脑力劳动。再问她月经，经量很少，而且还是双子宫，属于子宫畸形，这就再次证明其肾虚了。所以，我为她开了一个中成药——五子衍宗丸。中间还有个插曲，她去买药，药店的店员问她是给你老公买药吗？她说不是，是我。店员说："医生怎么给你开这个药啊？这个药的说明书上写的是治疗阳痿、早泄。"结果，她又回来问我。待确认后才去买了药。后来吃了 3 个月，身体状态明显改善了。也不容易感冒了。更有意思的是，隔了 1 年左右吧，这个病人又来向我咨询一件事情，原来她最近被某医院诊断为"先天性股骨头坏死"，她已经找了全国一些著名的专科医院，得到的结论都是一样的，就是关节置换。我一下想到这还不是肾虚吗？所以实践结果证实这个病人就是肾的精气不足。结合《金匮要略》"五脏元真通畅，人即安和"的精神，她的病因就是五脏元真中的肾之精气不足，所以要增强她抵御外邪侵袭的能力，就要补益她的肾之精气。

第二个案例就是以苓桂术甘汤和吴茱萸汤预防外邪。这两首方是《伤寒论》《金匮要略》的经方，可以温化寒饮。治疗一个什么样的人呢？这是一位男性病人，他是一个监理工程师，退休以后很多单位返聘他，就是在一些建筑工程中，如修建桥梁、道路等需要工程监理，就会请他去。但是他因为身体原因感觉很苦恼。他很容易感冒，但凡感觉背心一冷就会感冒。他开始来就诊是治疗痰饮病的，属于已病之时。表现为咳嗽咯吐稀白痰，伴腰痛，当时通过辨证立法处方治愈了。然后他就跟我说，平时只要背心感觉冷，就会生病。患病后的症状是什么？很典型，就是与《金匮要略》原文描述得非常吻合，颠顶头痛，伴背心冷，咳嗽，咯吐稀白痰。平均每个月要感冒 2 次。由于工作原因，他需要在建筑工地办公，这些地方因为是在建项目，所以都是板房，这样的环境是冬冷夏热，他只能用电扇或者取暖器调节温度，因为办公条件较差，所以稍不注意就会感冒。他希望服中药以增强体质，提高身体的免疫力，尽量少感冒。我观察他的舌象，舌质淡白胖大，边有齿痕，苔白薄腻，脉稍显虚大伴有滑象，结合前述的病史，说明是阳虚有水饮。最后辨证分析其病机为脾阳不足，里有痰饮，阻碍其阳气不通，所以一旦感寒马上引动内饮，便会引起咳嗽，饮邪上犯颠顶，就出现颠顶痛。故选用《伤寒论》《金匮要略》的苓桂术甘汤合吴茱萸汤加黄芪。然后告知病人，只要他不觉得背心冷了，说明体内的寒饮已经消除，脾阳也恢复正常，其抵抗力就会增强，届时就不需服药了。

他来复诊时告诉我背冷减轻了，其他没有变化。只是适逢二三月份，天气乍暖还寒，却没有发生感冒，这说明情况已有改善，便嘱其再吃6剂。这个病人当年就一直没来了。直到次年又是初春之时，他因外出穿衣服太少，发生了感冒遂来就诊。但去年服药后情况很好，一年都没感冒。这次我就给他治新病了。可见，这个病人也是五脏元真之气不充沛，属于正气虚兼有寒饮，只不过与第一例的肾精气虚不同，是脾阳不足。

下面举几则小孩的案例。这是一个10岁的小学生，他于5月初夏的时候就诊，其母亲介绍说，小孩经常感冒，一发病就是发热，每次班上的同学生病，都要传染给他，所以家长很苦恼。希望能给孩子开点中药，因为西药确实没有办法，只有等他发了病才能去看病用药，而且每次都要打针或输液，在没发病之前又没有什么预防药。由于孩子经常生病，直接影响了他的学习。我便观察这个患儿，当时他还没有发病，但其咽部呈现的是鲜红色，扁桃体Ⅱ度肿大，局部看起来凹凸不平，舌质嫩红苔少，局部还有花剥，脉细数。显然，属于阴虚内热的状态。再问他的睡眠，就不好了，入睡很慢，每晚八九点钟上床，到十二点钟了还在床上翻来覆去没有睡着。与他的舌象脉象完全吻合，我分析他是心的气阴不足，就让他服用生脉散。患儿母亲第一次去我们附属医院方便门诊开药，医生问她是什么病，是心脏不好吗？她说不是，是给孩子吃的药，为了预防反复感冒的。医生说那不对，没有心脏病怎么吃这个？而且还是小孩，遂建议她再来问问是不是弄错了。后来经过我的解释，她才去买了药。当然，我给她开的生脉口服液是含党参的方，而非人参方。让孩子连续服用了3个月，之后这个孩子有几年都没有来看病了。一直到5年之后，他上初中了，在快要毕业的时候又来了一次，那次是因为胃痛来看病的。我询问孩子这几年的身体状况，家长说孩子自从吃了生脉口服液以后抵抗力增强了，很少生病。有时偶尔生病以后吃中药很快便好了，也完全不需要去输液了。

可能各位老师想，前面的案例都是虚证，临床有没有实证的呢？有，下面就介绍一个。其实我发现临床上像这个小孩的情况还不在少数。这个小孩是

4月初来看病的,当时是发热了2天,先在医院里面输液,但体温降下不来,一直是38.7℃,并伴咳嗽,倦怠,纳呆,口臭,小便短少而黄赤,所以准备再配合中药治疗。当时望诊所见,这个患儿也是咽部红肿,但是深红色的,不是鲜红的,扁桃体也是Ⅱ度肿大,舌质红,苔淡黄而厚腻,脉滑数。所以诊断他是湿热蕴阻中焦,熏蒸于上,就给他用清利湿热、解毒利咽的甘露消毒饮化裁,他同时还在输液。他吃了2剂中药以后体温就降至正常了。我们知道,儿科病人咳嗽都不怕,就怕发热,一看孩子发热,家长就担心得不得了。这个孩子烧一退,其咳嗽也有所减轻,胃口也好一些,整个情况都有改善。说明前期的辨证方向是正确的,后面再继续跟进。前方去苏叶、青蒿,加茯苓、薏苡仁。后续仍在该方基础上化裁而愈。

到4月22日、5月8日这孩子又因为感冒发热来看病,这两次发病时间隔得很近。因为上次中西药并用,家长觉得效果好于单用西药输液,所以后面就知道来找中医了。当然首先家长会带孩子去输液,然后同时加服中药,这样发热很快就减退了,病情亦恢复得很快。由于这个孩子来看病的次数多了,便引起了我的注意。我询问家长为什么小孩这么频繁地生病?她也非常苦恼,可就是没有办法。我便建议让孩子服用中药来预防,她同意了。我遂先询问患儿平时的状况,再了解他感冒以后的表现。该患儿这两次来都与湿热有关,在排除其系输液后引起的可能性后,我就向家长了解孩子每次发病前的征象有哪些?我针对观察到的情况便问他是否会有饭量减少、口臭或尿臭、小便特别黄,因为他们不是学医的,所以便问这些直观的常识性问题,结果他说确实如此。每次小孩出现口臭、尿臭,家里人就知道这孩子要生病了,但那时并没有什么其他症状,去看西医,也不可能给他输液,所以就只能等着他发病。我说你们观察得还是很仔细的,以后再遇到这种情形,就带他来看中医就可以阻止其发热了。家长遂遵从我的建议,每次及早服用中药治疗,这也属治未病之一的"有病早治"吧。

对这个小孩,我基本上都是用甘露消毒饮化裁治疗的,为什么呢?原来,小孩每次发病后就不想吃东西,加上高热、输液,脾胃功能必然受影响。当病好后,家长马上就给他"补",就是吃炖汤等,这些油腻厚味的食物很快便成为引发下一次疾病的诱因,所以孩子的舌苔很快就变厚了,这就是中医说的"湿热蕴阻",如此这样,反复循环。尤其是在春夏之际,更为常见,秋冬季气候干燥要好一些,如果不干燥,也会反复发热。我后来怎么知道这个患儿他好了呢?是很多年以后有一个女孩来看病,跟我说她的弟弟吃了我开的中药都好了,我问你弟弟是谁?她便告诉我那孩子的名字,并说以前经常来看病的,还说现在他的身体可棒了。从这反馈的信息我才知道原来这个效果很好。所以现在我就注意到临床上这一类患儿并不少见。

有一年参加人民卫生出版社的教材主编人会，天津中医药大学主编《儿科学》的马老师发言说，儿科学以前的教材里面预防感冒都是介绍的补益法，补阴或者补阳，但现在临床我们发现还有不少属于邪实的病例。临床还有一部分小孩每次感冒后，体温一旦达到38℃就抽搐。我观察这种患儿的体质常属于阴虚，所以发病以后很容易动风。

所以我想，其实临床上这一类病人我们是可以用中医药进行预防的。怎么做？一是平时针对患儿的体质进行调治，二是感冒后，及时用药加以截断，怎么截断？就是辨证治疗，而不是一味地对这些易感患儿都用补法、服补益药。临床我看到有的患儿因为易于感冒，医生便给予桂枝汤，结果一些患儿反而加快了患病的频率。所以有家长跟我说，本来我带小孩去找中医看病，是想增强他的抵抗力，结果他每次一吃了中药，马上就发病了。为什么会发生这种事与愿违的事呢？关键就是没有遵循辨证预防的原则，没有分析每个患儿易感的原因究竟是五脏元真哪里不通畅了。所以患儿在不加辨证的前提下，服用桂枝汤或用四君子汤，或用党参、黄芪补益，都没有达到预期的效果。可见，《金匮要略》"五脏元真通畅，人即安和"的发病理论对临床的指导意义是非常大的。如果我们领会到了这个理论的精神实质，对民众进行防病时，就不会再出现那种让万人千人去喝一锅汤的现象了。

我们就是要采取个体化的预防方案，比如有湿邪的人，就应除湿，他的正气没有湿邪的阻遏，就能很好地发挥作用，五脏功能就协调了，他就不容易感受外邪了。

还有一件事情，也加深了我对上述《金匮要略》理论的认识。有一次我给一个台湾学生上课，她是在加拿大留学的，学人类学，悟性很高。当我跟她讲了这个理论以后，她就给我讲了一件事情。有一个与她同在加拿大魁北克省留学的上海女孩，从国内带了一些中成药去加拿大，并告诉她如果感冒了，可以服用这些中药。因为这个上海留学生在上海时就是吃这些中药解决问题的。这个上海留学生到魁北克后不久确实就感冒了，但奇怪的是她服这些药后居然无效，所以这个台湾学生感到很困惑。她就问我为什么？同样是感冒，怎么在上海吃这个药很有效，到了加拿大魁北克省就无效呢？我便问她，你知道上海学生带的是什么中成药吗？她说有维C银翘片、板蓝根冲剂等。接着我便询问加拿大魁北克省的饮食和气候有什么特点？她说那边很冷，是加拿大很冷的一个省，但是有一个现象就是我们会取着暖，喝着冰牛奶。据此我便知道这个问题的症结所在了。我回答她：因为那个上海留学生的生活环境变了，由于在加拿大常吃生冷的东西，其脾胃受损，而且感受的病邪也不是风热，不属于中医说的风热外感，所以那些药物就无效。这件事再次证明了张仲景的发病观理论是指导我们防病的一个很重要的准则。

最后还有一个案例。这个病人其实是前面第一则案例中那名病人的儿子，当时她问我，说她吃了这个药很有效，能不能给其儿子也用这个中成药呢？因为他的儿子也很容易感冒。我说不行，需要她儿子来看一下。她的儿子是一个高二学生，当他来看病时满头大汗，我以为他刚洗了头，其实并非如此。原来这个孩子很容易出汗，汗后还经常怕风。但他喜欢打篮球，而教室里面安装的又是吊扇，当他夏天打了球进教室上课时，吊扇吹着他就冷，所以他马上就会去关电扇。然而其他同学都很热，就要去开电扇，因为这个事情他与同学们经常发生矛盾。看来这个孩子是因易于自汗，一身尽湿，又当风受邪，所以容易感冒。辨证结果就是表虚不固，所以给他开了桂枝汤合玉屏风散。用了这个药以后，他就很少感冒了。第二年这个孩子考上西南交通大学，为了预防到校后又容易发生感冒，就让家长将上方打粉带到学校去服，以增强其体质，预防感冒。

通过上面的案例，我体会到，临床上如果病人需要用中医药增强体质，以达到少生病少感冒的目的，就需要针对每一个体进行辨证论治，才能有效地防御外邪。同理，比如要预防中老年人中风，道理也是一样的。有的人可能是阴虚阳亢，有的则可能是气虚或者气血不足，容易招致外邪。所以，也应遵循张仲景的有关理论，有针对性地预防外邪或者治未病，以减少疾病的发生或阻止病势的发展。

三、遵从《金匮要略》论治妇人病重视调治脾胃的原则

这里我要讲的是《金匮要略》里面有很多治法在临床上是具有启发意义的，下面我举一个妇科治法的例子。《金匮要略》中治疗妇科病的一个主要特点就是重视调治脾胃。我体会这里的调治脾胃，包括常用的健脾和胃法，以及祛邪时防止伤脾，补益时防止壅土等内涵。实践证明，这个治法对于妇科病颇为重要。

在《金匮要略》的妊娠病内容中，不仅治疗妊娠呕吐是从脾胃论治的，对于妊娠腹痛，也是重视脾胃的。如附子汤是治疗肾阳不足、阴寒内盛腹痛证的，但是里面有白术健脾；而当归芍药散方中有茯苓、泽泻、白术也是调治脾胃的；余如祛病养胎的当归散、白术散也具有调治脾胃的作用。再看产后病的，无论是治疗产后郁冒的小柴胡汤还是治疗产后中风的阳旦汤、竹叶汤，以及枳实芍药散、竹皮大丸、白头翁加甘草阿胶汤，哪一首方没有调理脾胃的药

呢?再如,治疗妇科杂病的甘麦大枣汤更是具有调补脾胃的功用,至于温经汤,方中的生姜、半夏又何尝没有调理脾胃的作用呢?小建中汤就更不用说了。所以,看得出张仲景在治疗妇人病的时候,不管是妊娠病、产后病还是妇人杂病,始终都是重视调理脾胃的。

在《金匮要略》里,张仲景对于妇人病治肾方药不多,后世从张景岳开始,到傅青主就重视补肾了,尤其是张景岳的左、右归丸。但是在临床上我发现,很多人看到妇科病,如月经不来、生殖能力失常或者是生殖能力减弱,都是一味地补肾,却忽略了调理脾胃。我在这里举一些个案,属于个人的心得,就是治疗妇科病一定要重视调理脾胃。

临床上我见到一些属于西医诊断的黄体功能不健者,可能会引起不孕症,或者是怀孕后容易发生胎漏乃至流产。下面就举一则案例。

病人是一个社区医院的医生,27岁,患原发性不孕症2年余。四川大学华西第二医院诊断她是黄体功能不健。她是2014年11月找我看病的。因为2年没有怀孕,所以从10月份开始配合了西药治疗。西医给予她促排卵药(枸橼酸氯米芬胶囊)与孕酮治疗。她的月经正常,每月应时而至,只是容易便溏,提示其脾胃不好,经间期有时会有赤带,舌质淡红苔薄白,脉沉缓。

第一诊我将其辨为脾肾两虚兼湿阻,是以参苓白术散为主合六味地黄丸为主化裁。我仿六味地黄丸之意,稍加变化,因熟地黄较滋腻、山茱萸有些收敛,遂改用楮实子、黄精,去掉丹皮,并合用了一个四妙散。这个四妙散我也是变化了的,把它叫作茵陈四妙散。我们知道四妙散是由黄柏、苍术、薏苡仁、牛膝组成。我觉得黄柏较为苦寒,对于肾之元阳不足者而言,可能清泄作用就太强了,加之四川又很潮湿,必须处处顾护其脾阳,而脾阳又有赖于肾阳的温煦,我发现临床一部分人用了黄柏以后,肾阳就有些不足,尤其是一些男科病人,所以我就把黄柏去了。那下焦的湿热靠哪味药来祛除呢?我选择了茵陈蒿,张仲景在《金匮要略·黄疸病脉证并治》篇治疗黄疸的方里用的就是茵陈蒿,它能够清肝胆的湿热与脾胃的湿热,而且它虽苦寒却带辛味,有些地方还有吃新鲜茵陈蒿的习俗,广州的民众也有用茵陈蒿煲汤的。这些地方的食用习俗启发了我,这味药既然可以食疗,那么它的苦寒之性就不可能太厉害了。再就是牛膝,我经常要把它换掉,因其有下行活血的作用,对于一些有生育要求的妇女,我就用车前仁代之,虽然车前仁也是利湿向下的,但它不活血,这就是茵陈四妙散(苍术、薏苡仁、车前仁、茵陈蒿)。

第二诊时临近排卵期,我用参苓白术散合五子衍宗丸、茵陈四妙散,从2014年11月、12月到2015年1月就这样治疗了3个多月,还是没怀孕。到12月份时她就告诉我,自从这几个月吃了西药以后,每个月经前都感觉恶心。

所以，她决定不吃西药只吃中药。而且服用西药3个月后，西医也建议她停用了。到2015年2月时，我发现她舌下脉络稍微有点粗，提示其胞络不是很通畅，就给她加了路路通、皂角刺、王不留行等通络之药。

结果，3月份她怀孕了。因为她知道自己黄体功能不好，检查也发现孕酮比较低，所以马上就肌内注射黄体酮，同时配合中医药治疗。一开始我给她健脾补肾。因为之前一直在给她健脾补肾。那时她告诉我有一种要来月经的感觉，就是觉得腰腹有下坠感，我觉得这是一个很不好的现象，寓示其胎元不是很牢固。于是以参苓白术散配合寿胎丸化裁治疗，结果病人反而出现了湿热蕴阻的表现，除了口苦、小便黄、有眼屎外，还有梦交，她自觉很不好，就是小腹有下坠感。这个梦交不是阴虚阳亢引起的，而是下焦湿热蕴阻导致的相火内扰。这个病人后来怀二胎时也发生了类似的情况。我就把寿胎丸去了，加强了清利湿热的力量，中间一度用了黄柏苦燥以清利湿热。病人前后一共看了14诊，其间也曾出现轻微的胎漏。就这样肌内注射黄体酮再配合口服中药汤剂治疗，最后顺利地产下了一个健康的宝宝。2018年她又怀了二胎，也短暂地服了一些中药。

从这个案例中我体会到，妇科病的调理脾胃，不仅仅是补益脾胃，也包括防止补益药碍脾胃，就是前面我说的补益要防止壅土。因为在妇科病的补肾药中，有一些厚味滋补之品，诸如熟地黄、制首乌、菟丝子等，如果遇到脾胃不健，夹有湿邪者，就会出现碍脾妨胃的症状。在座的各位老师来自不同的地区，可能体会不一样。我是在四川行医，所以对此深有感触。也许大家会想，这只是一个个案，其实不然。

我还记得我们学校一个老师，也是因为黄体功能不好，连续流产3次，要么胎漏，要么死胎，或者胚胎停育，以致不敢怀孕。我告诉她可以尝试用中医药治疗预防。第4次她怀孕后，到省医院肌内注射了黄体酮，孕酮仍然上不去，西医告诉她，该用的药物已经用了，只能看你的运气了。我体会到既然如此，可能是她身体对黄体酮的吸收和利用功能不行，就给她开了中药。这个病人也是湿热很重，脸上经常长痘痘，然后我就给她除湿热，连薏苡仁、车前仁这些常人觉得孕期要慎用的药物都用上了，我体会只要她肾气充盛就可以用这些渗利药物。没想到服了中药后，血中的黄体酮一下就增加了，而且很正常。后来她顺利生产了。由此我体会到，这一类病人不适宜一味地填补。

以后我又遇到了好几个病人都是住院保胎的，医生都给她们用了阿胶这样一些滋补的药，结果出现失眠，或是满脸长痘痘。这些人就是湿热非常重，所以出现上述现象。我不知道补肾保胎是不是各医院妇科的常规方法，总之有的病人是不适合的，甚至反而保不住，为什么？就是因为缺少了重视脾胃的这个思想。所以我觉得张仲景在《金匮要略》治疗妇科病时重视脾胃的治法思路是具有现实指导意义的。

四、讲授《金匮》方药的管见

第一点是我在讲授《金匮要略》方的时候，不是按照君、臣、佐、使来分析的，我觉得要挖掘出张仲景配伍用药的特点，要理解张仲景使用的药对或药组，掌握其配伍特点，以便让学生领悟其精神。比如《肺痿肺痈咳嗽上气病》篇中具有温肺化饮作用的厚朴麻黄汤、射干麻黄汤、小青龙加石膏汤等几首方，以及《痰饮咳嗽病》篇的小青龙汤、桂苓五味甘草去桂加干姜细辛半夏汤等，方中都运用了姜（生姜或干姜）、细辛、半夏、五味子这个药组，我把它简称为"姜辛夏味"，这就是《金匮要略》方的用药特点之一。这个药组有什么特点呢？第一能够防止辛散太过耗气，因为姜、辛、夏三味药都是辛温的，有了五味子的酸敛配伍，就能防止辛散太过，耗散肺气；第二能避免温燥伤肺阴，因为姜、辛、夏都是温燥之品，配以味酸的五味子，加上味甘的甘草，就能酸甘化阴，防止前三味药化燥伤阴了；第三又避免了五味子的酸收敛邪，因前三味药皆是味辛之品。至于"姜"的选择，简单地说，要温散为主的时候就用生姜，要温化为主就用干姜。

下面我给大家分享北京中医药大学一位教授的一则案例。这位教授介绍说，他曾经治疗了一个慢性支气管炎的病人，用小青龙加石膏汤颇为相合。有一次病人服药后来问：为什么吃了这一次的处方以后，感觉肌肤发麻冒风？这位教授仔细地询问了病人，发现其是去外院配的方，因缺五味子这味药，病人就到另一家药店去单独配了这味药，但在煎药时却忘记将五味子加入同煎，所以就出现了上述感觉。这个案例非常形象地反映了五味子在方中的酸收作用。由于方中缺少了酸收的制约，就可能造成辛散太过而耗散气血，气不固就会出现冒风，血不养才会麻木。这就是《金匮要略》方的配伍特点之一——相反相成。当然，我也曾看到有些病人在服用小青龙汤时，因为医家去掉了五味子，所以表现的是出汗很多。从这些案例我体会到，运用上述《金匮要略》方时，"姜辛夏味"这个药组不宜随意拆散。

大家可能又会问，《金匮要略》越婢加半夏汤方中有姜、夏，但却没有用五味子，这是为什么呢？因为越婢加半夏汤证虽里有寒饮，但外有风热，而且风热甚于里饮，故其脉浮大，因此本方中没用五味子，否则可能会敛邪。同样，因为该证的寒饮不是很重，也没用细辛。这就说明，张仲景的配伍用药是有严格的使用指征的，如果寒饮在肺，而且寒饮较重的时候，他会用姜、辛、夏温化寒饮，此时也一定要用五味子。有些同学在临床上对于五味子这味中药的酸收作用，印象很深，老师讲了有外感的时候，千万不要酸收敛邪，他就记住了这一点，所以在临床治疗感冒时会把五味子去掉。如果以这种思路来指导运用小青龙汤，那就可能把张仲景最精华的地方失去了。其实《金匮要略》中有很多固定的配伍，这里就不一一赘述了，相信大家在临床教学中都会发现总结的。

第二点我想介绍的是对桂枝芍药知母汤配伍用药特点的感悟。我总结该方的特点是在大队的温燥药中（如桂枝、麻黄、附子、白术、生姜等），配伍少量的凉润养阴药，就是芍药、知母。甘草本来没写在里面的，可是读了吴谦的注后，就把甘草加进去了。甘草其实是平性的。为什么要这样配伍呢？就是避免温燥药化燥伤阴。我的上述体会是有缘由的，因为我们现行的教材总结本方证的病机是什么？都是风寒湿浸渍筋骨肌肉，渐次化燥伤阴，就是都强调了一个化热化燥伤阴的过程。但是我在实践中发现未必尽然。

我总结这首方的配伍用药特点是源自以下几件事。第一件事是我曾经遇到一个患类风湿关节炎的病人，在我开处方之前她向我提出了一个用药要求，就是不要使用乌头、附子。那是 21 世纪初，这个病人患有严重的类风湿性关节炎，其手部已经严重弯曲变形了。当时有一个保姆陪着她来看病，她腰部僵直，所以我和她的保姆把她架着慢慢地让她坐下去。对于她提出的要求，我感觉很奇怪，我说你患了类风湿性关节炎，却不让我用附子、乌头等药物，你这是要考我吗？你的关节可能很痛，如果是寒湿引起的，我可能就要用这两味药啊！你为什么给我提这个要求呢？她马上把舌头伸出来给我看，当看到她的舌象后，我一下全然明白了。因为她的舌象很特别，用一句话来形容，就是沟渠纵横。大家想想舌头一展开，全是裂纹，而且很深。我弱弱地问了一句：很痛吧？她回答说：喝白开水，烫了要痛，冷了亦要痛，四川人的饮食中经常要蘸蘸水，那是完全不敢沾的，更不要说那些麻辣的味道了，根本就不敢吃。我想这是病人对我们医生的一个最起码的要求，就是希望她的生活质量能好一点，所以才提出了这个要求。我又问她，你怎么知道这与你服用乌头、附子等药物有关呢？她说我每次去看病，医生都会给我开附子、乌头，而且是几十克、几十克地开。这件事情对我震撼很大。

第二件事，就是我读了一篇文章，一个风湿病的专家写的文章，他说临床上很多风湿病在止痛时医生常常会用辛温的乌头、附子，我即将退休了，基于这几十年的临床经验，希望医生在给病人用这些药物的时候一定注意不要伤到病人的阴液。我们知道，在四川、云南，使用乌头、附子的人很多，一度有一些青年学生甚至觉得不用附子，就不算是真正的中医，就不是张仲景的传人。

对于这种现象，我们一些老师感到有点担心，就是怕个别学生走到歧路上去了。其实张仲景用乌头、附子是非常慎重的。我读了这篇文章以后，想到那位医生语重心长的告诫，深有感触。

第三件事情就是我曾经参与编写一个案例式《金匮要略》教材。当时我负责第五篇，在写桂枝芍药知母汤时，我曾查阅了大量的文献，阅读了每个桂枝芍药知母汤的案例，就想总结它有什么共性，有什么特点，历代医家怎么用，看完这些文献资料后我发现一个问题，就是从不少病人的四诊信息看，似乎都不宜用桂枝芍药知母汤，而应选用乌头汤，因为这些病人并没有阴虚内热的表现，而是一派寒湿征象，但是医案中的确用的又是桂枝芍药知母汤，而且效果都很好。我就产生了疑问，为什么没有阴虚化热征象却选用桂枝芍药知母汤？而且方中的芍药、知母都没有去掉？因为现行所有的教材都总结其方证病机是"渐次化热伤阴"。

第四件事就是读了《医宗金鉴》，该书中对本方的用药是这样解析的："用桂枝芍药知母汤者，以壮阳气，散寒湿为急也，故方中桂枝、芍药倍于麻黄、防风，大加白术、附子，其意专在温行阳气，是在散寒湿也。多用生姜，因其欲吐，更佐知母、甘草者。"这里面没有提到芍药，因为他把芍药放在前面了，"以其剂过辛热"，就是这首方整个药物偏于辛热，所以用芍药、甘草、知母"监制之也"。可见，并非我发现这个问题，其实前人早已意识到了。

基于以上这几件事，所以我才总结了张仲景桂枝芍药知母汤的这个配伍用药特点。这一点对临床治疗类风湿性关节炎特别重要，尤其在四川这些病人很常见，往往要用到乌头、附子这类药。我们不能逞一时之快，因为用这些药的时候病人可能感觉止痛的效果很好，但是后期呢？会不会伤及她的阴津？等到像那个病人给我们医生提要求时，可能就晚了。

所以，我们讲授张仲景的每一首方，都要挖掘它的特点，然后介绍给学生，而不能只像方剂学那样仅仅分析出它的君、臣、佐、使，一定要总结出经方的特点，才能让学生更好地掌握张仲景的用药特点，并加以继承和发扬。

最后一点就是讲一下方药的剂量，就是遣量的问题，要按照一定的比例。大家知道，经方的量是很难讲的。我们在讲经方时，很少将方中每一味药物的用量固定下来，为什么？因为这样就可能限制这个方的使用。因为我们讲究三因制宜，况且固定的用量要么带有个人的见解，要么可能照本宣科。其实影响药量有很多因素，如果听者中医学得不太好，就怕误导他。所以我讲药量，就采取讲区间的方法，就是小量可用多少，大量又可用多少，这样可能更灵活一些。

其实研究经方的人认为，药物之间的剂量比例才是最重要的，尤其是一些对立、相反的药物,其剂量比更为重要。当然麻、桂虽然不相反,但两者的比例也很重要。如果想要发汗为主时,麻黄一定要重于桂枝;但是如果要通阳时,桂枝的量就要重于麻黄。作为老师,你要总结这个规律然后讲给学生。又比如麦门冬汤,我们在讲的时候特别强调方中麦冬与半夏之比,就是麦冬七升、半夏一升,但是我感觉有时候强调得过了一点点,有可能让学生误解,怎么误解?他们可能一直记住这个比例,记住麦冬一定要量大,半夏一定要轻。但是其实我们还应该讲清其中的道理,比如麦冬为什么要量大,因为这是针对阴虚为主的,或是气阴两虚者,是以燥热为主的,所以该方可治疗虚热肺痿,故麦冬一定要用到七升;而半夏一定要轻,是因为该药温燥。我们要告诉学生这是张仲景用药的思维方式,即一定要紧扣病机来遣方用药。所以临床我们使用麦门冬汤时其剂量比也不是一成不变的。是可以变的,我们可以将两者变成7:3,7:2,7:5,前提是病机变化了。比如病机是阴虚夹湿,其湿邪较重,如果我们还用7:1这种比例就不行,就要调整其比例,用到7:3,或者7:4,或者7:2,甚至7:5都有可能。把这个精神领悟了,你甚至可以将二药的比例反过来用。假如遇到一个湿重的病人,兼有阴伤,我们就可以重用半夏,轻用麦冬。关键在于把张仲景的用药思路传授给学生。所以我觉得讲剂量比的时候,大家一定要多说,不仅仅是让学生知道某首方中药物之间的剂量比,还要知道为什么有这个比例,并要启发学生临床善于变通。

还有一首方的比例需要讲的就是薏苡附子败酱散。这个方的用药比例也是一样需要强调的,即薏苡仁十分,败酱草五分,附子二分。该方治疗肠痈脓已成,兼有热毒,但正气已经受损,或者阳气郁结不散,所以用少量的附子。但是假如临床遇到这个病人是阳虚明显,寒湿阻滞较久,又兼有热毒,难道还要按照上面的比例遣量吗?当然就需要变通了。所以我觉得在讲课的时候,既要告诉学生经方中药物的剂量比,还要告诉他其中的道理,这样才能启发他们在临床上怎么去变通。

经方里面有关药物剂量比这种内容很多,我们都需要在教学过程讲透讲深。现在我们学校的学生们很喜欢金匮要略课,因为教研室这些年轻的女孩子都讲得有滋有味的。但是我们还不能止步于此,还需要好好引导我们的学生。有关药量方面就介绍这么多,以上只是我个人的一点点体会,目的在于抛砖引玉。

血痹虚劳病脉证并治第六

黑龙江中医药大学　姜德友教授

　　《金匮要略·血痹虚劳病脉证并治第六》论述的两种疾病，在证候上都属于虚证；病机上都属于阴阳气血虚损；从发病时间及病程来讲，均属于慢性病；治疗上均以扶正为主，兼以祛邪，所以仲景将血痹、虚劳病合在一篇讨论。

一、血痹病辨治

（一）血痹病成因与轻证证治

　　下面我们来学习血痹病的第 1 条原文："问曰：血痹病从何得之？师曰：夫尊荣人，骨弱肌肤盛，重因疲劳汗出，卧不时动摇，加被微风，遂得之。但以脉自微涩，在寸口、关上小紧，宜针引阳气，令脉和紧去则愈。"此条文论述了血痹病的成因及轻证的治法。

　　血痹病是由于营卫气血不足，外感风邪引起的血行凝滞，以肢体局部麻木不仁或兼有轻微疼痛为主症的一类疾病。血痹病以病位与病机相结合的方式命名，病位在血分，病机为血脉不畅。

　　血痹病成因——"夫尊荣人"，指的就是养尊处优、嗜食肥甘的群体，一般"尊荣人"的共有体质特点大多是"骨弱肌肤盛"，即形盛内弱、脾肾不足。"重因疲劳汗出"，表明这种体质的人，普遍阳气虚，腠理不固，不耐疲劳，易感受风寒之邪；常思虑伤脾致"卧不时动摇"，睡卧不安，久久伤正。因阳入于阴则寐，阳出于阴则寤，"尊荣人"阳气本虚，寐时体表阳气更弱，因此要加盖衣被，但因多思善虑、辗转难寐，虽是微小邪气，也易感受。说明血痹病的发生与体质的易感性密切相关。"但以脉自微涩，在寸口、关上小紧"，提示了本病病机，此处"脉自微涩"，"微"指阳微，阳气不足；"涩"指血滞，血行不畅。"在寸口、关上小紧"，"紧"为外受风寒，此处强调"小紧"，且只在寸口、关上的脉位出现，主要是说明血痹病有轻重之别。以脉测证，此属血痹病轻证，临床症状表现较轻，仅肢体局部肌肤麻木不仁，感受风寒之邪气轻，中邪病位浅。根据脉证，我们可以看出，阳气痹阻、血行涩滞是血痹病的基本病机。针对这个病机，仲景治疗血痹病轻证选择针刺引动阳气的方法，临床可选用针刺、艾灸、梅花针等措施，根据血痹病轻证的病变部位选穴施治。给我们的启示是，受风而气血不畅者，亦不当独祛风邪，应以通畅气血为主，引导阳气，使气行则血行，血行风自除，以达到"令脉和紧去则愈"的效果。这里反映了张仲景针药并用的学术思想。

（二）血痹病重证证治

原文第 2 条："血痹阴阳俱微，寸口关上微，尺中小紧，外证身体不仁，如风痹状，黄芪桂枝五物汤主之。"本条论述血痹病重证的临床特点和治法。

"血痹阴阳俱微"，论述的是血痹病的常见脉证。一般而言，从脉辨阴阳有三种情况：一是从脉象分类上，仲景《伤寒论·辨脉法》有言"凡脉大、浮、数、动、滑，此名阳也；脉沉、涩、弱、弦、微，此名阴也"；二是从脉位上来说，寸脉为阳，尺脉为阴；三是从脉的取法来说，浮取为阳，沉取为阴。这里我们所说的"阴阳俱微"，就是指寸、关、尺三部无论沉取还是浮取，阳部脉、阴部脉都弱，以脉测机，此指阴阳气血营卫俱不足。"寸口关上微"，是指"寸口"和"关上"，脉位为阳位。"微脉"为不足的脉象，提示阳气不足。"尺中小紧"，"小紧"指稍紧，"尺中"是阴位，紧是阴脉阴位上见阴脉，意味着邪气偏盛。紧脉主寒邪，泛指风、寒之邪伤及血分，从脉象推论可知如下三点：一是指风寒之邪稍重；二是指邪中稍深，已达尺脉；三是提示此为血痹病重证。

"外证身体不仁，如风痹状"提及的是血痹病重证的临床特征。"如风痹状"，"如"字提示了鉴别诊断，像风痹，有风痹疼痛的特点，但不是风痹，说明风痹与血痹的症状和病因病机是有区别的，风痹以疼痛为主症，部位在关节，病因病机是风寒湿三气杂合侵袭；而血痹病轻证以麻木不仁为主症，重证可兼轻微疼痛，部位在肢体局部皮肤，病因病机为营卫气血不足，感受外邪。对于血痹病重证，仲景治以益气通阳、和营行痹法，选用黄芪桂枝五物汤，此方属于桂枝类方，是由桂枝汤去甘草，倍用生姜，加黄芪组成。方中以黄芪三两、桂枝三两益气通阳；生姜六两，取其辛温之性，助桂枝行表散邪；大枣十二枚，补中益气，助黄芪鼓舞卫气以助血行；芍药三两以和营血，一是防桂、姜辛温动血耗阴，二是引诸药入血分以行痹。方后注说"一方有人参"，目的是增强益气扶正之功。黄芪桂枝五物汤五药相合，共奏益气通阳、和营行痹之效，即遵《灵枢·邪气脏腑病形》"阴阳形气俱不足，勿取以针，而调以甘药也"之意。

黄芪桂枝五物汤临床应用广泛，可用于治疗糖尿病周围神经病变、多发性神经炎、末梢神经炎、面神经麻痹、桡神经损伤、坐骨神经痛、肢端麻木、血栓闭塞性脉管炎、类风湿性关节炎、雷诺综合征等，但应用的前提条件必须是方证相应，即符合黄芪桂枝五物汤功效及主治病机。

二、虚劳病辨治

虚劳病，即因劳致虚。虚是病机，有阴阳、气血、脏腑之分；劳是病因，有五劳、六极、七伤之说。虚劳病是指各种原因引起的五脏气血阴阳虚损的慢性衰弱性疾病。

（一）脉象总纲

原文第3条："夫男子平人，脉大为劳，极虚亦为劳。"此条论述虚劳病脉象总纲。条首冠以"男子"二字，是强调虚劳病的成因与肾脏亏损有密切关系，并非言虚劳病全是男子。"平人"即《难经》所言的"脉病形不病"者，是指外形看似无病，实为脏腑气血已亏。"脉大为劳"，是指脉浮取见大，重按无力，有形于外而不足于内，是阴虚阳浮之象。正常情况下，阳气潜伏在体内发挥作用，若阴伤不能潜阳致阳气浮于外，就会表现为浮大无力之脉象，轻按则软，重按极无力，此即是"极虚亦为劳"，乃精血内损的脉象。"大"与"极虚"的脉象概括了虚劳脉象的总体特征，反映了虚劳病阴阳气血亏损的病机，是虚劳病脉象之总纲。此条文提及外观似平人、脉却现病象的情况，反映了早发现、早治疗的治未病理念。

（二）虚劳失精证治

原文第8条："夫失精家，少腹弦急，阴头寒，目眩，发落，脉极虚芤迟，为清谷、亡血、失精。脉得诸芤动微紧，男子失精，女子梦交，桂枝加龙骨牡蛎汤主之。"

仲景在《金匮要略》中用"失精家""疮家""中寒家""酒家"等表示各种体质特点，并以此作为对某些致病因素的易感性和病症类型倾向特点进行分析的依据。"失精家"指经常梦遗、滑精之人，肾精耗损太过，阴损及阳，日久导致阴阳两虚。肾阳虚不能温煦下焦及宗筋，故少腹弦急，前阴寒冷；肝肾虚损，精血不足，则目眩发落。"脉极虚芤迟，为清谷、亡血、失精。"此处"极虚"提示精气内损，"芤"提示失精亡血，"迟"提示阳气虚衰，极虚芤迟之脉象既能见于下利清谷或失血的病人，也能见于失精病人。"脉得诸芤动微紧"，"芤"脉属阳脉，为阴虚生热，"动"脉就像豆滚动一样，也是一种虚脉，阴虚阳搏而成，"微"脉属阴脉，为阳虚生寒，"紧"脉，像绳索，主寒，都是阳虚生寒之征。

脉见芤动微紧乃阴阳两虚，阴失去阳之固摄，精不内守，在男子表现为失精；阳失去阴之涵养，浮而不敛，在女子则见夜梦性交。针对这种心肾不交，阴阳两虚，阴阳失衡，阴虚阳浮的病机，应治以调和阴阳、镇潜固摄法，方选桂枝类方，桂枝加龙骨牡蛎汤。桂枝加龙骨牡蛎汤是由桂枝汤加龙骨、牡蛎组成。在《伤寒论》中，桂枝汤主要应用于营卫不和、腠理疏松的太阳中风表虚证，以其解肌祛风、调和营卫。而桂枝汤在桂枝加龙骨牡蛎汤中所起的作用则是辛甘化阳、酸甘化阴，调和阴阳，加龙骨、牡蛎以重镇潜阳、摄纳固涩。由是则阳能固摄、阴能内守，诸症自愈。

本方临床常用于治疗癔症、失眠、遗精或滑精、不孕症、先兆流产、久泻等阴阳俱损，不能阳固阴守者。治自汗症时，于方中加入浮小麦、五味子，其效更佳。

（三）虚劳里急证治

此证分别见于第 13 条"虚劳里急，悸，衄，腹中痛，梦失精，四肢酸疼，手足烦热，咽干口燥，小建中汤主之"和第 14 条"虚劳里急，诸不足，黄芪建中汤主之"。第 13 条论述虚劳阴阳两虚里急的证治。阴阳本是相互维系的，虚劳病日久，阳损及阴或阴损及阳，造成阴阳两虚，阴虚生热，阳虚生寒，就会出现寒热错杂的证候。中焦虚寒，脾阳虚失煦，阳虚生寒，则有"虚劳里急，腹中痛"这种脘腹部拘急疼痛的表现；阴虚内热，虚火上炎，扰及血络，则有手足烦热、咽干口燥等阴虚内热证，也会出现衄血，包括鼻衄、肌衄；脾虚气血生化乏源，可致心血不足，心失所养，则心悸；气血虚，四肢失养，可致四肢酸疼。这也提示医者临证时切忌走入思维定式的误区，四肢疼痛并非都是风寒湿杂至的痹证所致，也可由气血不足、四肢失养所致。"梦失精"责之于肾虚，肾阴虚，虚热扰动精室则遗精；肾阳虚，精关不固则滑精。

上述症状都是阴阳两虚、寒热错杂所致，应治以建立中气、调和阴阳，方用桂枝类方中的小建中汤。正如《金匮要略心典》所言："欲求阴阳之和者，必于中气，求中气之立者，必以建中也。"脾为后天之本，气血生化之源，若脾胃健运，气血生化有源，则阴阳恢复平衡，寒热错杂之证渐平。《灵枢•终始》言："阴阳俱不足，补阳则阴竭，泻阴则阳脱，如是者，可将以甘药。"小建中汤正是依此立法处方。小建中汤由桂枝汤倍芍药加饴糖组成。方中用桂枝三两、生姜三两相伍以辛温助阳；饴糖、大枣十二枚、甘草三两相合以甘温扶阳、建中缓急；芍药六两，酸寒益阴。甘草、饴糖、大枣之甘与桂枝、生姜之辛配伍，辛甘化阳；与芍药之酸配伍，酸寒益阴。全方辛甘助阳，酸甘化阴，故能阴阳并调。小建中汤以饴糖为主药，且方中又配伍大量甘味药，能补、能和、能缓，切中病机和主症，从中焦论治，着眼于建立中气。中州运转，则四运畅通，本证阴阳两虚、寒热错杂自然而解。因而小建中汤与下面要讲的黄芪建中汤及《腹满寒疝宿食病脉证治第十》要讲的大建中汤合称"建中三方"，均是仲景所创立的"建中法"之具体运用实例。后世《千金翼方》中治疗产后腹痛的当归建中汤，也是在仲景建中法基础上演化而来的。

桂枝加龙骨牡蛎汤与小建中汤都属桂枝类方，均有调和阴阳的作用，两者都能治疗阴阳两虚证。而不同之处在于，桂枝加龙骨牡蛎汤主治虚劳失精，见"少腹弦急，阴头寒，目眩发落……男子失精，女子梦交"等症，病位在肾，为肾虚失精、阴虚及阳的阴阳两虚证，故其治法有潜阳入阴的作用；小建中汤主治虚劳里急，见"虚劳里急，悸，衄，腹中痛，梦失精，四肢酸疼，手足烦热，咽干口燥"等症，病位在脾，为脾气虚衰、阳虚及阴的阴阳两虚证，故其治法有益阳生阴的作用。

第14条论述虚劳里急偏于气虚的证治。本条承13条续论，同以"虚劳里急"起首，故病机也应与上一条一致，"诸不足"即气血、阴阳、营卫俱不足。以方测证，此处"虚劳里急"是省文法，一言以蔽之，我们推测其证候应该包括上条小建中汤诸证，方中又加黄芪一味，可见本证较小建中汤证病情略重，气虚更甚，即阴阳两虚、偏于气虚证，为气馁阳损所致。临床仍以脘腹部拘急疼痛为主症，但以方测证，还兼有少气、自汗、恶风、身重或不仁等症。治疗应用黄芪建中汤以补脾益气。黄芪建中汤即小建中汤加黄芪组成，小建中汤以建立中气，黄芪以补脾益气。黄芪建中汤的温补、补气之力较小建中汤更强。原文方后，就黄芪建中汤的方证相应问题，列出三种加减化裁法：若气短胸满者加生姜，此乃气虚饮停胸中，生姜散饮治之；腹满去枣，加茯苓一两半，大枣滋腻满中，应该去掉，加补利兼优之茯苓，补而不滞；肺虚损不足，补气加半夏三两。此处补气加半夏，令人费解，《神农本草经》记载半夏的功效是主伤寒、寒热、心下坚、下气、咽喉肿痛、头眩胸胀、咳逆肠鸣、止汗，并无补气作用。然细思之，方后注言，"肺虚损不足"，肺虚则气虚，气虚则饮停，而半夏能燥湿化痰，痰湿去，则肺气复，可见，补气加半夏是通过祛邪来间接扶正的，这是一种辨证思维逻辑的表述，可见医圣思维之精深。

本方主治阴阳两虚，气虚偏重者。临床常用于治疗消化性溃疡、萎缩性胃炎、慢性浅表性胃炎、上消化道出血、胃癌前期病变等疾病。

（四）虚劳腰痛证治

第15条："虚劳腰痛，少腹拘急，小便不利者，八味肾气丸主之。"腰为肾之外府，在肾经循行的部位。肾阳虚生寒，肾阴虚失濡，因而腰部、少腹部就有拘急不舒、疼痛之感；肾阴阳两虚，不能化气行水，开阖失司，则有小便不利。治疗肾虚腰痛，应该补肾之阴阳、化气行水，用八味肾气丸治疗。八味肾气丸在《金匮要略》书中共治疗5种疾病，除虚劳腰痛，还可以治疗"脚气上入，少腹不仁"、消渴、痰饮以及转胞。这5种疾病由于病机一致，都与肾虚气化不利有关，皆采用同一个治法，此为异病同治，属审机辨治的思维模式。八味肾气丸，就是在大家都非常熟悉的"地八山山四，苓泽丹皮三"的六味地黄丸基础上，加上炮附子、桂枝。方中干地黄八两，滋补肾阴；山茱萸四两，补肝肾，涩精气；山药四两，健脾气，益肾阴；此"三补"药补肝、脾、肾三阴，互资互助，达到调补的作用。泽泻三两，泻肾浊；茯苓三两，健脾利水；丹皮三两，降相火；此"三泻"药泻湿浊，降相火，滋而不滞，温而不燥。附子一两，温肾助阳；桂枝一两，温阳化气；附、桂量少，如柯韵伯所说，"意不在补火，而在微微生火，即生肾气也，故不曰温肾，而名肾气"。全方共奏助阳化水，滋阴生气之效。肾气丸中，是以补阴药干地黄为主药，还是以温阳药附子为主药，历来颇有争论，然不论主药为何，仲景不以补阴丸或温肾丸为名，而命之以肾气丸，意义何在？我以为肾为先天之本，元气之根，内寄元阴元阳，故凡肾虚主要包括阴虚、阳虚两个方面。故在确立补肾治法时，既要补肾阴，又要助肾阳；即使表现为单纯的肾阴虚或肾阳虚证，在补肾时也不可单纯滋补肾阴或温补肾阳，否则易碍阳或竭阴。根据阴阳互根的原理，在滋补肾阴时，宜适当加入温补肾阳的药物；在温补肾阳时，则宜适当加入滋肾阴的药物。恰如明代张景岳所言："善补阳者，必于阴中求阳，则阳得阴助，而生化无穷；善补阴者，必于阳中求阴，则阴得阳升，而泉源不竭。"仲景肾气丸从药性角度来说主要由两类药物组成：一类是滋阴药，如干地黄、山药等，意在滋补肾阴；另一类是温阳药，如附子、桂枝等，意在"微微生火，以生肾气"。如尤在泾云，"八味肾气丸补阴之虚，可以生气，助阳之弱，可以化水"，此肾气亦体现中国古代哲学"气一元论"的思想，即太极生两仪、气分阴阳。

八味肾气丸是补肾祖方，又是平补之剂，具有"善补阳者，必于阴中求阳"的特点。因而，只要疾病切合肾阳虚损病机，均可用肾气丸来治疗。如临床中常应用其治疗高血压、肝硬化、慢性咳喘、肾炎水肿、尿崩症、尿潴留等。

（五）虚劳风气百疾证治

第16条："虚劳诸不足，风气百疾，薯蓣丸主之。""虚劳诸不足"提示五脏阴阳气血俱损，是虚损性衰弱性疾病的总称，属于虚劳病的范畴。"风气百疾"，风为百病之长，由于人体气血阴阳不足，抗病力弱，容易受外邪侵袭而形成虚损兼夹外邪之证，即因虚而招致病邪。常见体虚恶风、汗出、身痛、乏力、咳嗽，容易感冒，面色苍白，纳差，舌淡苔白，脉细数无力等症状。针对本证久病阴阳气血不足、复感外邪的病机，应扶正祛邪，方选薯蓣丸。薯蓣丸中的薯蓣即山药，山药性甘平，入肺、脾、肾三经，补益三脏；人参、白术、茯苓、甘草、干姜、大豆黄卷、大枣、神曲，诸药相伍，益气调中；当归、川芎、芍药、地黄、麦冬、阿胶，诸药相伍，养血滋阴；桂枝、柴胡、防风，疏风祛邪；杏仁、桔梗、白蔹理气开郁。诸药合用以健脾扶正为主。俾脾胃健运，气血生化之源充足，则诸虚可复。本方具有三大特点：一是内含四君子汤、四物汤，气血阴阳双补，但重在健脾；二是以扶正为主，祛风散邪为辅；三是补中兼消，补而不滞。本方治在中焦，调补气血，扶正祛邪。用蜜调制，"如弹子大，空腹酒服一丸"，黄酒或者醪糟的米酒最好。薯蓣丸配伍的别致之处是"补中有疏，静中有动"。临证可配制膏方，对体虚易感邪之人有益。

（六）虚劳不寐证治

第 17 条："虚劳虚烦不得眠，酸枣仁汤主之。"虚烦不得眠，不得眠即失眠，或谓不得卧、不得寐、少寐等，指长时间的睡眠质量差，包括难入寐、易醒和早醒等几种情况。《黄帝内经》说阳入于阴则寐，凡是影响阴阳交会、影响心神的，都会给睡眠带来影响。据我所见，一般难入寐者，心肾不交居多，方用交泰丸有效；年长早醒者，脉络不畅居多，法用活血通络有效；易醒者，有虚有实，当随证治之。本条所论不寐属阴血不足之虚证。肝藏血藏魂，心主神明主血脉，"虚烦不得眠"即肝阴虚内热，虚热扰心，魂不归肝；心血不足，神难守舍。本证定位与心和肝的关系十分密切。证属肝阴不足，心血亏虚。治法为养肝清热、益心安神，方用酸枣仁汤。方中酸枣仁二升为主药，性味酸、甘、平，入肝、胆、心经，养肝阴，益心血；知母二两以养阴清虚热，且可制川芎之燥；生甘草一两以缓急；川芎二两，理气开郁，疏达肝脏气血；茯苓二两，宁心安神，健脾。全方共奏养阴清热，宁心安神之效。

临床还可化裁本方用于治疗更年期综合征、紧张性头痛、抑郁性精神障碍、心律失常等病。治疗不寐的中药有很多，但一定要注意辨证分类择用，如属血虚者，用龙眼肉、酸枣仁等；如属阴虚者，用百合；如属气虚者，用人参、刺五加等；如属痰湿不寐者，用远志、茯神、半夏等；如属血瘀不寐者，用夜交藤、丹参等；如属肝郁不寐者，用合欢花等；如属神魂不宁者，用柏子仁、龙骨、牡蛎、珍珠母等。

（七）虚劳干血证治

第 18 条："五劳虚极羸瘦，腹满不能饮食，食伤、忧伤、饮伤、房室伤、饥伤、劳伤、经络营卫气伤,内有干血,肌肤甲错,两目黯黑。缓中补虚,大黄䗪虫丸主之。"五劳有两种解释,一指心劳、肝劳、脾劳、肾劳、肺劳;另一种在《素问·宣明五气》中解释为"久视伤血,久卧伤气,久坐伤肉,久立伤骨,久行伤筋"。七伤指食伤、忧伤、饮伤、房室伤、饥伤、劳伤、经络营卫气伤七种劳伤。"虚极羸瘦"是由于五劳七伤导致的虚极,出现形体极度消瘦、虚弱。久病入络,久病夹瘀,虚劳日久不愈,经络气血的运行受到影响,从而产生瘀血,瘀血久留于体内而成干血。腹满不能饮食、肌肤甲错、两目黯黑是虚劳干血的证候。腹满不能饮食既是一种自觉症状,也可是客观体征,提示内有干血,气血不畅。瘀血内停妨碍新血的生成,肌肤失去营养则像鳞甲一样粗糙,此即肌肤甲错。两目黯黑,黑是瘀血的标志,可有视物不清和眼圈发黑的症状。瘀血的诊察中,观察舌质非常重要。若见舌质发紫发暗、有瘀点瘀斑,舌下络脉可见多条支干而色紫,均可提示瘀血内停。综上可知,本证的病机是虚损至极,内有干血。因虚致瘀,又因瘀致虚,瘀血不去,则新血不生。治法为缓中补虚、祛瘀生新,方用大黄䗪虫丸。䗪虫、虻虫、桃仁、水蛭、蛴螬、干漆、大黄,诸药相伍,活血化瘀,其中虫类药尤擅通络;黄芩以清热;杏仁、甘草以理气宣肺;干地黄、芍药、白蜜以滋阴养血,有软化干血的作用。制成丸剂,意在峻药缓用,使祛瘀不伤正,扶正不留瘀,达到攻补兼施的目的,此即"缓中补虚"之意。本方体现了三大特色:一是用虫类药逐瘀;二是破瘀之中兼养血;三是以丸剂既可减缓药力,又便于长期服用。

临床中常用本方治疗肝硬化、慢性乙型肝炎、慢性肾功能衰竭、高脂血症、肛裂、前列腺增生症、周围血管病等疾病。

肺痿肺痈咳嗽上气病脉证并治第七

❧ 福建中医药大学　王苹教授 ❧

　　接下来是《肺痿肺痈咳嗽上气病》篇。在原文讲授之前我仍然会将本篇的基本内容向大家做一个提要式的铺叙，大体包括以下几个方面内容。

　　第一是病名解释，分别简释肺痿、肺痈、咳嗽上气三病，从篇名上看，该篇似乎是肺系疾病。肺痿病从病名上看，痿者痿弱不振，即肺的痿弱不用，由此可见肺痿显然是一个衰弱性的疾病。既然是衰弱性疾病，大多数情况下应该是一个慢性病，所以中医内科认为肺痿是慢性的衰弱性疾病。那么，肺痿又是如何产生的呢？在此引用尤在泾的一段话："肺为娇脏，热则气灼故不用而痿；冷则气沮故也不用而痿。"这说明了肺作为娇嫩的脏器，各种冷热因素均可影响肺的功能，使其主气、气机升降、通调水道等功能发生异常。既然是虚损性疾病，根据"热则气灼""冷则气沮"大体有虚热和虚寒的两个类型，这也可以从以下原文得到印证。肺痿常见的症状如咳嗽、气喘、唾涎沫，这些是它的特征性症状，无论是虚热还是虚寒类型。代表方剂为甘草干姜汤和麦门冬汤，前者用于虚寒型肺痿，后者用于虚热型肺痿。当然，对于麦门冬汤治疗虚热肺痿有一定的争议，不同的教材，可能把它归属于不同病证。但在本篇中对于虚热型肺痿似乎找不到比麦门冬汤更合适的方剂。

　　痈有内痈和外痈的不同，肺痈属内痈。中医有阳痈和阴疽之别，肺痈为阳痈，属热属实，为肺部的阳热实证。由于肺是五脏中直接和外界相通的脏器，风热邪气最容易入肺。入肺之后若要生痈化脓，一定有个病变的过程，所以肺痈有不同的阶段性分期：如表证期、酿脓期、溃脓期。如原文中的"风中于卫""风伤皮毛"的表证期；"风舍于肺"的酿脓期；最后是"血为之凝滞"的溃脓期。肺痈生痈化脓后的特征性症状即咳唾脓痰腥臭。肺痈的另一个特征性症状"振寒脉数"，只要痈脓不除，"振寒脉数"就不会缓解。应该说原文对肺痈的临床表现的描述还是比较完整的，至于代表方按照分期的不同，有《千金》苇茎汤和桔梗汤。虽然这两个方子在临床上我们也都在用，但若不予加味或复合用药则效果不佳。由于肺痈属内痈，它的表证期准确来说应该是肺痈的初期阶段，并不等同于一般的表证，所以治疗上要清肺热合用疏风热，可以苇茎汤合用银翘散、桑菊饮外透，也就是原文中的"风伤皮毛""风中于卫"阶段；到了酿脓期则要以消散内痈的方式，用苇茎汤配合化痰散结消痈，如浙贝母、蒲公英等；溃脓阶段用桔梗汤配合益气托毒排脓，一方面可以通过唾脓血排出，另一方面可以通过肠腑排泄。学习仲景方证，关键在于掌握其辨治思路，仲景在肺痈中给我们启示的消痈排脓、分期而治的辨治思路值得借鉴。

根据肺痈的辨治思路，也是我个人在仲景治疗内痈思路的启发下，将其应用于乳痈的治疗。乳痈分哺乳期和非哺乳期两个类型，发病部位在表属外痈。虽属外痈，仍可以按张仲景分期而治的思路用于临床。

目前，非哺乳期乳痈比哺乳期乳痈多见，表现为初期的郁滞期，继而进入化热酿脓期及溃脓期。现代医学将其归属为免疫性疾病，内服药除了激素没有更好的办法，手术治疗对乳房的外形影响较大且易复发，所以不是现代医学首选的治疗方式。中医药主要通过整体调节脏腑功能，提高机体免疫功能，在保全乳房外形的同时达到痊愈。按照仲景消痈排脓及分期而治的辨治思路，早期诊断和早期治疗可以缩短病程。在初期的郁滞期阶段，乳房以疼痛结块为主，乳房彩超尚未表现为乳腺炎典型图像时，我们根据手检和患者的主诉，可及早诊断和治疗缩短病程。若耽误诊治，病情会迅速而向化热期、酿脓期发展，治疗周期会大大延长，此时的治疗与内痈相似，以消痈排脓为主导。哺乳期乳痈的治疗相对简单，郁滞期以通乳散结配合手法即可以收到很好效果，用药不可过于寒凉。临床上只要治疗处理得当，少有进入化脓期、溃脓期。

对于咳嗽、上气病来说，实际上不是单纯的咳嗽病，可以包括咳、喘、哮诸病证，也可出现在其他疾病中。正如《黄帝内经》所言："五脏六腑皆令人咳，非独肺也……"既然咳嗽不单纯是肺的问题，那么在治疗咳嗽的时候，也不能单纯从肺治疗，张仲景在这一篇中的泽漆汤就是一个例子。本篇咳嗽上气涉及咳嗽、喘证和哮证，常见的症状有咳、喘、哮、胀等。关于它们的病因病机基本上都与外感邪气有关，以及内有痰、饮，甚至还有水邪，从而影响于肺，肺气上逆而致。辨证分虚实，实证多为外邪内饮，宣降失常；虚证多与肺肾气虚有关，本篇侧重在实证。代表方以麻黄类方为主，如厚朴麻黄汤、射干麻黄汤、小青龙加石膏汤等。《医学真传》有"诸病易治，唯咳嗽难医"的说法。临床治疗咳嗽，除了用麻黄类方剂外，麦门冬汤、小柴胡汤都是非常经典而且好用的方剂。

第二，为什么将肺痿、肺痈和咳嗽上气合为一篇？首先，在病机上，三病与肺气上逆的病机有关；其次，肺气上逆的病位与肺关系比较密切；最后，三病多见相似的咳嗽症状。因此根据病机、病位及症状的相关性，所以合为一篇论述。

第三，学习本篇的目的要求。仍然是教学大纲要求的了解、熟悉和需要掌握的内容，并明确背诵的原文。

同时，学习本篇需要特别关注几个问题。一要思考虚热肺痿的咳嗽与肺阴虚燥咳的不同是什么？两者同属虚热在治疗上为什么大不相同？二要关注麦门冬汤证的用药特点。三是外邪内饮用麻黄类方剂，厚朴麻黄汤、射干麻黄汤、小青龙加石膏汤及越婢半夏汤四方证的原文，药物组成相似度较高，要重点分析各自的证治特点、有何异同及如何辨证应用。

以下按照教材的顺序，分析肺痿、咳嗽上气病证治。

一、肺痿病脉因证治分析

（一）成因、脉证与鉴别

问曰：热在上焦者，因咳为肺痿。肺痿之病，从何得之？师曰：或从汗出，或从呕吐，或从消渴，小便利数，或从便难，又被快药下利，重亡津液，故得之。

曰：寸口脉数，其人咳，口中反有浊唾涎沫者何？师曰：为肺痿之病。若口中辟辟燥，咳即胸中隐隐痛，脉反滑数，此为肺痈，咳唾脓血。

脉数虚者为肺痿，数实者为肺痈。

按照原文的三个自然段内容，从肺痿的形成原因，主要脉证，尤其是虚热肺痿的主要脉证，以及虚热肺痿与肺痈的鉴别几方面分析。

首先是第一自然段，肺痿形成原因为上焦有热、久咳以及重亡津液。根据原文大概可以将肺痿的形成原因归纳为三块：其一是"热在上焦"，这个很重要，上焦有热可以是外感之后的余热，也可以是上焦素有蓄热；其次是"因咳为肺痿"，一般的咳嗽是不会变成肺痿的，只有久咳之后，耗伤肺气，肺气痿弱不振，这是因久咳而形成的。接下来"重亡津液，故得之"，这里有较多的或然因素，如原文"或从汗出，或从呕吐，或从消渴，小便利数，或从便难，又被快药下利"，这些因素都会导致津液的一再或者严重的损伤。对于肺来说，肺为娇脏，热则气灼，所以上焦有热可以伤肺，致肺叶枯焦；而重亡津液的损害进一步加剧了肺叶枯焦，严重影响到肺的敷布功能以致肺气不用而痿；而久咳之后，耗伤肺气影响肺的升降，使肺宣发和肃降的功能不能正常发挥，也可以不用而痿。上焦有热、久咳、重亡津液，这些因素相互影响、不断损害，从而导致肺叶的枯焦、肺气痿弱而成肺痿。对于这一条的归属，教材认为属虚热性肺痿的成因，但仔细分析原文可以看出，上焦有热、重亡津液虽然与虚热关系更密切，但久咳肺气受损，还与气虚有关。因此说即便是虚热肺痿，它的病因病机除了虚热或者阴虚内热之外，一定还有肺气痿弱不用属气阴两伤的病机，这与肺阴虚燥咳有很大的不同。

原文第二自然段主要阐述了虚热肺痿和肺痈的脉证。以上的概述部分就明确了肺痿、肺痈都有咳嗽咳痰症状，不同的特点在于肺痿浊唾涎沫，肺痈咳唾脓血，这是它们的特征性症状，可以此鉴别。但是原文"寸口脉数，其人咳，口中反有浊唾涎沫者何"的"反有⋯⋯"又如何理解？按说虚热肺痿理应可有"脉数、咳嗽、浊唾涎沫"症状，这是个常见症状，原文为什么用了一个"反"字？可见这个"反"字应该具有鉴别诊断意义，这也是概述中提到需要特别关注"虚热肺痿与肺阴虚燥咳"在咳痰上的不同。虚热肺痿以浊唾涎沫为主症，肺阴虚燥咳多见干咳无痰或者少痰，两者同属肺阴虚热证，为什么在咳痰上有如此差异？为了提示两者确有不同，原文提出了"口中反有浊唾涎沫者何"的问题。解析这个问题我们还是回到虚热肺痿的病机特点上，如前所述，虚热肺痿的形成是上焦有热、久咳、重亡津液相互影响、不断损害的结果，上焦有热，耗伤肺的津液，炼液为痰；重亡津液的损害又进一步加剧了肺叶枯焦，肺失宣降；咳嗽、久咳，损伤肺气，使肺气虚而痿弱不振，不能够布散津液，津液留滞肺中停痰留饮；肺失宣降则咳嗽使痰涎随咳嗽而排出浊唾涎沫。因此，虚热肺痿的病机除了阴虚内热外，还与气阴两伤，肺气痿弱不用关系密切，这是肺气虚、肺阴虚所致的共同结果。一方面有虚热的口咽干燥的症状，另一方面又具有肺气虚多涎唾的特点，因此说"反浊唾涎沫"具有鉴别诊断的意义。

从原文"若口中辟辟燥，咳即胸中隐隐痛，脉反滑数，此为肺痈，咳唾脓血"可知，口干、胸痛、咳嗽唾脓血、脉滑数是肺痈的主要脉证，其中"咳唾脓血"可与虚热肺痿相鉴别。但在原文上，肺痈的"脉反滑数"同样用了"反"字，若是鉴别意义，当如何鉴别？或是有另外一层含义？《说文解字》言：覆也，从又。据此，可将其解释为脉"又"滑数较为合适，也就是说肺痈的脉症是一致的，是一个同向的递进的关系，是确定性的，确认为一个实热证，与虚热肺痿"反"浊唾涎沫起鉴别诊断不同。

原文第三自然段是从脉象上鉴别肺痈与虚热肺痿。"脉数虚者为肺痿，数实者为肺痈"，虽然都是数脉，一虚一实具有虚实辨证意义，可与第二自然段结合。

归纳本条原文，其主要内容包括两方面：肺痿的形成由上焦有热、久咳、重亡津液相互影响、不断损害的所致，属肺气阴两虚的病机，此其一；虚热肺痿与肺痈的脉证鉴别，此其二。浊唾涎沫、脉数虚是肺痿的脉证特点，咳唾脓血、数实为肺痈的脉证特点。

（二）肺痿证治

第一，虚热肺痿证治。

火逆上气，咽喉不利，止逆下气者，麦门冬汤主之。（10）

麦门冬汤方

麦门冬七升　半夏一升　人参三两　甘草二两　粳米三合　大枣十二枚

在本篇概述时提到过，将麦门冬汤证归属于虚热肺痿存在争议，因此不同的教材对这条原文的归类处理不同。但根据全篇内容来看，虚热肺痿证治没有比本条更合适的原文了。本条原文短小精悍，内容全面，堪称经典。条文19个字概括了因、机、症、治多方面内容，以下是原文的辨析。

首辨病因病机，"火逆上气"中的"火逆"为病因，可包括温针火灸之逆，火性炎上。火有虚实，结合原文第1条"热在上焦者，因咳为肺痿……重亡津液"，此处应为虚火。由于温针火灸，虚火上炎，灼伤肺津，肺气上逆而成"上气"。

次辨主要症状，"咽喉不利"作为症状比较含糊，包括了咽干、咽痒、烧灼或者痰阻咽中、咽中有异物感等，都可以归属咽喉不利的范畴；"上气"除了代表肺气上逆的病机外，也可以是咳嗽、气喘、气逆的症状，结合原文"热在上焦者，因咳为肺痿"，此处的"上气"主要还是指咳嗽的症状。"上气，咽喉不利"作为本条主症，主要指咳嗽气逆、咽喉不爽。正如魏念庭《金匮要略方论本义》指出"火逆上气，挟热气冲也；咽喉不利，肺燥津干也"。

再辨治法方药，如何治疗？张仲景提出了"止逆下气，麦门冬汤主之"的治法方药。为什么用麦门冬汤来止逆下气？麦门冬汤又如何来止逆下气？有什么样的一些机理在里面？对于这些问题我们可以从麦门冬汤的配伍特点、功效特点来分析。

这个方子用药简单，只有六味药，但是配伍完整，很有特色。全方六药的配伍分析如下：第一组是麦冬和半夏相配，这里有剂量比例、性味相配，两药的剂量是7:1，七升和一升的比例；麦冬至柔至阴，凉润沉降，半夏辛温燥烈，两者合用凉润药占了绝大部分，以凉润为主，使半夏去性取用与麦冬共同发挥降逆之效，因此麦冬和半夏相配可达到降火下逆气的作用。第二组由麦冬和人参相配，这种配伍气阴双调，符合虚热肺痿以肺阴虚为主，兼有气阴两虚的病机。第三组是健脾药相配，甘草、粳米、大枣与人参配合达到补中焦，以求补土生金的效果。

最后归纳一下本条原文的关键内容："火逆上气"为其病因病机，"上气，咽喉不利"为其主症，"止逆下气"为其治法，麦门冬汤为其主方。结合临床麦门冬汤如何应用？我个人认为多用于久咳不愈，气阴不足，侧重于阴虚内热证。因此热病后期、余热未清，可以用麦门冬汤治疗。由于热病后期，一方面余热未清，另一方面久病损伤人体正气，证见肺气虚、肺阴虚或者肺脾两虚。临床主要表现为久咳、阵咳，或者呛咳为主，麦门冬汤中麦冬、半夏剂量的使用，可以按照 7∶1 的比例，也可以根据具体情况有所变化。一般来说两者的比例会大于或者等于 4∶1。记得有一年给我们省"优才"上课，他们临床都很会用药，有人提问说：老师能不能在麦门冬汤这个方里面我们不用麦冬而用石斛？我说石斛与麦冬还是有很大的不同。石斛的凉润以滋养为主，主静；麦冬除了滋润作用外，以入肺胃为主，部位偏上，作用趋下可沉降，主动。张锡纯《重订医学衷中参西录》中有一段原文："麦冬，味甘，性凉，气微香，津液浓厚，色兼黄白，能入胃以养胃液，开胃进食，更能入脾以助脾散精于肺，定喘宁嗽，即引肺气清肃下行，统调水道以归膀胱。"个人认为麦冬的通调水道是另外一回事，但它确实有很好的降逆作用，与半夏配伍这种作用更明显。那么还有一个就麦冬半夏比例 7∶1，麦冬的量一定要比较大，陈士铎在《本草新编》里面提到麦冬必须多用、重用。至于大到什么地步，也是根据具体情况，随证应用。你可以按照 7∶1 剂量，但是七升到底是多少没有定论，一般来说可能在 30g 以上才会起到这种降逆气的作用。

给大家分享两个病案，第一个病人年近 70 岁，来就诊之前，曾经因肺炎住到省立医院，经过治疗多项指标正常而出院，但是出院时仍咳嗽不愈，而且咳嗽痰比较多，或黏稠或稀薄。出院时医生对她说，肺炎这么久，你以后一定都不能吃热的食物，只能吃一些凉润的食物。可患者稍微吃一点凉的食物，就闹肚子，因为她本来脾胃就不好。来就诊时咽干、咽痒、时伴随阵咳、剧咳甚至咳嗽不止，痰白泡沫状，喜热饮。这种渴喜热饮，是很重要的一个辨证点（这使我想起一个案例，见后）。再根据患者脾胃虚寒，大便稀溏，尤其凉食就闹肚子，虽然舌质红，苔薄黄，但是我们在用麦门冬汤时，麦冬、半夏的比例 4∶1，麦冬 20g，加用了干姜、山药温养脾肺，因为久咳又加了一些地龙干。二诊见有口咽干燥的症状，加玄参；三诊时就咳嗽偶作，仍然守方再加五味子敛肺，毕竟久咳耗伤肺气，前后就诊三次咳嗽就痊愈了。最后嘱患者，切不可吃太凉的食物，若用百合润肺，一定要加红枣，一白一红好看很好吃，又不伤肺胃。

另一个病案比较简单，患者咳嗽半个月，因为年龄 40 多岁，体质不差。根据病机、症状也用麦门冬汤，麦冬半夏按照 6∶1 剂量比例，由于偏热，不用潞党参而用明党参，明党参相对性平。这个病案不算肺痿只是久咳，可见麦门冬汤加减应用得当，久咳同样效果很好。比较两个病案可以看出，一个肺脾气虚，麦冬量少了，加上山药、干姜；另一个阴虚火热迹象比较明显，用明党参、玄参。

第一个病案提到过渴喜热饮是很重要的一个辨证点。这是我们原来的老院长的一个病案，对我很有启发。他自己曾经诊治一个患者，大热、大渴、汗出、小便不利，当时他觉得大热、大渴、出汗似白虎汤证用了白虎汤。但是药后复诊热不但没有减轻，反而更高了。就在这时刚好有一个人来造访，说起某某医生治过类似这样的病，因为口渴喜热饮，用的桂枝附子来治疗。老院长受到启发，根据患者喜饮滚烫的水，拟方五苓散，桂枝改肉桂而获效。

归纳第1条和第10条原文，关于虚热肺痿的辨证要点：咳嗽症状具有肺痿的特点，咳吐浊唾比较黏稠，是它最突出的表现。这种咳嗽是阵发性的、刺激性的呛咳，或者闻到什么气味就咳嗽。同时还有咽喉的一些症状，比如咽干、异物感或者一些咽痒的表现，吃辛辣刺激食物症状会加重，病程相对比较长，除了有明显的阴虚内热症状外，一定兼有气虚，所以属气阴两伤证。

第二，虚寒肺痿证治。

肺痿吐涎沫而不咳者，其人不渴，必遗尿，小便数，所以然者，以上虚不能制下故也。此为肺中冷，必眩，多涎唾，甘草干姜汤以温之。若服汤已渴者，属消渴。（5）

甘草干姜汤方

甘草四两（炙） 干姜二两（炮）

解析本条原文，同样可以将其分为几部分，突出"辨"的思维。首先是"辨症状"，与麦门冬汤证主要表现在上部的咽喉不利、气逆于上的症状不同，本条的症状分为上下两部分。在上表现为"多涎唾"，"不咳"，"必眩"；在下表现为"遗尿，小便数"，这与虚热肺痿的症状不同。那么产生这些多涎沫又尿频、遗尿的原因在哪里呢？对于本条病机的辨析，原文明确指出"此为肺中冷""上虚不能制下"。所谓"肺中冷"即"肺冷气虚"，肺为娇脏冷则气沮，肺气痿弱致肺寒津凝，津液的停滞而成痰饮，故出现"多涎唾"的症状。由于肺寒津凝，这种涎沫较稀薄。肺冷气虚，失于宣降则"头眩"。肺为水之上源，肺冷气虚则不能制约下焦，所以出现遗尿、尿频的症状，因此，"肺中冷"为病机关键。至于为什么会导致"肺中冷"？原文没有明确，推测其或因虚热肺痿失治过用寒凉损伤肺气，影响肺的布散功能，以致肺寒津凝；或因素体阳气不足，患病之后病从寒化而表现为阳虚。又由于肺冷气虚，也就能解释原文"肺痿吐涎沫而不咳"中"不咳"的症状，其中"不咳"并非完全没有咳嗽，意在指出虚寒肺痿突出的是"多涎唾"的症状，以唾痰涎为主，咳嗽反应较弱，与虚热肺痿咳嗽较急促，或者呛咳不同。

"甘草干姜汤以温之"明确了本条的治法方药，即温肺法用甘草干姜汤。那么，该方怎样体现了温肺法？以方中炙甘草、炮干姜这两味药如何能治疗虚寒肺痿？通过辨析本条的治法方药，从中学习、理解仲景的辨治思路。该方重用炙甘草补气，补肺脾之气、中焦之气，达到补土生金的作用，与甘草泻心汤的生甘草不同。方中的炮干姜非普通的干姜，其在温肺的同时，又有很好的摄津的效果，针对属虚、属寒的多唾涎沫、遗尿、尿频，同时又可减少干姜的辛散走窜耗气，作用更为平和。仲景用炮姜，除了肺痿摄津外，在桃花汤中可摄大便，治疗虚寒痢。临床上又常用以摄汗、摄小便、摄血，治疗妇科、肠道的出血症都有很好的效果。当然在用炮姜温肺摄津时，要与益气药配伍。如甘草干姜汤以炮姜配伍炙甘草辛甘化阳，既可以温养肺中阳气、中焦之气，又可散寒摄津，故可以缓解"多涎唾、遗尿、尿频"等症状。临床上对于类似的虚寒证，在补气时除了炙甘草，我们还可以用黄芪、党参、人参这些补气功效更强的药物。甘草干姜汤药味少，虽然不加味直接应用于临床并不多见，但是我们最重要的是学习仲景以甘草干姜汤辛甘合用振奋阳气，补摄兼施的用药思路。

学习这条文，还有几个问题要提示学生思考。第一个需要思考的问题是要与《伤寒论》的甘草干姜汤做鉴别。《金匮要略》的甘草干姜汤与《伤寒论》甘草干姜汤在药味与剂量上是相同的，不同在于干姜炮制不同，故主治功效有别：《金匮要略》用炮姜温肺摄津治疗"多涎唾、遗尿、尿频"；伤寒用干姜温阳散寒，与炙甘草合用使阳回厥愈。

第二个需要思考的问题是如何认识"上虚不能制下"的机理，对我们具有什么样的启迪意义？通常情况下，尿频、遗尿多被认为与肾有关。而对虚寒肺痿的尿频、遗尿，仲景认为"此为肺中冷"，"上虚不能制下"。从肺气的功能来认识不难理解，肺为水之上源，当肺的宣发肃降正常，则水精四布，水道通调。若肺气虚，水精不能布散周身，则可能直趋膀胱，表现为尿频、遗尿。但再加上肺的治节对全身具有治理调节作用，若肺气虚治节不用，对水液代谢调节能力下降。所以仲景认为虚寒肺痿诸症乃"此为肺中冷""上虚不能制下"。因此在病理上，一方面，肺气虚可以表现为精微不布，肺寒津液留滞，出现"多涎唾"的症状；另一方面，肺气虚下焦失约，水液直趋膀胱，出现"尿频、遗尿"。那么，应用"上虚不能制下"的机理，如何指导临床治疗？是否可以这样认为，对于小便异常的病证，当我们从肾治疗达不到预期的效果时，不妨换一个角度，从肺气、脾气入手治疗。这里引用张景岳的一段原文："小水虽利于肾，而肾上连肺，若肺气无权，则肾水终不能摄，故治水者必先治气，治肾者必先治肺。"因此，通过学习经典可以拓宽我们辨治思路。

第三个需要思考的问题是麦门冬汤和甘草干姜汤的治疗思路。两方治疗肺痿似乎治肺，其思路则从脾入手，通过治脾补土可以达到生金的目的。因为脾为生化之源，脾又为肺之母，而且手太阴肺经起于中焦，可见肺和脾关系非常密切。

最后归纳一下肺痿的相关内容。第一个是关于肺痿的形成，无论虚热、虚寒肺痿的形成，我们都必须关注津液一再损伤；二上焦有热灼伤于肺；长期咳嗽损伤肺气。三者相互关联导致肺叶枯焦，肺气痿弱不振，属气阴两虚证。第二个是关于肺痿的诊断要点：具有长期咳嗽史（虚寒型咳嗽较弱）；咳吐浊唾涎沫的症状；兼见肺气阴两伤脉证。第三个是肺痿的治疗，虚寒肺痿治以甘草干姜汤，虚热肺痿治以麦门冬汤。

二、咳嗽上气病证治分析

（一）辨证和预后

上气，面浮肿，肩息，其脉浮大，不治；又加利尤甚。（3）

上气喘而躁者，属肺胀，欲作风水，发汗则愈。（4）

对这两条原文，只做归纳和要点提示，不做详细分析。

这两条原文提示根据一系列咳嗽气逆的症状、脉象以及误治之后的一些表现，来判断虚实；同时推测其预后和治疗禁忌，因此其内容包括辨虚实，判预后和治法禁忌。如何辨虚实？可根据原文提出的证据，从咳嗽气逆的特点、伴随症状、脉象、治疗后的反应来鉴别虚实。当然，结合既往学过的课程，从病机、病程的角度不难作出虚实判断。怎样判断预后？虚喘预后不良，兼下利尤甚。治法禁忌有哪些？实喘可发汗，可攻下，本篇没有实喘攻下方剂，我们可以借用《痰饮咳嗽病》篇里面的厚朴大黄汤方，厚朴大黄汤通过通腑的方式降肺气治疗实喘有很好的疗效；而虚喘禁下，误用则预后更差，所以原文说"加利尤甚"。

（二）咳嗽上气证治

1. 寒饮郁肺

咳而上气，喉中水鸡声，射干麻黄汤主之。（6）

射干麻黄汤方

射干十三枚（一云三两） 麻黄四两 生姜四两 细辛 紫菀 款冬花各三两 五味子半斤 大枣七枚 半夏大者八枚（洗，一法半升）

原文短短16字，将本条的主症及其特点和主治方表述明白，其中"喉中水鸡声"在本篇的咳嗽上气病中很有特征性，其余的症状与后面的条文相似处较多。

什么是"喉中水鸡声"？它是如何产生的？（关于"喉中水鸡声"有几种解

释,其中《金匮要略校注》认为:水鸡即田鸡,蛙也。水鸡声是形容喉间痰鸣声连连不绝,犹如水鸡之声。《金匮要略心典》认为,产生"喉中水鸡声"的机理是"咳而上气,肺有邪则气不降而反逆也,肺中寒饮,上逆喉间,为呼吸之气所激,则作声如水鸡",也就是痰气相击所致)。喉中水鸡声为痰声明显,是哮的特征,而哮必兼喘。再根据原文"咳而上气,喉中水鸡声"可以归纳出射干麻黄汤证的主症特点,即"咳、喘、痰、鸣"四症。

此外,我们又如何来辨别咳喘的轻重、痰的多少和稠稀?这些可以通过以方测证的方式补充症状,推导病机。以方测证,倒推病机是学习经典的常用思路。射干麻黄汤的配伍可以分为三组:第一组麻黄与射干、生姜的配伍,配射干化咽部的痰结,配生姜外散邪气。第二组化痰饮药紫菀、款冬花、半夏、细辛的配伍,《金匮》中用紫菀、款冬花的仅此一处。张仲景用化痰饮药,多数用干姜、细辛、半夏之类,加用紫菀、款冬花,适用于不是特别清稀也不是特别黏稠的痰涎,因为特别清稀的痰涎相对易于咯出,少有堵在咽喉而出现"喉中水鸡声",若过于黏稠的痰涎,紫菀、款冬花又难以胜任,应该要用后面的皂荚丸之类的。第三组五味子、大枣敛气安中,与生姜相配又可和胃。全方能宣肺散寒,化痰饮降逆,适用于外寒内饮、寒饮郁肺的病机。当然,本条的外寒内饮、寒饮郁肺,由于方中外散药少,故相比较来说内痰饮重于外寒邪。

接下来有两个问题请大家思考。第一个问题,既然是外寒内饮、寒饮郁肺,为什么不用小青龙汤,而用射干麻黄汤呢?如何鉴别?可以从以下几个方面认识:首先是方药配伍、炮制不同,功效也有差异,射干麻黄汤中麻黄用全草(不去节)配射干,这种的经典的配伍作用点是开咽部痰结,麻黄配生姜外散寒邪;紫菀、款冬花、半夏、细辛化痰饮,痰涎既不过于清稀也不过于黏稠;五味子敛气,具有开痰结,利咽喉,宣肺平喘的功效。小青龙汤中麻黄(去节)配桂枝解表散寒;干姜、半夏、细辛温肺化饮,痰涎较稀薄;五味子、芍药敛气,具有散寒解表,温化水饮平喘功效。其次,由于功效不同,主治病证显然不同。射干麻黄汤证外寒内饮,痰饮重于外寒,咳、喘、鸣、痰,痰质略稠,适用于以"喉中水鸡声"为主症特点的寒饮郁肺咳嗽上气证。小青龙汤证外风寒内寒饮,外寒内饮皆重,以"咳逆倚息,短气不得卧"为特点,痰质清稀,可见表证,没有外感药证相符,同样可用小青龙汤。

第二个问题,张仲景治疗咽部症状的用药配伍,这个问题我们可联系麦门冬汤。咽喉不利,用麦门冬汤的主要对药——麦冬与半夏,麦冬、半夏有养阴降逆的作用,通过其滋润、降逆气的作用,缓解咽喉的症状。喉中水鸡声用射干麻黄汤,对药配伍——射干与麻黄,可开咽中的痰结,虽然与麦门冬汤证均有咽喉不舒服,只是射干麻黄汤证是以痰堵咽喉且伴随哮鸣的现象。如果还没有清晰的印象，简单的认识是一旦出现"喉中水鸡声"的症状，第一个要想起来的方剂一定是射干麻黄汤，这就叫作第一印象。《金匮要略》中的咽喉不舒服，除了火逆于上，火烧火燎的用麦门冬汤；"喉中水鸡声"用射干麻黄汤外，妇人杂病中还有"咽中如有炙脔"，那是半夏厚朴汤的主治。这是我们讲到射干麻黄汤的时候会对比的相关联的方证。

教材中对这一条有一个辨治思路方面的提示，即"发时治上，平时治下，发时治标，缓时治本"。这是对慢性喘、咳、哮病证的治疗原则。也就是说这些病虽然病在肺，但是久病之后，还会损伤到其他脏腑，比如脾肾。因此，对于慢性病，在治疗本脏的时候，还要关注与其相关的脏腑。对慢性喘、咳、哮的病证，关系密切的除了本脏肺之外，脾肾也非常重要。

2. 痰浊壅肺

咳逆上气，时时吐浊，但坐不得眠，皂荚丸主之。（7）

皂荚丸方

皂荚八两（刮去皮，用酥炙）

上一味，末之，蜜丸梧子大，以枣膏和汤服三丸，日三夜一服。

对这条原文的分析可以看出，张仲景对其症状还是写得非常的明确，原文"咳逆上气，时时吐浊，但坐不得眠"，包括了咳嗽、气喘、气逆、频繁吐黏稠痰涎的症状，而且诸症较严重，"但坐不得眠"反映了其症状严重的地步。这些症状层层相联，提示咳喘重、发作频繁、痰涎非常壅盛，这种急重症不能按照常规的思路用射干麻黄汤或者小青龙汤之类，要按急症救治、速治，故而要选择一些比较方便快捷的方药，如皂荚丸。皂荚丸以皂荚为主药，功效峻猛，具有极强的涤痰散结、开窍通闭作用，以酥炙、蜜丸、枣膏，日三夜一，这些炮制、服法缓解其峻猛的药性，即峻药缓投以缓解不良反应，尤其是胃肠道的不良反应。本来速治用散剂，但由于皂荚药性峻猛，用散剂尤为峻烈故不合适。根据症状以及方剂推测病机，本条的病机应当为痰浊壅肺，阻塞气道，所以用皂荚丸来开痰利窍救急。但从目前临床用药来看，皂荚并不常用，如何替代？可考虑用胆南星、姜半夏、白芥子、橘红、竹茹、浙贝母等药替代。

皂荚丸证由于痰涎过于壅盛、黏滞、稠厚而导致咳、喘、逆，痰等症状严重到了"但坐不得眠"的状态，不难与射干麻黄汤证相区别，大体上可以从主症特点比如咳嗽、气喘、痰鸣、痰涎的质地；病势缓急、发作频次以及药物配伍和剂型等方面鉴别。

3. 饮热迫肺

咳而上气，此为肺胀，其人喘，目如脱状，脉浮大者，越婢加半夏汤主之。（13）

越婢加半夏汤方

麻黄六两　　石膏半斤　　生姜三两　　大枣十五枚　　甘草二两　　半夏半升

根据原文我们大体可以归纳出本条的主症：咳、喘、胀。咳——咳嗽气逆；喘——气喘较急重，到了目如脱状的状态；胀——肺气胀满。脉浮大既是脉象，也提示病势向上，甚至有热的病机。

本条的病机除了从脉象推测，更重要的还是以方测证，通过辨用药推测病机。越婢加半夏汤方中，第一组是麻黄的配伍，重用麻黄六两配半斤石膏辛寒相配，清里透外，这是仲景大剂量用麻黄、石膏的一首方子；配半夏辛开苦降，散饮降逆；配生姜辛温外散邪气；第二组以大枣、甘草合用安中调和诸药。全方具有宣肺泄热，降逆化饮的功效。以方测证，结合脉象，这一条的病机当为外邪内饮，饮热郁肺。

4. 寒饮夹热（原文第 8、9、14 条）

首先是原文第 8、9 条

咳而脉浮者，厚朴麻黄汤主之。（8）

厚朴麻黄汤方

厚朴五两　　麻黄四两　　石膏如鸡子大　　杏仁半升　　半夏半升　　干姜二两
细辛二两　　小麦一升　　五味子半升

脉沉者，泽漆汤主之。（9）

泽漆汤方

半夏半升　　紫参五两（一作紫菀）　　泽漆三斤（以东流水五斗，煮取一斗
五升）　　生姜五两　　白前五两　　甘草　　黄芩　　人参　　桂枝各三两

上九味，㕮咀，内泽漆汁中，煮取五升，温服五合，至夜尽。

两条原文都很简单，均以脉象提示，一浮一沉具有鉴别诊断意义，进而指导处方用药。首先从脉象上来说，咳嗽者脉的浮沉，脉浮说明病势向上，病位趋表；脉沉说明病势向下，病位趋里。但是两条的主症除了咳嗽之外，其余各症以及病机如何都只能以方测证了。厚朴麻黄汤的配伍中，第一组依然是以麻黄为重心，麻黄配厚朴宣肺除满，下气宽中；配石膏清里透外；配杏仁宣肺平喘。第二组化饮药干姜、细辛、半夏、五味子，这是仲景温化寒饮常用搭配。再以小麦安中和药，为什么不用甘草和药？可见本条胀满比较严重。全方温肺化饮，降逆除满兼以清热。以方测病机，证属寒饮夹热上迫。以方测症状，应具有咳嗽、气喘、胸中胀满、心烦等症状。

第 9 条泽漆汤方重用泽漆三斤为君药，以东流水久煎意在泻水逐饮，配紫参清热祛湿导水饮从二便而出，紫参一药有指紫菀，但我认为既然要泻水逐饮，用紫参更合适；桂枝、生姜、半夏、白前合用温阳化饮，止咳平喘；人参、甘

草健脾益气；佐以黄芩清泄肺热。全方温凉并用，攻补兼施，具有行水消痰、止咳平喘兼以益气补虚的功效。其煎煮、服药方法也很有特点，"煮取五升，温服五合，至夜尽"，少量频服以维持药效且不伤正。通过本方配伍分析，可以看出泽漆汤与麻黄类方证、皂荚丸证不同，整体上功在利水逐饮，启示我们水邪也会引起喘咳病证，正如《金匮要略》中水气病之正水可见喘的症状。以方测证并结合《脉经·卷二》"寸口脉沉，胸中引胁痛，胸中有水气，宜服泽漆汤"，本条主症除了咳嗽气喘外，还可见身肿、小便不利、胸胁痛等症状。以方测病机，证属寒饮郁肺夹热、虚实夹杂的水肿喘咳证。

以上 8、9 两条对我们有什么辨治启示？归纳起来有两点：一是从脉象"浮、沉"辨病势、病位及邪正关系，浮者病势向上，病位趋表；沉脉病势向下，病位趋里已如上述，此外，脉的强弱可辨邪正盛衰。二是根据邪气的特点及邪正盛衰选择用药，外邪内饮者以麻黄配干姜、细辛、半夏、五味子宣肺温散饮邪，邪实而正不虚的仅以小麦安中和药；病久水饮射肺者以泽漆利水逐饮，邪实正虚则以人参补虚扶正。

接下来是原文第 14 条。

肺胀，咳而上气，烦躁而喘，脉浮者，心下有水，小青龙加石膏汤主之。（14）
小青龙加石膏汤方（《千金》证治同，外更加胁下痛引缺盆）

麻黄　芍药　桂枝　细辛　甘草　干姜各三两　五味子　半夏各半升
石膏二两

本条与第 13 条原文相似属肺胀，以咳嗽气喘为主症，并见烦躁的症状。有热则烦，难受也烦，这一条的烦躁与什么因素关系更密切呢？我们回到原文上来解读。原文明确指出"肺胀……心下有水"，可见本条的烦躁与心下有水而导致的胀满难受关系更为密切。再结合方剂的配伍分析，小青龙加石膏汤中的石膏与厚朴麻黄汤、越婢加半夏汤相比用量最少，因此说明内热相对最轻，也可反证本条的烦躁乃胀满所致。小青龙加石膏汤以小青龙汤外散寒邪、温肺化饮平喘，不同在于本方的麻黄不去节，相比小青龙汤原方外散力弱些；加少量石膏兼清郁热（当然这个郁热较轻），石膏的辛寒趋下有助于平喘，同时还可以制约小青龙汤的温燥之性。以方测证，本条的病机属外寒内饮夹热（郁热轻）；结合原文，本条的症状应见咳嗽、气喘、胀满、烦躁等。

以上咳嗽上气 6 条原文方证，其中麻黄四方证的原文在症状与方剂配伍上有较大的相似性，如何辨析其症状、病机侧重、组方配伍的异同点呢？首先是麻黄四方证的相似点表现在组方的性味上以辛温为主药；用药上四方皆用麻黄为主药不去节，配半夏意在宣肺平喘、化饮降逆；《本草经集注》曰：麻黄能上宣肺气，下伐肾邪，外发皮毛之汗，内祛脏腑之湿。化痰饮药多用干姜、生姜、半夏、细辛、紫菀、款冬花；内有郁热以石膏泄热。因此适用于外邪内饮的病机特点，症状上多见咳嗽、气喘、胀满、咳痰、哮鸣、烦躁等症。对于这四方证的不同点主要体现在以下几方面：第一，麻黄的用量。以越婢加半夏汤最重，用六两；其次是射干麻黄汤与厚朴麻黄汤，用四两；小青龙加石膏汤用量最轻，用三两。第二，麻黄的配伍。麻黄配射干，开痰散结如射干麻黄汤，这个咽中痰结并不是什么类似于梅核气的痰结，而是有形之痰结，麻黄、射干相配在开痰散结的同时，又有很好的宣肺平喘的作用，所以当咽中痰结、痰涎壅滞表现为喉中水鸡声时，我们首先要想到麻黄和射干组合。麻黄配石膏清里透外如越婢加半夏汤，当然在厚朴麻黄汤、小青龙加石膏汤里都配有石膏，但是该方的石膏量相对较大，通过与麻黄辛寒相配，既可以外透邪气，又可以内清郁热。麻黄配厚朴下气除满、配杏仁宣肺平喘，如厚朴麻黄汤，在哮喘病或者咳嗽上气病症过程当中出现明显的喘急、胀满的症状，比如类似慢性阻塞性肺疾病桶状胸憋闷难受的时候，就可以用下气宽胸平喘的厚朴、杏仁，如果此时大便不通畅则更合适。麻黄配桂枝，发汗解表如小青龙加石膏汤，无论去不去节茎，外透的作用都会很强，虽然方中也配有石膏，但由于量少，故在清解郁热时，应该还有反佐的作用。第三，化痰饮药的选择。温化寒饮以半夏、干（生）姜、细辛、五味子为基本组合如射干麻黄汤、厚朴麻黄汤、小青龙加石膏汤；痰饮较盛加紫菀、款冬花，如射干麻黄汤。第四，外邪内饮的病机侧重。即是外邪、内饮，以及夹热的轻重。根据配伍分析，越婢加半夏汤证和小青龙加石膏汤证外邪相对较重；四方证内饮皆重，而以射干麻黄汤证痰浊相对壅盛，在症状上痰鸣声比较明显，所以我们把它总结为咳、喘、痰、鸣四大症状；根据方中石膏的配伍及用量，内有郁热以越婢加半夏汤证为最，厚朴麻黄汤证次之，小青龙加石膏汤证再次之。

对于这一篇的咳嗽上气中的六个方证，射干麻黄汤、厚朴麻黄汤、越婢加半夏汤、小青龙加石膏汤、皂荚丸，还有泽漆汤证。其病因除了麻黄四方证的外邪、内饮外，还应包括皂荚丸证和泽漆汤证中的痰浊与水邪。病机的重点应为邪气壅肺所致，其中的邪气与痰、饮、水有关，可以外邪引动内饮。用药的特点有以下几方面：首先是麻黄、半夏的配伍，宣肺平喘、化饮降逆。其次是半夏、干（生）姜、细辛、五味子的组合，干（生）姜辛温，温肺化饮降逆，对咳唾稀涎较宜；半夏辛温，祛痰降逆，适用于寒痰水饮上逆，咳唾清稀痰涎，并且姜能制半夏毒，半夏能助姜和胃。细辛辛散，走而不守，止咳祛痰，宜用于痼冷和久伏之寒饮；五味子酸温，敛肺止汗，肺虚久咳宜用，与姜、半夏、细辛同用能缓其辛温之性不致损阳伤阴。其余的特色用药如痰饮较盛加紫菀、款冬花；若痰浊黏稠胶结可用皂荚，现代可用胆南星、姜半夏、白芥子、橘红、竹茹、浙贝母替代；水饮射肺以泽漆利水逐饮；郁热烦躁可以用石膏或黄芩。

以上通过对仲景咳嗽上气的辨析，对我们有什么启发？用于临床该如何抓住其关键点所在？

对于临床上咳嗽、气喘、哮喘的病证，我们对其病机进行总结，可发现在大的方面上与肺之宣降、肺之寒热、肺之虚实、肺之邪气、他脏影响有关，而根据这些病机特点，在治疗中我们可以选择调节肺之宣降、散肺寒清肺热、温肺润肺补肺气、涤痰化饮散结及调治他脏，同样，在临床诊疗中如果能够辨清关键点，在临床上治疗一些咳喘类病症，就会知道如何切入矛盾的主要方面，把握关键，精准用药。

【课堂互动】

问：在这些涉及的方子里面，就只有泽漆汤是用的黄芩，其他用的都是石膏，这两个药在运用上有什么区别？

答：应该说清解肺热多用黄芩，但是当你表现为不是一般的咳嗽，而是咳喘相兼的时候，多用石膏。石膏的辛寒、沉降的作用在治疗咳喘时效果会更好。但大部分的咳嗽，我用黄芩为多。

问：乳痈的郁滞期怎么用疏通的方法来治疗？

答：哺乳期乳痈在初期属于郁滞期的时候，治疗中以疏通为主导，用一些辛散通络的中药，因为哺乳期的积乳若用药太凉，乳汁因寒就更不通畅了，所以说哺乳期的乳腺炎治疗初期以通为和，以消为贵，配合热敷和手法通乳效果很好。当然手法通乳的手法很重要，热敷要掌握合适的温度，民间的通乳师良莠不齐，一定要请经过正规培训比较专业的通乳师，否则可能会使郁滞期向化热期、酿脓期转化而难治。

问：会让患者用一些抗生素吗？

答：我基本不用，其实真的不需要。哺乳期乳腺炎用抗生素可能要暂停哺乳，非哺乳期乳腺炎大多数与自体免疫有关而非细菌感染。但是非哺乳期乳腺炎如果催乳素偏高的话，我们会加上降催乳素的溴隐亭，或者糖皮质激素短期配合用。

问：妊娠期用药的禁忌是什么？剂量如何把握？

答：妊娠期是一个特殊时期，用药当然要慎重，尽量使用既可治病又可安胎的中药，除非必须大剂量，常规剂量即可；忌用动胎药，慎用峻猛药。妊娠期的感冒、咳嗽、发热等病证，我们那里的西医大多数会建议看中医，一般两三剂即可解决。但是妊娠期乳腺炎疗程仍然较长，病情严重的会延续到产后，中药剂量也会超大，但是只要合理配伍，都不是问题。

奔豚气病脉证治第八

北京中医药大学　贾春华教授

一、四部病皆从惊发

　　"病有奔豚，有吐脓，有惊怖，有火邪，此四部病，皆从惊发得之。"这条条文有点难理解。为什么难理解？奔豚从惊发得之好理解，惊怖从惊发得之好理解，那吐脓如何从惊发得之？火邪如何从惊发得之？如果火邪导致惊恐，那么可以导致奔豚。然而惊发引动不了火邪，所以解释起来就很困难。我们想一下，这到底是怎么回事儿？这样就要推测条文是不是出了问题？大家都知道，王洙是在蠹简中发现了《金匮玉函要略方》，它本来就错得很多。条文后半部称："奔豚病，从少腹起，上冲咽喉，发作欲死，复还止，皆从惊恐得之。"惊恐导致了奔豚，这没问题。我们来看这一段《小品方》是怎么说的呢？其言"病有奔豚，有吐脓，有惊怖，有火邪，此四部病，皆从惊发，得之火邪者，桂枝加龙骨牡蛎汤主之。"《小品方》在我国医学界的地位很高，在唐代是医家的必读之书。那时候的医家看不到《伤寒论》，孙思邈就说："江南诸师秘仲景要方不传。"他写《千金要方》的时候，并没有见到《伤寒论》，写《千金翼方》的时候才看到《伤寒论》。唐代将《小品方》和《伤寒论》并列。本书是陈延之所著，后来散轶难觅。1984年在日本发现《小品方》残卷。现在常见的是《小品方》辑本，叫《小品方辑校》，是高文柱从《外台秘要》《医心方》等典籍中把有关《小品方》的条文收集起来编辑的一本书。高文铸在天津跟郭霭春老先生读书的时候，写了这个《小品方》的辑本。《小品方》记载的奔豚和《金匮要略》所说的并不一样。本篇还提到了惊怖病，惊怖病类似于现今的什么病？它很像精神病学所说的"惊恐障碍"。突然发作，显现出恐惧的状态，它很像是惊怖。从少腹起，上冲咽喉，怎么上冲咽喉？"所言如奔豚之状者，是病患气如豚奔走，气息喘迫上逆之状也。"也就是说这人的气息，像奔走时喘息迫逆之状。发作欲死，复还止，具有时发时止的特征。

二、豚为何物

豚有两种解释，一是把它理解为小猪，再有是把它解释为江豚。它到底是小猪还是江豚？这个豚到底是什么？我们再看《小品方》的葛根奔豚汤，其云"汤方用奔猪者"，什么叫"汤方用奔猪"？就是做奔豚汤的时候，用"瘕斗子"，就是公猪仔。"先逐之，使奔之，然后杀取血及脏合药也。"这是《小品方》的记载。《集验方》这本书就说说得更具体：取一个小猪，然后追它让它跑，跑到口吐白沫。这个时候，再把它杀了取血。做豚的方法：将豚以水没过，水煮，豚熟后去水上面浮油，取清汁，再以清汁煮药。葛根奔豚汤就是这样做出来的。如果如此，则"豚"非江豚，应该是小猪。古人为什么杀个小猪来治奔豚气？很显然就是取象，用奔跑的小猪，治疗像小猪奔跑的疾病。古人的以脏补脏、以形治形都是取象，这就是现今中医界沸沸扬扬的"象思维"。

三、奔豚汤的主药及类方

"奔豚气上冲胸，腹痛，往来寒热，奔豚汤主之。"奔豚汤里主要的药物是哪味药？是甘李根白皮、生葛两味药。凭什么说葛根是主药呢？因为它用量比较大，大到比葛根汤中的葛根用量还大，葛根汤用葛根四两，奔豚汤用葛根五两。用甘李根白皮、生葛两个药干什么？一般医家将本条奔豚解释为肝郁奔豚。凭什么说它是肝郁奔豚？只是因为条文中有往来寒热？有往来寒热就会往少阳上靠，少阳属于胆，胆属于肝，于是就成肝郁奔豚。我是不同意这种解释的，原因是这种解释绕了太多弯，转这么一大圈，才出现了肝郁奔豚的解释。

这个方子确实可以调肝，黄芩、半夏确实能够利胆，可以参考小柴胡汤。但是甘李根白皮和葛根的用途是什么？先说葛根，讲痉病时有葛根汤，葛根汤治"气上冲胸，口噤不得语，欲作刚痉"，气上冲胸由何而来？又当如何治疗？该证用葛根汤治疗应该和葛根有关系，既然葛根汤证有气上冲胸，奔豚汤证也有气上冲胸，葛根在方中起什么作用？历来认为葛根是阳明经药，在治疗气上冲胸时它如何发挥的作用？葛根可治疗干呕，《肘后备急方》即记载其治疗干呕之气，所以葛根在方中治疗气上冲咽喉不得息。李根白皮，考唐以前本草书，带"李"字的一共有三种药——郁李仁，李核仁、鼠李。三药含有根皮的只有李核仁，李核仁条下言"根皮大寒，主消渴，止心烦逆奔气"。但是此处又有一个问题，李根白皮是甘的还是苦的？张仲景讲的是甘李根白皮，《药性论》里讲的是苦李根白皮。到底是"甘"还是"苦"呢？我们得看一下《本经逢原》，其言："《药性论》云，入药用苦李根皮，而仲景治奔豚气，奔豚丸用甘李根白皮。时珍疑为二种，不知仲景言甘，是言李之甘，《药性》言苦是言根之苦。""苦甘"之所指，应该是说根苦、肉甘。

再看一下奔豚汤，古方称作某某奔豚汤的有很多。葛根奔豚汤就是其中之一。除了葛根奔豚汤，还有牡蛎奔豚汤。牡蛎奔豚汤里面有牡蛎、桂心、甘草、李根白皮。我为什么把它列出来呢？是想探讨奔豚汤里的主药。这又牵引出另外的一个问题，就是怎么样确定一个主药？把这些方子都列出来，我发现很多方子都有李根白皮。我用一个探究因果关系的方法，现在译为密尔法，过去称为穆勒法。在此应用求同法。如在一系列的方子里都有一个药，你想想那个药应该是什么药？一定是最主要的药，主治这个病。有一本书叫《医门方》，丹波康赖于《医心方》里收录了《医门方》的方剂，《医门方》载治疗奔豚气上逆的方子就两味药，这两味药恰恰就是李根白皮和葛根。

四、阳虚水动之奔豚

"发汗后，烧针令其汗，针处被寒，核起而赤者。"核起而赤的原因是什么？很显然"针处被寒"。扎针的地方受寒了，然后才出现核起而赤。也就是说，古人认为"核起而赤"是因为感寒。现在认为是什么？很显然是发炎、感染，而古人却认为是受寒，受寒后必然要温散其寒，治疗自然是"灸其核上各一壮"。此处用灸法，在原扎针红肿的地方艾灸。这又涉及一个问题，灸法能否抗炎？如果局部红肿热痛能否用灸法？这就引出两大物理疗法——火法和水法。水法、火法是古代医家最常用的两种治疗疾病的方法，古人或现代人在没有药物或手术条件下如何止血？在电影里经常出现的止血法是用火烧，火法止血现在临床仍在用，只不过是变火为电，如电烙止血法，就是通过烧灼达到止血目的。现在很少用水法，但是张仲景那个时代喜用水火之法，《伤寒杂病论》保留了一些水火法的痕迹，如"渍之""灌之""烧针""艾灸"。虽然《伤寒论》里有记载，但张仲景对"水法""火法"的泛滥是持批评态度的，甚至可以说张仲景并不推崇水火疗法，或许是认为"水法""火法"太原始。桂枝加桂汤，加桂枝来泄奔豚气，该方的主要作用是温通心阳，平冲降逆。茯苓桂枝甘草大枣汤煎煮使用甘澜水，甘澜水有没有效？我的观点是：药理学找不到依据，就找心理学的依据。甘澜水更多的是心理暗示，是一种取象。可以做个实验，用一大盆水扬出许多个水珠子，然后把它收集起来，用它煎药和不用它煎药有差异吗？如药理学发现不了差异，那就让病人观察甘澜水的制作，与未观察对比，用心理学试验数据证明观察甘澜水获取了相应的心理安慰。

胸痹心痛短气病脉证治第九

❧ 北京中医药大学　王新佩教授 ❧

《金匮要略》是一部论述内科杂病的书，其中每个病都自成篇章。但说起来篇与篇之间，有一定的逻辑关系。《胸痹心痛短气病》篇前面的是《奔豚气病》篇，是上焦的阳虚，下焦的阴寒邪气乘虚上逆，所以说"发汗后，烧针令其汗，针处被寒，核起而赤者，必发奔豚"。到了《胸痹心痛短气病》篇，其中胸痹也是上焦阳虚，下焦的阴寒痰浊乘虚上犯，痹阻胸阳而成。即如果气上冲，如豚之奔者，叫奔豚气。如果上焦阳虚，下焦阴寒痹阻心胸，就形成了胸痹心痛，其中有痰浊的问题。《灵枢·本脏》特别提到了"肺大则多饮，善病胸痹"，为什么说胸痹因为肺大，是因有饮邪的停聚，有饮邪的停聚就容易形成胸痹病。肺端正则和利不病，所以肺不能大也不能小，既不能上也不能下，必须合适，张仲景把胸痹心痛放在一起，后面接着的是短气。有的注家说张仲景把短气放这里没有意义。实际上"短气"是早期诊断胸痹、心痛的特有症状。所以第2条专门提到"短气不足以息者实也"。临床上有一些胸痹心痛的病人，早期症状并不明显，如果已有心痛彻背，背痛彻心，早就可以诊断胸痹心痛。但对平时老觉得气短乏力，上楼费劲，带个稍微重点的东西就气喘的病人，一定要注意其心功能。张仲景为了早期诊断，把短气放在和胸痹心痛并列，有其临床指导意义。

我们看《胸痹心痛短气病》篇，很多方子都是治疗胃的，如茯苓杏仁甘草汤、橘枳姜汤、人参汤，《金匮》人参汤药物组成与《伤寒论》理中丸同。因而或有学者说，张仲景分不清胸痹心痛和胃痛。如果不学中医说这话还可以理解，学中医的人不能这么简单地认为张仲景的年代没有能力分辨胸痛、心痛、胃痛。实际上并非张仲景分不清，是源于心痛、胃痛关系非常密切。《素问·五常政大论》篇就把心痛和胃痛并列在一起论述。《黄帝内经》既已区分开了，张仲景能不知道？因临床上确实有很多病人，看着以为是胃病，实际上是心脏的问题，这在临床上是有风险的。有一个病人朋友，胃不舒服，吃不下饭。挂了脾胃病科的号，在诊室外候诊时，就晕过去了，幸亏在医院，赶紧抢救，一查大面积心肌梗死。但他最初挂的是消化科，看胃肠来的，不知道是心脏问题，所以在临床上也支持中医讲心和胃是相通的。因胃之大络，在心尖搏动的地方，也说明心和胃是相互通应的。你看张仲景治疗胸痹心痛，最后落脚点还是在脾胃上。张仲景给我们的启示是：不管治疗什么病，都离不开脾胃。就像《伤寒论》所言，六经传到阳明而不复传，为什么？胃属土，万物尽归于土。人火化后也是一把土，或被埋在地里，或撒在地里，万物尽归于土。人体也是这样，脾胃属土，治疗到最后，终归于脾胃。张仲景的脾胃观，对后世的影响非常深远，李东垣的脾胃论只不过把张仲景的学说发扬光大，使其更深入更系统。这也提醒我们学习张仲景的著作，不要轻易地去质疑他！

每讲一次《金匮要略》就有一次新的体会，起初以为看懂了、理解了，但讲着讲着就觉得，这个讲得不对，好像不是这样理解。尤其在临床上用的时候，觉得《金匮要略》中有好多内容还没有真正理解，总是在肯定与否定之间循环往复，在这样的过程中一步一步地提高。学经典不是一蹴而就的，要下大工夫的。有些东西需要在临床上去深入体会，有时候可能会在你治疗疑难病的过程中，给你指明方向，让你能出奇制胜获得好的疗效。

我有个病人，是位80多岁的老先生，周身痒甚，他以为是皮肤病，在中医皮肤科看过，吃了半年多的中药鲜效。到我这来看的时候，皮肤抓得像得了紫癜似的，一块一块的青紫。我说是过敏性紫癜吧？他说："不是，这都是我挠的，一痒就挠，血管挠破了就成这样了，浑身紫斑。"我就问他病史，问诊注意从头问到脚。我一问到小便，他说："我小便不好，利尿药吃了7年了。"西医认为前列腺不好，想小便尿不下来。我说："这是你的膀胱气化不利。"中医讲气化，膀胱不只是个尿袋子。西医认为膀胱储存尿液，小便不通可以插导尿管导尿，这在急救时十分有效。但是中医认为膀胱者州都之官，津液藏焉，气化则能出矣。《素问·经脉别论》就讲："饮入于胃，游溢精气，上输于脾，脾气散精，上归于肺，通调水道，下输膀胱。"到膀胱并不是直接排出来，下输膀胱然后水精四布，五经并行，它得经过气化这个过程，把正常的有用的液体给蒸腾上来，去荣养人的周身，把废物给排出去。所以膀胱它不是一个单纯的尿袋子。它是一个很好的气化器官。这个气化又牵涉到人的上、中、下三焦的功能，上焦肺气的宣发，中焦脾胃的运化，下焦肾气的温煦和蒸腾，都对膀胱有作用。所以这个病人他一说小便不利，我就想到"膀胱者，腠理毫毛其应"，它和腠理毫毛相应。这个人气化不好，气化不好则废物排不出去，废物排不出去，浊液泛溢于肌肤所以为痒。气化正常，其痒自愈。我想到了《金匮要略》治小便不利的蒲灰散，用蒲灰散治疗气化。用了此方以后，他说："吃了你开的方子，现在连利尿药都不吃了，小便通畅了，全身也不痒了。"这是中医的整体观。所以学中医一定要用中医的整体观和辨证思维，用中医的思维方式去理解。

胸痹心痛的病因很多，不仅仅与胃相连，《胸痹心痛短气病》篇后面附方有一个叫九痛丸，治九种心痛。一般说的九种心痛，从《千金方》的注解来看，基本上把六淫、外感、内伤都包括了。九种心痛说明不管什么原因，最后都会影响到心。心为君主之官，从九痛丸就能看出来。有人说九痛丸不是张仲景方，是后世加进去的，也不能说不是仲景方，有可能是仲景引用了当时的一些验方。因为张仲景撰写《伤寒杂病论》时，参考了当时的一些验方，尤其是伊尹的《汤液经法》。《汤液经法》现在看不着了，部分方剂保存于《辅行诀脏腑用药法要》，该书题为陶弘景所作。他就从《汤液经法》中挑了约60首方子，作为《辅行诀》，为他练功所用，辅行即辅助他练道。我们看到，在这本书记载的方子中，大概有十几个方和张仲景的《伤寒杂病论》的方子雷同。所以张仲景很有可能引用了当时的《汤液经法》，而且张仲景并不忌讳把别人的好方子引用过来，如侯氏黑散。九痛丸虽说不一定是张仲景的方子，但可能是张仲景引用的方子。从九痛丸的用药来看，基本上是温通的。张仲景治疗胸痹心痛的方子也是以温阳宣痹为主，思路是一样的。

一、阳微阴弦，即胸痹而痛

张仲景在《胸痹心痛短气病》篇第1条提到"阳微阴弦"，"阳微阴弦"同样是九痛丸方证的病机。从九痛丸看出，它存在寒凝痰阻且气血不通。所以说"夫脉当取太过不及，阳微阴弦，即胸痹而痛，所以然者，责其极虚也，今阳虚知在上焦，所以胸痹心痛者，以其阴弦故也"。这就强调胸痹心痛发病的条件：一个是阳微，一个是阴弦，所以他在他的方子里几乎都是围绕这两个基本条件来进行阐述。张仲景非常重视脉诊，可以说《伤寒论》398条，有147条是涉及脉象的，其以脉来定病机，以脉来决死生，因为它最能反映人体气血的盛衰，张仲景诊脉以寸口脉为主，现今脉法基本上都是从张仲景这儿来的。我们知道《黄帝内经》三部九候诊法，即遍诊法，上部天地人，中部天地人，下部天地人，把这个人从头到脚摸个遍，诊脉很不方便，所以到张仲景这儿有寸口诊法，有趺阳诊法，有少阴诊法，有少阳诊法，还有人迎诊法。诊法也挺多的，但是他用得最多的就是寸口脉，所以他对脉的体会很深。由于滥用望而知之谓之神，闻而知之谓之圣，问而知之谓之工，最后的才切而知之，这是神圣工巧，切而知之谓之巧，诊脉在最后，所以就不太重视脉了。但是真正要确定这个人的气血盛衰，你绝对离不开脉！尤其我们现在学中医的，只有体会出来这个人气血的盛衰，才能够判定他邪的深浅，才能在扶正祛邪和祛邪扶正的正、邪的两方面斟酌，才能确定你用药的分量，扶正的多少，祛邪的多少，所以我们在后面要讲，他是有他的一个辨证逻辑。

"夫脉当取太过不及"，太过就邪盛了。邪盛则为太过，不及又讲的是正虚。所以它是在讲通过脉来判断人的气血盛衰和邪气入侵的深浅，正邪交争的多寡。阳微阴弦即胸痹而痛，阳和阴有不同的解释。有人讲阳是指上焦的阳气，阴是指下焦的阴寒邪气；有人认为这个阳是指左为阳，右为阴，左边心肝肾，右为肺脾肾；有人说浮取为阳，沉取为阴。这阴阳解释还不一样。但是上焦阳虚，中下焦阴寒邪盛，最后结果都要落实在上焦有阳虚。上焦阳虚是怎么造成的？《伤寒论》有"发汗过多，其人又手自冒心，心下悸，欲得按者，桂枝甘草汤主之"。我们讲发汗伤心阴，实际上张仲景更注重的是发汗伤心阳。如果是阴阳两虚，张仲景重视阳，气血两虚，他重视气，这是张仲景的学术思想，你看他所有的方子都是这样。后人就讲，有形之血不能速生，无形之气所当急固，一定要先补气，实际上张仲景学术思想应该正是如此，所以他说阳微阴弦即胸痹而痛。有人讲这个"而"可能是心，即胸痹心痛。胸本身居住的就是心和肺，一个气一个血。心痛，疼痛肯定也在胸部。

"责其极虚也！"极从文字上来讲，极者栋也，它是屋之极，过去盖房子，最上面的房梁叫极，所以责其极虚也，是责上焦的阳虚。有时候极是程度性副词，讲多少，但这里主要还是讲定位在上焦。有可能先天上焦阳虚，也有可能是后天误治导致的，因发汗太过，引起上焦阳虚，这是后天引起来的，就会出现下焦的阴寒邪气趁虚上乘，邪气趁机上逆。如果伴随痰浊，闭塞心胸，就会形成胸痹心痛。"胸痹心痛者，以其阴弦故也"，是在强调病在发作时，是以阴寒邪气为主。

如何驱逐阴寒？通过什么药物来达到祛寒回阳的目的？这就是张仲景要解决的。这个理论就是要想办法宣痹通阳。为什么在张仲景胸痹心痛的九个方子里没有一个活血药？不是说张仲景不会活血化瘀。现在研究出来的冠心1号、冠心2号都是在活血化瘀，认为心血瘀滞，要活血行瘀，大量活血化瘀药，未必有张仲景宣痹通阳的效果好。张仲景不是不会活血化瘀法，你看《血痹虚劳病》篇大黄䗪虫丸条所言："五劳虚极羸瘦，腹满不能饮食，食伤、忧伤、饮伤、房室伤、饥伤、劳伤、经络营卫气伤，内有干血，肌肤甲错，两目黯黑。缓中补虚，大黄䗪虫丸主之。"

张仲景是一个活血化瘀的大家，治产后腹痛他敢用下瘀血汤，但是他在胸痹心痛里就是不用活血药，他认为活血化瘀可能就没有宣痹通阳效果好。后来我们在一些急症实践中发现，宣痹通阳效果确实很好。山西有个叫李可的老先生，我认为他的方子就是以张仲景的四逆汤为主。当然到后来他也学着活血化瘀，也加一点丹参，但是主要是用大量的附子。他的破格救心汤附子平均量是 60g，他治疗急症、重症附子用量 100～200g，即煎即服，使一些西医认为不能治疗的病人转危为安。很多心衰不治的病人，李可有可能把病人救过来，所用方剂实际上就是四逆汤，人家用的是道地药材。

当然我不是主张大家超量用附子，对于用量一定要慎重。有些药要自己尝试，制附子我自己吃过 100g，细辛我吃过 30g。自己尝过，你再给病人用，你心里会有谱。但是后来我发现细辛有几十个品种，北京中医药大学中药大家高老师就说，细辛有几十个品种，你别乱吃，有的品种的毒性小，有的毒性大，你可要小心，毒性大的，可能吃死人。所以一定要注意，我们在用量上还是要按照正常的《中华人民共和国药典》（以下简称《药典》）的用量。不过我们现在可以用协同治法，如果这个药有毒，可以把没毒的药多开一点。现在宣痹通阳附子用 15g，把桂枝量用大点，干姜量再大点，也能达到同样的作用。我不主张大家去超量用药，因为影响因素较多，不易掌控。但我们可以采用一些药协同作用达到同样的目的，这是可以的。我在临床的体会，先小量，若不行我再加量。用 3g 细辛，这是可以的，细辛也是有效的，我再加点吴茱萸，不行再加点川椒，再加点干姜，都可以量小一点，取协同作用，这种协同治法就能达到目的。仲景讲的阳微阴弦，就是说在胸痹心痛病发作的时候是以阴寒邪气为主，怎么来把阴寒邪气祛除，是我们的首要任务。所以胸痹心痛，就是由于阴寒邪气痹阻，治疗一定要宣痹通阳。

九痛丸条怎么还有一个热心痛？人们会觉得很奇怪，热心痛怎么敢用九痛丸？因为热引起心痛肯定也是由于痰浊郁滞，要不然他怎么敢用九痛丸呢？要是纯热性的，主行，主散，没有痰郁，就不会形成痹阻，最多可导致血热妄行，出血，也可能会导致脑出血。所以热心痛用九痛丸，肯定有痰郁气滞的成分在，最后还是要想办法来驱除阴寒。"所以胸痹心痛者，以其阴弦故也"是一个判断语句了，这个判断强调阴寒邪气，在发作过程当中，应高度重视，想办法驱散。所以不仅内服一些急救温通药以宣痹通阳，在外面也要注意保暖，内外兼治才能达到目的。仲景以脉来论胸痹心痛的病机，强调上焦阳虚，中下焦阴寒邪气易趁虚上乘，闭塞心胸，论治胸痹心痛的病人，保暖防寒就是首要的任务。

第 2 条"平人无寒热，短气不足以息者，实也"，这是在讲胸痹还是有一个邪实的问题，所谓的平人就是你看起来像一个正常人，实际上他已不正常了。

隐性冠心病去检查，有的人检查结果还正常，查心电图，心电图挺好，甚至每年体检心电图都没事。但是这些人中还会出现突发性的心肌梗死。虽然这些人平时检查正常，实际上有一种隐性的潜在疾病。很多人因为平时检查都很正常就不太注意，要是早知道心脏有毛病，可能就预防了。如果脉象不好，我会说他心脏供血不好，但他说不对，我的心脏检查都是正常的。张仲景这儿讲的"短气不足以息"好像就是胸痹心痛的隐性症状。这种隐性症状怎么来注意？如果看他很正常，但是经常出现短气不足以息，上楼气喘吁吁，走路稍快一点，就胸闷气短，像这种人，你一定要注意，他可能就是胸痹心痛的病人。说是平人，但这个平人是打引号的。无寒热这三个字很简单，实际上古人在竹简上写字也是能省则省的，无寒热就是为了排除外感。这种病人又没有外感等疾病，一疾走就喘气，气导不上来，短气不足以息。一定要注意这种病人，他往往有阴寒邪气、痰浊闭塞心胸，很可能会出现胸痹心痛。有人觉得这一条好像是没有意义，实际上这一条在临床的指导意义很重要。临床上碰见这一类病人，如果你诊他的脉，是一种阳微阴弦的脉，你再发现他有一些症状，就可以断定他心脏肯定有毛病，完全可以断定的。他说没毛病，可能近一两年不出现，三五年才出现。因为中医的诊脉、看症往往比现在的仪器诊断还要早，现在是病已经形成了，能在视觉可以看见的才诊断为疾病，实际上中医能很早发现疾病的预兆。所以我们现在临床上一定要注意，张仲景是很有经验的。

二、栝蒌薤白白酒汤证

我们看仲景治胸痹病的方子，"胸痹之病，喘息咳唾，胸背痛，短气，寸口脉沉而迟，关上小紧数，栝蒌薤白白酒汤主之"。这就是张仲景给胸痹的定义，胸痹的主症是什么呢？就是喘息咳唾，又喘又咳，有痰，咳唾就是有痰。胸背痛，背有督脉，胸有心肺，心肺居胸中，一个属金一个属火。本来可以说火克金，是水火不相容、相克的，但是心肺一个主血一个主气，且气为血帅，血为气母，相依为命分不开。如果肺气郁闭，气不行则血液不通，所以气行则血行，气寒则血凝，气滞则血瘀。现在输血，把血抽出来，放在冰箱里储藏起来，有需要的病人再往里输。我和西医朋友开玩笑，我说中医气血不是分开的，你把血抽出来以后就没气了，再输给病人，这个人要是没气了输了也没用。还真有的病人输多少血就是不管用，就是没气了。我们中医的血是有气的，气血绑在一起，相依为命。所以中医认为肺主气，它是运行于周身，气行血随之而走，气血不能分开。对病危的、大出血的病人，人家失血，我们首当其冲用独参汤来益气，无形之气，速当急固，气脱则人亡。人活着就是一口气，这一口气要没了，那肯定是死。你用多少活血药都不行。川芎、丹参、益母草、桃仁、红花，都是活血药，也都是阴分药，阴分药需阳气来运行，人都没有了阳气，用活血药还有什么用？所以必须要温通，把阳气要温运开。人在四肢厥冷，阳虚寒盛的时候，张仲景说要让他脉出，怎么让他脉出，用灸的方法，令阳气回升，人身体慢慢暖和起来，或者用白酒，或者用附子来回阳，把阳气温运行开，气血才能够畅通，才能运行气血。张仲景不用活血药是有原因的，因为这些活血药都属阴分药，需要阳气的温运，它才能达到目的。如果没有阳气的温运，它达不到目的！通阳宣痹是因为胸阳闭塞。所以讲喘息咳唾、短气、胸背痛，是痰浊闭阻，胸阳不振，阳气不达于背。我们背部有夹脊穴，晒背晒得很舒服，就是背部的腧穴，它能接收天阳之气。阳气能够宣通，气机才调畅，气机调畅疼痛才不会发作。短气，我们讲呼出心与肺，吸入肾与肝，呼吸之间由脾胃来调节它的升降，心肺之气被郁闭，那肯定气短，呼不出来，也吸不下去，所以气短。

"寸口脉沉而迟，关上小紧数。"寸口沉迟讲的是心阳不足，关上小紧数讲的是阴寒邪盛。这个阳微和阴弦，痹阻与反痹阻，正邪交争。当正能胜邪的时候，脉数，当邪闭心阳的时候，脉迟，所以这是一个心律失常的脉。一会儿快一会儿慢，因为邪闭阻胸阳，郁闭不能伸展，脉肯定慢；当阳气积攒到一定程度，有能量来伸展的时候，脉肯定又快。所以从中医理论来讲，它是一个正邪交争的过程。出现的脉律不齐，我们现在讲不就是早搏吗？我们现在做心电图知道了是由异搏所致（房性早搏或室性早搏），当它传下来以后，它把正常搏给抑制了，并有很长的一个不应期。当异搏（房性早搏或室性早搏）除极完了，正常的电波才能传下去，这中间拖了很长时间，实际上是早搏。老百姓讲它停了一拍，不是它停了，是另外一个早搏过来，把它干预了，让它正常的搏动传不下来，所以就出现心律不齐。这就是胸痹心痛，但胸痹还不能算是真正心脏病，所以秦伯未老先生在《金匮要略浅释》中说轻者胸痹，重者心痛，两个一个轻一个重。相比较来讲，表现不同，病机一样。所以我觉得可能要从病理上来讲，都是心肺，一个可能是以肺为主，可能喘息、咳唾为主；一个可能是以心痛为主。都是阳微阴弦，脉又是心律失常的脉，从治未病角度，胸痹要积极治疗。

所以张仲景给你的方子是栝蒌薤白白酒汤。栝蒌是苦寒药，但是用在胸痹心痛，意在豁痰下气，润肠通便。本方用栝蒌和炙甘草汤的火麻仁有点相似。你看张仲景是注意这点的，心脏不好的病人千万不能大便干结，宁可让病人便溏，也比干结好。痰浊要往下走，如果痰浊不往下走，浊阴则不降，浊阴不降，清阳不升，闭阻难开。如何降浊？张仲景选栝蒌，以其能豁痰下气，降心胸中的痰浊。他认为痰浊饮邪痹阻在上焦，你要想办法把痰浊给清理下来，因为痰在心胸吐不出来，不在胃肠道，攻下也没用。痰浊郁闭心胸，所以用栝蒌苦寒，但用白酒来煎。

　　张仲景在《金匮要略》有20个方子用酒，2个方子用白酒，3个方子用清酒，15个方子用酒。唯独白酒用在胸痹。因为在《周礼》中专门有个《天官·酒正》，讲酒有五齐，有的人把"齐"直接读作"剂"，古通假，五齐三酒，专门论酒，三酒又分为事酒、昔酒和清酒。五齐，一曰泛齐，二曰醴齐，三曰盎（白色）齐，四曰缇（橘红色）齐，五曰沉齐，像饮料一样。什么叫泛齐呢？就是说酒糟都浮在酒上面，那就叫泛齐。什么叫沉齐？酒渣沉在下面，上面是清的，下面是浊的。什么叫醴齐，都混在一起的，你搞不清楚，上面有，下面有，中间也有，有说这是甜的。这个盎齐很像白酒，盎齐是白色的。缇齐是橘红色的，随酿随服，度数比较低，像我们现在的一些饮料，像啤酒是黄色的，干红就是红的，度数都比较低。三酒中事酒，办事而用的，看来度数也比较低。唐代贾公彦说这是冬酿春成，他是唐代的大经学家，他讲的这个事酒，冬天酿，春天喝，开春了，我们要种庄稼，要下地了，弄点事酒，办事儿用的！昔酒，无事而饮，酿的时间比较长，但是他又没有跟我们说具体多久，他就是说酿的时间久就叫昔酒。他说无事而饮，可能是度数高，怕耽误事，要驾车就容易出事，所以他不让你喝，你没有事的时候喝，你办事时不喝昔酒。清酒，他认为是冬酿接夏而成，它冬天酿，到夏天才成，酿的时间比事酒的长。但是我理解清酒应该和昔酒相仿，由于它是过滤后的比较清纯的酒叫清酒，为什么？因为这种酒是祭祀用的，是给神仙喝的，给老祖宗喝的，你不能马马虎虎，你必须得给它处理干净，再把渣滓过滤。所以清酒酿的时间也比较长，冬酿接夏，起码是两三个季节，应该和昔酒差不多。

　　酒要从《黄帝内经》来讲，它是上古之人，为而不用，春秋皆度百岁；中古之人，道德稍衰，但是还能服之万全；当今之世就不行了，必齐毒药攻其中，镵石针艾治其外，以酒为浆，以妄为常，说明在《黄帝内经》的年代，已经把酒作为饮料了。而酒在中医里面认为是药，张仲景用它来治病，用来煎药，看来在那个时候酒已经被社会上所认可。所以专门有酒正，设立有机构编制的，如做酒的几个，做原料的几个，管酒的几个，已经很重视酒了。我们中医的医的繁体字，有一个从"毉"到"醫"的过程，"酉"带有酒的意思，是中医对这个的认识的过程。《黄帝内经》专门有一篇《汤液醪醴论》，"为五谷汤液及醪醴奈何？岐伯对曰：必以稻米，炊之稻薪，稻米者完，稻薪者坚"。他说稻米首戴天阳之气，下得阴水之精，即太阳晒着，水田里养着，得天地之气和，采伐得时，所以春生夏长秋收冬藏。它得天地之精气，是一种精华的东西，又被我们人工反复地制备出来，所以被称为五谷之精液。《黄帝内经》和《周礼》几乎是同时代作品，两本著作的文法和用词都差不多。从那时候就开始对酒这么重视，所以我们说《金匮要略》把酒引进来也是有它的临床意义。

为什么张仲景非敲定要用白酒？看来他还是从气分入手，他不用缇齐，缇是红色的，有可能是果子酿的酒，所以他主张用白酒，白酒一定是白色的，可能是粮食酒。因为白可以入肺，肺主气的，不能用红色，用红色的它是入血脉。入血脉以后，古人认为最怕的是什么？是伤心。血脉，因为血脉的主是由心所主，邪入血脉以后，能犯及于心，心神不安。

再看另外几味药，栝蒌和薤白，八两（原文为半升）薤白，量比较大，薤白这个药也是辛温的。因为在《黄帝内经》里的五菜，把薤就归于心，指出心病宜食薤，心病也是主张多吃点的。所以在临床上要注意这个方子它是不用水煎的，是用酒。因为水是阴寒之物，它助阴邪。本来这个病就是一个阴寒邪气上逆的，所以不用水，用酒宣通心阳。用一味苦寒的栝蒌来清降，在宣痹通阳基础上来降痰浊。我们在临床上要注意张仲景用酒煎，主要是宣痹通阳。我们现在也可以这样运用的，可以适当加一点酒，水酒合煎，现在可以用点低度的白酒，过去基本上用黄酒。我看李可有时候就主张兑一点白酒，有时候说煎成药汁以后滴上，有时候在里面又滴上几滴生姜汁，目的都是为了通阳。

三、栝蒌薤白半夏汤证

如果出现胸痹不得卧，心痛彻背，而不仅仅是胸痹的喘息、咳唾胸背痛，说明气逆得厉害，闭塞严重。既然闭塞严重，应如何加减，仲景在原方的基础上加了白酒三升。原来是七升，是因为加了半升的半夏，半升半夏差不多有60g。几年前有一位医生用40g半夏，病人服后，因出现慢性肾衰竭而打官司。所以在临床上用半夏要注意用量，《药典》定量是9g，不要超过10g。他用了这么大量，依据是张仲景用60g，但张仲景的著作不是《药典》，《药典》可作为法律依据。学古方要注意这一点，古方是给我们提供思路，但它不是《药典》。

张仲景加了半升的半夏，量比较大，《神农本草经》说半夏治心下坚，下气，能破坚下气。《神农本草经》还载有半夏能治疗咽喉肿痛，张仲景治疗咽喉肿痛亦用半夏。如半夏厚朴汤，治"妇人咽中如有炙脔"，嗓子里好像有一块烤肉，吐不出来，又咽不下去，用半夏厚朴汤，取半夏利咽之效。所以《神农本草经》的观点和现在的中药学所述有些不同，我们学《伤寒论》也好，学《金匮要略》也好，一定要注意学《神农本草经》。张仲景肯定看不到李时珍的《本草纲目》，所以要查《神农本草经》。如石膏，张仲景用石膏的量很大，通常用一斤，《神农本草经》记载它是微寒的，现在说是辛甘大寒。所以张仲景有个风引汤，他用石膏嫌劲儿不够，再加用寒水石。确立药物功效时一定要查《神农本草经》，以辨析张仲景的用药思路，知道怎么加减。

由于半夏豁痰下气开结，服半夏容易口燥，我们现在用的半夏都是用矾水给煮过，即炮制过。所以曹家达说我们现在用的半夏都是用的药渣，认为煮完以后根本就没有用了，曹家达说我要用半夏就用生半夏，但是生半夏我们买不着，人家不敢给你生半夏，因为它有毒。曹颖甫不主张用制半夏，主张用生的，张仲景是把它用清水泡洗，一般是泡洗 7 次，麻味比较弱了再用。所以半夏这个药是很好的药，它是一个降逆止呕的药。正因为胸痹不得卧，上逆比较重，所以用既能降逆又能开痰下气的半夏治疗。

古人用半夏治疗失眠症是比较多的，《黄帝内经》里有半夏秫米汤，它启发了后人治失眠用半夏。这个胸痹不得卧，躺不下去，睡不了觉，就用半夏。半夏本身就能化痰降逆，痰化、逆降、气顺，肯定睡得踏实。胸痹阳郁，痰浊郁闭，气降不下去，胸闷气短安能入睡。把半夏加进去，白酒又加了量，薤白就不能用太多，薤白原来用八两减到三两，为什么？薤白散的力量太强。要升降平衡，不能升得太过，升得太过就可能形成奔豚气，所以要适当减薤白的量。就是说在临床上配比这个方子的时候，要把它的升降出入掌握得清清楚楚，就像在用温药一样，用多少温药合适，能不能散开？会不会堵住？能不能有效？心里一定要有谱。当然这要根据病人的生活习惯，比如有的人能喝酒，可能有人能喝二两，有人能喝一斤，酒量还不一样。但是有的人就是不能沾酒，甚至闻一闻酒气都不行，高度过敏。像有的高度过敏者，甚至喝藿香正气水都过敏，因闻起来就跟酒一样。所以在临床上有不能用酒的，有能用酒的。不能用酒的怎么办？后面还有不用酒的方子。

四、枳实薤白桂枝汤与人参汤证

"胸痹心中痞，留气结在胸，胸满胁下逆抢心，枳实薤白桂枝汤主之，人参汤亦主之。"一般像这种心中痞，张仲景认为但满不痛为痞，这和满不同，但是人家留气结在胸，胸满胁下逆抢心。前面讲过胸痹，喘息咳唾，有胸背痛，但是他这里说是留气结在胸，留气有的人理解为残留，所以从用法上来讲，有人说这个方子，是前面栝蒌薤白白酒汤和栝蒌薤白半夏汤应用以后，胸痹的症状缓解了，但邪气仍有残留时用的。因为张仲景所创立的方子，要从整个思路上来看，他整个用方思路是一步一步在往前进，它们不是孤立的，是有联系的。

我们学的《黄疸病》篇最后有"男子黄，小便自利，当与虚劳小建中汤"。为什么最后一个用小建中汤，因为本身黄疸病是湿引起来的，湿最终要解决的就是中气的问题，你不把中气调好，黄就是过不来，你把阳黄给退了，最后痿黄证难愈，必须把中气给调起来。所以张仲景在前面用茵陈蒿汤，结尾用小建中汤,小建中汤是慢慢调理的。小建中汤的"小"不是说这个方子小,是让你慢慢调理,不能着急,因为这个方子出在《血痹虚劳病》篇。因虚成损,积损成劳,它有一个很漫长的病理变化过程。治病如抽丝,最后就慢慢地把中气调理起来,才能达到目的。

这里实际上也有这个意思,你看前面他用了栝蒌薤白白酒汤治疗急性胸痹证的喘息咳唾,胸背痛,短气,寸口脉沉而迟,关上小紧数。如果不能卧,心痛彻背就用栝蒌薤白半夏汤。如果症状缓解,出现胸痹心中痞,痞是但满不痛,虽然疼痛缓解了,但留气结在胸,可能还有一些邪气没有清理干净。留气结在胸中出现胸满胁下逆抢心,说明这个人的两胁有点胀满,逆抢心,最后他还是要把它联系到心。从前面九痛丸,我们就知道,不仅仅是风热,痰、寒、虚、虫都可以引起心痛。《素问·至真要大论》的"诸痛痒疮,皆属于心",疼痛最后都要归于心!所以这里胁下逆抢心,就要把逆气平下来,用枳实薤白桂枝汤主之,人参汤亦主之。因为在临床上有邪残留,有的邪可能经过清利差不多了,最后就调理中气,人参汤就是理中汤,在《伤寒论》里叫理中丸,丸不如汤剂力大,所以用人参汤。

在临床上出现的这种情况,张仲景用的是栝蒌薤白加味,没有用白酒,是用水煎。没有用白酒,是因为它阴寒邪气得到部分的消散,痰浊也得到部分消散,只是留气,还有一些邪气郁闭心胸,不能尽得以解,才出现这种胸满胁下逆抢心的症状。所以在这个基础上加枳实,厚朴,桂枝。桂枝量用得比较小,枳实、厚朴量用得比较大。我们知道厚朴宽胸下气,能携胸中的气往下走,和枳实放在一起,如果有大黄的话,那就成了小承气汤,这里没有大黄,但是有栝蒌,实际上有小承气汤的意思,行胃肠之气。他用枳实、厚朴、栝蒌来通降肠胃之气。栝蒌不仅仅能把上焦的痰浊通过谷道排出,再加上枳实和厚朴的降气的作用,能让谷道畅通。肺和大肠相表里,谷道一畅通,大肠之气得降,肺气得降,胸痹也就好了。所以我们在《痰饮咳嗽病》篇里讲胸中痰饮,要么葶苈大枣泻肺汤从水道泻,要么就用厚朴大黄汤。但《医宗金鉴》说支饮胸满当是腹满,故用厚朴大黄汤。人家原文就是胸满!《医宗金鉴》里他讲不通的,他就觉得不对,当然他并不是直接改,他是下面做小注来改,古人还是很慎重,只是把他自己的观点写进去。有很多人讲不通,就瞎说瞎改,认为这不对,这是错字,实际上是没结合临床。把枳实、厚朴再和栝蒌放在一起,就能够达到清降痰浊的目的,加上薤白和桂枝有宣通胸阳的作用。

我们要注意桂枝,中药学把它放在解表药中,但桂枝用处非常之多,尤其是平冲降逆。请看防己黄芪汤的加减法:气上冲者,加桂枝三分,下有陈寒者,加细辛三分,说明桂枝能平冲降逆。在上焦胸阳不足时,平冲降逆能够温振心阳，所以在奔豚气里被特别强调。"发汗后，烧针令其汗，针处被寒，核起而赤者"，张仲景注明必发奔豚，表邪郁闭腠理，气不能外达而上冲，也可能会出现胸痹。所以治奔豚就得外解表邪，内平冲逆。桂枝加桂汤，从三两桂枝一下加到了五两。枳实薤白桂枝汤只用了一两桂枝，与前方有什么差异？因为有半斤的薤白。用桂枝温阳通脉，平冲降逆，就能协同枳实、厚朴和栝蒌达到下气通腑，畅通大肠之腑。大肠之腑气得降，肺气也就能得降，肺和大肠相表里。所以有时候治肺，既要考虑到它通调水道小便的问题，同时要考虑到大肠大便问题。所谓人参汤也主之，这个人以虚为主的情况下，邪气可能清除得差不多了，而且虚证还比较明显的话，要用人参汤。《伤寒论》有桂枝加人参汤，桂枝加人参汤实际上是人参汤加桂枝，并不是桂枝汤加人参。为什么把它叫作人参汤，强调扶正一面。

我们要注意用药的年代，年代不同，疾病谱也不一样。70年前食物比较匮乏，按计划供应，高脂血症、高血糖的发病率较低。现在物质比较丰富，"三高症"发病率明显上升。疾病谱随着年代是有变化的。张仲景所处是一个战乱的年代，《伤寒论》序言："余宗族素多，向余二百，建安纪年以来，犹未十稔，其死亡者，三分有二，伤寒十居其七。"社会动荡，人民生活拮据。所病者多气虚兼有阴虚，而现在是气虚兼有湿浊，因为现在食物丰富。气虚往往因贪凉饮冷导致，喝冰镇啤酒、冰镇汽水，什么东西都爱冰镇，喝这些东西最后伤气，伤气以后，湿气就比较重，如果湿气较重，用方子就要考虑这个问题。比如理中汤对于气虚的病人比较合适，如果气虚有湿，尤其湿重的就不太合适，要注意用于气虚湿重的用药的特点。

临床上用人参、甘草、黄芪时，需注意参类和黄芪的区别，现在的气虚者好像更适合用黄芪。因为黄芪补气，阳不兼阴，《金匮要略》有两处本有外邪，他都敢用黄芪，一个是"风湿，脉浮，身重，汗出恶风者，防己黄芪汤主之"。外感风湿用防己黄芪汤。另一个是"风水，脉浮身重，汗出恶风者"，也用防己黄芪汤。唯独黄芪能补气，阳不兼阴，扶正祛邪，人参则是阴阳兼得的药物。且黄芪能利湿、利水，所以张仲景在《水气病》篇用之，《痉湿暍病》篇亦用之。我感觉黄芪补气利湿优于党参、人参，现在的感冒夹湿者多。因为现在的人，本身都爱贪凉饮冷，水果又多。现在水果太丰富了，过去我们吃不着，如果有一个苹果，要闻好几天，都舍不得吃。

我们在临床上学习的时候，有人说仲景的方子不好用，你要注意它的时代问题，要与时俱进。好多年前，我曾治疗一个黄疸病人，治疗一段时间，症状好转，后期表现像燥结黄疸，给他开了猪膏发煎，说试试这个方子。病人说："王老师，我闻着猪油就恶心，若30年前我吃着还行，现在就是闻都闻不了。"那时候买肉专门买肥的，越肥越好，现在吃肉是越瘦越好，时代已经不一样。所以一定要注意这个问题。

人参汤主要还是一个调理中焦的方剂，为什么张仲景把人参汤放在《胸痹心痛短气病》篇就是在用了栝蒌薤白白酒汤、栝蒌薤白半夏汤以后，病人症状逐渐好转，你最后怎么治？病人说：医生您得给我除根啊！我还有点气喘、气短、乏力。此时怎么办？要调理脾胃，最后落脚点，还是调理脾胃，所以有"人参汤亦主之"。我们一定要注意，仲景治病是一步接一步，一环套一环的，很有逻辑性。

张仲景治病，注重脾胃。你看张仲景诊病，如果是少阴负趺阳的话，这个病应该有希望。张仲景特别重视趺阳脉，为什么重视趺阳脉，不就是胃脉吗，少阴负趺阳，说明病还可治，尽管少阴脉都摸不着，但是趺阳脉还在，就还有希望。这就是张仲景治病要求注意中焦脾胃，我们讲胸痹心痛，为什么张仲景最后落脚在人参汤上，实际上就是这个意思，所治疗急症慢慢缓解后，最后应调整脾胃以除病根。我们也可以把人参汤理解成治病除根之法，是张仲景治疗胸痹的除根之法，把脾胃调理好，让他没有痰浊郁阻，脾胃的升降功能正常，痰浊能排出去，清阳能升上来，就不致出现胸痹病证。

五、茯苓杏仁甘草汤与橘枳姜汤证

"胸痹，胸中气塞短气，茯苓杏仁甘草汤主之，橘枳姜汤亦主之。"有人说茯苓杏仁甘草汤、橘枳姜汤是治胃的，好像跟胸痹没关系。实际上此处讲的胸痹，就是前三四条所言胸痹经过一定的治疗后，主证已经缓解，现在已经是胸痹轻证了。证轻法要变，也应随着胸痹轻证而调理治疗，我们来治疗最后的余证。余证的处理，我们可以把它这么理解，就是胸痹胸中气塞、短气，胸痹病已得缓解，现在只是胸中有点堵塞，有点气短。此时以去饮为主。以茯苓三两，杏仁五十个，甘草一两。茯苓是健脾利水的，李时珍认为茯苓先升后降，它补的作用大于利，即补益中气的力量大于渗水利湿。通过补益中气来达到渗利湿邪的目的，利水不伤气，再加上杏仁宣利肺气。杏仁有油性而能润降肺气，所以杏仁还能润肠通便。但是杏仁有毒，用量不能太大，杏仁五十个差不多有 20g 左右。甘草一两和杏仁的量差不多。《伤寒论》有 70 个方子用了甘草，但是《伤寒论》用的甘草，大部分是炙甘草，唯独有两个方子用生甘草，一个是甘草汤，一个是桔梗汤。而《金匮要略》用甘草者 88 方，生、炙各居其半。学《金匮要略》一定要注意学《伤寒论》，不学《伤寒论》只学《金匮要略》，只得半部仲景，反之亦然。茯苓杏仁甘草汤治疗饮阻于肺，偏于宣肺化饮。《黄帝内经》讲饮的产生源自暴饮，突然喝得太多来不及运化，郁滞成饮。我有个病人，月经不调，崩漏日久不愈。我问她是干什么工作，她说卖茶叶的。我问是不是天天喝茶，她说不喝不行，每来一个顾客，都要陪人家品茶、讲茶。茶喝多了伤元气，《茶经》就这样说，有人说茶能强心利尿，但是喝多了会伤元气。我告知她少喝茶，要不然药就白吃了。气短有虚证，也有实证，当然也有虚实夹杂证。

再看橘枳姜汤，橘皮用量很大，一斤橘皮，枳实三两，生姜半斤。目的是理气化饮。这种病大部分是由于平时不注意调养，喜食生冷太多，郁阻于胃，出现胸中气塞，短气。有位老先生，晚饭后串门儿，主人给了他一根香蕉，回家后腹中绞痛，急往附近医院就诊，诊断为急性胰腺炎，最后没救过来。病人主诉就是吃了别人给的一根香蕉，以致这家主人内疚很久。张仲景为什么用生姜半斤、橘皮一斤、枳实三两，就是为了行气开痹，开闭化饮。气得温则行，气行而饮散，所以寒饮凝聚，应这样治疗。出现痞满气短，张仲景从胃论治，但不是在纯粹治胃，而是一步一步调理，从脾胃入手，拔除病根。

心与胃生理上关系密切，病理上又相互影响。所以病人总说胃痛，一定要注意，他可能是心脏有问题。20世纪70年代我在医院实习的时候，碰到病人肚子疼，坐着自行车来就诊，给他打了一针阿托品，当时有所缓解。在病人回家半途中就不行了，是心肌梗死误诊。所以在临床上一定要注意心胃相关的问题。

六、薏苡附子散证

我们再看第7条，第7条给我们准备了急救的药，就是胸痹心痛的病人，要准备一些急救的药。慢性病反复性发作的疾病，让病人长期煎药、服药很困难。你最好给他用一些丸散药，他吃得方便，有疗效又快捷。所以这里讲"胸痹缓急者，薏苡附子散主之"。缓急有不同的解释，有的人是把缓急解释为缓其急，把这缓字作动词讲，这是一种解释。有的人解释说这是胸痹的特点，有时候不是那么重，有时候发作起来疼得厉害，时缓时急。有的人解释缓急是一个偏正词组，就是讲急症。但从用药上来看，整个方子差不多有一斤多药，薏苡仁十五两差不多有现在的230g，大附子十枚差不多300g，两味合起来约500~600g。但每次服用方寸匕，一方寸匕大约2g，500~600g能吃好长时间。看来它是治疗慢性病的方子，可以把胸痹理解成时缓时急，反复发作。

这两个药，薏苡仁祛湿，是健脾利湿，和茯苓作用差不多。能渗利湿邪，治风寒湿痹。《神农本草经》言"主筋急，拘挛不可屈伸，风湿痹，下气"，《神农本草经》对薏苡仁评价还挺高的。薏苡仁健脾利湿,药性平和而偏凉,《神农本草经》说性平,现在说性微寒。附子有大小之分,小附子10g,大附子差不多30g,中附子差不多20g。一般认为生附子回阳救逆、止疼比较好,炮附子温通散寒的效果比较好。薏苡仁与炮附子,一阴一阳,薏苡仁偏阴,附子偏阳,一刚一柔。单用附子,对胃有损害,因为它是一个辛温药,单用薏苡仁,阳气难以振奋。两者合用,附子的量大于薏苡仁的量,能达到温阳散寒的目的。所以服法是"上两味,杵为散,服方寸匕,日三服"。这是一个便于长期服用的药,当然胸痹急症也可以用。薏苡附子散一方可以多用。可以把它作为备急用药,就像现在治疗冠心病的速效救心丸。另外对一些胸痹心痛反复发作者,可以长期应用。该方可温肾阳,健脾气,散寒,除湿。阳气得以温运,寒湿得化,胸痹自然缓解。所以此方是补而有攻,还是在阳微阴弦的病机下用药,这是薏苡附子散。

七、桂枝生姜枳实汤证

我们再看第8条,"心中痞,诸逆心悬痛,桂枝生姜枳实汤主之"。你看此处之"逆",张仲景没有用半夏,前面"胁下逆抢心",也没有用半夏。为什么没有用半夏?不是不能用,实际上我觉得用也挺好的,因为它降逆。没有用半夏可能因为没有出现胸痹不得卧,没有到心痛彻背那种程度,所以用一些诸如枳实、生姜的二线药物。诸逆心悬痛,将心悬痛与诸逆放在一起,上焦可以说肺气上逆,中焦可以说胃气上逆,下焦可以说肾气上逆。诸逆可以从上到下到三焦,肺气上逆,会出现咳喘,可能病人一咳心脏就疼。胃气上逆,有一些人反胃,如食管反流性、胆汁反流性食管炎,觉得心前区疼痛。肾气从下焦气往上逆,类似于奔豚气。所以说诸逆心悬痛,最后都会牵扯到心脏不舒服,觉得牵引性的疼痛。悬,有牵引谓之悬,好像是连着心的。如此就不能认为它只是在胃,它和心确实有着密切联系。用一点半夏我觉得也是可以的。

学张仲景不要只学他的方,还要学他的法。在他的大法里,只要把握阳微阴弦的病机就可以。从阳微的角度上有生姜,古人讲生姜通心气,所以用生姜三两,桂枝三两。桂枝能温通心阳。《伤寒论》讲,"其人叉手自冒心,欲得按"是心阳不足,心阳一虚就会出现心里不舒服,不舒服就要想办法来顾护,桂枝甘草汤用桂枝四两,本方用三两。因为有三两生姜,生姜降胃气,看来这个人有胃气上逆,胃气上逆出现心悬痛,而且心中痞,心中痞说明心中有郁闷不舒的憋闷感。张仲景用桂枝生姜枳实汤是从气分来调理,令阳气能够温运。张仲景治疗胸痹心痛,都是在通阳,通过通阳来达到活血化瘀。诸逆之"诸"，我理解是概括了上、中、下三焦，尤其有阳微、阴弦的相互作用。

在临床上治疗胸痹心痛，要不要加一些活血化瘀药？我在临床上体会，如果是久病病人，舌上有瘀斑，口唇青紫的，还是可以用活血化瘀药，但用量不要太大，要在温阳通痹的基础上用，最好别用诸如丹皮、赤芍一类的凉血药，而用一些偏温性的，像当归、红花这些性偏温的活血药。张仲景给我们留下了一点科研的余地，他认为阳微阴弦侧重在阳微，胸痹就是阳气被郁闭，阳气不足导致阴寒或寒湿凝滞。所以他就没有用活血化瘀药。

八、乌头赤石脂丸证

"心痛彻背，背痛彻心，乌头赤石脂丸主之。"乌头赤石脂丸所治胸痹心痛疼痛剧烈，故将乌头、附子、川椒、干姜等大辛大热的药物汇聚在一起，做成丸剂，这是汉代版的速效救心丸。从原文来看病发作得比较剧烈，随着病情的发展，可能还会出现四肢厥冷。因为剧烈疼痛会导致疼痛性休克，再发展下去就有可能会出现手足青至节的真心痛，像《黄帝内经》讲"手足清至节，心痛甚，旦发夕死，夕发旦死"，真心痛若不积极治疗，后果不堪设想。

中医治病强调治未病，《金匮要略》几乎都在论治未病。当出现心痛彻背，背痛彻心的时候再去煎药已来不及，所以古人也会有备用的急救药。再看乌头赤石脂丸，乌头和附子同用，同时用各有好处，一般认为，乌头偏于通经络、止疼痛，附子偏于温脏腑。这样可以说脏腑经络内外全照顾了。本方也是以温阳散寒为主，以温通为法。川椒也叫蜀椒，又麻又辣，它温散的力量非常强，而且川椒能明目。川椒为什么能明目，是在温散的时候，能把肝肾之精蒸腾，肝肾的精气蒸腾于上，目得精而能视。附子温脏散寒，温暖五脏；乌头通经络止疼痛，散经络寒湿，温经舒筋；干姜温振中阳。后世有讲附子无干姜不热，因为干姜入中焦脾胃，脾主四肢，没有干姜阳气宣散不到四肢，所以四肢不温。只有附子和干姜配合在一起，才能把阳气行散到全身。要想回阳救逆，温阳散寒，必须加干姜。而且干姜的量还要大，本方干姜和川椒的量都比较大。温散的力量非常强，以达行阳逐寒的目的。

仲景做事特别谨慎，怕行散太过伤及阳气，阳气行散过程当中，阳气浮越怎么办？加赤石脂，散收兼得，顾护心阳。李时珍说石脂随五色而补五脏，赤石脂之赤能补心气。我们用石脂多用赤白石脂，黑石脂、黄石脂一般很少用。赤石脂是顾护心气的，防止心阳耗散。所以张仲景说"上五味，末之，蜜丸如梧子大，先食服一丸"。先食服一丸，有人认为是犯病时先服一丸，也有认为是饭前服一丸。首先服一丸，以缓其急，日三服，一天不要少于三次，如果疼痛还不缓解，还可以加量，要根据病情来斟酌使用。这是张仲景的救急方，没有活血化瘀。宣痹通阳法，是张仲景的古法。现在的活血化瘀是治疗冠心病的新法。古法新用、古法新法合用，更能提高临床治疗胸痹心痛的疗效。

这一篇就讲到这里，看看大家还有什么问题吗？我们可以讨论一下。

【课间互动】

问：王老师您好，刚才讲了乌头赤石脂丸这个方子，我想请教一下您在临床上是怎么用这个方子的，然后跟我们分享一下您当时的一些案例。

答：乌头赤石脂丸这个方子，我用过汤，但没有用过丸。临床上用这个方子，还是以张仲景的法为主，我不太爱用活血化瘀药。原来用过，因为我在医院实习过，你们可能知道冠心1号、冠心2号，就是那时研制的。我当时用过，但可能没掌握要领。后来学了《金匮要略》以后发现张仲景宣痹通阳法治疗胸痹心痛，就不太用活血化瘀药了。我感觉活血化瘀药用多了，病人老觉得心慌气短，这种病人的心肌供血肯定有改善的，但是病人症状感觉上没有那么理想。用温阳宣痹通阳法感觉到好像是疗效比较快，感觉缓解症状要比用活血化瘀缓解症状要快。所以我在治疗前期，少用活血化瘀，多用宣痹通阳，后期再用点活血化瘀，有时候用一点活血化瘀的药，是为了安慰病人，病人都知道丹参能活血化瘀，有时候我少加点。我没有体会到活血化瘀在治疗冠心病上效果有多好，这是我的感觉，可能没掌握要领。有时候我还配合一些补气药，经常会用一些黄芪、党参。如果舌苔少，党参为主，如果有舌苔的或者舌苔厚，黄芪为主。张仲景为什么要用人参汤，不用理中丸，特别强调人参汤是因"阳微"脉弱，注重补气，所以仲景强调"人参汤"，是有他的用意的。

问：老师，我紧接着刚才那个问题，既然说桂枝是很好的温通心阳药，为什么在乌头赤石脂丸方中没有用桂枝这个药呢？

答：桂枝虽然温通心阳，但是方中温阳的药太多，乌、附、椒、姜这些药他几乎都上了，所以没有用桂枝，《长沙药解》说桂枝"入肝家而行血分，走经络而达营郁，善解风邪，最调木气"。方中没用桂枝，我估计是因为它还是偏于走血脉，偏于外散，偏于平冲。因为乌头赤石脂丸几乎都是最辛最热的，桂枝和它们比起来就差远了。而且桂枝要做成丸剂的话，效果也没有汤剂好。

问：王老师您好，想请教您的是薏苡附子散它所治疗的胸痹有个特点是时发时止，您觉得是在发作的时候使用，还是缓解的时候使用比较好？如果说是发作的时候使用比较好，缓解的时候这个方子还用不用？因为我们有两句话，一个是中病即止，另一个是中病不更方，这是我的第1个问题。第2个问题就是关于您刚才所讲的枳实薤白桂枝汤，我听到您讲的是这个方子应该是在前面两个方子治疗病情缓解了以后所用的一个方子。但是我们在学习的过程中,根据它的临床的表现以及它的用药,我们往往认为它形成了胸胃合病,他的病情可能是进一步加重,关于这个问题请您再给我们讲一下。

答: 缓急有好几种解释,一种解释缓其急,把缓字作为动词讲。缓其急,就是像您说的发作时服,平时就不服,把这就作为一种急救备用药。另外一种解释就是或缓或急,这个病人时缓时急,有时候他发作,有时候又不发作,可以用这个方子来坚持治疗的。所以这两种都可以,看病人的具体情况,如果这个病人要是发作得比较频繁,可能还得要坚持服用一段时间。张仲景说一天要吃三次,他没有说坚持多长时间,但是要从药量上来讲,他可能是想让你把这药吃完了。我的观点有时候跟书上解释得不一样,只是把我学的、想的和自己理解的,给大家分享一下。

第二个问题是第5条,这一条为什么说它和前面有联系,因为胸痹心中痞,留气结在胸。到底是留得多了,还是留得少了?留气就像《痰饮咳嗽病》篇有留饮,留饮也是饮邪。你总不能说服了十枣汤把饮邪一泻而尽,只能衰其大半,大毒治病十去其六,你不能都泻尽了,最后留下来的余邪,我们怎么去处理它?这里也一样,你看前面栝蒌薤白白酒汤、栝蒌薤白半夏汤,有栝蒌、薤白,又用白酒煎煮,行散的力量肯定很强。在那个年代我估计它力度还是比较大的。然后出现留气结在胸,胸满不疼,胁下逆抢心,因为胸满气滞。此前用白酒之类没有温散开,再用这种药,这是一种解释。另外有的人他根本就不能喝酒,出现这些症状,你怎么办?如果栝蒌、薤白用水煎的话,估计治不了病,不用酒煎肯定效果不好,因为要靠酒行药势。如果没有酒,前面栝蒌和薤白达不到宣痹通阳、除痰浊的目的。枳实薤白桂枝汤证没前面严重,可以认为是栝蒌薤白半夏汤治疗后的余证。虽然不太好理解,但它后面接着是人参汤,要不接着人参汤的话,你就可以这么讲。

要从整体上来看,人参汤应该是调理方。我们现在讲的是以虚为主的,用人参汤;如果是以邪实为主,就要用枳实薤白桂枝汤,现在讲义上都是这么写的。这两个方子放在一起理解的话,也可能在前面用枳实薤白桂枝汤这个方子以后,病人症状缓解,我们最后要做什么呢?要用这个人参汤来进行调理,这是给我们在临床上的应用的思路,不能把它完全割裂开。胸痹病发作,你不祛邪,症状怎么可能缓解?祛邪后邪减,不是邪实,才可能扶正。如果病人胸满胁下逆抢心,恐怕谁也不敢用人参汤。

讲义上分两型,一个以邪实为主,一个是以正虚为主,分开来讲。我觉得上下是关联的,张仲景把它用在一起,实际上是治病的一个过程,这一个病证两步走,像前面《痉湿暍病》篇,有桂枝附子汤,有白术附子汤。白术附子汤是前方减半量,去桂加白术,整个方子减了一半的量。所以两个方子放在一起是有用意,不是截然分开的。我原来是从分型的角度讲,但后来我改成现在的讲法,我也觉得好像讲得通,似乎贴近临床。给大家一个思路而已,仅参考。

问:王教授,您好!您前面讲正邪相争,然后引到了心律失常。我想问一下,在临床上您治疗心脏病的时候,通阳宣痹法在心律失常的治疗上有没有什么优势?因为现在很多的中成药,像参松养心胶囊之类,它都是从益气养阴的角度来治疗的,和通阳宣痹好像是有点相反。

答:心律失常有很多种,我们在临床上千万不要说去寻找哪个方子治疗心律失常,一定要注意有的人是气阴两虚的,要益气养阴的。因为我在临床上碰见一个80多岁的老先生,他一直在我这儿看病,我给他以调脾胃为主,他来看的时候,胃不舒服,但他就是有心律失常,他说他心律失常几十年了。他说吃了我给他调理脾胃的药,很舒服。最后他心律失常没了,他很惊讶。实际上我并没有刻意去治他的心律失常。现在心律失常有很多药,像甘松治疗心律失常,像这些药我都没有用过,但是吃了脾胃药,早搏它就没了。

我觉得重点还是要辨证。不要单独去寻找哪个方子是治疗心律失常的,最重要的是怎么去抓住病人的舌苔、脉象,抓住他的病机,给他调理。在治病的过程当中,随着自己临床经验的增加,都会有自己的一套用药经验。我刚毕业的时候跟老先生学习,我发现老先生各有各的用药谱,而且年龄越大,药谱越窄,统计下来也就是百十来味药,有的甚至几十味药,他们用药用到精准了。你看我们开始背了四五百种药,最后也只是几十种药自己常用,自己筛选出来,形成的一套理论,就是你自己对疾病的认识。病人来了一看舌苔,一看气色,一看举止,你就能初步判定出来他正邪盛衰的情况,你再一摸他的脉,就知道补的该用多少,泻的应该用多少,慢慢就会调理,不再局限于这么多方剂了。方剂是给我们提供了一种用药的思路,它在这种思路上有一连串的药物,供我们挑选。但是最后用药得自己化裁,千万不要对号入座。每个老师有自己的方,有的老师用药就几十种,几十种药来回配伍,但疗效非常好,很神奇。他对病人的把控,对病人的调理,已经到了那种水平,到了那种境界。

问:王教授您好,因为刚才您给我们阐述了阳微阴弦是胸痹心痛的一个病机,强调温通心阳,宣痹通阳的方法,临床当中冠心病病人大部分是这种寒性的,但是还有一部分人,特别是年龄比较小的,像高脂血症的病人,可能有一些热象。比如说他舌苔黄腻,胸口可能是以闷为主,还有斑块。那么我们在用药的时候是不是要考虑一些热的因素?

答:是要考虑的,你看这九痛丸中的解释,专门有热心痛,九痛丸有一个药叫狼牙，有人认为是狼毒。狼牙是狼牙草，它是偏凉的，能解毒、散结、化痰，对于热心痛的病人，还是得用一些凉药。我们在化痰的时候用半夏、栝蒌、薤白，再加上一些清热药。你觉得属于热性，可以在温散的情况下加一些清热的药，各行其经。有的时候用黄连温胆汤，这样可能效果也还可以。安宫牛黄丸就是寒和热都有。里面有牛黄这种大凉的，也有麝香、雄黄这种温的，但是人家治疗痰热中风。

问：王老师您好，刚才正好也说到了，经方中一些药物到底是现在的哪一种药物的争议问题，所以也想请教您，比如像咱们现在看到的第5条原文当中，这两个方子，现在就有好多学者认为，枳实应该用枳壳，桂枝应该用肉桂，然后后面说人参，有人用西洋参，也有说用党参的，白术有说用苍术的。我想请教王老师，对于这个问题，您在理论上、临床上有什么样的见解？

答：我觉得用党参还是用西洋参，要根据病人，因为现在这些参类药可以说也都是菜园子种的，本身疗效也不是太好。再一个我觉得参类的药，它还有一个养阴的问题。有湿气的病人，如果用参类的药，他吃得都不太舒服。因为我们讲了，要健脾化湿，这个湿怎么化？如果在张仲景那个年代，可能湿是比较容易化的。但是我们现在病人的湿气还比较黏滞。不像过去那种湿，看着舌苔厚吃几剂药就下去了。现在有的病人吃化湿药死活化不下去，他的湿好像是带油腻的那种湿，黏腻难除，可能是由于现在的饮食过于肥甘了。你像这种病人的湿，由湿而变成湿毒了。尤其这种变成湿毒的，我们尽量不要用参类的药，人参也好，党参也好，太子参也好，尽量不要用。还是用一些托毒、托邪外出的，黄芪这些都可以。因为张仲景在用方的时候，他就觉得黄芪这个药是益气不留邪的。枳壳、肉桂、苍术是汉以后的药，特点不同，分别应用，更细腻了。枳壳缓于枳实；肉桂走里，暖下焦，引火归原；苍术偏于化湿，都是很好的药。

问：王老师您好，您刚才说到赤石脂的时候，您觉得赤石脂是顾护心气的，然后说它是用在上焦的，然后在《伤寒论》里面一般是用在下焦的。您在临床使用的时候，对赤石脂的体会是往哪边走得多一点？

答：赤石脂治疗五更泻、泄泻，是敛肺气的，敛肺气实际上是通过敛心气为主，因为它赤色入心，它不用白石脂，而用赤石脂治疗是入心的。李时珍说，五色石脂，随五色而补五脏，他用赤的还是为了敛心气。如果这个人要是一直大便泄泻，一般出血的，甚至有脓血的，还是要用赤石脂收敛血脉之气的。用于上焦敛心气，用于下焦收涩敛止。如果下利赤白的时候，有血了还得用赤石脂，防气血进一步丢失。赤石脂应该是味收敛止血或止利的对症药，下利或血止后，还是应该求本治之。

问：老师，您说这几年您治疗胸痹是用的温通的方法，但是有些病人也是很典型的血府逐瘀汤一类的证候，临床上典型的胸痹瘀血型病人，大致是一个什么样的比例？这样的病人如果要用温通再加上活血化瘀的方法，会是一个什么样的效果？

答：这就没有对比过，这样对比的话可能就要做一个课题来立项，因为在临床上一旦形成习惯，不喜欢用的往往就不太用。我原来用过活血化瘀的方法，学了张仲景以后，跟张仲景跟得比较紧，用温通法、补阳法的比较多。当然古法今法配合应用是很好的，我比较遵古法，所以多以古法为主，辅以今法来应用。

腹满寒疝宿食病脉证治第十

一、脉证与治则

第十篇讲腹满寒疝宿食，从胸痹心痛到腹满，病位由上到下。张仲景不说腹胀而说腹满，因为胀的内涵更广一点。在临床上经常有头胀，甚至有脚胀、手胀；腹满往往牵涉到脏腑，主要是胃和肠。胃肠是虚实更替的，当胃实的时候，肠应该是虚的，胃蠕动下传到肠，肠实的时候，胃就应该排空。如果胃肠虚实更替受阻，功能就出现异常。从中医来讲，胃升降出入的功能障碍就会导致满。所以这个虚实更替要靠胃肠进行正常的收缩蠕动。中医认为蠕动靠的是气，胃气、大肠之气、脾气，气行则动，胃肠正常蠕动。如果气滞则停滞不行，气寒则凝滞不通，不通不仅满，还会导致痛，有时胀满疼痛难忍。如果气虚运行无力，不能通降，也会引起阻滞不通，在临床上表现为满。

西医将这种症状称为胃、肠麻痹，认为是胃肠的动力不足。中医治疗这种症状手段很多，效果也很好。我在临床碰到过不少这样的情况，有一个病人患胃瘫（胃排空障碍）5年，西医给他造瘘，在胃直接插了个管子通到十二指肠，平时吃饭是现打成汁再灌入胃，插管几年后，他吃了东西就打嗝，喝了东西则更加严重，同时伴有严重的口臭，身体瘦削。我跟病人说这不像胃瘫，打嗝是气向上冲，如果胃瘫，胃不能收缩，气无法往上走。打嗝是因为胃长期不用，胃功能失常。开药后嘱病人自己煎后，放凉至合适温度再灌入胃，药液不能久放，避免感染。服中药后呃逆、口臭消失。实际上胃瘫相当于中医的满证，胃满、腹满。中医治疗的办法很多，不应轻易手术置管，导致胃长期不用而萎缩。中医认为脾胃为后天之本，在临床上十分注意顾护脾胃。张仲景对脾胃非常重视，后面的《呕吐哕下利病》篇实际上也是讲胃和肠的问题。胃肠受邪，寒热失调，在上表现为呕吐，在下表现为腹泻。在临床上要注意胃肠的功能，张仲景不厌其烦地在这里论述胃肠的病证，有很重要的临床指导意义，一定要重视它。

寒疝实际上就是腹痛，寒疝腹痛的部位在少腹，实际上真正疼起来，位置不一定仅仅是少腹，所以有的医家认为大建中汤讲的也是寒疝证。但是张仲景很明确地把寒疝放在后面。腹满可由热所致，比如热结腹满，但是寒疝没有热性的，寒凝拘挛如疝坎起，寒疝被定性为寒性的腹痛。有人说疝者痛也，绞痛肢凉；有人说疝者，坎起也，病位好像鼓起来一个包，所以张仲景说"上冲皮起，出见有头足"，说明经脉凝滞拘急得比较厉害。宿食是饮食不节、食滞不化，治疗应该因势利导，停在上者用吐法，停在下者用攻下法。这些都是胃肠的疾病，第十七篇《呕吐哕下利病》篇也是在讲胃肠。这两篇我们一定要相互参照。从病邪入侵的途径讲，开始是体虚，外邪侵入人体后，出现了一些表证，随着邪气的深入，就出现了肺痿肺痈咳嗽上气、胸痹心痛、奔豚气，从上而下。当然也有从下焦到中焦，到十一篇《五脏风寒积聚病》篇，讲外邪入侵，五脏病以后出现的一些脉证。

这一篇主要讲胃肠道的一些病证，第1条"趺阳脉微弦，法当腹满，不满者必便难，两胠疼痛，此虚寒从下上也，当以温药服之"。讲的是脾胃虚寒引起的腹满。首先讲趺阳脉的脉象，趺阳脉在冲阳穴。张仲景反对人迎、趺阳尽不见察，所以他多次提到趺阳脉，在《金匮要略》里大概有14处提到趺阳脉。趺阳脉是足阳明胃经，足阳明胃经起于迎香穴，上行入齿绕唇。它在面部掌管的面积是最大的，所以有的年轻人胃火比较重的，面部往往长一些痤疮，一般治疗用清胃的方法。但清胃不能伤胃，否则伤胃之后，湿浊不化，郁滞生热，痤疮反复地长，所以要注意。足阳明有一个分支，就是从冲阳穴分出来的。张仲景认为不管寸口脉，还是人迎脉，这些脉摸不着了，但是只要趺阳脉还在，就如树之有根，虽然无叶，但这个病不至死，是可治的。所以张仲景对趺阳脉论述得比较多，而且很重视趺阳脉。在疾病的诊断和预后上，我们一定要重视这个脉。有人认为微弦是微微有点弦，微是形容词，代表寒气凝滞；有人认为微和弦并列，微是微脉。趺阳脉是冲阳穴，阳气很充盛，阳明经是多气多血的经脉，如果冲阳脉微的话，说明阳气已经很弱了。所以这个微，要注意和寸脉的微来比较，有的寸脉微，但是趺阳脉不一定微。有的寸脉较为旺盛，但如果胃络损伤，趺阳脉有可能相对弱一点。所以微而弦并列来讲，说明阳明胃经损伤比较重。那么"法当腹满"，如果中阳不足，阳虚不运，肯定会出现腹满。阳气能升能散，阳气郁则气郁，阳气虚则气下陷，阳气虚寒则凝滞疼痛。所以说法当腹满，阳气不足，气行不畅，肯定会出现腹满症。

"不满者必便难"是如何导致的？一般阳气微不能运化，导致湿滞，如果没有出现腹满，说明不表现为气郁而满，而是表现为水湿凝滞，出现大便难。中医认为大便的排泄，一个要靠气来推动，一个要靠津液，就像一只船，如果没有水就搁浅，如果有水没有动力，它也停滞不行。如果阳热较重，阴津耗散，或者阳热结聚，气行不畅，大便就不通。老年人气津两虚，容易大便难。所以有的老年人吃麻子仁丸，开始1丸还有用，后来加到2丸、3丸，甚至4丸、5丸，大便仍下不来。因为麻子仁丸是小承气汤加味，这里面主要是滋阴润燥的药物，缺少补气药。当归、麻子仁、白芍都是滋阴的，最后可能反而会伤气。治疗老年人便难，更要注意里面有没有秘结？有人几天一次大便，还肚子胀，如果攻下通便，不是伤气就是伤津。有个老先生特别爱喝番泻叶，用来沏茶非常方便，喝则排便，不喝大便就下不来。后来出现便血、头晕。老年人长期泻下，会导致气陷血脱。他到医院做肠镜，看到整个肠腔都是散在的小的出血点，就是长期服用泻药，损伤了胃肠黏膜。中医认为是气陷血脱，气不固血。七十多岁的老先生能经受住番泻叶那样去泻吗？虽然它确实很方便，又省事见效又快，但是伤气、伤阴。最后老先生血红蛋白一下从十几克掉到了四五克，输了好几百毫升的血。所以在临床上治疗这些病证时一定要注意，不要伤气，尤其是中阳之气，脾胃是非常重要的。

"不满者必便难，两胠疼痛"，湿邪郁滞，肝经气机不调畅，所以两胠疼痛。肝和胆是一升一降，肝为阴，属乙木，气要升；胆为阳，属甲木，气要降，和胃一样。五脏六腑的经脉，足少阴、足太阴、足厥阴都是从下走上的，足之三阴从足往上走，经过腹，气机是往上升的。脾为阴，气也是要往上升的；胃为阳，气也是要降的。在临床上暴饮暴食，损伤胃气，胃不能降，脾气不升，最后影响肝胆，肝气不升，胆气不降。这个升降一失常必然影响肝胆。所以湿热阻滞日久，最后肝胆失常，就会影响到血分，因为肝藏血，胆汁也不能正常排泄。有的得肝硬化，有的得胆囊炎、胆囊癌、胆结石等，肝胆之气受影响。

后面《黄疸病》篇，就是由于暴饮暴食，中焦损伤，脾胃升降失职以后，肝胆疏泄失常。《素问·五常政大论》有"土疏泄，苍气达"。后面还有土得木而达，反映木和土的相互关系。所以治疗肝胆的病一定要注意保护脾胃，恢复脾胃升降。张仲景《伤寒论》说如果感受湿邪有郁热，小便不利者必发黄疸。小便气化也不行的话，湿气化不掉，最后很可能形成黄疸。有湿热，不一定都导致黄疸，有的人舌苔黄厚腻，但不一定有黄疸。因为湿热主要在中焦脾胃，没有影响肝胆疏泄。一旦影响肝胆疏泄，肝不藏血，胆汁不能正常排泄，又会影响脾胃，脾胃运化不好，最后又影响肝胆。所以生理上有一定的联系，在病理上也会有一定的影响，治疗一定要注意调理脾胃、清利肝胆。后世有个柴平汤，养胃疏肝。

《金匮要略》讲阴阳形气都不足的，需要注意建立中气。后天之本充盛了，邪气慢慢地就被清除干净，正气也就慢慢地恢复了。为什么叫小建中汤呢？就是慢慢地调理中气，不要急于求成，是一种慢性的调补，并不是几剂药就治好了，久虚大补往往不受。不像大建中汤治疗阳气亏虚，阴寒凝滞，要赶紧祛寒以守中。所以在脾胃特别虚弱的时候，不能用一些过于补益的药物，小建中汤就是一个桂枝汤倍芍药，再加饴糖。饴糖是用麦芽、谷芽一类的粮食，经过反复地熬制，最后凝制成的。也可以把它理解成水谷之精华，容易吸收，能够促进中焦脾胃逐步恢复。张仲景也特别强调要注意这点，所以说"此虚寒从下上也，当以温药服之"，就是治疗中焦脾胃的病变，一定要记住这一点。温药并不是说脾胃病就用温热药，温药是讲中阳的重要性，不能伤害中阳。

《伤寒论》有"心下痞，按之濡，其脉关上浮者，大黄黄连泻心汤主之"。用的是大黄黄连泻心汤。心下痞，就是胃部痞满，但是按着柔软，里面没有实邪，实邪要用承气汤一类来攻下清泻。但是余热未清的这种胃热，脉浮不是有外感，是余热上浮，用麻沸汤，像沏茶似的，烧开水把大黄、黄连一沏就好了。《黄帝内经》有"味厚则泻，薄则通"，主要用来宣通清降，不能损伤胃气，损坏根本。

有的医生认为黄连降糖效果非常好，有用30g、60g，甚至更多的。真要是吃那么多黄连，就会吃不下去饭。人一不吃饭，血糖肯定下来。所以用这些药，要注意它的量。虽然说用温药，但不是不能用寒药，用寒药一定要注意顾护阳气。张仲景也用寒凉的药，比如石膏、知母。但是要做到既能清热，又不损伤阳气。中医特别讲究"和之"，"病痰饮者，当以温药和之"。和字的解释有30多种。中医解释和是和其不和者，孔子的学生说"君子和而不同，小人同而不和"，是说君子之交，相互都有自己的观点，不是人云亦云，但是在不同的这种理念下，在不同的学术观点下相互和谐，这叫君子之交，把"和"作为一个哲学的概念。中医治病是把调理寒热，至于平和。《说文解字》段注说和像是在做汤，把汤里放盐、放醋、放酒、放芥末，把汤调得和和美美。中医治病实际上就是给病人做药汤，病人山珍海味吃多了，油腻的吃多了，酸的、甜的、好吃的吃多了，不和了，我们就拿草根、树皮、苦的、涩的、难吃的再给他调和过来。

中医这个"和"字一定要注意。像痰饮病，"病痰饮者，当以温药和之"，又提到了温药。因为痰饮形成，肯定是阳气衰弱导致。"饮入于胃，游溢精气，上输于脾，脾气散精，上归于肺，通调水道，下输膀胱"，都是靠阳气，上焦靠肺气、中焦靠脾气、下焦靠肾气。如果阳气虚寒，这个循环运行就发生障碍，所以最后张仲景提出来一定要注意用温药和之。如十枣汤的服法要求"平旦温服"。《黄帝内经》里讲"平旦人气生"，这个时候阳气开始往上升；"日中而阳气隆"，指快到日中的时候，是阳气最盛的时候；"日西而阳气已虚，气门乃闭"。自然界是个变化的过程，人也是这样，所以平旦的时候吃药，阳气正是在往上升。饮往下泻，而阳气往上升，达到一个祛邪扶正的目的。要是到日西阳气虚以后，再这么泻，会损伤人体阳气，越泻越伤。张仲景就怕泻了以后损伤阳气、四肢冰凉，所以平旦温服。从《千金要方》来讲，手凉过肘，脚凉过膝，必死无疑，这时候再想回阳就很难了。当然如果不效的，用的量小了，吃了一钱匕不够，明日再服，还是这个时间。不是说吃了不效，下午再加两勺，那下午、晚上再泻，有可能泻的人就不行了，所以还真是要注意。

我有一个朋友，那时 66 岁，因为去武夷山玩漂流着凉，回来以后肚子疼了三天，最后到医院急诊，被诊断为急性胰腺炎，急诊住院治疗。我去看他时还很好，两三天后病人就去世了。据陪床的家属说，因为病人好几天没大便，听诊也没有肠鸣音，他所住的医院的医生认为中医泻药很好用，就开了一些泻药。我没看这个方子，家属说服药后，晚上就开始大便泄泻不止，顺着肛门流，到后半夜大出血，经过输血等抢救不效，不到天亮就殁了。所以说应用泻法，一定要注意怎么泻而不损失阳气，泄邪把阳气也泄没了，就达不到治疗目的，还很危险。所以中医治疗一定要注意，祛邪怎么来扶正，扶正的目的是不能留邪，这是一个大的原则。张仲景在《金匮要略》第一篇第 1 条就讲"虚虚实实，补不足，损有余，是其义也"，很简单的几句话，真正要操作起来是一个非常困难的事。因为疾病千变万化，因人而异，有的人病得就是很怪。所以要注意张仲景在第 1 条实际上就是强调脾胃阳气的重要意义。后面一直到第 8 条，实际上都是在通过脉、症状，来讲阳气衰微而形成的一系列病候，一定要高度重视。

二、里实腹满兼太阳表证

我们看本篇的第一个方子，"病腹满，发热十日，脉浮而数，饮食如故，厚朴七物汤主之"。这个方子里面实际上是有一些凉药的，是寒温并用的一个方。仔细研究这个方子，病人往往平素就有习惯性便秘，容易腹胀。像这种病人，在临床上治疗要注意，他素有腹胀，再感受寒邪，寒邪就容易直中太阴。所以在前面把这个病就定义为"病腹满"，这个"病腹满"就指出病人平素的基础病。一般腹满可以由很多原因引起，前面讲的趺阳脉微而弦，出现的这种趺阳脉，有中寒的，有贪凉饮冷的，都会导致中焦阳气损伤而腹满。偏于贪凉饮冷，中阳比较弱，饮入于胃，游溢精气的功能障碍，所以往往这种病人有湿，湿性重浊，往往大便黏滞不爽，就是所谓的腹不满者必便难。大便黏滞不爽，又稀而黏，总觉得拉不干净，黏滞在池子上都冲不掉等。如果这种病人再感受了外邪，很容易入里，形成表有邪，里腹满。有的病人就是这样，本来脾胃比较弱，稍微天气一变化，或者室内的空调一凉，他就觉得腹胀得厉害。

"发热十日"，这种人感邪后出现发热的时间还不短，已经过了一个六经传变周期。脉浮而数，脉浮一个是外感，一个是内伤。李时珍讲："浮脉唯从肉上行，如循榆荚似毛轻，三秋得令知无恙，久病逢之却可惊。"如果久病内伤，再解表要注意这个浮脉。张仲景认为浮脉在前在寸，其病在表；在后在尺，其病在里。内伤浮脉千万不要误认为是表证，如果内伤浮脉再去解表，很可能汗出亡阳。内伤的浮脉往往是病久，阴不涵阳。所以说久病逢之却可惊，久病要碰见这种浮脉一定要高度警惕，因为是阴不涵阳的表现。这里的脉浮有腹满，而且脉还数，一般认为，要是邪入血分而数的话，往往有热，但口不渴。热在血分的话口渴得少，因为热蒸营阴；热在气分阳明则口渴，往往喝水就多。这里的"发热十日，脉浮而数"，看来是一个表证，因为从方子上来看有桂枝和生姜，不像阴虚阳浮的脉数，是表证的脉浮而数。

注意"饮食如故"，在学《伤寒论》时特别强调饮食，如果阳明胃热比较重的话，反不能食。病人有谵语、潮热、反不能食时，一般要用大承气汤；若能食者，但硬耳，那就用小承气汤。用大承气还是小承气，要注意它的热重不重，热结不结。如果真是阳明燥热的话，这个发热往往是潮热。不潮热的话，说明阳明热结还没有形成，不能用大承气汤。阳明经热和阳明腑热不一样，当阳明腑热时，邪热都凝聚在糟粕里，热出不来，有的出现微热。阳明经热，白虎汤证是大热、大汗、大渴，脉洪大，四大证。一般讲脉洪大，应该是白虎加人参汤证，白虎汤证的脉应该是滑数的。脉滑数者，白虎汤主之。因为洪大的脉是来盛去衰的，说明气阴被伤，用白虎加人参汤。大承气汤，谵语、时有微热，谵语是因为热扰神，微热是因为热结在里，大便不通。所以这个饮食如故说明热还没有凝结成实，不能用大承气来通泄，而且饮食如故说明胃气被损伤得还不是太厉害，还能用攻下的方法。总之是阳明有热，但是热还不到大承气汤热结的这种程度，所以用小承气汤化裁。

厚朴七物汤，厚朴半斤，大黄三两，枳实五枚。有人说这是厚朴三物汤的一个变化，厚朴八两，120g。汉代一两，上海中医药大学的柯雪帆教授讲是15.6g；专门做文献研究、考古的吴承洛考证，认为是13.92g；现在的《汉语大词典》后面也专门有古代的度量衡，又是13.8g。说15.6g、13.8g，还是13.92g都行，都是有权威专家考证的。那么厚朴100多克，主要是行气导滞，还能辛温化湿，宽胸下气。一般的胸满用厚朴，张仲景专门有个厚朴大黄汤治胸满。所以厚朴的用量可以适当大一点，但是120g我还真没用过。如果真用这么大量，估计破气的力量非常强。后世叶天士讲这个药多用则破气，少用则下气。这里量比较大，是作为君药来行滞气的，所以这个人平时肯定是有腹胀，要是拍X线片，可以看到肠腔里全是气。这样肚子很大，镜下一看全是气，从西医来讲,可能是胃瘫、肠瘫,就是这个症状。所以现在要碰到胃瘫,可以用这个方子。这个方子是小承气汤的变方,另外有一个桂枝汤在里面,去掉了芍药,因为芍药是敛阴之物,酸敛不利于胸满和腹满。治胸腹满张仲景往往要去芍药,但是治疗腹痛往往要加芍药,腹痛、经脉拘急、痉挛的都爱加芍药。所以这个方子实际在临床上应用于里虚,里面脾胃阳气不足,又外感风邪,这种病小孩得的比较多。小孩有积滞,有的大便干结,好几天一次大便,又感冒发热,要想到这个方子,可以治疗里面有食积,外面有感冒发热。这是张仲景创立得很好的一个方。还有一些老年人有肠胃积滞又感受表邪,也可以用这个方,但是老年人用这个方法一定要注意适当增加温阳补气药物。

明代医家张景岳,说体弱的人和老年人,当里实和表邪混杂,看不清局势时,宁补而勿攻,为什么呢?邪实,补的话无非是上火,尚可再攻,但是正脱则难复挽。阳越阴绝,四肢冰凉,再回阳气比登天还难,就很危险。尤其是老年人,老年病腹胀,几天不大便,现在又感冒了。如果轻易解表,汗出损伤表阳,攻里又怕伤正气,拿不准里面到底是热结还是寒结。张景岳说像这种情况,宁可补也不要攻。补上火,无非是病人出现口舌生疮,嗓子疼,但还有去攻邪的余地,最起码显露出来正气和邪气的相对比例如何,得以掌握好分寸,这种方法是比较稳妥的。

所以在临床上治疗一定要掌握病人的正气盛衰。正气怎么掌握?张仲景是通过趺阳脉来看脾胃之气的盛衰程度,再根据证候来确定是解表还是温里散寒。这个方子里面的凉药大黄三两,枳实偏凉一点,用五枚。但是生姜用到五两,五两生姜量是比较大的,差不多有七八十克,其他的药基本上还是偏温的。所以是寒温并用,既照顾到清热,也照顾到胃阳、脾阳。在临床治病要根据病人的情况来加减,不要觉得生姜、大枣没有用。尤其要发汗又要清泻时,生姜、大枣能够和营阴,防止营阴丢失。

1981年宋道援先生在《中医杂志》上发表了一个医案,当时他发表这篇文章的时候可能七八十岁了。他曾在陆渊雷、章次公主办的中医学校里学习,当时放假回家路过一个地方,老乡知道他是医生,想请他看一看一个正在发热的病人。但见病人高热口渴,又不出汗,说是因为天太热,打了深井的凉水洗澡冲凉,晚上就发热了。他觉得这个病人就是典型的大青龙证,他就给开"麻黄六钱,桂枝二钱,生石膏八钱,杏仁五钱,甘草二钱"一剂,然后开好他就离开了。那个年代交通和通讯都不发达,回去以后,他才反思这个方子,不知开得对还是不对。他跑去问陆渊雷,陆渊雷说这个方子有点不伦不类,不像大青龙汤,不像麻杏石甘汤加味,认为这个方子有问题。他不服气,又去问章次公,章次公说:"陆君之言诚然,余所欲知者,乃药后以何方继。"对曰:

"未也。"章师曰："对如此重病，投如此峻剂，而不预谋善后，安危难料，非万全策。"陡闻此教顿觉冷水灌顶，虽欲亟知其果而不能。暑假再返，遂偕造雷家。其父云："服药一煎，不久即出汗很多，怕冷怕热，口渴难过，病好了一大半，深夜服二煎，但汗不如白天之多，不过热未退清。家人以药虽贱却验，又赎一剂。服后，汗较昨天更多，且一直不止，热虽退清，但怕冷更甚，继而四肢亦冷，浑身如冰，四肢抽筋，依次神识昏迷，话也不能说，如此一昼夜，延至深夜而亡。"所以宋道援先生很后悔，才真正体会方中姜、枣很重要，不能不用。他说如果当时他给这个病人开个四逆汤备用救逆也行。所以这经方配伍严谨，相互牵制，每味药都是有用的。

厚朴七物汤生姜用到五两，温振中阳；桂枝才用二两，运行中阳，中阳行运了，胃精才能疏布，阴阳才能够兼顾。所以在这种情况下，既能去除在里的积滞，又能散掉表邪。而且这个方子的后面特别强调，"上七味，以水一斗，煮取四升，温服八合，日三服。呕者加半夏五合；下利去大黄"。这个病人如果呕吐，还得加半夏。这个人如果还有下利，里阳不足，有气陷的可能，得去掉大黄。所以这个方子还是治里实热吗？不是实热。"寒多者，加生姜至半斤"，说明这个方子本来就是有寒的，没有寒怎么说寒多者。寒多的要把生姜再加量，本来用五两的，还要再加三两。实际上就是这个病人平时贪凉饮冷，导致中阳不足，湿浊留滞，再加上感冒引起的。所以在临床上碰见这种感冒的病人，要想到厚朴七物汤，如果中焦阳虚得太厉害，可以加黄芪，实在不行还可加点干姜；如果这个人有下利就去掉大黄，或者再加干姜，灵活加减。张仲景这个方表里双解，在临床上很好用。

三、虚寒逆满的腹满痛证治

我们再看下一条，"腹中寒气，雷鸣切痛，胸胁逆满，呕吐，附子粳米汤主之。""腹中寒气"，这个腹中，有的人说这个"中"作动词解，有的人说"中"是方位词，一是中邪的中，一是中间、中焦。按方位词解，要么是中焦脾胃有寒气，要么是腹部中有寒气。其实两个认识角度都差不多，中医讲贪凉饮冷应该也是外邪。胃和肠是一个开放系统，从口腔到肛门，整个管道跟外界是相通的，开放性的系统一样受外感。贪凉饮冷，胃肠的腠理受凉感冒。所以张仲景说："腠者，是三焦通会元真之处，为血气所注；理者，是皮肤脏腑之文理也。"说明胃肠纹理和皮肤纹理一样。现在年轻人贪凉饮冷，胃肠感冒的多。西医也发现有胃肠型感冒，出现呕吐、腹泻，发热同一般感冒的形式不一样。病人腹中寒气，可能由于贪凉饮冷而中寒，也可能是突然的天气变化导致寒气入中。"雷鸣切痛",雷鸣就是肠鸣比较厉害。切痛,切肤之痛,疼痛剧烈,所以有的学者认为这应该归在寒疝里面。但是这条在胃,不在少腹、小腹。"胸胁逆满",如果是出现在发汗以后,心阳损伤,中下焦的阴寒邪气乘虚上逆,闭阻胸阳,有可能会形成胸痹。现在只是胸胁逆满,由寒凝饮阻所致。寒邪凝滞,水湿内停,胃气上逆导致呕吐,没有上犯至上焦心胸。所以这是个典型的胃肠型感冒。

有的病人吃太多海鲜、自助餐,会导致呕吐;吐是胃气祛邪的表现。因为暴饮暴食,尤其咸寒的海鲜,或冰镇的东西,多食会损伤中阳。治疗应散寒止痛,附子散寒止痛的效果是最好的,尤其是炮附子。又加上半夏半升,曹颖甫的《金匮要略发微》认为半夏这个药,本来就应该用生半夏,泡上几次去掉麻味就行。而现在用矾水煮半夏,煮得烂熟,他认为这用的都是药渣子。本来人家不吐的,用白矾煮过的半夏反而刺激胃导致呕吐,所以他不太主张用矾制半夏,但是现在临床上生半夏开不出来。半夏可辛开散结降逆、和胃化湿。但是半夏和附子是反药,现在临床上一般不敢用。我不主张开反药,中间不可控的因素太多,如果有什么问题讲不清楚,所以我觉得尽量不要放在一起用,这里可以用干姜代替,但干姜的劲小可能不行。附子确实好,百药之长,能通行十二经脉,通经散寒止疼的效果非常好。朱丹溪认为两个药相反相成,化饮尤速,张仲景也不忌。有的老师爱用反药,也是经验问题。

方中还有甘草、大枣、粳米,这是养胃的,呕吐以后病人的胃就会特别虚弱,有些药对胃也有刺激。在百合病篇,百合病吐之后,用百合鸡子汤,也是养胃的。所以吐后胃很难受的,用药要兼顾养胃。我们完全可以把附子粳米汤方子理解成粥方,后面说"上五味,以水八升,煮米熟,汤成,去滓,温服一升,日三服",用了半升粳米,汉代半升有80g。半升粳米煮出来的是较稠的一锅粥,是养胃的。粳米就是比较好点的大米,中医认为大米是养五脏、养脾胃的,因为它得一年四季之气,春生、夏长、秋收、冬藏,"得天地之和,高下之宜,故能至完;伐取得时,故能至坚"。人还是要吃五谷杂粮,不吃五谷杂粮,脾胃、脏腑的功能就会受影响。《黄帝内经素问补注释文》讲"夫稻者,生于阴水之精,首戴天阳之气",上边太阳晒着,下边水滋养着,得天地之精气,最后才凝成粮食,所以养五脏六腑。这个方子实际上就是治疗贪凉饮冷导致寒凝胃肠,引起胃肠感冒、呕吐腹痛。

麦门冬汤也是一个粥方,是培土生金的方子,有人参、粳米、甘草、大枣,培育中土来滋补肺阴,治疗肺阴虚燥热。要掌握住在温的时候不能让火往上走,在清的时候不要伤阳气。就像做饭一样,经常做饭的厨师和一般人肯定不一样,很多东西需要靠自己在临床上体会,读经典有所领会,还要在临床上真正体会用药后病人的气机升降出入如何，效果怎么样。要不断地仔细观察，不能开完方子不管就完了，一定要深入研究病人的服药反应，需要一个慢慢的锻炼过程。中医是比较难学的。

四、胀重于积的腹满证治

接着看厚朴三物汤、小承气汤、厚朴大黄汤，这几个方子，用药是一模一样，但是量的配比稍微有些变化，治疗的病证也不一样，说明张仲景对这个药的配伍，用量的把握，非常的考究。厚朴三物汤在《腹满寒疝宿食病》篇里治疗腹满痛而闭者；小承气汤在《呕吐哕下利病》篇治疗热结旁流，"下利谵语者，有燥屎也，小承气汤主之"；厚朴大黄汤是在《痰饮咳嗽病》篇第 26 条，治疗"支饮胸满者"。《医宗金鉴》说胸满的胸是讹字，原本应是腹字。但是"咳逆倚息，短气不得卧"，这种支饮肯定是胸满。我觉得如果腹胀，可能就不那么喘了。一般喘的人，气呼不出来，吸不进去，胸满憋闷，有窒息感。我有哮喘的体会，我认为支饮胸满，不是腹满，腹胀满的，胸不会那么难受。咳逆倚息，短气不得卧，其形如肿，这就是支饮。在临床上这种病人肺气不降，和大肠之气的通降有一定关系，大肠之气影响肺的肃降功能。所以张仲景泄肺，在《肺痿肺痈咳嗽上气病》篇用葶苈大枣泻肺汤治疗肺气壅滞。中医讲究治病，上工治未病，何也？可以说《金匮要略》从头到尾张仲景都是想办法治未病，不能让疾病发展。葶苈大枣泻肺汤泄肺热，是给邪一个出路。如果肺热，大便正常不秘结，但小便不利，就要使水道通调，用葶苈大枣泻肺汤。其中有大枣，大枣入脾经能补脾气、补脾精，防泻饮伤阴，又能聚饮邪，再通过水道排泄出去，所以《神农本草经》载"主心腹邪气""通九窍"，与甘草不同。

厚朴大黄汤治支饮胸满。肺气不降、胸膺满闷时，光行水泻肺可能不行，还得通腑气，厚朴用一尺，起码有六两，这里张仲景不论斤两，而论长度。大黄用六两，行气和通便的力量都很强，使上闭胸膺之气能降，腑气得通，肺气自然就下降。根据张仲景这个理论，我在临床上治疗一些小孩的咳喘病，本来是感冒，后来变为咳喘，又不出汗，属于肺热的情况，一般首先想到热喘用麻杏石甘汤。但是有的小孩大便秘结燥热，因为平时吃太多，大肠积滞，光用麻杏石甘汤平热喘，肺气降不下来，我就在麻杏石甘汤中加上大黄、厚朴两味药。有时甚至加枳实降气，让腑气畅通，大便得通，肺气则平。所以"支饮胸满者，厚朴大黄汤主之"，支饮即便有腹满，让病人更难受的还是胸肺里的气出不来，新鲜空气吸不进去，那种窒息感憋闷感让人恐惧。厚朴三物汤中讲的"痛而闭者"，痛应该是热性的，腹胀腹痛，是以胀为主的这种疼。因为这一篇讲腹满病，可能腹满就自然地省略了，在腹满篇里还是以满痛为主。闭就是闭塞不通，《说文解字》讲"闭，合门也"，把门合一起叫闭。现在谷道不开，腑气不通，所以张仲景用八两厚朴，120g，再加上四两大黄，五枚枳实。后边张仲景也特别强调了"以利为度"。

《伤寒论》里讲承气汤，小承气汤和调胃承气汤中的大黄都是跟其他药同煮的。唯独大承气汤里面的大黄是后下，厚朴三物汤的大黄也是后下，先煎枳实和厚朴取五升，再放大黄，煮取三升。后下大黄是为了取其通便之力更强。一般认为用大黄，注意气味厚薄。中医认为气味厚的是泻，气味薄的是通，大黄后下取其味薄，那么通泄之力比较强，所以这个方子还是以行气通便为主，在后面也特别强调以利为度。那么这个热邪、热结又不像大承气汤证那种热结成实，大承气汤证的热结成实，会发潮热，一到下午热就重，同时腹硬满而痛。而这里没有到那个热结的程度，还是以气满为主，所以出现"痛而闭者，厚朴三物汤主之"，以行气通便。

要注意这三个方子，小承气汤大黄四两，厚朴二两，厚朴、枳实炙用，所以通便力量强，破气的力量弱。所以有的注家说小承气汤是去邪实通便。厚朴三物汤主要是行气，治疗气胀重于积，以厚朴为君；小承气汤是积重于胀，所以气分药炙用，大黄四两为君；而厚朴大黄汤重用的是厚朴和大黄，相须为用。在临床上使用要看病人具体情况。

五、里实兼少阳证

"按之心下满痛者，此为实也，当下之，宜大柴胡汤。"一般认为这是阳明和少阳合病，里有实邪，又有少阳热郁，所以才出现这种腹满。"按之心下满痛者"，平时就有胀满，胀满拒按，越按满痛越重，所以说此为实也。前面讲腹满心下痞，按之痛者为实，不痛者为虚。这里就是按之满痛，是实证。有人讲"满"是指又满又痛。有人讲这个满是形容词，讲面积，形容整个腹部上下左右都痛，就是腹痛连及两胁。有人讲这种腹痛是相较于前面局限性腹痛，还有后面偏痛。这里也有发热，厚朴七物汤"病腹满，发热十日"，像这种满痛往往有发热，这种发热应该是少阳证的往来寒热，有人又说这个热可能是大肠燥结导致的潮热，但肯定是有热的。张仲景说"当下之"，在临床上这种病人往往会出现一些少阳病证，比如口苦、咽干、目眩，甚至舌苔黄、便秘这一类症状。如果这个病人平时爱饮酒，有湿热，发生外感，可能就夹有湿热，出现肝胆气滞，口苦咽干，甚至往来寒热，但又腹胀便秘，按之疼痛，是实证，所以用大柴胡汤。

要注意的是大柴胡汤，由小柴胡汤加减。用柴胡半斤、黄芩三两、芍药三两，因为有腹痛，一般都用芍药；半夏半升，约60g；枳实四枚、大黄二两、大枣十二枚、生姜五两，用五两生姜，虽然有热，但也注意到里面有肝胆气郁。后世朱丹溪有六郁皆能化火，火郁要发之，所以用生姜五两。生姜本身温中阳，和半夏一起就是小半夏汤，可以温中阳化水饮，降逆和胃。就像前面给大家介绍肝胆和脾胃，相辅相成，关系非常密切。这个方子非常注意肝胆脾胃关系，柴胡疏肝，黄芩利胆；柴胡升肝气，黄芩苦降肝火、胆火。

柴胡用半斤，120g。我还没有见过用这么大量的，我见过刘渡舟老先生用过30g柴胡。古人有可能用这么大量，因为用药是煎一次。不像现在一次开七剂药，一天一剂，甚至一连吃好几个月，古人基本上就是开这一剂药煎一次，分三次或四次服。估计那时同现在不一样，可能吃了就好，不像现在。就像《黄帝内经》说"上古作汤液，故为而弗服也；中古之世，道德稍衰，邪气时至，服之万全"，"当今之世，必齐毒药攻其中，镵石针艾治其外也"，现在可能用的药比较多，古人用这个方子，服药的时间都不太长。

柴胡这个药，北方人用的量比较大，在南方用量很小。温病学家很少用大量柴胡，柴胡能升湿中之热，湿热病人用这个大剂量不行，所以叶天士、薛生白用的量很小。南方柴胡量都很小，用2g、3g，充其量6g、10g。在临床上柴胡用量不要用这么大，因为现在把柴胡列为肾毒性药，最好是在《药典》规定的范围内使用。

柴胡升肝阳之气，黄芩利肝胆，半夏降胃气，芍药柔肝、补肝血。芍药配合柴胡，一个升，一个敛，让肝阳之气上升不至于太过，让肝藏血的同时，又升肝阳。枳实破气，大黄降逆。大枣、生姜既能调和营卫，又能温补中阳，尤其生姜用到五两，量很大，在治疗这种肝胆脾胃病的时候，不要损伤中阳之气。小柴胡汤本来还有人参，对肝胆的调理很好，柴胡升肝阳，人参补脾胃，半夏、生姜和胃，还有大枣，实际上都是在调理脾胃的升降出入，配合得非常好。大柴胡汤能清利肝胆，又能清阳明胃。肝胆胃火旺，往往会出现狂躁。我们大学有个老教授就用大柴胡汤，加一些清热利湿泻火的药除痰降火，治疗这种狂躁和精神分裂症。他用大黄的量较大，这里才用二两，他有时候治疗狂躁病人用量可以加倍，10g、15g，甚至20g、30g都有。这个方子对于肝胆热，尤其是湿热的效果应该很好。张仲景说用于"按之心下满痛者"，腹痛牵涉到肝胆的时候一定要注意疏理肝气。

六、积胀俱重的里实证治

"腹满不减，减不足言，当须下之，宜大承气汤。"这条真正有热结。《伤寒论》非常注重大承气汤，有三急下证。仲景的学术观点是，气血不足的时候，更重视气；阴阳不足时，更重视阳。不是说他不重视阴、血，火热太盛时，也怕阴亡，大承气汤的三急下证，热邪如果深入到中下焦以后，会出现热伤津液。后世温病学就出现三甲复脉，因为热邪到中下焦最容易劫的是肝肾之阴。所以要急下，第一个急下证就是"目中不了了，睛不和，无表里证，大便难，身微热者"，用大承气汤来下，因为这个热已伤肝肾之阴，肝开窍于目，精伤不足，出现眼睛发直，再严重可能就四肢抽搐，成痉病了。第二个急下证是"发热汗多者"，发汗太多，汗出不止。第三个急下证就是与本条类似的"发汗不解，腹满痛者"。张仲景把大承气汤证治腹满列在这里，说明腹满有两种，有热结的腹满，也有大承气的腹满。张仲景创立三急下证是因为发汗本来就伤津，大便不通，热结又重，再不急下的话，热结就消竭阴津。所以这叫釜底抽薪，急下存阴法。应用大承气汤治腹满，千万注意不要损伤阳气。前面讲"趺阳脉微弦"，一定要注意不要损伤阳气，最后还是要温运。"得利则止"，用大承气汤也好，用小承气汤也好，都是以利为度，得利则止。"得下，余勿服。"得下，剩余的药不要再服，不然可能会伤阴伤阳。应用大承气汤的时候一定要注意，得利则止。

七、脾胃虚寒的腹满痛证治

第14条讲大建中汤。可以说和小建中汤是遥遥相对。小建中汤是因虚成损，积损成劳，病发展了很长一段时间，最后形成虚劳证。治疗这种阴阳两虚的虚劳，要用小建中汤慢慢调理中气。小建中汤里面既没有人参，也没有黄芪，这些温补的药它反而没有。小建中气，就是说脾胃特别弱的时候，不要过于温补，不然可能虚不受补。至虚有盛候，有时候虚得太厉害，用一些大补，一补就牙疼、嗓子疼，得慢慢地温补。桂枝汤调和气血最好，是很平和的方子，再加饴糖口感更好，病人也能接受。

这里叫大建中汤证，说明中阳损伤得比较厉害，寒比较重，所以表现为心胸中大寒痛。"心胸中大寒痛，呕不能饮食，腹中寒，上冲皮起，出见有头足，上下痛而不可触近，大建中汤主之。"从心胸到腹部疼痛，痛得不能触碰。拒按，按之痛为实，不痛则为虚。像这种拒按，千万不能当成承气汤证，这是要注意的。"上冲皮起，出见有头足"，就是说有攻窜，疼痛一会儿在这儿，一会儿在那儿。一般固定不动的，是有形实邪结聚，这里是有气窜，是一种气分证。这是寒气凝滞导致的疼痛，"大寒痛"说明疼痛比较厉害。

"呕不能饮食"，这种病可见于妊娠呕吐。可能是平素脾胃虚弱，怀孕后呕吐得很厉害、不能进食，实际上也是一种寒性的呕吐，可能还伴有腹部发凉，喜热喜暖。"上冲皮起，出见有头足"是由受寒以后，寒邪凝滞、筋脉拘急而引起的，现在我们说是肠痉挛，痉挛是因寒而起。有一些妇女在妊娠反应时，如果再贪凉饮冷，最容易出现这种疾病。有的妇女怀孕后老想吃凉的，可能是脾虚有湿，加上怀孕后养胞胎，气血虚，则有热。有湿热，所以贪凉，但凉的吃多了更加损伤脾胃。

再就是暴饮冰镇的凉饮，曾经我的一个学生，喝冰镇啤酒论箱。多年后有一天，我在公园里看见他拄着拐，年轻人像个小老头似的，他得了强直性脊柱炎，这个病关系到湿热，寒湿郁久化热，所以多饮酒不好。像这种寒湿凝滞，张仲景认为要大建中气，寒气凝聚若不及时治疗，有可能会由胃及心，像这里已经提到的心胸中大寒痛，进一步发展可能会出现胸痹心痛。为什么这两篇放在一起论述，就是因为像这种病人病情严重的会出现胸痹心痛。寒凝于外，阴寒内盛，里外都有寒，才出现心阳郁闭，还没到心阳虚衰。现在还只是中阳损伤，所以要赶紧大建中气，顾护中阳，用人参、干姜、川椒。干姜四两，用量最大；川椒二合，川椒的量少一点；人参二两，可见这个时候温阳为主，益气为辅。在《胸痹心痛短气病》篇里讲，阳微阴弦，所以胸痹心痛者，以其阴弦故也。这里腹痛也是阳微阴弦，属于阴寒凝滞、不通则痛导致的寒凝腹痛。所以温阳药为主，用量大一些，人参补气，不能够通阳。后世有的医家讲附子无姜不热，用附子，不用干姜的话，温热不能散开。所以不仅要温阳，还需通阳，将阳气宣发到四肢，厥逆才能得到缓解。仅恢复肾阳，虽然能通行十二经，但是各有其职，干姜是专门温脾阳的，脾主四肢，能宣通阳气到四肢，厥逆才能得散，所以这里干姜用到四两。

"上三味，以水四升，煮取二升，去滓，内胶饴一升。"要注意过去饴糖有两种，胶饴是液态的一种。还有一种是固态的，固态的糖块里面好多空洞。张仲景用一升，应是液态胶黏的糖，过去吹糖人的那种胶样的饴糖。这个糖是谷芽、麦芽经过反复熬制、不少工序制作而成，不仅仅甘甜，还能顾护脾胃、滋养精血。所以这种病人"呕不能饮食"，只能吃这种甜的、好吸收的、有营养的，慢慢温养脾胃。里面还可适当加药，实际上它就是一个比较甜的营养制剂，用饴糖一升，差不多200多克。"微火煎取一升半，分温再服；如一炊顷，可饮粥二升"，一定要喝粥，粥能养脾胃，"后更服，当一日食糜，温覆之"，不要吃太硬的。

呕吐的病人脾胃很弱，不要去用过于厚味、刺激性强的药去损伤脾胃。大建中汤用川椒、干姜、人参，用量比较猛，目的就是顾护中阳，温散阴寒，不像小建中汤很平和，桂枝汤实际上就是现在做菜的一些调料，大枣、生姜、桂枝、芍药,很平和,再加上饴糖。大建中汤相对来讲力度大,刺激性强,所以饴糖相对占比更多,汤汁稠,减少刺激,所以一定要用饴糖,不过现在饴糖不太好买。

在 20 世纪 70 年代的时候,我们在秦皇岛学习,救治过一个喝敌敌畏的病人。这个喝敌敌畏的人被抬到医院抢救。我们的院长经验非常丰富,让我们洗胃,院长说一定要多洗,洗得越干净后遗症越轻越少。那会儿秋天用凉水给他洗胃,反复灌吐,到了晚上胃痛得厉害。那时候还没想到大建中汤,用的理中汤来治疗这个胃痛,但是喝了理中汤还是疼痛,后来觉得应该加糖。喝了红糖水以后他才慢慢地能喝药。所以胃弱的时候用药,可能喝进去马上就给吐出来。大建中汤还用于一些胸腔、腹腔术后。病人觉得特别冷,因为过去手术都是切开,手术做完以后,用生理盐水把肠子洗干净,再送进去。生理盐水,估计就 10℃、20℃,体温是 36℃左右。病人冷得盖着几床被子都哆嗦,也吃不下去。就得用大建中汤来温暖脾胃,以顾护中气。在临床上这个方子很好用,经方能治疗很多疾病,灵活运用,效果会非常好。

八、寒实内结的胸背胁痛证治

第 15 条是张仲景创立一个温下法,"胁下偏痛,发热,其脉紧弦,此寒也,以温药下之,宜大黄附子汤"。这个温下法对于一些老年人的便秘效果很好。对于一些体弱年老的病人,温下法能散寒去结,达到祛邪,又不伤正的目的。"胁下偏痛",疼痛固定,不像前面"出见有头足,上下痛而不可触近",不是攻冲作痛,是一侧疼痛,所以叫偏痛。如果两侧疼痛的属肝,两胁胀痛,用柴胡来疏理肝气。这是一边疼,应该要排除是不是这个地方长了东西,这里是不是有损伤,被硌的、摔的、骨折等,这是要注意的。但是又有发热,脉紧弦。发热的话,脉应该数,但脉是紧还带弦。这种发热可能就不是真正的热而引起的。"此寒也"所以这里是寒,"宜大黄附子汤",以温药下之,张仲景说一定要用温下法。所以温下法是中医的一个特点,可以治疗老年体弱病人大便燥结,胀满不舒,胁下偏痛。

疼痛而且发热,这种发热是寒凝郁热,寒凝于内,热发于外,所以脉不数,而是紧弦的脉。寒凝在里,逼热于外,不是阴盛格阳、阴阳离决的那种情况。是寒凝结在下焦、在局部,热逼于上。四逆汤有微热,表现为四肢厥逆。这里是腹痛,"胁下偏痛"。所以要注意鉴别,真正到四逆汤证时脉微,这是紧弦之脉,除外了虚证。这也是阴弦故也,所以赶紧去除阴弦,否则会导致阳微,用大黄、附子、细辛。本方制性存用,附子、细辛把大黄的苦寒之性抑制,但是保留大黄泄下通腑的作用，也可以认为是相杀。"上三味，以水五升，煮取二升，分温三服，若强人煮取二升半，分温三服，服后如人行四五里，进一服。"刚才讲张景岳认为宁补勿攻，实在不行，先补一补正气，最后再用攻法，张景岳比较谨慎。

这里细辛二两，约30g，现在细辛用量限3g。细辛限量最早见于宋代，陈承的《本草别说》就讲细辛这味药单用末，不可过半钱，"多则令人闷塞，不通则死"，用量太多令人闷塞，气闷塞不通则死。可能当时因为用细辛，打官司的还不少。李时珍抄到《本草纲目》变成一钱匕了，现在就是3g。不知道李时珍这里是根据什么改的。要注意细辛的用量，但是细辛化痰的效果确实很好。细辛的品种可能有几十种，有的毒性大，有的毒性小，在用细辛时不主张用过量，《药典》规定就是3g。化痰的药很多，比如白芥子、白附子可以替代细辛。细辛酮确实对肾有毒害作用，多用如果出问题很麻烦，虽然可能不一定是细辛导致的。用干姜、吴茱萸、川椒代替细辛散寒都可以，而且川椒还能明目，《神农本草经》记载有，四川人的眼睛好也可能是吃川椒多。这个方子非常好，对于一个久病、年老的病人，实在拿不准的情况，宁补勿攻，先用四君子补一补，补上火了再用小承气汤或者是麻子仁丸泻一泻，这是温下法很好的一个方，在临床上非常有用。

九、寒饮厥逆的腹痛证治

第16条用赤丸，有点像《胸痹心痛短气病》篇的乌头赤石脂丸的那个意思。心痛彻背，背痛彻心，用乌头赤石脂丸来治疗胸痹。用这种大辛大热的药一起治这个胸痹心痛，药量比较大，温散的力量比较强。而这里的药量比乌头赤石脂丸要弱一点，但是有降逆的作用。赤丸四味药，乌头、半夏、茯苓、细辛，乌头和半夏又是反药。所以张仲景那会儿不注意这个，18反歌诀是后世的，可能是金代《儒门事亲》编进去的。我们大学药学院有个老教授，现已去世了，专门研究十八反，还写了一篇文章，大家有兴趣可以在网上查查看。他用一些老鼠做实验，把18反的药喂老鼠，最后总结认为十八反不反，有的放在一起作用加强，效果更好。但是我觉得从老鼠到人，还需要再研究研究，不能作为法律依据，可能不是反药的问题，但是说不清楚。我不太主张用反药，因为病人是人，不能去做实验。但是反药古人常用，尤在泾说：相反相成，化饮尤速，反药化饮效果更好。古人那么说，但是应用的时候还是要注意辨证，我们要特别慎重。

"真朱为色"，就是做成丸以后，放在朱砂里面一滚，外面粘了一些朱砂，所以看到的丸是红的，叫作真朱为衣。有的丸是滑石为衣，就是在滑石粉里一滚，成白色的，实际上这个真朱就是朱砂。古人爱用朱砂，因为它能解毒，能安神。但是李时珍专门记载说朱砂这个药，独用、多用，令人呆闷。人可能因此得痴呆症，最后反应迟钝、大脑有损伤，所以他不主张独用、多用。中药是复合制剂，相杀相畏，有一些药经过配伍以后，毒副作用可能会得到抑制，但是检验出来说药里含重金属就不行。我有个朋友患直肠癌，做手术，当时发现得还挺早。我建议他这个手术做完以后用中药，效果很好，生存率非常高。他说看美国杂志上报道中药重金属含量都超标，他不吃中药。过了 5 年以后去复查，又转移了，跑到美国去治，不到 3 个月，病逝于美国，令人遗憾。直肠癌术后在中国的生存率是非常高的，多是中西医结合治疗的结果。吃中药对生存质量是有帮助，能扶正祛邪，对免疫力、抗病力都很好。

　　这里用朱砂主要镇惊安神、重镇降逆，防止阴寒邪气上逆心胸。已经往上逆了，若再往上逆，就像阳微阴弦，最后痹阻心胸形成胸痹心痛了。这个药也是一种备用药，像阴寒疼痛，甚至四肢厥逆，要赶紧救治，真要是到心痛彻背，背痛彻心，就要准备用乌头赤石脂丸。像这种腹痛、四肢厥冷，有可能会上逆心胸，所以用药的时候很慎重，温阳化饮降逆，茯苓健脾利湿，乌头祛风散寒、通经止痛，半夏降逆和胃，再加上细辛。细辛，在防己黄芪汤里，张仲景特别提到"下有陈寒者，加细辛三分"。看这里就知道细辛可以温下焦阳气，补下焦命门之火，化下焦的饮邪。这几味药做成丸，真朱为色，做成蜜丸以后，蜜是黏的，在朱砂粉里一滚，外面就变成红的了，所以称"赤丸"。

　　"炼蜜丸如麻子大"，有人讲麻子就是芝麻，像芝麻那么大，可能小了点。有人说是火麻仁，古人说麻子一般是火麻仁。"先食酒饮下三丸"，先食，有人说是饭前吃、空腹吃；有人说是首先吃，疼痛的时候赶紧吃。一定要饮酒送服，酒行药势。酒本身就是温阳散寒的，这里的酒没有规定是白酒、黄酒、红酒，只要是酒就行，能行药势、去寒就行。"日再，夜一服，不知，稍增之，以知为度"，在临床上治疗的时候，首先是量不要一下子太大，可逐步加量。其次是要以知为度，不要过量。

十、阳虚寒实的寒疝证治

　　后面就是寒疝病三方，用乌头说明疼痛得比较厉害。寒疝腹痛的部位是在小腹，我估计不一定是小腹，疼起来可能就到腹部这儿。"脉弦而紧，弦则卫气不行，即恶寒，紧则不欲食，邪正相搏，即为寒疝。绕脐痛，若发则白汗出，手足厥冷，其脉沉弦者，大乌头煎主之。"腹痛得比较重，要用附子来温阳散寒、通经止痛，就是一个止疼药。但是这个止疼不仅仅是抑制疼痛中枢，而是在病机的基础上来止疼，温阳散寒、通经止痛来止疼，用的是大乌头。疼得很厉害，不仅仅怕寒，疼起来连饭都不能吃，还因为疼痛直出冷汗，即白汗出，手足还逆冷，脉沉紧，说明寒比较重。用麻黄附子细辛汤也可以，这里用大量的乌头是为了驱散中下焦的阴寒邪气。乌头大者五枚，"上以水三升，煮取一升，去滓，内蜜二升，煎令水气尽，取二升，强人服七合，弱人服五合。不差，明日更服，不可一日再服"。强调一天不能吃两次，只能吃一次，在治病用药的时候，一定要注意乌头、附子是有毒的，使用既要是它最大的有效量，又应是它最小的中毒量。张仲景很有经验，主张服用乌头、附子以后，有一点瞑眩反应，如醉状，甚至得吐，但不能太重，太重了就是严重中毒。轻微中毒，这既是最大的有效量，又是最小的中毒量，掌握这个量。所以张仲景在附子的应用中特别强调这一点，在前面白术附子汤、桂枝附子汤也特别强调，有时如虫行皮中逐水气，有时说其人如冒状，有时说如醉状。所以《尚书》里特别讲："药不瞑眩，厥疾弗瘳。"服药后没有这种瞑眩反应的话，病就好不了。但这个反应一定要能承受。所以吃乌头没有起效，量还不够的话，不可一天再服。如果再服一顿很可能中毒，应等到第二天再吃，或再适当加量。张仲景发现乌头的毒性还是比较大的，在临床上要注意。

用的乌头就像种姜一样，生姜块种下去，然后出来很多子姜，老姜挖出来晒干，叫干姜。真正的干姜应该是那个种母姜挖出来以后晒干，这个姜是没法吃的，特别粗的纤维。旁边的块根姜叫子姜，即生姜，新鲜的比较嫩，是可以吃的。乌头也是这样，乌头是种下去以后，边上长出来的叫附子，种母本身叫乌头。有的人说附子细而长者谓天雄。有的人说种下去这个乌头不长周围的附子，自己生长的才是天雄。这样看来天雄的劲儿比较大，在《血痹虚劳病》篇里专门有天雄散。也有人说一年生的叫侧子，两年生的叫乌喙，三年生的叫附子，四年生的叫乌头，五年生的叫天雄。这种说法中，这几味药需要栽培的时间都长，现在一般没有种四五年，五六年的。天雄栽培的时间最长，就像人参一样，一年生的人参挖出来没什么用，生长六七年才挖出来的，劲儿比较大。在临床上要注意的是乌头劲儿比较大，和附子有点不同，附子一般是温脏散寒，乌头祛风通络、散寒止痛效果更好，所以张仲景在胸痹心痛、寒疝腹痛的时候用乌头止痛，效果比较好。

十一、血虚寒滞的寒疝证治

当归生姜羊肉汤是一个食疗方。多用于一般产后、术后的病人，比如说腹部手术,像剖宫产术后、阑尾炎术后,或是胆囊摘除以后,往往会出现这种疼痛,包括像顺产的病人,子宫收缩性疼痛,西医除了止疼药,没有合适的药用。当归生姜羊肉汤治疗血虚性寒疝腹痛非常管用。由于大失血后,寒气入侵一类导致的病证,"寒疝,腹中痛及胁痛里急者",两胁疼痛病位在肝,里急,是讲肝血不足导致筋脉拘急,当归生姜羊肉汤养肝血、散寒邪,达到通经止痛的目的,临床应用非常好。后面有一个乌头桂枝汤证,这是有外感,用桂枝汤化乌头膏。留点时间答疑,大家看看还有些什么疑问。

【课堂互动】

问:老师好,刚才提到了大、小建中汤,我记得在《血痹虚劳病》篇第14条小建中汤的原文最后,提到呕家不可用饴糖,以甜故也。大建中汤出现呕不能饮食,但也使用了饴糖。这里如果前后联系的话,就会有相互矛盾,请问应该如何解释呢?

答:因为治疗这种虚劳的病人,有一些病人属于湿热,实际上现在虚劳病并不少。有很多酗酒的病人属于虚劳病,像这种病人往往湿热重,容易呕吐。这种虚劳是由于湿热而引起来的,可以说是虚实夹杂。像这种虚劳可能在张仲景的那个年代少,但肯定有,在现在这个年代是比较多的。现在有一些慢性肝病的病人,可能会出现呕吐,如果病人有湿热,小建中汤就不太适合,毕竟饴糖是甘类药,甘助湿。如果是在二十世纪六七十年代,糖很少,一个月就供应三四两糖,肉也很难买,所以那个时候得湿热的病人很少。汉末战乱,生活条件不好,所以湿热的病人也很少,但也有像唐代诗人所说的朱门酒肉臭一样,以酒为浆的人。有湿的病人不能用,一般气阴两虚,或者舌苔比较薄的可以用。有些有湿的病人,健脾以后湿慢慢化掉。不是说有湿的人就不能用健脾的药,只用化湿的药,苔白的时候,就得用香砂养胃丸、四君子汤这一类,或张仲景的苓桂术甘汤。但是有湿有热的病人,要注意病人的年龄和体质。小建中汤治疗阴阳俱虚的虚劳,如有湿热这种虚实夹杂的情况,要适当化裁。

问:王老师,想请教您一下,在讲到厚朴七物汤表里同治的治法时,应该怎样理解"表证未解,慎用攻下"? 之前我看您的解释是,煎服法里边大黄没有后下,而且后面也没有提到要见利即止。但是大承气汤在《伤寒论》里面明确是属于下法的,而在《金匮要略》,包括方剂书里边也没有明确的下法指示。所以想请教王老师,这个问题应该怎么解释?

答:表里同病,原则上是先表后里。先解表,再攻里。但这样往往有一个问题,就是里气不和,表气不畅。如果里气不和的话,这个表很难解,热不容易退下来。比如在临床上治疗小儿病证,我就发现小孩高热,手脚又冰凉,往往是里面有积,这个热很难退。只是解表这个热退不下来,应该表里同治,要把里气运化开。有一些出疹的病人,里面有积滞,疹子老出不透,给他解表透疹那个疹子也透不出来。因为里面气机不通畅,发不出来。必须通畅胃肠之气,疹子才能发出来。用大黄以后,热结一泻,热也退了,疹子也出了。表里之气是相辅相成的。张仲景这在里面用五两生姜,就是为了鼓舞中焦胃气,胃气能够宣散。但是最后要通大肠之气,用大黄通泄所以表里同病原则上是先表后里,防止在攻里的时候表邪乘虚而入。就像打仗,应先清除外边的敌人,再平息内部的。但是有时候里面乱,外面又进来了,要内外兼顾。所以表里同治,可以缩短治疗的疗程,但是一定要注意胃气。张仲景这里的饮食如故,实际上就是在说,表里同治的时候一定要注意胃气未伤才能够攻里。表里同治在临床上是最常用的方法,解表的药用多少,攻里的药用多少,要根据病人的具体情况来定。死守着先表后里的原则不变,有时候会耽误病情。

问:王老师您好,我有个关于温下法的问题,刚才您讲的大黄附子汤是温下法的代表方,不知道您临床上有没有经常使用这个方?在使用剂量上是如何把握的?

答:我在临床上给那些老年人用这个大黄比较慎重,大黄含的蒽醌类成分容易引起黑肠病,不太敢常用。有的人常吃大黄来排毒养颜,最后肠子全是黑的,所以一般不用。对于一些老年人,我就用肉苁蓉、决明子、火麻仁等温下。用张仲景的法,不一定非要用原方。温药还有干姜、吴茱萸,还有栝蒌可以润肠,这些交换着用。我用大黄不超过10g,一般都是3g、6g,然后配合一些补气药,一定要有一些补气药。现在有的病人开方以后,在网上挨个查,找回来问,医生,这个药能吃吗?所以弄得医生很被动。一般我用大黄量较小,有时还用熟大黄,通常用决明子、栝蒌,甚至火麻仁来代替,能达到同样的目的。经方讲的是辨证论治的一些大法,还得根据现在的饮食结构、社会环境、个人体质、生活环境等适当的化裁变通。像大黄这种药,要注意常用以后它会出现一些副作用,会引起黑肠病。有的人说番泻叶通便挺好,但我不用这个药。

问:王老师,我有一个问题,大建中汤里用川椒来温阳,想问一下,为什么没有用附子呢?可不可以换成附子?或者说换成附子的话和川椒有没有区别?

答:川椒可以温三焦阳气,上温于肺,中焦可以温胃,下焦可以温肾,而且这个药是温散的。所以我认为,仲景用川椒还有一个作用,能利水。川椒能利水除湿、消水肿,在温心阳的同时往下走。附子容易往上走,张仲景把附子和半夏配在一起,因为附子往上走。当然我觉得你用附子应该也可以,不过川椒辛温而麻辣,附子有甘味,因为已经有大量饴糖(约273g)甘缓守中,川椒行散开胃强于附子,更能体现辛甘化阳之力,当然也不能太多,应以甘为主。

问:大建中汤证后面讲要食糜,要喝粥,刚才也提到了不能够太硬,要容易消化的,说明这个人的体质状态应该是很差的、很弱的,那么用川椒不用附子,能不能理解成附子的偏性太强,对这个人来说可能太燥烈呢?

答:川椒用量少,两合才10g,干姜是四两,约60g。附子大热,太刺激、太强,可能对他的胃也不好。饴糖量大,约273g,须辛甘合化,甘而不腻,相互制约。附子大热但解腻开胃可能不如川椒,总之配伍的辛甘可口为好,达到养胃散寒止痛的目的。

五脏风寒积聚病脉证并治第十一

❦ 北京中医药大学　贾春华教授 ❧

一、中风中寒非病因

本篇我想讲的是，不要把风寒理解为病因。如果理解为病因，恐有失原意。张仲景所说的中风和伤寒，论的都不是病因，而现今却把它认为是病因。什么叫受风、什么是感寒？《伤寒论·辨脉法》有"风则伤卫，寒则伤荣"的论述，它是后来"三纲鼎立"的雏形。孙思邈又以卫中风、寒伤营、风寒两伤营卫的原则重新编排《伤寒论》。成无己《注解伤寒论》之时，以卫中风，寒伤营来解释"中风证""伤寒证"。方有执更提出"三纲鼎立"。这是"风伤卫，寒伤营"大体发展的过程。其实仔细看一看，原文中说的是"名中风""名伤寒"，即什么叫中风，什么叫伤寒？我研究中医病因病机的时候，常常在思考这个问题，中医所说的病因病机是什么？看看张仲景说的"太阳病，发热，汗出，恶风，脉缓者，名为中风。太阳病，或已发热，或未发热，必恶寒，体痛，呕逆，脉阴阳俱紧者，名为伤寒"。说得很清楚，是有这种症状叫作这个病，是有了这组症状叫这个证，"名什么"和"因为什么"是两回事。所以章太炎说中国研究《伤寒论》虽有数百家，但研究可以卓然自立者不过两个人，一个是浙江之柯韵伯，另一个是福建的尤在泾。除了这两个人，皆不足道也。章太炎同样认为伤寒中风，是依据症状的命名，也就是"名什么"而非"因为什么"。

现在我要说中风中寒是分类。张仲景在五脏风寒积聚里所说的风寒和现今将疾病划分阴阳相似，它是一个分类。大家可按照风寒的特点对比一下本篇称为中风中寒的条文，看看是不是有下面的特征？凡动者必有风，静者多为寒；清者多属风，浊者多为寒。即风动寒静，风清寒浊。它只是分类，而不是在论述病因。如肺中寒，吐浊涕。从寒邪致病的特征来看，寒不可能导致浊涕，寒一定导致清涕。身运而重，肿胀，喘，都涉及动。本篇条文缺失严重，林亿诸人已经认识到了。

二、肝着的隐喻认知

分析一下"肝着"这一条文,主要是从行为学的角度来分析,因这条条文都是在说行为。"肝着,其人常欲蹈其胸上,先未苦时,但欲饮热,旋覆花汤主之。"我们依次分析条文中的行为,揭示行为代表的临床意义。先说蹈,这个蹈字,有人认为是"搯"字,我记得是殷品之老先生说的,这个字什么意思呢?就是叩、敲的意思。古代"搯""蹈"可以通假,所以蹈既不是踏也不是跳。现在我要问,叩能干什么,敲敲打打有什么用?我们不妨设想一下,如果你一个姿势待久了就会出现胳膊或腿脚发麻,那时你会敲一敲,敲能起到什么作用?能促进气血通畅,也就是说肝着存在气血运行的障碍。"先未苦时,但欲饮热"又说出了一个行为,即在疾病未发作的时候喜欢喝热水,为什么不喝冷水?此体现了血得热则行,得寒则凝的医理。在此想追问一下,中医学所说的"血得热则行,得寒则凝",是凭什么说出的?是看到或感觉到的吗?这是一种隐喻认知,它基于"经脉是河流"的隐喻。大自然的河流,冬则凝结为冰,夏则流动不休,这个道理很简单。中医理论大多是这样来的,如果不信,可以看看《灵枢·经水》篇,该篇的论述更多。经脉是河流,就是通过认识河流而达到认识人体经脉的隐喻。本条行为意义就是这样被分析出来的,蹈其胸上可促进气血流通,常欲蹈其胸上者必有气血不畅。肝着一定有气血运行的障碍,旋覆花汤一定能活血通络。

旋覆花汤的组成是旋覆花三两,葱十四茎,新绛少许。到了叶天士的时候,旋覆花已经成了通络药。但现在用的旋覆花和古人用的旋覆花可能不一样,这不是我的发现,是张锡纯发现的。古人认为旋覆花味咸,张锡纯说现在的旋覆花,一点咸味都没有。张仲景何方中用葱?我想到了白通汤。或问,葱是山东大葱,还是河南小葱?可能不是大葱,应该是小葱。新绛是什么不容易确定,有人认为是新绛的衣服,古人染衣服和现在化学印染不一样,是用带颜色的植物,如红花等。旋覆花汤是一张活血通络的方子,它可以治疗什么病呢?《金匮要略》治疗"男子亡血失精,妇人半产漏下"。

这条失精漏下的条文在《金匮要略》里出现过好几次,最早出现在《血痹虚劳病》篇,这就说明这个以通络为主的方子是可以治疗虚劳病的。虚劳病为什么要以通络为主呢?这源于血痹与虚劳的关系,虚劳是因痹而成劳,所以治疗虚劳的方子都能通经络、行气血。但张仲景所说的虚劳和现在所说的虚劳不是同一种病。古人所说的虚劳相当于现在的虚证,是一类虚弱性病证,而今天所说的虚劳,古人称为"蒸"。《研经言》所谓"今之所谓虚劳,古之所谓蒸也",大家一定要注意病证名称古今含义的变迁。徐大椿发现用张仲景方治疗虚劳无效，而且说仲景治痉病三方疗效殊少。我在不同的场合，反复强调过同一件事，即"虚"的含义。虚的本意是什么？虚的本意是空旷，后来虚已经不是这样的概念了，原有物质的减少成了虚，这是虚实含义的一大变化。

简单地说一下脾约与肾着，我一直考证厚朴一尺的一尺到底是什么？有人说在日本博物馆里存有用尺计量的厚朴，即古人确实有用尺为单位计量厚朴者。但是你看这个尺字，在小篆里"尺"和"斤"非常接近，因而有无可能是传抄之误呢？张仲景所说的三焦和所管辖的脏腑与后世所说的不太一样。肾着更像是什么病？这里的肾说的是部位，虽然不是解剖学中的肾脏，但是是指解剖学中"肾脏"所处的位置。本条所言"肾着"即是腰痛腰冷，并认为其成因是寒湿侵及腰这个"肾之府"。

三、三焦竭部析疑

"三焦竭部，上焦竭善噫，何谓也？师曰：上焦受中焦气未和，不能消谷，故能噫耳。下焦竭，即遗溺失便，其气不和，不能自禁制，不须治，久则愈。"说的什么意思？教材多把它解释为功能抑制，不把它解释成衰竭，解释成衰竭就需要治。"竭"的本意到底是什么？竭有轮流、背负意，表示前边一个后边一个互相影响。中焦与上、下焦的关系犹如前边抱一个，后边背一个。看一下《平脉法》讲："三焦不归其部，上焦不归者，噫而酢吞；中焦不归者，不能消谷引食；下焦不归者，则遗溲。"竭指的不归，不归是什么意思？就是擅离职守，不坚守职责。本条文"三焦竭部，上焦竭善噫，何谓也？"后边解释却是上焦和下焦的问题。据此可以推测本条条文可能存在错简。条文所问当是"三焦竭部"。故应该做这样的调整：把"上焦竭善噫"，移到"师曰"之后。那就成了"三焦竭部，何谓也。"我调整得对不对？看看成无己《注解伤寒论》中的《平脉法》。成无己说："《金匮要略》曰：'上焦竭，善噫，上焦受中焦气，中焦未和，不能消谷，故令噫耳。下焦竭，即遗尿失便。'以上焦在膈上，物未化之分也。不归者，不至也，上焦之气，不至其部，则物未能分化，故噫而酢吞……"以成无己治学之严谨，当不会肆意删减，其引文可证今版《金匮要略》之失。调整之后意思与成无己是一样的。其实这条问的是三焦竭部，而非上焦竭善噫。这是依据理校对原条文做出的调整。

沿着三焦之间相互影响的方向走。"上焦受中焦气未和，不能消谷。"中焦之气不和，继而影响上焦。"下焦竭，即遗溺失便，其气不和，不能自禁制。"三焦竭部突出的是上、中、下三焦在病理状态的互动。三焦为什么会出现问题？《平脉法》说是"三焦无所仰"，《中风历节病》篇说是"三焦无所御"，这两个字因为形似,可能传抄有误。后面又说了什么?三焦不能传导营卫之气。如果把《平脉法》引进来,就不只是说三焦各自气机不能回到原来的部位,而是营卫之气不能回到原来的位置。这又证明了营卫理论是张仲景时代的一个大理论,但是后来营卫理论渐渐地消解,被阴阳理论和气血理论渐渐吸收。营卫理论在叶天士的时候还仍然很常用,大家如果对《温热论》很熟悉的话,就知道他说"辨营卫气血虽与伤寒同,若论治法则与伤寒大异也"。辨营卫气血是与伤寒一样的,只是治法不一样。

四、三焦辨证之雏形

"热在上焦者,因咳为肺痿;热在中焦者,则为坚;热在下焦者,则尿血,亦令淋秘不通。大肠有寒者,多鹜溏;有热者,便肠垢。小肠有寒者,其人下重便血;有热者,必痔。"这个条文它蕴含着一个三焦辨证的问题,是在上、中、下三焦。按照前面的三焦竭部,上、中、下三焦互相影响。讲《金匮要略》的时候说三焦辨证,意在强调对后世温病学"三焦辨证"的启迪。如果将《金匮要略》的"三焦辨证"与后世温病学"三焦辨证"作比较,其最大的区分是三焦所辖脏腑的不同。

诊脉断定积聚的位置,所应用的仍然是映射原理。脉的异常出现在哪儿映射到人体就是哪儿有积聚。在此涉及隐喻认知中的凸显问题。A和B可能没有多少相似的地方,但是只要有一点相似,且只需要抓住一点,就具有家族相似性。什么是家族相似性,简单地说,就是一个人,哪儿像他的父亲,哪儿像他的母亲,哪儿像他的叔叔?你不是整个都像,可能只是眼睛像、头发像,或神态像,或笑的时候像,这就是家族相似性,这就是隐喻凸显,只要有一点像就是相似。

【课堂互动】

问:贾老师,我有两个问题,一个是刚才您说到旋覆花汤时,说古文中的旋覆花和现在的旋覆花是不一样的,那古代的旋覆花我们还能找到吗?

答:现在找不到了,在张锡纯的年代就找不到了。即便原植物还存在,我们也不知道是哪种。但也不可坚信张锡纯所言一定正确,我们只是参考罢了。

问:我第二个问题也是旋覆花汤,《妇人杂病》篇第11条出现了旋覆花汤。治疗肝着的病机我们比较好理解,旋覆花汤的功效是活血通络。但治虚劳病的病机我有点不理解。

答:我刚才已说过"因痹而成劳",血痹、虚劳放在一篇,原因即在"因痹而成劳",所以说通络能治虚劳,旋覆花治疗虚劳意在使气血流通。这和后世张子和的理论是一致，张子和的理论是"陈莝去而肠胃洁，癥瘕尽而营卫昌"，也就是"气血流通便是补"。

问： 贾老师您好。主持老师介绍了您的简历，您主持国家自然科学基金课题很多项，可能我们在座很多年轻老师在科研当中很难找到一个切入点，您能不能简单介绍一下，您是如何把这个经典理论和科研相结合，你的思路是怎样展开的？

答： 我简单地说一下我的课题。我1993年博士毕业，我的博士生导师是刘渡舟先生。硕士导师是安徽的周夕林先生，年龄大一点的人都知道，周夕林先生是研究《金匮要略》的。我1985年在安徽跟周先生学《金匮要略》，硕士毕业工作。2年之后，又考到刘老门下攻读博士学位，博士毕业工作了11年之后，又在黄启福教授、王永炎院士、鲁兆麟教授的指导下从事博士后研究工作。我当时的研究方向是从逻辑学的角度来研究《伤寒论》。从逻辑的角度来研究《伤寒论》，构建《伤寒论》的命题逻辑系统，把《伤寒论》有关方证的句子都变成一个条件句。你看《伤寒论》的条文"太阳病，发热、汗出、恶风、脉缓者，名为中风……太阳中风……桂枝汤主之。"那么你稍微把这些条文做个变化，前面加个"如果"，后面加个"那么"。然后将所有条文的症状替换成A，方剂替换成B，所有的条文就可抽象为"如果A，那么B"，如此则构建了一个条件命题逻辑系统。做这样的研究，是经典和逻辑的结合。这是我第三个国自然课题。

第一和第二个课题是研究张仲景合方机理的。第四个课题是从隐喻认知的角度，探讨中医病因病机的理论，其实中医学的病因病机的理论，都是隐喻的。血得寒则凝，得热则行，是你看到河流的流动，然后想到了血的运行，这就是隐喻认知。第五个课题就是"观其脉证，知犯何逆，随证治之"的逻辑刻画。你怎么通过逻辑学把它刻画出来？第六个课题是，具身心智视域下的中医五行概念隐喻的认知心理语言逻辑研究方案。这就涉及一个词——具身心智。什么意思？就是说我们的心智是涉身的，思维是无意识的，概念是隐喻的。这是第二代体验哲学的基础。如果前几个课题都着重逻辑学、心理学的理论的东西，那么第七个我就转向了中医语言的实证研究。通过心理学的实验——观察脑电和核磁来探讨中医语言。我主要围绕着中医的语言逻辑来做研究，喜欢探讨中医理论为什么是这样？中医理论到底是怎么构建的？而不去探讨这个中药怎么用，中医理论怎么用？

问： 我想问一下，您只是关注伤寒逻辑方面的问题，那您有没有注意过伤寒和温病，还有时方在逻辑上有没有什么不同？这个不同又是什么因素引起的？

答： 逻辑学的范围非常广泛，我刚才探讨《伤寒论》，更多的是从命题逻辑的角度来探讨。粗略地说逻辑学包括经典逻辑和非经典逻辑，现在特别火热的是数理逻辑、认知逻辑。《温病条辨》它属于温病学中的经典，温病范围也很广。如果从条件句的角度看，温病的逻辑和《伤寒论》的逻辑是一样的。为什么是一样的？因为吴鞠通是效仿《伤寒论》写的《温病条辨》，他完全是效仿来写的，所以他们两个没什么太大差异。但是这里面逻辑涉及的范围很广，如果从概念的角度来看，它讨论的概念是不一样的。《伤寒论》到《温病条辨》发生了一个由寒到温的范式的转变。范式是库恩提出来，他在《科学革命的结构》提出了范式。那么范式是什么？其实我们可以简单地把它理解为：科学家共同遵守的一些法则、规则。西医的范式和中医的范式截然不一样，西医学以物理化学为范式，中医是阴阳五行为范式，所以西医不会承认中医，他不承认的原因是双方所遵循的范式不一样。科学最大的创新在于什么？在于基本概念的创新，温病对伤寒最大的改变是在基本概念上进行了系列创新，将外感病因由寒变成了温，这是最大的创新。如果大家对这个看得不清楚的话，可以看看爱因斯坦的相对论，你看了就会知道差异。在爱因斯坦那儿，速度是有限的，你看看是不是？如果速度超过了光速会怎么样？时空逆转。而在牛顿那儿，你爱跑多快就跑多快，因为那时人们看到的速度远远低于光速。最重要的创新就是概念的创新，概念的移植。浏览一下现在的新进展，比如说霍金提出虚时间，很多人没听过虚时间，虚时间是什么？比如说走路，我发现我走错了，我能转过头再回来，他就问那时间能转弯吗？他问的是这样的东西。现在混沌理论提到了一个观点叫因果涌现。首先要知道什么叫因果？什么叫涌现？你得知道这样一个东西，你才知道因果涌现。那么什么是涌现？最常见的就是旋涡，河流的漩涡就是涌现。其实很多人认为经络现象也是涌现，你通过针刺得到的，否则你拿不出来。这就是一些新的概念。了解一些现代的科学技术，你就知道前沿在做什么。我总是跟我的学生说，大科学家钱学森先生有一个著名的观点，就是说当你不知道你要干什么事的时候，你到别的学科去看看，看看人家都在做什么，就知道你该做什么了。

问：老师您好，我有一个问题，您刚才提到说营卫学说在仲景时代还是很注重的，然后到了后世的话，他逐渐被阴阳学说和气血学说所消解，您对仲景时代的营卫学说在隐喻方面的研究有什么体会吗？

答：我有一个博士生做过这方面的工作。探讨的结论基本上是营居卫戍。其实卫很显然保卫的意思，营就是军营，前面守卫打仗，后边提供粮草，营卫理论的来源可能和古代的军事有关。疾病最常用的隐喻是什么？战争隐喻。我们常常把人体发病比作一场战争，发病就是发动战争，正气充足就能抗邪，就像边防很强，外敌就进不来了。疾病痊愈就像是一场胜利的战争。基于这样的隐喻，就出现了营卫的理论。卫就像是卫兵巡逻和保卫，营在后边提供给养。

消渴小便不利淋病脉证并治第十三

～❀ 北京中医药大学　贾春华教授 ❀～

一、消渴

　　《消渴小便不利淋病脉证并治》篇是有关消渴的条文的一个选择性汇集，汇总的目的是便于选方用药。为什么说是一个选择性汇集呢？因为本篇的条文不多。也可能是当时选择的条文很多，囊括所有的有关消渴的条文，但因为散轶现在能看到的只有这些了。

　　"厥阴之为病，消渴，气上冲心，心中疼热，饥而不欲食，食即吐，下之不肯止。"一看就知道，本条文源于《伤寒论》，是厥阴病的提纲。我们不禁要问：为什么厥阴病的提纲证出现在《金匮要略》？通观全篇就能知道，这一篇所以能够成篇，是因为收集了已有的有关消渴和小便不利的条文，组成了这个篇章。因现在只能见到这些条文，所以说是选择性地收集，或者说是荟萃，因为这些条文并不是有关消渴小便不利淋病的全部。

　　先看厥阴病的提纲证。这一条放在消渴病这里，现今有什么意义，或者说它有什么价值。我们先分析一下，厥阴现在一般解释成肝，"消渴"两个字，很显然不应当理解为消渴病的消渴，而只是"渴"，或者说渴得比较严重。接着出现"气上冲心"，即气机上逆冲击胃脘。"心中疼热，饥而不欲食，食则吐"可以把它解释成一个上热下寒。如果在厥阴病篇，要从厥阴病的角度来分析它。

　　《伤寒论》厥阴病篇本来很难解，陆渊雷有"厥阴病竟成千古疑案"的说法。把厥阴病列为"千古疑案"的原因是什么呢？若通览整个篇章，就会发现厥阴病篇条文的前4条和后面的不一样，不能按厥阴病一以贯之地解释下来。这就要谈及版本问题。钱超尘先生是研究这方面的专家，他认为厥阴病篇是附录了《厥利呕哕》篇的内容。宋版《伤寒论》厥阴病篇有"厥利呕哕附"几个字。因为现在看到的《伤寒论》本子，主要是两个版本，一个是宋本，一个是成注本。看到宋本原刻或复刻的人不多，很多人看的往往是成无己的成注本，成注本没有"厥利呕哕附"字样。但宋本《伤寒论》很清楚地记载，在厥阴病篇附上了"厥利呕哕"的内容，这就是现在看到的厥阴病篇。"厥利呕哕"是不是独立成篇呢？可以看看《金匮玉函经》，《金匮玉函经》的"厥利呕哕"赫然独立而成篇。所以现今无论怎么探讨厥阴病，只要不谈及版本的问题，都没有谈到根本。

本篇既然是《消渴小便不利淋病》篇，我们也不妨将消渴解释成现今的糖尿病，尽管有郢书燕说之嫌。现今治疗消渴病，可以用疏肝解郁的方法，但古人治疗消渴病不从肝论治。消渴、消中、肾消，或上、中、下三消，主要涉及肺、胃、肾，而并不涉及肝。现在假如说本条文对糖尿病的治疗有所启示的话：就是可以用疏肝解郁的方法治疗糖尿病，这样的解释确实有一定的临床意义。

"寸口脉浮而迟，浮即为虚，迟即为劳；虚则卫气不足，劳则荣气竭。"本条文是分两步来论述的，先论寸口脉，次论趺阳脉。趺阳脉和寸口脉有不同的主病，其临床意义不一样。先谈"浮而迟，浮即为虚，迟即为劳"，"浮即为虚，迟即为劳"，将这两句话最后的两个字连在一起就是虚劳，我们就可以将消渴病按虚劳来论治，也可以说消渴病是虚劳，这是该段条文的指导意义。再说"趺阳脉浮而数，浮即为气，数即消谷而大坚"，为什么说"浮即为气"，然后又说"数即消谷而大坚"，很明显是胃中有热，热盛逼迫津液由小便而出，肠中的津液就显得不足，因而小便数，大便坚。是中焦热盛的消渴，属于中消。"虚则卫气不足，劳则荣气竭"是应用的营卫理论来解释消渴。我曾反反复复强调过张仲景时代的营卫理论。营卫理论用得很广，后世温病学派卫气营血，也是营卫理论。如果大家对《黄帝内经》比较熟的话，《黄帝内经》是应用营卫理论治失眠的，不像现在说失眠是因为心神不宁，而是认为卫气不能回到体内和营交汇，所以导致失眠，《黄帝内经》时代关于失眠的解释与今天迥然不同。营卫理论在秦汉时期的应用相当广泛，特别是桂枝汤类方剂，大家知道桂枝汤是一个调和营卫的代表方，唐宋时期，很多方子都类似桂枝汤的加减方，也证明那个时候营卫理论比较盛行。从脏腑而言，本条文上段强调心肺，下段强调中焦脾胃，特别是胃热炽盛。

男子消渴，刚才说了"浮即为虚，迟即为劳"，很显然是虚劳。"男子消渴，小便反多"，这里再提"男子"，通篇看《金匮要略》说男子怎么样的，此条之外，大多在虚劳病篇，如"男子平人，脉大为劳，极虚亦为劳"。虚劳病并不限于男人，消渴同样也不只是男人的"专利"。为什么要称之为男子消渴呢？很显然，它和虚劳病有一定的联系，所以可将消渴归属于虚劳病的证治范畴。

我们开始讲肾气丸证。渴不应该出现小便反多，因渴往往是津液不足。条文用了一个"小便反多"，多到什么地步？多到"以饮一斗，小便一斗"，本条的关键是"饮一斗，小便一斗"，从"饮一斗，小便一斗"，起码可看出病人一定很渴、喝水量一定很大，而且小便很多。"饮一斗，小便一斗"的等量描述也说明所饮入的水液没有被蒸腾气化，没被机体利用，所以才会出现饮一斗，小便一斗。这个时候用肾气丸治疗。在此可以用一种隐喻的方法来解释这一现象。隐喻是一个由始源域到目标域的一个映射。烧水、蒸馒头，大家都见过，没做过饭的人也见过，但不知大家是否注意到，如果没有火，壶盖或锅盖一定是干的。有火时壶盖或锅盖才是湿润的。肾气不足，犹如釜底无火，不能蒸腾水液上承，故而口渴。只有温补肾气，水液得化，津液方能上承，才能够不渴。这种隐喻认知的解读实质也是一种映射。

后世中医理论之所以出现肾阳命火，很显然为了需要才构造出来的。为什么这样说？因为在五行之中本来有火，可是为什么不用心火，又构造出一个命门之火或肾中之火？大家都知道"火性炎上"，给任何东西加热，都不会把火放在物体的上方。因心居高位，于是只能加热心以上的上焦部位，所以就必须构造出来新的火来满足火性炎上的特性，这就是理论的构建过程。为什么叫肾气，不叫肾阳也不叫肾阴？因为东汉末年盛行元气论。"一气"的变化只有"通滞、聚散"不涉及调和。之所以出现阴阳，就是"一气"解释不了两者之间的相互作用，要解释两者之间的关系，就必须用阴阳的理论，由气到阴阳基本上是这样的一个发展历程。

"趺阳脉数，胃中有热，即消谷引食，大便必坚，小便即数。"条文有"消谷"和"大坚"，出现了"大便必坚"，也能证明前面"大坚"是大便坚硬。消谷而大坚是大便坚硬、大便闭结。这又涉及消渴病的治疗问题，我们可以看到古人很多治疗消渴的方子都是说"一剂知""二剂愈"，是说一剂药就见效，两剂药就好了。现今治糖尿病还能这样说吗？肯定不能这样说。古今诊断病证的标准不一样，古人诊断消渴病，只要有多饮、多食、多尿即可，吃完药，病人没有多饮、多食、多尿，那就是好了。古人看的是症状，而现今诊断糖尿病可不一样，当今糖尿病的诊断要看胰岛素、C 肽、糖耐量等一系列指标，古今评价的标准不一样。

"渴欲饮水，口干舌燥者，白虎加人参汤主之。"这个条文首先说"渴欲饮水"，那么我们要问，病人想喝什么水？想喝多少水？要把"渴欲饮水"的特点说清楚，病人一定想喝凉水，一定欲大量饮水，这是本方证喝水的特征。再说口干舌燥，口干舌燥也应该有一个特征？它和己椒苈黄丸的口舌干燥有什么不同？这个也要说清楚。肉眼就能看到舌面上没有津液，舌苔应该是比较黄厚且干燥少津，所以用白虎加人参汤。

二、小便不利

"脉浮，小便不利，微热消渴者，宜利小便发汗，五苓散主之。"这个条文的难点在"微热""利小便发汗"，本条有没有表证？如果没有表证，为什么有"微热"？发汗干什么用？很多人把它解释成有表证。如果说没有表证，就要给另外一个解释。本证水蓄膀胱，膀胱经气的输达与布散不利。膀胱经循行于背，主一身之大表，膀胱经气不利，就会出现发热的表证。通过利小便，膀胱蓄水消除，则表证自解。通过利小便而达到发汗的目的。

水逆，原本是指水当下行，今反上出，故名水逆。水逆则当有水停或水阻，本条水停留何处？我们说五苓散是水蓄膀胱，如果水停留在膀胱的话，怎么能喝进水去就吐？是不是相隔太远？而饮停心下，往往会水入则吐。水蓄膀胱能不能水入则吐？只能是两种解释：其一，水虽蓄积在膀胱，但是水越来越多，所以能够出现水入则吐；其二，下焦之水影响到胃之和降，也会水入则吐。

"渴欲饮水不止者，文蛤散主之。""渴欲饮水不止"，是说这个人渴得比较严重，而且喝水也不能解渴，此时当用咸寒清热生津的方法，投与文蛤散。文蛤散中的文蛤是什么？有的人认为是五倍子，有人认为是花蛤、海蛤。然用五倍子者比较少见。花蛤和海蛤与牡蛎相类，牡蛎止渴，文蛤和海蛤也能止渴。文蛤和牡蛎止渴的作用机理是什么？它怎么止渴？百合病里面讲过，"百合病，一月不解，变成渴者，百合洗方主之"。然洗过后仍渴怎么办？用栝蒌牡蛎散。栝蒌牡蛎散就两个药，一个是栝蒌根，一个是牡蛎。栝蒌根生津，牡蛎起什么样的治疗作用？这就涉及牡蛎止渴的机理问题。咸寒止渴怎么止？我认为牡蛎更可能的是通过收敛、止汗、止泻，进而达到止渴的目的。在此又提到方寸匕，过去认为方寸匕应是一个立方体，长、宽、高都具备的一个东西。后来研究发现，方寸匕是一个一寸见方的片状物。

文蛤散之外尚有一个文蛤汤，有人认为本条把文蛤散和文蛤汤两个方子弄混了。现在来看一下文蛤散，"病在阳，应以汗解之，反以冷水潠之，若灌之，其热被劫不得去，弥更益烦，肉上粟起，意欲饮水反不渴者，服文蛤散"。这又涉及几个问题，第一"冷水潠之"，就拿水喷，拿凉水喷，很显然这是一个水疗法的问题。这样的水疗法为什么后世不怎么用了？现在我们能看到的穴位注射，是一个针和水结合的方法，搞针灸的人都知道。古代水疗法、火疗法是两种最常用的方法。张仲景对水火疗法都持有异议，认为这两种方法比较简陋，因此大多是持一种批评的态度。如果你不信，看一看《伤寒论》的火逆证，基本上都说火法误用引发的变证，水疗法后世基本上看不到，水疗法衰落的原因之一，就是冷水"渍之""灌之"可以治疗服五石散发热的病人。服五石散的人少了，没有那么多的发热病人，所以渐渐衰落。现在西医常用物理方法降温，和古人用水疗法解热理无二致。我刚才说了有一个文蛤汤，柯韵伯认为文蛤散和文蛤汤弄反了。"吐后，渴欲得水而贪饮者，文蛤汤主之。兼主微风、脉紧、头痛。"这也是《金匮要略》的条文。主药都是文蛤，一个文蛤汤、一个文蛤散，这两个方子弄没弄反呢？病情较重，用文蛤散，病情较轻，用文蛤汤，医家多持这个观点，所以认为弄颠倒了。我们来看一看，这个条文到底说什么？"吐后，渴欲得水"到底在说什么？很多人都没弄懂，其实它很简单，"吐后，渴欲得水"是一种正常现象，吐后损伤津液，本当饮水来自救。"先呕却渴者，此为欲解"，说得很清楚。关键是它的审证要点在于贪饮，是贪饮能够导致什么问题？《痰饮咳嗽病》篇有一句话，"夫病人饮水多，必暴喘满"，贪饮就饮水多，饮水多了之后，就必暴喘满。因为饮入这么多水，水液不能转输，上犯胸膈，从而导致气短喘满的发生。文蛤汤是干什么的？文蛤汤是治喘的方子，本条文之文蛤汤是在治喘，为什么能治喘？看看文蛤汤由什么药组成？文蛤汤是由麻杏石甘汤，加文蛤、生姜、大枣组成的，所以它是治疗喘的一个方子。除了将文蛤汤视为麻杏石甘汤的加减方，还可以将文蛤汤视为越婢汤的加减方。所以文蛤汤并不治渴，而是治喘，大多数医家都弄错了。

"小便不利者，有水气，其人若渴，栝蒌瞿麦丸主之。"条文开门见山地说出小便不利的原因是有水气，水气和水饮有一定的区别，大家知道第十四篇是水气病篇，为何不叫水肿病篇或叫水饮病篇？它是有原因的，原因就是水和气。我一直认为古人对水很崇拜，因为水是在常温下唯一能够呈现出"三态"变化的物质，古人认为水很神秘，"上善若水"绝不是随便一说。气本来是云气，涉及水和气之间的转换。简单地说，本条是说水饮停聚，小便不利。有人认为"若"是苦，即"其人苦渴"意谓其人为渴所苦，这个时候用栝蒌瞿麦丸治疗。栝蒌瞿麦丸可以从两个方面解释，有水气且小便不利，肯定要利小便，瞿麦、茯苓能利水，栝蒌根生津，山药健脾。为什么渴用附子？本条文所言病证属上燥下寒，渴就像肾气丸的渴，是因为在下之水气不能够被温化、不能上承，"水失温化"是苦渴的原因。方后注有"以小便利，腹中温为知"，通过这个方后注，能看出来前面症状应该有小腹寒凉，否则就不会说"腹中温为知"，"知"就是有效。

"小便不利，蒲灰散主之；滑石白鱼散、茯苓戎盐汤并主之。"像这样叙证过简的条文的解释，大多是以方测证。我认为以方测证有问题，以方测证是测不准的。为什么测不准？因为这样的推理不符合逻辑推理规则，条件命题的推理规则是，肯定前件，可以肯定后件，但肯定后件，不能肯定前件。这是逻辑学的推理规则，必须要遵守。而以方测证，是根据后边的药来测前面的证，你是测不出来的，我告诉你说这病人用桂枝汤，你能告诉我病人有什么证吗？你肯定不知道！"小便不利，蒲灰散主之；滑石白鱼散、茯苓戎盐汤并主之。"说出这句话应该有这样的前提，即这三个方子都能治疗小便不利。但是我并没有说这三个方子能治疗所有的小便不利！有的小便不利可以用蒲灰散，有的小便不利可以用滑石白鱼散，有的小便不利可以用茯苓戎盐汤。所以这样说是因为存在一个全称和特称命题的问题。全称就是所有的，特称是有一个就行，两者是不一样的。这三个方子治小便不利是有效的，就相当于说来了个小便不利的人，先开蒲灰散，蒲灰散无效就换滑石白鱼散，再不行是茯苓戎盐汤，原文大概就是这样的意思。

我们再分析蒲灰散，有蒲灰、滑石，蒲灰是什么？是菖蒲烧成灰？还是蒲黄炭？根据不同的条件，你可以选择不同的解释。滑石白鱼散中的乱发也能止血，也能消瘀，滑石白鱼散治疗湿热瘀血小便不利；茯苓戎盐汤有茯苓、白术，因为方中戎盐味咸，所以认为该方能补肾，即戎盐补肾。我不认为该方有现今所谓的补肾作用，或即使该方能补肾，它补肾的含义与现今补肾的含义也不一样。现在用戎盐主要是外用，加热后布包外敷用。

"脉浮，发热，渴欲饮水，小便不利者，猪苓汤主之。"我们前面已讲过"如渴者，与猪苓汤"，这又牵扯到解表的问题，本条也有"脉浮，发热"怎么没有解表药？我们刚才说了五苓散证有微热，"宜利小便发汗"。本条有脉浮发热，为什么不是表证，小便不利，且渴欲饮水，因何出现脉浮发热？我们只能说是水邪内停，阻碍太阳膀胱经经气，表气不利，由里及表，水去膀胱经气畅达，脉浮发热自解。

三、淋证

"淋之为病，小便如粟状，小腹弦急，痛引脐中。"本条谈到淋，根据条文叙述"小便如粟状"，可知这个淋是石淋。"小便如粟状"，是说小便中含有砂石样的物质，因为有砂石样物质，所以把它诊断为石淋。它表现为小腹弦急，小腹弦急是小腹部按之拘急，痛引脐中，它疼痛牵扯脐中，往往会让我想到西医诊断的泌尿系统结石，如肾结石剧烈疼痛，有呕吐，往往误诊为消化系统疾病。

"淋家不可发汗，发汗则必便血。"这里又提到"家"，"家"是什么意思？仲景所说的"家"，我概括为两种，第一个家就像专家的那个家，有特长的人。淋家就是有"淋"的特长，言外之意就是此人久患淋病。第二个就是家族。"阳明之为病，胃家实是也。"很显然胃家就是胃家族，为什么说家族？因为古人说

"胃家者，统阳明经腑而言"，既包括了经，也包括了腑，就是胃的家族、胃的系统。再有，家就是住的地方，家就是安居乐业的地方。也可以从居住的角度，这个病住在了这个人身上的某处。这个病就长在病人身上，就在这个人的身体上住着，相当于居住的意思。

【课间互动】

问：老师，您今天讲的是消渴，能否与临床的糖尿病结合，介绍您相关的经验？

答：我硕士毕业后，曾做过一段时间的糖尿病研究，后来为什么不做了呢？因为我发现糖尿病的研究越来越细。我看到的治疗糖尿病的研究，侧重活血化瘀的方法。为什么要用活血化瘀的方法呢？糖尿病主要死于并发症，糖尿病主要的损害是血管的损害，无论大小血管都有损害，糖肾病在肾病中占有很大比例。我们研究糖尿病的时候侧重的是活血化瘀方法。活血化瘀法治疗糖尿病大家都知道，是祝谌予老先生提出的，我不能说最早，因为可能古人也有。就是说在我曾见到老一辈人中，祝谌予教授提出用活血化瘀疗法，后来他的学生也主要是从活血化瘀的角度来研究糖尿病。所以我们治疗糖尿病的思路一开始就用活血化瘀的方法。现在活血化瘀法已被泛化，基本上可以说，什么病都可以活血化瘀。在糖尿病的治疗中我们也用益气养阴和补肾方法，活血化瘀法贯穿始终，以预防血管的损伤。

问：请您再深入地介绍一下，相对于气的理论，阴阳理论、五行理论是后世才比较盛行，是这个意思吗？

答：关于气的理论，其重要性无需赘言。中华民族的文化就是一个气的文化，或者说是以气为主的一种文化。东汉盛行的元气论，只是气论的一种。现在讲《中医基础理论》，开篇就是三个学说，阴阳学说，五行学说，精气学说。中医最早借用的可能是精气学说。气是构成世界的基本物质，"通天下一气耳"，单一的气，只能说气的动静、聚散，讲不了别的东西，因为它是单一的东西。所以要想解释更多的事物，要分化出来阴阳，即一分为二。阴阳很显然比精气解释力强，可以用阴阳来解释正邪之间的调和、斗争。精气学说则解释不了这些现象。所以气理论后演化出阴阳理论、演化出五行理论，应该是这样的。我不是说从阴阳衍化到五行，没有这样的意思。阴阳和五行，两个学说在当时是互相渗透的，只是后来气、阴阳、五行发生融合，用现在中医理论来讲大概就是形成了"气 - 阴阳 - 五行"大融合的理论。许多中医学科思维是在这样的理论框架下构建的。

问：刚才您提到栝蒌根有升糖的药理作用，但是我看到现在内分泌科应用栝蒌根其实也是挺多的，不知道您怎么看？

答：是这样，咱们可以说得更广一点。咱们举更有代表性的，研究十八反、十九畏，不同的实验室做出来的结果是完全不一样的。因而有人否认十八反、十九畏，但因为古人有这样记载，所以我们一般按照古人所言行事。对于不同实验室得到的降糖结果应当怎么看，首先，它涉及模型的复制，复制一个高血糖动物模型，早期多用四氧嘧啶、链脲佐菌素，现在用自发性糖尿病小鼠，研究者用这些复制成糖尿病的大鼠、小鼠来观察某个药物的疗效。不同的实验室、不同的统计方法、不同的给药剂量，都可能对实验结果产生不同的影响，各个实验室得到的结果可能就不一样。况且他只是发现单味的栝蒌根有升糖作用，并没有说在复方中会怎么样。这是单味药和复方的差异。就是不同的观察者、不同的实验室、不同的制备模型，都会对实验结果产生影响，从而产生不同的结论。所以不能说栝蒌根对所有的人都有升糖作用。

黄疸病脉证并治第十五

❦ 广州中医药大学　黄仰模教授 ❦

各位同道，今天我们来黄疸病。30 多年前，在我们中国的卫生史上有一个与今天课题有关的事件——1987 年上海暴发了甲型病毒性肝炎（以下简称甲肝）。上海人最喜欢吃毛蚶，而且是不熟的毛蚶。正巧，上海的一批毛蚶感染了甲型肝炎病毒，所以吃了这批毛蚶的人也陆续得了甲肝，发生了黄疸。这种病传染性很强。去探望病人的家属，也被传染了甲肝。

我们从一个病例引入今天的主题——黄疸病。皮肤黄、巩膜黄，中医叫白睛黄。黄到什么程度？黄如橘皮色。这就是两个黄，还有一个黄是病人告诉你的——小便黄。检验科对小便描述都是一样的，淡黄色。当小便颜色像红茶一样，就叫黄疸病。三黄就是目黄、皮肤黄、小便黄。

一、黄疸病概说

黄疸，是诸疸的总称。《金匮要略·黄疸病脉证并治第十五》中就提及由各种原因引起的发黄症状。比如湿热发黄，这个是最常见的；火劫发黄，就是用艾灸、温针等引起的发黄；还有燥结发黄、女劳发黄和虚黄等。《黄疸病脉证并治第十五》以湿热发黄为讨论的重点。

《黄疸病脉证并治第十五》篇篇末提出来黄疸病特征，其实在《黄帝内经》中已有记载。比如《灵枢·论疾诊尺》："身痛而色微黄，齿垢黄，爪甲上黄，黄疸也；安卧，小便黄赤。"《素问·平人气象论》："溺黄赤安卧者，黄疸。已食如饥者，胃疸。……目黄者曰黄疸。"《灵枢·经脉》："脾足太阴之脉……是主脾所生病者，……黄疸。"又说："足少阴之脉……是主肾所生病者，口热……黄疸。"因为《黄帝内经》关于三黄的主证已描述得详细且具体，故仲景不赘述。你看《黄帝内经》讲的都有"小便黄赤""面色微黄""爪甲上黄"。那我们参考《黄帝内经》就可以了。

黄疸的分类，根据本病与脾肾二经的关系，以及结合不同病因、证候可将黄疸分为：谷疸、酒疸、女劳疸、黄疸。另，黑疸有证无方，黑疸是酒疸和女劳疸的转归，属于瘀血疾病，不另立类型。古文中"疸"与"瘅"相通，作热解，如瘅疟。外面一个"疒"，里面一个"单"。在《金匮要略》第四篇疟病篇中就有"瘅疟"一词，意为很热的疟疾。

女劳疸，是黄疸病人因色欲过度，而阴虚生热，看似属虚劳病的范围，或由黄疸病转归而来。色欲过度而发女劳疸，这只是其中一个方面。我认为不一定是这样。而由黄疸病转归而来，倒是很常见。

汉以后，《肘后备急方》言："以黄汗易黄疸，亦称五疸。"《诸病源候论》则根据发病情况和出现的不同症状，区分为廿八候。《圣济总录》又分为九疸、三十六黄。宋以前的医家把发黄与黄疸混为一谈，分类过于烦琐。到了元代罗天益，他根据黄疸的性质将其区分为阳黄与阴黄两类，临床辨证就可执简驭繁，为后世所遵循。后人进一步把阳黄分为湿胜、热胜或湿热两胜等类型，更有利于辨证论治。我们现在就是按照这个分类的。

二、黄疸病的病因病机

1. 外因　由时邪外袭传变。《素问·玉机真脏论》："风者百病之长也，今风寒客于人，使人毫毛毕直，皮肤闭而为热，当是之时，可汗而发也……弗治，肝传之脾，病名曰脾风，发瘅，腹中热，烦心出黄。"《素问·通评虚实论》："黄疸暴痛，癫疾厥狂，久逆之所生也。"可见本病是由风寒外侵，失治后邪传入里而成。风是很多种病的主要的破坏者。风寒，我们不一定将其理解为自然界的风或者寒，也可以理解为致病因子。我们中医叫致病因子为邪。现代医学认为是感染了微生物，如细菌、病毒等。比如2003年流行的传染性非典型肺炎（SARS），就是感染了冠状病毒。

《伤寒论》中提到的太阳腑证，热与水蓄或热与血蓄也导致发黄（条文125、条文129）；或因误治，火劫发汗致身黄（条文111、条文114）；寒湿在里不解，"身目为黄"（条文259、条文260）；《阳明病》篇中有"身黄如橘子色，小便不利"的茵陈蒿汤（条文260）；"身黄，发热"的栀子柏皮汤（条文261）；"瘀热在里，身必黄"的麻黄连轺赤小豆汤（条文262）等。这一类黄疸也是因风寒外入，郁而不宣，以致湿热蕴于脾胃，湿热既不能通过小便而下泄，又不能通过汗液而解散，于是湿得热而益深，热因湿而愈盛，湿热充于血络致黄疸。

2. 内因　①饥饱失调，饮食不节。运化功能失常，湿浊内生，郁而化热，湿热交蒸，下不得泄，侵入血分，变成了谷疸。"谷气不消，胃中苦浊，浊气下流，小便不通，阴被其寒，热流膀胱，身体尽黄"（条文2），这是和脾胃有密切的关系。②嗜酒。酒助湿热，如狂饮过度，湿热内蕴，不得下泄，进入血脉，成为酒疸。如《寓意草》说:"热淫内炽……故胆之热汁满,而溢出于外,以渐渗于经络,则身目俱黄,为酒疸之病。"

3. 寒湿之邪欲作谷疸的病机 "阳明病,脉迟者,食难用饱,饱则发烦头眩,必小便难,此欲作谷疸。虽下之,腹满如故,所以然者,脉迟故也。"本条文见于《伤寒论》第195条,引述在这里,主要是与谷疸作鉴别。

"脉迟"是脾胃虚寒。"食难用饱"跟脾胃有关,是指脾不能很好地健运。所以"食难用饱",不一定是吃不饱,是说吃不下饭或者吃不下其他东西,勉强吃进去就"发烦"了。由"烦"可知,已影响心神,是心情烦躁。由于气滞而不能很好地运化,湿浊上升,困扰头部,就会头晕。"必小便难"的"必",是肯定词,小便一定会不通畅。"难",是小便困难,完全排不出,或小便通畅但小便量少,或小便黄等。"膀胱者,州都之官,气化则能出矣。"就是指湿浊下流膀胱影响了膀胱的气化功能。"此欲作谷疸",就是想发病为谷疸。医生用下法治之,但病人的腹部胀满还跟原来一样,为什么呢?"所以然者",这是由于病人出现寒的情况,是"脉迟"的缘故。

本条条文病机是脾虚寒,湿浊之邪不能外泄。以证测药,可以采用温运脾阳,建中补土等治法,如四逆汤、茵陈四逆汤、理中汤、茵陈术附汤(《医学心悟》茵陈、白术、附子、干姜、肉桂、炙甘草)、苓桂术甘汤等。

4. 火劫发黄的机理及治则 "师曰:病黄疸,发热烦喘,胸满口燥者,以病发时,火劫其汗,两热相得。然黄家所得,从湿得之。一身尽发热而黄,肚热,热在里,当下之"(条文8)。"以病发时,火劫其汗,两热相得"是仲景在条文里解释黄疸的病机。黄疸病出现发热、发烦,喘的症状,医生用温针、艾灸等治法来发汗。病人本来有热,再用火劫之法治之,就形成"两热相得",火与热相互搏结。我们读张仲景的书,经常会读到"得"这个字,大概是相结合的意思。"然黄家所得,从湿得之",是插入语,表明黄疸病与湿邪密切相关,无湿不发黄。单是内热加外热不会形成黄疸,必定有湿郁热蒸,热瘀血分,才会导致本病。

那么,什么叫"黄家"? "家"泛指病。我们今天可以当医学家、书法家、作家,唯独不要当张仲景的"家"。因为那是指老病号,得了顽固的、反复的病。"一身尽发热而黄",这个发热没有讲多少度。当年是没有体温计的,现在有体温计,常常测量到的体温为36.5℃。也就是说,是病人自我感觉发热。也可以指他觉,就是肤温。医生触摸病人皮肤,感觉他全身发热、体温高,还有全身发黄。"肚热"的"肚",不一定是肚腹,也可能是里热。这里是指里热。

治疗方法,就用八法中的下法。黄疸病的病因病机就是湿,加上"火劫其汗,两热相得",则热在里,热瘀在血分。总而言之,黄疸病的病因病机是湿郁热蒸,热瘀血分。其治法为,若病证以热为主,属于里热,治法当下之。条文没有处方,只给了治法。《金匮要略》的注家沈明宗主张用栀子大黄汤。沪上名医,著名的伤寒、金匮大家曹颖甫用大黄硝石汤。

5. 湿热发黄的脉证 "脉沉,渴欲饮水,小便不利者,皆发黄"(条文9)。"脉沉"主里、主水湿。病人感受湿热邪气,水湿从热化,内蒸上熏,灼伤津液,所以病人不但口渴还想喝水。"小便不利者",是黄疸病的特点,湿热无去路,所以会发黄。

6. 寒湿发黄的证候 "腹满,舌(身)痿黄,躁不得睡,属黄家"(条文10)。在《腹满寒疝宿食病脉证治第十》中,论述过腹满。腹部胀满,是病人自觉症状,也可能有他觉腹部胀满,就是腹部看得见的变胀了。这是由于脾有寒湿,不能健运,所以腹满。"舌痿黄"中的"舌",我们理解为身,是身萎黄。"萎黄"是颜色很暗的黄,不是发亮的那种黄,不是"黄如橘子色"的黄,是属于寒湿发黄。"躁不得睡"是寒湿内停,郁压了阳气,是所谓"胃不和则卧不安"之意。我校邓铁涛教授运用脾胃学说来解释"胃不和则卧不安"。他喜用温胆汤来治疗失眠。"属黄家",是说阴黄多由阳黄转归较为难治。

7. 总论黄疸病病机 "寸口脉浮而缓,浮则为风,缓则为痹。痹非中风,四肢苦烦,脾色必黄,瘀热以行"(条文1)。本条内容为总论黄疸病病机。"寸口脉浮而缓,浮则为风"我们理解为热。"缓则为痹",这里的"痹"不是痹证的痹,而是理解为湿。合起来就是湿热。"痹非中风",这是仲景在条文里就解释了的,这个痹不是受了风邪而痹阻,不是风寒湿邪杂致的痹证。我们科是风湿病科,最常见的就是风寒湿三气杂致的痹证,但这里的"痹"不是。张仲景唯恐读者将"脉浮"当作外感,专门插入"痹非中风"一句,以作为区别。

"四肢苦烦",脾主四肢,湿热在脾胃,脾主持不了四肢,四肢不为我们所调动,四肢无论放在哪里,都不舒服,即四肢苦烦。"脾色必黄",是说脾的颜色就是黄的。"瘀热以行",是指脾脏所蕴积的湿热,溢入血分,行于体表,就发生黄疸。"瘀热以行"的"瘀"字,原来是三点水的,这个"淤"其实是指水渠、水坑被垃圾堵住,不通畅。所以"瘀"就是不通畅的意思。可见,黄都是发于血分的。气分的热不能叫瘀,它的症状只是小便黄赤,而这个"赤"就是红,其实是深黄色,像红茶的颜色。还有小便短涩,但是并不发黄。脾主湿土,脾主统血,热陷血分,脾湿郁遏,就会发黄。

三、黄疸病的分类及其主症

1. 黄疸病的分类 "趺阳脉紧而数,数则为热,热则消谷,紧则为寒,食即为满。尺脉浮为伤肾，趺阳脉紧为伤脾。风寒相搏，食谷即眩，谷气不消，胃中苦浊，浊气下流，小便不通，阴被其寒，热流膀胱，身体尽黄，名曰谷疸。额上黑，微汗出，手足中热，薄暮即发，膀胱急，小便自利，名曰女劳疸；腹如水状不治。心中懊憹而热，不能食，时欲吐，名曰酒疸"（条文2）。

这条条文讲黄疸病的分类。"趺阳脉紧而数"，趺阳脉是足背动脉，古人切脉是按足背的，现在也有人按。趺阳脉候胃气。"趺阳脉紧而数"，仲景解释说"数"就是热，"热则消谷"，胃热能消谷。糖尿病、甲亢病人都是又胃热的，肚子特别容易饿。"紧则为寒"，脉紧则就是有寒了。这个寒不是外感寒邪，而是湿极成寒，脾被寒湿所困，不能够很好地运化，所以"脉紧"指的是脾湿。"食即为满"，是说病人勉强进食就会腹满。满就是胀，要跟第十篇的腹满相联系。

"尺脉浮"为伤肾，尺脉是候肾的，脉本应当沉反而见浮，这不是表证，而是肾阴虚。阳也浮了，就不能很好地闭藏，这属于女劳疸的脉候。趺阳脉本来应当是和缓的，缓如轻风，现在却出现紧脉，湿到了极点就生寒。脾胃湿邪大盛，失去冲和的征象，这就属于谷疸、酒疸的脉候。

"风寒相搏"，风寒泛指病邪，刚才已经解释过，是产生脾胃湿热的根源。"相搏"，我的理解就是相结合的意思。"食谷即眩"，这个谷代表了所有的食物。也就是脾胃有湿热，饮食物能够生热，助长了胃的湿热，湿热上冲则出现头晕。脾有湿热，不能健运，就谷气不消即消化不良。胃中苦浊，湿热浊气就往下流，这造成什么后果呢？会小便不通。"阴被其寒，热流膀胱，身体尽黄，名曰谷疸"，这段话的意思就是脾湿下注，少阴肾经受湿寒的影响，气化不行，胃热下流，膀胱又被热壅，水道不通，湿热无出路，溢入血分，直到全身的皮肤出现黄色。因为与谷食有关，所以叫谷疸。

"额上黑"，颜额是心火的位置，水的颜色是黑的，水色出现在火位，是肾虚而本脏的颜色上泛。肾虚而瘀热内蒸，迫汗外泄，就出微汗。肾水亏而不能济火，则出现手足中热，即手的劳宫穴、足心的涌泉穴发热，病人自我感觉温度升高，又有他觉触温高，经过四诊合参可以发现。我摸过，病人的手心发烫，脚心发烫。

傍晚属阴，阴虚则内热生，热循其所主的时刻发作，所以在傍晚的时刻发作。膀胱急属肾虚，同虚劳病的里急相同。《血痹虚劳病脉证并治第六》中八味肾气丸证，不是就有虚劳里急吗？"小便自利"是指小便是通利的，而不是不利。其发病原因不是因为湿，而是肾虚有瘀热，名叫女劳疸。要注意，"腹如水状不治"这句话。不是水，而是如水状，好像水肿一样，预后不佳。因为脾肾亏虚，功能衰败，所以比较难治。

"心中懊侬而热"中"懊侬"就是病人烦躁不堪的症状,是因为湿热内盛。湿热内壅脾胃,脾失健运,胃气上逆,所以"不能食"。"时欲吐"即纳差、恶心,叫作酒疸。

2. 继述酒疸症状 "夫病酒黄疸,必小便不利,其候心中热,足下热,是其证也"(条文4)。原文第4条继述酒疸症状。第一个字"夫"是语气助词。湿热下流膀胱,影响气化,所以患酒黄疸。膀胱不能气化,所以小便不利。湿热无法排泄,内留在胃,循阳明经脉上熏于心,所以出现心中热。这个"心"不一定是心脏,也很可能是胃。阳明病跟胃有关,如民间就把胃痛叫作心气痛。湿热循经脉下行到足跗部位,出现了足下热的证候。

四、谷疸、酒疸、女劳疸的证治

1. 谷疸证治 利湿清热,祛瘀,茵陈蒿汤。"谷疸之为病,寒热不食,食即头眩,心胸不安,久久发黄为谷疸,茵陈蒿汤主之"(条文13)。

"谷疸之为病,寒热",由于是湿热相搏,营卫之源壅塞不利,即营卫不调,所以出现恶寒、发热的临床症状。这个时候,有些临床医生容易误诊,究竟是感冒还是黄疸呢?其实,这些症状应该是黄疸最早出现的症状。"不食"就是纳呆,湿热致脾失健运,所以不食。"食即头眩,心胸不安"是指谷气助长湿热,湿热上冲,所以头晕、心胸不安。又小便不利,湿热无法排泄,到了一定时间就会发黄,这就是谷疸。

条文在发黄前面加了时间副词——久久,就是指一定的时间或一些时间。在治疗方法上用利湿清热、祛瘀,用茵陈蒿汤来主治。方解:茵陈、栀子利湿清热;大黄下瘀热,佐用苦寒又有下瘀热作用的大黄,与茵陈、栀子共同发挥苦化湿,寒胜热,除浊垢,散瘀滞的作用。垢,就是垃圾。把这些湿浊的东西、身体的垃圾给清除掉。散瘀滞的作用是使胃肠瘀热从小便排泄。大黄有通瘀热的作用。骨伤科医师多用大黄来活血祛瘀。其实大黄本身也有通利的作用,大黄本来是泻下药,但本方用量最少,主要是取其荡涤肠中瘀热,助茵陈、栀子清利湿热以通利小便。

茵陈蒿汤临床适用于湿热内蕴证,其症可见身目发黄、腹满而痛、身热、大便干或黏腻不爽、烦躁、食则头昏目眩、舌红苔黄腻、脉滑数。常用于治疗急性黄疸型肝炎、急性传染性无黄疸型肝炎、重症肝炎、亚急性黄色肝萎缩、婴儿肝炎综合征、妊娠期肝内胆汁淤积症、肝癌等肝胆疾病。在治疗黄疸型肝炎时,我们在本方基础上宜加鸡骨草、郁金、虎杖、丹皮、赤芍、紫草。在治疗病毒性肝炎时,加生薏苡仁、板蓝根、白花蛇舌草等。

我刚开始讲的 1987 年中国最大的一个卫生事件之一，上海甲型病毒性肝炎（甲肝）的流行，就是黄疸型肝炎。我们以前不知道乙肝，只知道甲肝。检验就是验黄疸指数、转氨酶。后来医学进步了，就发现 HAA（肝炎相关抗原）。后来又发现了乙肝、丙肝、戊肝等。甲肝是前几十年最常见的一种病，是散发性的。虽然传染性很强，致死率高，但是得了这个病的人是终身免疫的，不容易再犯这个病。最讨厌的是乙肝、丙肝，不容易治好。还有急性传染性无黄疸型肝炎，只是转氨酶高，没有黄疸，也可以使用茵陈蒿汤。你对重症肝炎的病人进行肝触诊，可以发现，肝应该是变大的，反而缩小了，是急性黄色肝萎缩，这就是重症肝炎，致死率高。包括刚讲的肝萎缩，以及婴儿肝炎综合征、妊娠期肝内胆汁淤积症、肝癌等肝胆疾病，都可用茵陈蒿汤。

讲个案例。陈某，男，26 岁。突发疲倦 11 天，目黄、尿黄 5 天，伴口干苦欲饮、纳差、腹胀。查体见皮肤及巩膜黄染、肝右肋下 1.5cm 可触知、有压痛，黄疸指数、转氨酶高，舌红，苔黄腻，脉弦数。什么诊断？什么辨证？用什么治法？用什么方药？

这个案例诊断是黄疸，谷疸。辨证是湿热，热盛于湿。治法是清热利湿。方药用茵陈蒿汤加味，加板蓝根、麦芽、厚朴。如果在门诊开茵陈蒿汤，区区几味药，病人可能不相信你。20 世纪 60 年代，我在念本科的时候，跟诊一位伤寒的阮老师，开了四逆散原方，共四味药给病人治胃病。病人到了 1 楼缴费，又跑回 3 楼问阮老师："药开齐了没有？"只有四味药，他不相信。因为一般的方子都是有加味的。

日本的汉方医学，没有加味。我们的中医还是允许在经方的基础上，进行辨证论治来加味的。治疗黄疸病多数会加味，可加鸡骨草、白背叶根、虎杖、垂盆草等，或加金银花、连翘等解毒药。在临床上，每个地区有每个地区的用药特点。在广东，我们用鸡骨草用得最多。老百姓喜欢用鸡骨草来清热解毒，茶楼酒店也有用鸡骨草煮成凉茶的。还有田基黄、溪黄草也很常用。

再讲一个案例，是茵陈蒿汤合小柴胡汤治疗黄疸的案例。陈某，男，54 岁。2005 年 8 月 3 日就诊。因"全身发黄、目黄、尿黄、腹痛"到广州某医院住院，诊断为急性胆囊炎。经过 10 天的治疗，效果仍不明显。因经济原因出院，继而找到我的门诊。也是诊断为急性胆囊炎。他全身发黄、目黄、尿黄如红茶，又瘦又弱，腹痛，恶心，大便结，舌质红苔黄厚，脉弦滑。检查血总胆红素 138μmol/L，肝功能正常。但是，当你看到他时，会觉得害怕，因为会以为这是肝炎。其他人看到他，也会怕他传染。我就用茵陈蒿汤和小柴胡汤加减：柴胡 10g，黄芩 10g，绵茵陈 10g，栀子 10g，大黄 10g，法半夏 10g，甘草 6g，金钱草 30g，鸡骨草 30g，田基黄 30g。每天 1 剂。治疗 2 周后，黄退、腹痛消失、胆红素正常。

后来随访，病人病愈。

治疗这个病，我就用《金匮要略》也是《伤寒论》的茵陈蒿汤、小柴胡汤。这都是张仲景总结和发扬光大的。关于《伤寒杂病论》，有些人说是张仲景一个人创作的。我不认同，我认为这是集体的创作。张仲景是总结了汉和汉以前劳动人民与疾病作斗争的经验。在序言里说博采众方，这就证明了他总结了当时的医学成就。因为别的医学散轶，而张仲景的这个主流医学留存下来了，所以我们就把张仲景的经方，看作我们的经典方。

还有一个案例，是用茵栀黄颗粒治疗胎黄的。江某，女，于2004年5月15日就诊。就诊时，女婴出生3周，全身皮肤、巩膜黄染如橘子色，小便深黄，唇红，苔黄，脉滑。诊断为胎黄。证属湿热。治宜清湿热。予以茵栀黄颗粒，每次0.5g，一小包，加少量葡萄糖粉溶解后放入奶瓶吸服。每天3次。于1周后随访时，女婴黄退，小便清。

2. 酒疸变证治法 吐、下法。"酒黄疸者，或无热，靖言了了，腹满欲吐，鼻燥；其脉浮者，先吐之；沉弦者，先下之"（条文5）。这个"或无热"与《伤寒论》的或然证相似，是指病人不一定有热。"靖言了了"就是神情安静，语言不乱，是因"无热"。"无热"，我理解为没有很严重的热。但是由于当年没有体温计，病人究竟多少度，谁也不知道。但即使有热也是热度不厉害的。湿热内蕴胃肠，会腹部胀满。"欲吐"就是恶心，是由于湿热上冲引起的。热邪上升，所以鼻子干燥。"其脉浮者，先吐之"，当病位比较靠近上面时，用吐法。"沉弦者，先下之"，当病位靠近下面时，用下法。

3. 酒疸病势向上治法 吐法。"酒疸，心中热，欲呕者，吐之愈"（条文6）。"酒疸，心中热"，是湿热内蕴于胃，所以"心中热"很可能是胃部的。病人自己感觉到有热感，或者不一定是热感，只是在病机上所指的热。"欲呕"，就是想呕，就是恶心，是病势向上引起的，用因势利导的方法治疗，即用吐法。八法中的吐法很常用，不只是治疗酒疸，喝醉酒的人他要呕吐了，医生或者其他人也说，让他吐吧，吐出来就好了。

4. 酒疸证治 清利实热，栀子大黄汤。"酒黄疸，心中懊侬或热痛，栀子大黄汤主之"（条文15）。"酒黄疸，心中懊侬或热痛"中的"酒"是湿热的，湿热渍留胃中，里热大盛，所以要用栀子大黄汤清利实热。栀子、豆豉清泄胃中郁热；大黄、枳实除胃肠积滞。本方与茵陈蒿汤比较，同中有异，两方都用栀子、大黄。茵陈蒿汤以茵陈为君，本方加枳实、豆豉。由此可知，茵陈蒿汤偏重去湿，通利小便；本方偏重清热，除胃肠热滞，使由大便排出。

栀子大黄汤临床用于热重于湿之黄疸病。其症可见身目黄染、溲黄、心中懊侬而热或热痛、不能食、时呕恶、舌红苔黄、脉数。本方主要用于急、慢性肝炎,急性胰腺炎、胆囊炎及复发性口腔溃疡等属热重于湿者。

5. 女劳疸有瘀血证治　去瘀除湿,硝石矾石散。"黄家日晡所发热,而反恶寒,此为女劳得之;膀胱急,少腹满,身尽黄,额上黑,足下热,因作黑疸,其腹胀如水状,大便必黑,时溏,此女劳之病,非水也。腹满者难治,硝石矾石散主之"(条文14)。"黄家日晡所发热"中"黄家"是指比较顽固的黄疸病,或者是患病时间长,或者是经常发的黄疸病。"日晡所发热"就是指大概在15~17时发热,申时气血注于膀胱,酉时气血注于肾,肾为热所迫,则应时而发。女劳疸,是肾虚,太阳之表气亦虚。"此为女劳得之",张仲景在最后解释,这就是"女劳疸"。

肾虚瘀热迫于膀胱,所以就膀胱拘急。由于瘀结,所以少腹部胀满。瘀热夹湿外发皮肤,所以身尽黄,即全身皮肤发黄。热蒸水色上泛于额部,所以额上黑。瘀热在肾,足下热,因作黑疸,迁延日久,这种疸是黑的。腹部胀满好像水肿病一样,这是胞室瘀结。由于瘀入大肠,所以大便是黑的,有时还是烂的。"此女劳之病,非水也",张仲景解释说这是女劳病,不是水气病。"腹满者难治",是由于脾肾两败,所以预后不好。

在治疗方法上需去瘀除湿。方用硝石矾石散。这是一个中成药,是散剂。硝石入血分,下瘀结,矾石入血分,胜湿。两个都是矿石,硝石做火药用的,有小毒,这些都要慎用。硝石矾石散临床适用于肝胆瘀血湿热证。症见:胁痛固定不移,疼痛难忍、入暮尤显,身、目、小便黄,日晡所发潮热,腹满或胀如水状,大便黑,或时溏,或膀胱急,或少腹满,或肢冷,额上发黑,足心热,或便血,或呕血,或肌肤有瘀点,舌紫或瘀斑。本方可用于治疗慢性肝炎、肝硬化腹水、肝豆状核变性、胆结石、囊虫病属于肝胆瘀血湿热者。但要注意用量。硝石每天摄入的量大概在0.5g或0.6~1.5g。相当于大部分情况每天摄入不足1g,最多超1g一点儿。

本方加榧子、使君子、槟榔、茵陈、党参、当归等,可治疗钩虫病。硝石矾石散有对胃刺激的副作用,故不宜空腹服用。应在早饭或晚饭半小时后服用本方。在初服本方时,若胃部有嘈杂反应,可酌减药量,待不觉嘈杂时,再渐增药量。方中大麦亦可用小麦代替。现在得钩虫病的人很少了。在几十年前,浙江省、广东省等种桑养蚕的地方容易得钩虫病。农民光脚踩在"桑基"(种桑树的宽阔田埂)上劳动,容易感染钩虫病。广东顺德的上一代人就有很多患钩虫病的,面色是蜡黄色的。根据文献记载,本证治法多以补肾为主。如偏于肾阴虚的,可用六味地黄丸;肾阴阳两虚的可用八味肾气丸。也可采用《太平圣惠方》的鹿茸散(鹿茸、熟地黄、山茱萸、五味子、黄芪、牡蛎)。

五、其他黄疸的证治

1. 黄疸湿热证治

（1）偏于湿重的证治：利湿清热，用茵陈五苓散。"黄疸病，茵陈五苓散主之"（条文 18）。治法是利湿清热，方用茵陈五苓散。五苓散利水去湿；茵陈清热利湿。

茵陈五苓散临床用于湿盛于热证。其症可见身目发黄，小便不利或短少，肢体困重倦怠，脘腹痞闷，纳呆恶心，便溏不渴，苔厚腻。常用于治疗急性黄疸型肝炎、新生儿溶血性黄疸、小儿胆汁淤积综合征、心源性黄疸等疾患。关键的症状就是肢体困重。病人自觉肢体沉重，脘腹痞闷，纳呆恶心，便溏不渴。便溏是一个辨证要点，有湿才大便变烂。苔厚腻是辨证的一个重要的体征。

讲一个用茵陈五苓散加减治疗寒湿发黄案例。陈某，男，35 岁。目黄、身黄、尿短黄 1 周，兼有身热不扬，皮肤瘙痒，恶心纳少，厌食油腻，脘腹胀满，口干不欲饮等，舌苔黄白厚腻，脉细滑。西医诊断为甲型病毒性肝炎。中医辨证为寒湿发黄。治宜利湿清热。方用茵陈五苓散加减：茵陈 30g，茯苓 12g，泽泻 10g，猪苓 10g，白术 9g，黄芩 10g，板蓝根 15g，佛手 10g，丹参 15g。服药 4 天后胃纳正常，皮肤瘙痒止，尿黄变浅。2 周后症状基本消失。（这是我院风湿病科治案）

（2）黄疸病热盛里实证治：用下法，方用大黄硝石汤。"黄疸腹满，小便不利而赤，自汗出，此为表和里实，当下之，宜大黄硝石汤"（条文 19）。"黄疸腹满，小便不利而赤"中"赤"代表什么？代表深黄色。"自汗出"这个症状，张仲景给我们做了病机的叙述，"此为表和里实"。在表上是平和的、调和的，在里是实的。我们主要用下法针对里实，即清热通便，利湿退黄。用大黄、硝石攻下瘀热，栀子、黄柏苦寒清热。

大黄硝石汤临床可用于热盛里实证。其症可见身目发黄，腹满拒按，便秘，溲黄，汗出口渴，苔黄等。常用于治疗急性、亚急性重症肝炎，病毒性肝炎伴肝硬化，胆结石，急性胰腺炎，急性胆囊炎，急性胃炎等消化系统疾病。对于治疗急、慢性重症肝炎，尚可酌加丹皮、赤芍、紫草等。对于治疗胆石症，可酌加赤芍、金钱草、鸡内金等。

（3）误治变哕证治：温胃以降呃逆，用小半夏汤。"黄疸病，小便色不变，欲自利，腹满而喘，不可除热，热除必哕。哕者，小半夏汤主之"（条文 20）。"黄疸病，小便色不变"，下焦的湿热未从热化，所以小便的颜色没有变黄。由于脾胃虚弱不能健运，所以病人腹泻，或者想腹泻。脾胃虚寒，清阳下陷，所以腹部胀满。浊气上逆即喘,病机属于脾胃虚寒。此时,仲景告诉我们不可除热,即不要用苦寒清热。如果误治会出现什么情况呢?就会出现哕证。治哕的方法就是温胃以降呃逆,用小半夏汤主治。小半夏汤是治疗呕吐、哕证最好的一个方子。

2. 黄疸病肝邪犯胃证治　和解少阳,扶正达邪,用柴胡汤。"诸黄,腹痛而呕者,宜柴胡汤"(条文21)。"诸黄,腹痛而呕",这是肝邪犯胃。按照五行学说,这是木乘土,就是肝木乘脾土。用什么汤?没有明确用小柴胡汤还是大柴胡汤,只说"宜柴胡汤"。诸家说法不一。根据病机和证候,用小柴胡汤较为适合。小柴胡汤能治腹痛作呕,有疏肝和胃的功效。有的注家凭空加上潮热、便硬来凑合大柴胡(如《医宗金鉴》)。也有以呕而腹满来附会小柴胡汤的。此说法以为小柴胡只能治腹满,不能治腹痛,甚至要去黄芩加芍药,才能定痛。或者以湿热发黄而论,以热为本,而湿为标,治热宜下,就可用大柴胡汤;若以湿为本,而热为标,治湿宜微汗和解,就可用小柴胡汤。至于如何处理,则根据临证情况,斟酌选择。在临床上,用药如用兵。你是将军、总司令,谁是士兵、员工?李时珍《本草纲目》中记载了1 800多种药,南京中医药大学的《中医药大辞典》也有1 800多种药。但我们常用药物在300~400种之间,这些都是你的士兵。

3. 黄疸兼表证证治　正治法为利小便;变治法为微汗以祛湿热。方用桂枝加黄芪汤。"诸病黄家,但利其小便;假令脉浮,当以汗解之,宜桂枝加黄芪汤主之"(条文16)。

各样黄疸病的正治法是利小便。"假令脉浮",这是条件句。"假令"就是如果,如果身热、脉浮,应当用变治,微汗以祛湿热,方用桂枝加黄芪汤。黄芪固卫气以走表;桂枝汤辛温祛湿,使湿从微汗而出,则热也随湿而俱去。

4. 黄疸燥结证治　润燥消瘀,方用猪膏发煎。"诸黄,猪膏发煎主之"(条文17)。这里"诸黄"是指燥结发黄,用润燥消瘀的方法来治疗。猪膏发煎中的猪膏就是猪油,临床用于津亏燥热瘀血发黄证。症见萎黄而目不黄,小便黄赤,腹满闷或疼痛,肌肤黄而枯,大便干,舌红少津,脉细涩。

本方还可用于妇人肠胃燥热之阴吹证。《金匮要略》第二十二篇中的"阴吹",就是用猪膏发煎来治疗的。阴吹,是前阴排气,就好像矢气一样。有研究发现,阴吹现象可能是人工流产次数太多造成阴道松弛后所引起。大肠津亏、瘀血燥结的便秘也可以使用猪膏发煎。这里要注意的是,大家看看它的煮法是怎么样的?是不是要把猪油加热到高温?由于油的沸点比较高,所以头发一定要放在猪膏里面去煮,再经过高温加热,进行蛋白变性。头发是角质蛋白,角质蛋白只有变性了才有用。张仲景的物理学很厉害,这里就有沸点的问题。

本条文的叙述不详尽。据《肘后备急方》记载，本证应该还有"大便秘结，身体发黄"的证候。《千金要方》《外台秘要》中记载有"少腹急满，大便秘结"等证候。沈明宗说："证显津枯血燥，皮肤黄而暗晦。"

综合各家所说和运用以药测证的方法，可知本证是因为津枯血燥，不能濡润肌肤而出现萎黄的颜色，与黄疸病身目俱黄，鲜明或晦暗，大有区别。津枯则胃肠燥结而大便秘结，血燥则血瘀不行而少腹急满，宜用猪膏发煎润燥消瘀。

5. 萎黄证治 补益气血，方用小建中汤。"男子黄，小便自利，当与虚劳小建中汤"（条文22）。萎黄证，治法以补益气血，方用小建中汤。小建中汤临床用于气血虚弱之虚黄证。其症可见面黄及周身肌肤淡黄，或萎黄无泽，心悸，眩晕，倦怠乏力，纳呆少气，舌淡苔白，脉虚或细。

男子患虚黄，妇女也有患虚黄，如血液病、妇产科病都可出现虚黄，都可以考虑用小建中汤来治疗。"小便自利"是重要的鉴别点。因本病多有小便不利，如第2条谷疸"小便不通"、第4条酒疸"小便不利"、第9条"小便不利者，皆发黄"，唯独肾热女劳疸，则小便自利。可见，男子黄不属于湿热黄疸，而属于虚劳范围。其病因是劳伤过度或失血。

"劳"包括体力劳动、脑力劳动。在仲景时代，以体力劳动为主。我们现在以脑力劳动为主。加班熬夜、看手机都会耗气伤血。白天上班已经在电脑前工作了8个小时，回到家还要看手机到三更半夜，气血不虚才怪！很多人患了"信息饥饿综合征"，恨不得把全世界的信息看完才舒服。还有失血，妇产科、骨伤科、血液科的病人都经常会出现失血。

虚黄，是皮肤黄而干萎无泽，目睛不黄，小便自利。黄疸，是遍身发黄，眼目亦黄，色如橘柚，或晦如烟熏，小便不利。这是虚劳黄与黄疸不同之处。治法，以虚劳病，小建中汤为例。此外，补益方如黄芪建中汤、人参养营汤、十全大补汤等均可随证选用。

六、黄疸病的治疗要点及预后

1. 以脾气盛衰作为预后诊断 "黄疸之病，当以十八日为期，治之十日以上瘥，反剧为难治"（条文11）。本病大抵以十八日作为一个顺逆转折点。因黄疸是脾土受病，黄是脾土的颜色。以五行合四时来说，土无定位，寄旺于四季之末各十八日。当值土旺而脾气至，约在十日以上，恰好得生旺之气，战胜病邪，则虚者当复，实者当通，正胜则邪却，为易治；假如超过十日而病不减轻，反为加重，是邪胜正负，病就逆转，难于治疗。

这是古人的说法，这说明，早期治疗重要。早期治疗是要早发现早治疗。如果治疗效果不好，则可能很危险。当遇到黄色肝萎缩、重症肝炎的病人，越治越差时，我们要告知家属情况，并发病重通知书。

2. 从证候说明病机向外向内，为黄疸预后诊断 "疸而渴者，其疸难治；疸而不渴者，其疸可治。发于阴部，其人必呕；阳部，其人振寒而发热也"（条文12）。黄疸成因是脾胃湿热，如病至渴，湿从热化。瘀热虽行于外而发黄，但热仍在胃内，消耗津液，邪重热盛，津液枯涸，所以黄疸病合并口渴，则难治。黄疸病若不渴，是邪浅热轻，津液未伤，就较好治疗。

黄疸病"发于阴部"，"阴部"指里，必定会出现呕的症状，这是胃液伤而脾气衰。脾衰不能运化水液，水液内停而上逆，所以导致呕吐。"阳部"指浅表，病人因病邪侵及卫气而"振寒"。病邪阻遏营气而"发热"。注意，这不是恶寒而是振寒，是怕冷到肢体振动，盖两三张棉被都不暖。这个时候应引起注意，病人很有可能发热。治疗可以根据第16条"假令脉浮，当以汗解之"，微汗以泄黄势，故说可治。与《脏腑经络先后病》篇中第12条"病在外者可治，入里者即死"的意义相同。

3. 酒疸误下变黑疸的证候 "酒疸下之，久久为黑疸，目青面黑，心中如啖蒜齑状，大便正黑，皮肤爪之不仁，其脉浮弱，虽黑微黄，故知之"（条文7）。"酒疸下之，久久为黑疸"是指酒疸误下后的变证，指症状，并非指黄疸的其中一种分类。症见目青面黑、大便黑，水一天天地枯竭，血一天天地变瘀。

"久久为黑疸"，是指发病不是一天形成的，是慢性病程。水亏血瘀，肝肾本色外泛。所以，目青是肝的颜色外泛，面黑是肾的颜色外泛。"心中如啖蒜齑状"，"啖"是指吃，像吃了"蒜齑"，即捣碎姜、蒜、韭菜。胃中有灼热感，是胃内有湿热，即"心中"出现懊憹的证候。瘀热下注于肠，所以大便黑。瘀热痹阻阳气不能外达，所以皮肤出现瘙痒、麻木不仁。阳分热而阴分亏损，其脉是浮弱的，面部皮肤是呈黑色为主，兼夹黄色，所以称"黑疸"。

七、小结

本篇讨论了由湿热、火劫、燥结、女劳、虚劳等各种不同病因引起的发黄证候。还涉及有关变证、兼证的处理，且以谷疸、酒疸、女劳疸为重点。

1. 成因 本病的成因主要是湿热侵入血分。谷疸、酒疸属于脾胃湿热，女劳疸属于肾之瘀热。

2. 辨证

（1）谷疸的主证：不食，食则头眩，心胸不安。（小便不利）

（2）酒疸的主证：心中懊憹或热痛。但如果黄疸、谷疸热甚于内者，皆足以致此，不专属于酒疸。（小便不利）

（3）女劳疸的具体症状：日晡发热而反恶寒，膀胱急，小便自利，额上黑，足下热，大便必黑，时溏。

以上分类，目前已很少应用。后世医家把本病概括地分成阳黄和阴黄两类。阳黄是色黄鲜明如橘，近于实，近于热，多为黄疸初起；阴黄是色黄晦暗如烟熏，偏于虚，偏于寒，多形成于黄疸后期。根据证候，谷疸、酒疸可归入阳黄；女劳疸和黑疸可归入阴黄。本篇重点讨论湿热，而略于虚寒。

小便利与不利，是湿热黄疸与虚证黄疸的辨别重点。谷疸、酒疸小便不利，女劳疸、虚劳发黄小便自利。

3. 治疗　治疗以利小便为原则。微汗或攻下是针对表和里实的变治。其余疏肝和胃，温胃降逆是兼证及误治胃虚的权变处理。

篇内方剂共十首。除虚劳发黄和燥结发黄的萎黄证不属黄疸范围外，治谷疸用茵陈蒿汤；治酒疸用栀子大黄汤；治热盛里实用大黄硝石汤；治湿重于热用茵陈五苓散。由此可知，湿热可分湿胜、热胜和湿热两胜三类。湿胜可用茵陈五苓散；热胜可用栀子大黄汤和大黄硝石汤；湿热两胜可用茵陈蒿汤。

女劳疸有瘀血的，可用硝石矾石散。若病邪在表而表虚，宜桂枝加黄芪汤。若兼少阳证者，宜柴胡汤。如误治变呕哕者，宜用小半夏汤先治其哕。

【课堂互动】

问：黄老师好！刚才听完黄老师关于黄疸病的介绍，获益良多。在这里，我有两个小的疑问，请老师解疑。第一个问题关于课程最后提到的"酒疸下之，久久发为黑疸"条文。如黄老师所言，其中提及的黑疸，指的是一种症状。是说酒疸在经过误治后，易发为黑疸，比如谷疸。那么，仲景为什么以谷疸举例？而是以酒疸为例来进行说明？其中是否有特别的含义？

第二个问题就是关于黄疸病愈后的。条文说了黄疸症愈十八日以上，为什么是十八日？是否有特别深的含义？我很害怕讲《黄疸病》篇，因为我感觉比较难理解。我在临床中也不怎么看黄疸病，可能在临床应用中，关于这一篇的理解不能发挥很好的作用。所以我讲这篇的时候不能讲得特别顺畅，请黄老师帮我解决一下。

答：你这个问题很好。我觉得是这样的。其实黄疸、谷疸、酒疸都可以变成黑疸。这个分类只是古人的一个分类。现在我们都是用阴黄、阳黄来分类的。现代医学是属于慢性肝炎、肝硬化这一类。到了疾病的后期，他才会出现脸黑，特别是肝硬化后期阶段。慢性肝炎的病人就很可能会出现黑疸。

还有一个是为何以十八日为期的问题。古人就是这样，大概就是以四季之末的十八日为限度。其实这也只是大概，是强调早期治疗的必要性。治疗十八天而黄疸不退的话，肯定是重病。用药十八天，并不一定是指十八天，可以是十多天。若治不好的话肯定是重症，越治越糟糕，直到药石无灵，超出了我们的医药的能力范围了。现代医学认为是有毒，用大量的解毒药。用大量的葡萄糖护肝。有病毒就要解毒，而中药用茵陈蒿汤。能治好就治好，不行就病情加重。这个问题是强调早期治疗的重要性，不要斤斤计较是否十八天。反正，当你治了十天左右都没有好转时，要注意是否病情太重了，超过了我们医生的能力。

问：您好，黄老师。请教一下，刚才您讲的虚劳发黄和燥结发黄，这应该也是黄疸的一种，那它们的病因是什么？在临床当中什么样的病人会出现这样的黄疸？

答：燥结发黄和虚劳发黄类似。病人都有眼睛发黄，微微黄染。但小便通利的。没有出现小便色黄如浓茶，没有巩膜发黄如橘子色。茵陈蒿汤不治疗虚黄，茵陈蒿汤证是胆的疾病，是黄疸，不能归到虚劳里。有不同程度的小便不利，胆红素升高，则肯定是肝胆疾病，如胆石症、胆囊炎、胆管炎等。

问：不会形成萎黄吗？

答：小便是通利的。血液科的病，如再生障碍性贫血就会萎黄；出血性贫血，如月经量多、崩漏，那不是很黄吗？

问：有没有可能是其他的疾病后出现黄疸？治疗后期用下法治疗虚劳发黄，可以吗？

答：可以用下法。虚劳发黄，相当于我们现在血液科的病，或者其他科的病出现了血液的瘀滞。心跳加速是血虚的黄，萎黄。

问：想请教黄老师两个问题。第一个是小问题，《黄疸病》篇的硝石矾石散，里面这两味药，其中硝石是用哪个？我看有一些地方说是火硝。还有一个矾石，我们临床当中是开明矾、枯矾，还是白矾？这是第一个问题。

还有一个小问题，咱们条文里面的第2条，在刚才您讲的时候，我没听太清楚。就是"阴被其寒，热流膀胱"这句话应该怎么去理解？教材上说"阴被其寒"中其"阴"指太阴。这句话前面还有一句为"紧则为寒"。我觉得书上解释有点牵强，不知道黄老师能不能给我解释一下。

答：硝石矾石散，我没有这个方子的临床经验，我不是治疗肝胆病的。但是我的导师认为，这个硝石是做火药用的。硝石的主要成分为硝酸钾和硝酸钠，它的用量是0.1g。芒硝又叫含水硫酸钠。矾石主要化学成分为十二水合硫酸铝钾。按照我的理解，应该是明矾，这就是硝石矾石散。

　　接下来第二个问题。"浊气下流，小便不通，阴被其寒，热流膀胱，身体尽黄"这段条文应解释为中焦湿热下注，膀胱即前阴受其湿热，气化受阻，小便不通，湿热无从排泄，郁蒸而成黄疸。

　　问：黄老师，我想问一下，在您讲的治疗胎黄的医案中，您用了茵栀黄颗粒。这个茵栀黄颗粒，它不是茵陈蒿汤的。（黄老：现在中药厂做的）。其实，我们在给学生讲的时候也会引入类似的医案。但是学生就会提出茵栀黄颗粒用的不是大黄，是黄芩。那么，要怎么样跟学生解释更合适？

　　答：金银花、黄芩清热解毒。黄芩也清热祛湿，另外，茵栀黄颗粒是去湿热为主。也就是说，我们现在是有清湿热的治疗方法的（问：但是茵栀黄颗粒就没有大黄），黄芩清湿热更好，大黄也不一定是清利湿热的最好的选择。大方向没变。

惊悸吐衄下血胸满瘀血病脉证治第十六

~ 北京中医药大学　贾春华教授 ~

一、动即为惊，弱则为悸

"寸口脉动而弱，动即为惊，弱则为悸。"这是惊和悸主要的区分。动是动脉，动脉就是其脉如豆。古人的描述很有意思，豆子是什么豆子？是黄豆还是小豆，还是什么豆？这豆子是在哪儿？是在桌子上放着？还是锅里加热？古人并没有告诉我们，我觉得这个动应该是跳动的、一蹦一蹦的，但只是感觉而没有依据。因为人受了惊吓，脉往往怦怦跳，就像放在锅里被加热的豆子。《五脏风寒积聚病》篇讲脉如按葱叶，如按葱叶该怎么按？是葱生长在地里，你用手按？还是把葱拔出放在桌子上按？大家能告诉我答案吗？这涉及具体操作的问题，我们应怎么掌握？还有《水气病》篇，按之如旋盘、旋杯怎么区别？我认为它是一个厚度的问题，心下坚大如盘，都像盘子那么大，那边如旋盘或旋杯就应是一个高度的问题。这个到底是怎么按的？我的理解就是往下沿着边缘按的时候，厚一点的像杯子，薄一点的像盘子，应该是这样的理解。现在说的动脉，怎么摸这个脉？其脉如豆，那豆子处于一个什么状态？什么样的豆子？动而不休，强调的是跳得快，脉跳得快称之为惊，按之无力称之为悸。补充说一下，外来触动所致的惊恐称为惊，没有外来干扰的悸动不安称为悸。其脉象一个动一个弱，分别对应实证、虚证。治疗方法，一个重镇安神，一个养心安神。

二、吐衄下血

"尺脉浮，目睛晕黄，衄未止；晕黄去，目睛慧了，知衄今止。"本条以脉诊与望诊相结合推测衄血预后，即摸脉同时看看眼睛或问问视物情况就可以判断衄血能否停止。"目睛晕黄"怎么理解？是医生看到？还是病人诉说？是医生看到黑睛旁边有月晕一样的东西，或者病人诉说看东西发黄。"晕黄去，目睛慧了"就是晕黄已去或视物清楚，就知道衄将停止。

"从春至夏衄者太阳，从秋至冬衄者阳明。"这里的阳明和太阳只作表里解，没有更多的深意。也可以说我找不到另外更好的解释。太阳在表，阳明在里。那么从春至夏阳气是在外的，这个时候就说衄在太阳；秋冬时候阳气已经到里，所以说衄在阳明。

"衄家，不可汗，汗出必额上陷脉紧急"，本条存在一个断句的问题。陷脉紧急，陷脉指的是在一个部位，即位于太阳穴的，这个脉叫作陷脉，是一个专有名词。大家都知道《黄帝内经》有句话叫"风雨寒热不得虚，邪不能独伤人"，这是一种断句方法。另外一种断句方法就是"风雨寒热不得虚邪，不能独伤人。"上海的凌耀星教授主张虚邪两个字是必须连读，不能在虚和邪之间断开。我们也说虚邪贼风，很清楚虚邪是一个东西，贼风是一个东西，虚邪是一个固有名词，陷脉与此相同。断句不同就有不同的解释。

"病人面无色，无寒热，脉沉弦者，衄；浮弱，手按之绝者，下血；烦咳者，必吐血。"这个条文怎么解释呢？它叙证很简单，但是解释起来很难。通过摸脉就能知道是衄血还是下血？摸摸脉就知道是鼻子出血还是便血？这不太符合我的观念，可能有人能做到，但我做不到。"病人面无色"是说病人面无血色，血脱则色白，血少则面色无华或面色萎黄。无论是中医和西医，只要看到这个人面色㿠白，就知道病人血虚或贫血，"无寒热"是没有外感，是在排除外感病。如果血虚就应有出血的原因。在已知道血虚或贫血的前提下，然后摸脉，若脉见沉弦，多主肝肾阴虚，肝火上炎，伤及阳络则衄血；若脉见浮弱，重按则无，为阴血下脱，虚阳上浮所致，多见于下血之人。这只是给脉与出血间的关系做个解释而已。也可能衄血和下血只是阳络伤和阴络伤，《黄帝内经》说："阳络伤则血外溢，血外溢则衄血；阴络伤则血内溢，血内溢则后血。"我再强调一下，解释的真和事实的真是两回事。就像我前面说的，一个是事实，一个是意见或观点。解释是观点，事实就是事实。"烦咳者，必吐血"，烦咳就是反反复复的咳嗽，烦咳导致吐血，是源于肺气上逆引动胃气上逆，从而发生吐血。

"夫吐血，咳逆上气，其脉数而有热，不得卧者死。"关键是解释"不得卧"的含义，不得卧很显然是前面的"咳不得卧"，说明咳嗽严重，咳不得卧比咳嗽更严重，因为反反复复的咳嗽一定会引发频繁的出血，所以疾病就危重。吐血不是咳血，如果是咳血就会说"咳唾脓血"，肺痈讲得很清楚。咳血源于肺，吐血源自胃，胃为什么会吐血？从第7条可知，"夫酒客咳者，必致吐血。"它说的"烦咳者，必吐血"是说"酒客烦咳者，必致吐血"。为什么酒客吐血？因为酒客嗜酒，湿热内蕴，灼伤胃络，胃络损伤就容易出血。因为反复咳嗽，肺气上逆引发胃气上逆，自然就要吐。因为胃络损伤，血自然就吐出来。什么叫极饮？就是痛饮、豪饮。后边又说"不得卧者死"，咳嗽而不得卧，咳嗽越来越剧烈，反复的咳嗽就会导致反复的出血，反反复复出血就会危及生命，所以说"不得卧者死"。将第5条、第6条、第7条连在一起来解释，就解释清楚了。

"寸口脉弦而大，弦则为减，大则为芤，减则为寒，芤则为虚，寒虚相击，此名曰革，妇人则半产漏下，男子则亡血。"这个条文三次出现。《血痹虚劳病》篇言男子"亡血、失精"，本条强调出血故去掉"失精"，到了《妇人杂病》篇更将"男子则亡血失精"去掉，因为妇人病篇不应出现男子。这个条文很奇怪，为什么会多次出现，其意已不可知？本条之"减"其意同紧，本条论妇人半产漏下、男子亡血的脉象是革脉，革脉是芤紧脉的复合脉。

三、瘀血

"病人胸满，唇痿舌青，口燥，但欲漱水，不欲咽，无寒热。"主要是说病人的症状，是说瘀血表现唇痿，瘀血阻络，阴血不能上荣于唇，所以出现唇痿；脉络瘀阻则现舌青。口燥涉及血和津液的关系，《水气病》篇说得很清楚，"血不利则为水"。就是瘀血阻碍了津液的输布，所以出现了口燥。津液失其宣布，所以就口干；阴液不虚，所以不发热。这里没有明显的寒热征象。"脉微大来迟"，脉大并不代表有力，脉迟当是血液运行迟缓。可将"微大来迟"解释为涩脉，即往来不流利。腹满是瘀血阻气所致。

"病者如热状，烦满，口干燥而渴，其脉反无热，此为阴伏，是瘀血也，当下之。"前条是无寒热，本条"病者如热状"，这个如热状是什么意思？可以把它理解为有瘀血的发热，它发热就应该有个特点，晚间发热。营血证往往是夜热早凉。烦满可以理解为反反复复的胀满，它属于通感，通感就是我们的感觉错位如秀色可餐，就是一个通感。再举个例子，打喷嚏的声音比咳嗽的声音更明亮一些，也属于通感的修辞方法。声音是拿耳朵听的，而明亮是用眼看的。通感是修辞学的一个方法。烦本身和满没什么关系，四肢烦重，烦是什么意思？从修辞学的角度来看，这属于通感。这个烦满是胸满或腹满，烦满能触摸到吗？医生能检查到吗？往往是其人言我满，医生可能摸不到。"口干燥而渴"想喝水吗？想喝水就有津液不足。"其脉反无热"刚才说的发热、如热状，此处重申"其脉反无热"，即没有发热的脉象，没有数疾之脉其实涉及瘀血发热的问题。

瘀血发热怎么治？哪个方子治疗瘀血发热？很显然，瘀血发热可用血府逐瘀汤，很多人认为用多种方法治不好的发热，用血府逐瘀汤效果很好。瘀血发热可用攻逐瘀血法，如选用《金匮要略》的方子，可用大黄蟅虫丸。说到大黄䗪虫丸，就涉及缓中补虚。给大家讲讲"缓中补虚"。原文云："五劳虚极羸瘦，腹满不能饮食……缓中补虚，大黄䗪虫丸主之。"什么是缓中补虚呢？一般的解释说大黄䗪虫丸是攻下药，把它制成丸剂，通过缓慢地攻逐瘀血达到补虚的目的，因而称之为缓中补虚。是这么回事吗？这完全是臆测。缓中补虚其实根本就不是这么回事。说到缓中，就能想到理中、建中、治中之治法，知道有理中汤、理中丸，治中丸、建中汤，那怎么缓中就理解为制成丸药呢？很显然不对，这里的缓是宽，"缓者，宽也"。缓中补虚就是宽中补虚，为什么要宽中呢？因为条文说得很清楚，腹满不能饮食，自然就要宽中，所以缓中补虚和丸剂没什么关系，它和理中、治中、建中应该是对应的。请再看一看，无论治标治本，标本先后，《黄帝内经》《伤寒论》《金匮要略》，是不是只要有腹满的就先治腹满，而不是其他。就是说如果腹满吃不进去食物或药物，那肯定不行，所以一定要知道先治腹满。所以缓中就是宽中，缓中补虚就是宽中补虚，这才是大黄䗪虫丸的功用。

四、证治

"火邪者，桂枝去芍药加蜀漆牡蛎龙骨救逆汤主之。"本条的难点是对火邪的解释，对火邪的解释不同，就导致不同的治法，继而出现对方剂功效的不同阐释。桂枝去芍药加蜀漆牡蛎龙骨救逆汤在《伤寒论》出现过，《伤寒论》是怎么说的呢？"伤寒脉浮，医以火迫劫之，亡阳必惊狂，卧起不安者，桂枝去芍药加蜀漆牡蛎龙骨救逆汤主之。"很显然本条是把"伤寒脉浮，医以火迫劫之"简化成了火邪，这确实是火迫劫之，但是不是火邪。如果把它简化成火邪，桂枝去芍药加蜀漆牡蛎龙骨救逆汤就是治疗亡阳、惊狂、卧起不安的方子。火邪有另外一种说法，《伤寒论》说"太阳病，以火熏之，不得汗，其人必躁，到经不解，必清血，名为火邪"。下血、狂躁名为火邪。这里可有两种置换，如果把火邪置换成烦躁、下血，那么桂枝去芍药加蜀漆牡蛎龙骨救逆汤就是治疗烦躁下血的。它不同于前面所说的桂枝去芍药加蜀漆牡蛎龙骨救逆汤是治疗惊狂、卧起不安的。大家听明白了吗？关键是把火邪置换成什么。如果我们把火邪换成前者就治疗惊悸，如果把火邪做后者解释就治疗下血。无论治疗惊悸或治疗下血，它都可以，因为本篇就是讲惊悸吐衄下血的辨证论治，治疗惊悸很显然有条文明言，治疗下血则需要转译，两者都有依据，你更倾向于哪个？大家倾向于治疗亡阳、惊狂，现在临床上也常用桂枝去芍药加蜀漆牡蛎龙骨救逆汤治疗惊狂类病证。

这张方子里的蜀漆有争议，有人认为蜀漆是常山苗，是祛痰的；而有人认为火劫之后用常山干什么？祛痰药在这应用不太合适。因而认为蜀漆就是黍，就是高粱米。但是如果是高粱米的话，又出现了一个新问题，因为在蜀漆后有"洗去腥"，然而高粱米并不腥。

"心下悸者，半夏麻黄丸主之。"心下悸是胃脘悸动不安吗？人们往往把悸当心悸来解释。心下悸动不安，应用了半夏麻黄丸。半夏麻黄丸这个方子怎么能够治疗悸动？该方的病案不多，只看到何任老先生有一个医案。令一个心下悸动不安的人配服半夏麻黄丸，病人吃完药就不悸动了。大家看看这个方子用量很小，假如这个方子能够治疗心下悸，从中医的角度来看是一种什么样的悸？半夏和麻黄，这两味药都能去水，即都是治水的。由于水停导致心悸，如果真的把"心下悸"的心理解为心脏，那么就是水气凌心。再做个假设，假如这病证真是心脏病，那么这个方子能够治疗什么样的心脏病？说得更具体一点，心跳的情况应当怎么样？大家要知道心慌、心悸的人并不一定心脏跳得快，心率过缓的人同样可以出现心悸。这首方子如果能够治疗心悸，心率慢的心悸用这个方子可能更好，这样也符合中医的理论。

"吐血不止者，柏叶汤主之。"吐血不止这句话蕴含着什么意思？其一，既然说吐血不止，其持续的时间就应当比较长，否则就不能说吐血不止；其二，每一次吐血的量不能过大，为什么这样说呢？如果长时间大量吐血肯定不行，人就完了；其三，出血量不大，总出血，你不可能不治疗，所以一定是经过治疗但是疗效不佳，否则就不会找你来看。原文的分析应该蕴含着这样的一系列情况，即吐血时间长、每次量少，且中间经过治疗，常规的治疗方法无效，所以才用柏叶汤。柏叶汤这首方子到底是寒的还是热？我们看柏叶，性清凉而降，直折上逆之势而收敛止血，干姜温中止血，艾叶苦辛微温，引血下行。我把这个方子列出来是有深意的。

我讲课有几种不讲，第一不讲方解，为什么不讲方解？因为方解是你的意见，只是你这样认为而已。假如有一个同学提问，"老师您怎么知道柏叶清凉直折上逆之势呢"？你怎么知道的？你怎么给学生解释？你怎么知道麻黄配白术可以共逐表里之湿呢？如果你知道，你又是如何知道的呢？所以这是第一不讲。第二不讲，我不讲我怎么治病，为什么不讲？因为你只是这样做了，至于如何取效，其取效的机制你根本就不知道，我一向是这样的观点，所以不讲。也就是说，这完全是一个解释的问题而不是事实。现在我们说柏叶怎么性凉了？这是中医理论形成的问题，柏叶性凉是因为它一年四季常青，虽冬日而不凋，所以性凉。这是柏叶性凉的依据。但前面的语句是不是也可以产生柏叶不怕冷的联想，那它应当性热而不应当性凉，它怎么就是性凉而不是性热呢？同样涉及麻黄，麻黄怎么性温的呢？古人说麻黄不怕雪，麻黄把周围的雪都给融化了，所以麻黄是热的，是这样的解释。这样的解释在于它基于具身认知，就是说人对所有的事物的认识都和身体有关。蚂蚁眼中的事物和大象眼中的事物永远都不一样，我们身体就决定了能够看到什么以及看不到什么。

听声音年轻人和老年人不完全一样，年轻人能听到的老年人就可能听不到。这就和我们的身体有关。中医之所以形成这么多的学说，最主要的原因就是和我们的经历、兴趣、知识结构有着密切的关系，这就是中医理论的具身认知特性。我举个特殊的例子，你看中医认为麻黄是辛温的，藏医认为麻黄是清热的。所以我常问，假如没有寒热理论，我们还能治病吗？学生告诉我不能治病。我说现在西医从来不用寒热理论，西医不也治得挺好吗？就是说这样的理论，它更多的是一种解释。科学之所以好，就是大家有不同意见时，你做做试验，大家只要按照相同的方法来做，看看是不是出现和你意见一致的结果，这就是科学。它解决了大家不同的看法，你只要按照规则，按照给定条件来做，大家都会得到一样的结果。这就是科学与具身认知的重要区别。

"下血，先便后血，此远血也，黄土汤主之。"黄土汤不仅能够治疗远血，还能治疗吐血衄血。"下血，先血后便，此近血也，赤小豆当归散主之。"便后的是远血、便前的是近血，这就是远血与近血的鉴别标准。现在我们来看远血和近血鉴别的标准实际就是距离。大家知道"速度乘时间等于路程"，远血和近血鉴别的标准中有一个假设，即肠道中便的速度和血的速度一样，且参照物是大便。血与便哪个先到，哪个就是近，哪个后到，哪个就是远。古人就应用了这个公式。黄土汤很显然是属于虚寒的，赤小豆当归散属于湿热的。远血偏重虚寒，用黄土汤；近血更偏重湿热，用赤小豆当归散。也就是说虚寒性的下血用黄土汤，湿热性的下血用赤小豆当归散。赤小豆当归散前面已经学过，治狐惑病的"脓已成"。该方常用于治疗肛周疾病，效果挺好，包括癌症术后下血的疾病，直肠病用这个方子挺好，出血时可再加止血药。

"心气不足，吐血，衄血，泻心汤主之。""心气不足"在条文中有违和感，要化解矛盾就要对心气不足做一个解释。先说矛盾在哪呢？泻心汤是苦寒的，心气不足是虚证，虚证怎么能用苦寒药？有两种化解方法，第一种化解方法是把心气不足改为心气不定，这是版本的问题，可从版本上可以找到依据。根据《千金要方》，"心气不足"就写为"心气不定"，不足变成不定，就是热扰心神，这就化解了心气不足和苦寒药之间的矛盾。还有一种方法是，把心气不足作为吐血、衄血一样的结果，那么心气不足这一结果是如何导致的？心气不足是火热耗气、壮火食气的结果，心气不足、吐血、衄血作为结果皆由火热导致。心火导致心气不足，壮火食气，"火与元气不两立，一胜则一负，"这是李东垣的观点。以上两种方法都能化解心气不足与苦寒药之间的矛盾。还有一个问题是大黄黄连泻心汤里面有没有黄芩，《伤寒论》叫大黄黄连泻心汤，《金匮要略》叫泻心汤，两个煎服方法也不太一样。

【课堂互动】

问：您刚才说烦满的烦可以理解为反复，前面湿病篇里面有烦疼。但是我们前面是按照热来解释，可以吗？

答：烦痛、四肢烦重、烦满等带有"烦"字的症状，一般会将烦解释为心烦，是热扰心神导致心烦，往往是这样解释。四肢烦痛，很显然是说四肢疼痛，这就不应该加入一个心烦。这就是我认为"烦"属于修辞学的原因，作者用烦形容疼痛的状态，烦本来描述心的，这里拿来形容痛，属于修辞学的通感，感觉的移位称之为通感。所以把烦痛、烦满解释通感是可以的，当然你解释成心烦也没问题，疼得都让人心烦也可以。什么东西让你烦？反反复复的疼痛，一件不愉快的事物反反复复地出现就会令人烦。

呕吐哕下利病脉证治第十七

山东中医药大学　陶汉华教授

这一篇讲了三个病。一个是呕吐，一个是哕，一个是下利，属于胃肠道疾病，讲到胃肠道疾病，前面有个第十篇《腹满寒疝宿食病》，这两篇都是讲消化系统疾病的。在《金匮要略》中没讲到胃脘痛，胃脘痛的病人归在第九篇《胸痹心痛短气病》中，心痛包含了真心痛和胃心痛，古人胃、心多一起讲，所以在《金匮要略》当中没有单独胃痛的辨证治疗。此篇讲的呕吐、哕都是指胃气上逆。哕证即呃逆，西医认为是膈肌痉挛所致。中医治疗仍然以调胃为主。

呕吐病

在呕吐病中，《金匮要略》提出一个胃反证，是呕吐中的特别证型，这一篇中讲呕吐的辨证有寒性呕吐、停饮呕吐、热性呕吐及寒热错杂呕吐等。

《金匮要略》和《伤寒论》重复的条文有40条。在《呕吐哕下利病》篇这一篇当中有20多条重复，而且在下利当中最多。

第3条原文："病人脉数，数为热，当消谷引食，而反吐者，何也？"脉数，一般主热象，如果有胃热，胃热则消谷善饥，病人应该是口渴、吃得多。但是病人食后"而反吐者"，不是胃热而是胃气虚寒。胃气虚寒的病因是"以发其汗，令阳微，膈气虚，脉乃数"。联系《伤寒论》条文，是指开始是太阳病，有太阳表证，用解表法发汗太过而伤了阳气，导致阳气衰微，膈气虚，中气不足，不能腐熟水谷，所以出现呕吐。虚阳浮越所以病人出现脉数。

过去《中医诊断学》中讲"数脉主热"，后来又加上了"包括实热和虚热"。这个虚热实际上不是有热，是胃中虚冷，这个脉数，在阳虚、虚阳浮越的时候也会出现数象。这个脉数，所反映的热象，是虚热，引申为假热，实际是胃中虚冷。胃热则消谷善饥，中医还有句话"客热不杀谷"，这两个热就有区别了。临床上，甲状腺功能亢进的病人，吃得多、易饥饿，属于胃热。糖尿病的病人也是易饥饿、吃得多，这时候治疗要用清胃热的方法。这个热是指胃本身胃气亢盛所致。胃气正常情况下属于少火，依靠它的热能腐熟水谷，但是胃气亢盛，气有余便是火，此时就变成了一个病理性的火。客热，外来曰客，不正曰邪，这个热也可理解为是感受外邪引起的。现在幽门螺杆菌感染引起的胃炎发热就属于客热。幽门螺杆菌属于外邪，其侵犯人体以后引起胃炎。幽门螺杆菌有点特殊，它不怕胃酸，一般的细菌遇到胃酸都能被杀死，但是这个细菌喜欢胃酸的环境。胃中有郁热病人不但不能够多食，反而吃任何东西都会出现呕吐，这就是"客热不杀谷"。但这个客热应属于真热，《金匮要略》这个地方引申为假热，两者含义有别。这个地方属于真寒假热，胃气大亏，脾胃虚弱。病人胃中没有热量，不能腐熟水谷，反而出现呕吐。其呕吐有个特点，朝食暮吐，暮食朝吐，吃下去以后过了好几小时以后才吐出来，不是吃下去后立即吐上来。中医有句话：食已即吐者责之有火，食久反出者责之有寒，食久反出就形成了胃反证。

这一条原文是外感并误下，或者是误汗，挫伤胸中阳气，胃中虚冷所致。后面还有一条原文："趺阳脉浮而涩，浮则为虚，涩则伤脾，脾伤则不磨，朝食暮吐，暮食朝吐，宿谷不化。"脾约证中也讲"趺阳脉浮而涩"，但两者病机有别，脾约证趺阳脉浮是"浮则胃气强"，有胃热而抑制了脾的运化功能，治疗当用麻子仁丸清胃热润下为主。此指浮则为胃虚，"涩则伤脾"，是指脾胃虚弱。胃主纳谷，脾主磨谷，脾胃虚弱不能够消化饮食，故而导致"朝食暮吐，暮食朝吐，宿谷不化，名曰胃反"，这一条原文是指平素脾胃虚弱的人也会发生胃反。

第4条原文"寸口脉微而数，微则无气，无气则荣虚，荣虚则血不足，血不足则胸中冷"。有人认为此条文散佚不全，一般删掉不讲，但是它代表了一种胃反的病因。平素气血亏虚的病人，也会引起胃反。人体的胃不仅分泌胃液、消化液，胃也靠气血营养。严重贫血的病人、气血不足的病人，消化功能就会减弱。胃气本身不足，腐熟消化功能减弱，所以病人也可以出现胃反。以上从三个方面讲胃反的病因，一是外感病，由于误汗以后又用误下，最后形成了胃反；二是平素脾胃虚弱也可以形成胃反；三是平素气血不足的病人也会形成胃反。三者基本病机都是脾胃虚寒。

治疗胃反的代表方是大半夏汤。方中有半夏、人参、白蜜三味药，方中讲"半夏二升，洗完用"，洗完用是什么意思？是把半夏从地里刨出来以后洗干净，然后泡，泡了以后把水倒掉，反复地泡，直至咬一下舌头不觉发麻的时候，才将半夏入药。反复地泡洗用，就是洗完用。现在临床用的法半夏、姜半夏，或者清半夏都是炮制好的，不用再去泡洗了，过去是需要洗的。半夏二升相当于多少？曾用200ml的量筒在药房量了一下半夏饮片，一升半夏大概100g，二升半夏即约200g。现在看这个用量太大，一般用不了这么大的量。原方煎煮时，是用一斗二升水，一升是200ml，一斗二升就是2 400ml水。加一升白蜜（约250g）反复地扬（和蜜扬之二百四十遍），目的是去其寒取其润，同时借蜜的黏腻性，喝下去之后在病人的胃里停留的时间长一些，使人参和半夏的药效在胃肠中能够充分地发挥出来。再一个，充分地搅、充分地扬，使水和蜜充分地融合，防止蜜在煎药的时候沉在锅底，容易糊锅。且防止蜜太甜，蜜和水充分融合以后，以免引起病人胃不舒服，或导致病情加重。此方煎煮时间很长，一斗二升水加了一升蜜，达到一斗三升，最后煮取二升半，也就是要蒸发掉一斗水多一点，即蒸发掉 2 000ml 水。曾经实验过，蒸发掉 2 000ml 水，得需要煎煮两个小时。煮这么长时间，进一步消除半夏的毒性。

胃反证在临床上常见于幽门病变：如幽门水肿、幽门畸形、胃炎、溃疡，或者是一些占位性病变。治疗胃反，还有一个方子叫三汁饮，就是用韭菜汁、生姜汁、牛乳汁。治疗胃反服药时强调少量频服，即用调羹一点一点地喝，以防服药后呕吐。后有人又加了藕汁、梨汁，和韭菜汁、生姜汁、牛乳汁一起做成了五汁饮。在《本草纲目》中记载朱丹溪治疗反胃，把韭菜捣汁放在牛奶里喝，就是韭菜汁和牛乳汁了。韭菜汁能够散结气、散瘀活血，牛奶能够润肠。治疗胃反证，《本草纲目》上还记载，柿干三枚（带柿蒂）捣烂，配黄酒服。柿干能清热润便、化痰燥湿，能够愈溃疡。李时珍引用《经验方》，说一家三代人都是死于胃反。到了曾孙辈的时候，得到一个秘方，就是用柿子干和干米饭，天天吃，不能停歇。最后其曾孙的胃反证治愈。胃反病，如果是癌症引起的，属于疑难大病，如果用以上方法能够减轻病人症状，延长病人寿命，也是可行的。

医疗目的，无非一是减轻病人痛苦，二是延长病人寿命。病人有病很痛苦，通过治疗他痛苦减轻了或消除了，这就达成目的了。再一个是延长病人的寿命，生老病死，生长壮老已，人总要走向死亡，无非是活的时间长一点，但是活的时间长，还要讲究生活质量。

在呕吐病中，胃反的内容往往提出来单独讲，病因病机、辨证治疗比较系统。

大半夏汤中半夏用量太大，我们没用过这么大的量，最大的量我们用过 30g，因为总觉得它有毒性，用起来不放心。有一病人患贲门失弛症，呕吐一个多月，吃不下饭，瘦得皮包骨头。即到济南某省级医院看病，医院让他做手术，但当时没床位，叫他回家等床位，其间就来看中医。即用大半夏汤、大黄甘草汤配以解痉的药物全蝎、僵蚕。服药一周，病人喝水不吐了，慢慢能喝点米饭稀粥，三周后吃饭基本恢复正常，就没再做手术。

胃寒呕吐，用吴茱萸汤。吴茱萸汤在《伤寒论》上有 3 条原文讲到。一个是 243 条在阳明病篇，一个是 309 条在少阴病篇，一个是 378 条在厥阴病篇。《金匮要略》中有 2 条原文，就是这篇第 8 条和第 9 条原文："呕而胸满者，茱萸汤主之。""干呕吐涎沫，头痛者，茱萸汤主之。"第 9 条和《伤寒论》重复，因此《伤寒杂病论》这本书一共有 4 条原文用吴茱萸汤。吴茱萸一升，大概 60g，生姜用到六两。讲《金匮要略》一定要联系到《伤寒论》，特别是重复的条文。吴茱萸汤温中散寒，降逆止呕，主治中下二焦虚寒，厥阴寒气上逆之证，适宜治疗心下痞满、嘈杂吞酸、干呕、吐涎沫、头痛、肢冷等。

张仲景此方生姜用量较大，用到六两，还有一个方子生姜也用到六两，即是治疗血痹病的黄芪桂枝五物汤。血痹是因为正气有亏，外感风邪引起，治疗血痹病原则是益气祛风活血，故用黄芪、芍药益气活血，桂枝、生姜祛风寒。生姜，现在研究认为它能够促进微循环，对于小血管有扩张作用，所以用生姜一是祛风散寒，再是用其温通经脉。吴茱萸一升，用量较大，有点辛辣，可适当减量。此药温散肝胃寒邪，一个是胃寒，一个是肝寒。

四逆汤条文也与《伤寒论》重复。外感伤寒容易耗伤人体阳气，出现四肢厥冷时，用四逆汤。胃寒导致四肢厥冷时，也可用四逆汤。此篇中呕吐或者是下利，严重时容易脱水导致血压降低、四肢发凉。四逆汤扶阳救逆，原方中附子生用。现在生附子药房要控制，如果一定要用须医生签字。一般还是用制附子，疗效虽慢一点，还是以安全为第一。现在有医生喜欢用附子，而且用量较大，还是要斟酌。中医还是要辨证，因为你用这么大量，一般多数情况下是不会出问题的，但是有个别的一旦出问题了，你不好解释。因为现在有《药典》，《药典》制定了一些用药法规，一旦出了问题，违反了《药典》就没法解释，就像相反药物同用一样。相反药物在《金匮要略》上有三个方子同用了，如果现在将相反药物同用，一旦出现问题是要担责的。每个人体质不一样，对药物的敏感程度也不一样。就像青霉素，可能十之八九的人不过敏，但是你碰上一个过敏的就很麻烦。中药也是，不光是药，食物有时也是这样，有的人吃了大米就离心（注：山东方言，意为反胃、不舒服想吐），有的喝了小米稀饭离心，个人体质不一样。

呕吐轻证，总是吐一些稀痰或清水属胃寒，属饮邪内停，用半夏干姜散。半夏与生姜配伍组成小半夏汤。半夏和干姜配在一起，组成半夏干姜散。干姜温中散寒，守而不走，所以一般胃寒的病人，可以用干姜。配附子也行，但是附子不仅温胃寒，也可温肾阳，也可温脾阳，温中散寒干姜更好些。治疗寒性呕吐，还有小半夏汤。小半夏汤，是治疗偏寒呕吐的一个基本方。

热性呕吐用小柴胡汤，此方也和《伤寒论》的第379条重复。小柴胡汤在《金匮要略》中有几个地方用到，一个是"呕而发热者，小柴胡汤主之"，再就是后面热入血室用小柴胡汤。小柴胡汤实际是一个扶正祛邪的方子，病人外感风寒邪气以后，出现了半表半里的症状，病人表现寒热往来，胸胁苦满。《伤寒论》云："血弱气尽，腠理开，邪气因入，与正气相搏。"血弱气尽提示正气有亏，病人产后血弱气尽，气血亏虚加上感受寒邪，出现郁冒症状；妇人在经期，因失血抵抗力低，感受寒邪，都可患寒热往来、郁冒等小柴胡汤证。故方中用人参（或党参）、甘草、大枣来健脾益气，用黄芩、柴胡来清热，既清里热也可以清表热，再用半夏、生姜（小半夏汤）来和胃降逆止呕。用小柴胡汤时要注意方后注，小柴胡汤在《伤寒论》中方后注上有"若胸中烦而不呕者，去半夏、人参，加栝蒌实一枚"。一个栝蒌大概五六十克，全栝蒌即连皮带子一块用有清热化痰的作用，栝蒌皮偏于理气，栝蒌仁润肠通便。胸中烦热、痰热内郁，故用栝蒌实。病人呕吐不明显，可以把半夏去掉。半夏在方中主要以止呕为主。"若渴，去半夏，加人参，合前成四两半"，原方人参是用三两，再加上一两半，即人参用四两半。口渴加栝蒌根四两，滋阴生津。"若腹中痛者，去黄芩，加芍药三两"，芍药和甘草有缓急止痛作用。"若胁下痞硬，去大枣，加牡蛎四两"，牡蛎有软坚散结的作用。"若心下悸，小便不利者，去黄芩，加茯苓四两"，从方后注可以进一步理解张仲景用药特点和规律。茯苓有定悸作用，联系奔豚病中用茯苓，也是起定悸、利小便化饮作用。"若不渴，外有微热者，去人参，加桂枝三两，温覆微汗愈"，微热即轻微发热，或者是有轻微恶寒，即去人参，加桂枝三两，桂枝配合柴胡来发散风寒邪气。温覆取微汗愈，须盖上被子轻微出汗。"若咳者，去人参、大枣、生姜，加五味子半升、干姜二两"，病人咳嗽加五味子和干姜，张仲景止咳常用五味子和干姜。在《伤寒论》四逆散的方后注也是提到"咳者，加五味子、干姜各五分"。所以在研究和学习条文时，方后注不能忽略。

热性呕吐，也可用第17条大黄甘草汤。食已即吐者，吃下去接着吐上来，一般是由于火热引起。火性急迫，食已即吐者责之有火，用大黄清热、清胃火，甘草来调和胃气。临床诊断热性呕吐，除了食已即吐者外，还会有一些其他胃热症状。

热性呕吐，还有一个方子叫黄芩加半夏生姜汤可用。"干呕而利者，黄芩加半夏生姜汤主之"，是证以下利为主，伴有干呕，是肠道湿热影响到胃气不和，治疗以黄芩汤清利肠道湿热为主，配以半夏、生姜和胃降逆止呕。

热性呕吐，《金匮要略》所论述内容较少。临床上对于常见的急性胃炎病人，多因胃中湿热，胃中湿热引起的呕吐应该选用何方？《中医内科学》中讲呕吐分实证和虚证。实证列了4个证型，一是邪气犯胃，就是外邪犯胃，如胃肠性感冒；二是饮食停滞，消化不好可以引起呕吐；三是痰饮内阻，病人恶心呕吐，可伴有眩晕，痰浊中阻，痰饮内阻；四是肝气犯胃的。虚证，讲了2个证型，一是脾胃虚弱、脾胃虚寒的，二是胃阴不足的。没讲到湿热内阻引起的呕吐，但是临床上急性胃炎引起来的呕吐，舌苔黄腻、胃中灼热、恶心呕吐，或者是伴有烧心，属胃中有湿热者常见。治疗应该以清利胃中湿热为主，代表方子可用清胃散，"清胃散黄连，升麻归地丹"。清胃散是清胃火的，治疗胃火上炎引起的牙痛或口腔溃疡较为适宜。但清胃中湿热，用生地黄，总觉得不是太合适。清利胃中湿热最好用黄连、山栀、蒲公英等。

蒲公英对幽门螺杆菌有杀灭的作用。栀子清心，清胃热燥湿。另外要加调胃的药物，如白豆蔻、砂仁、陈皮等，再加竹茹、芦根或枇杷叶等，既能够清热又能止呕。芦苇，全身都可入药。芦笋现在可以当菜吃，具有抗肿瘤、解毒的作用。芦根，养阴生津清热，特别是能清肺胃，祛热邪，能够治呕哕，利小便，还具有透疹的作用。有人认为是热呕之圣药，热性呕吐一定要用到芦根。枇杷叶，在止咳化痰方中常用，治疗肺热常用，有降气化痰、清肺热的作用，同时它还可以治疗胃热呕哕。呕吐、哕证属热的时候可用。

温病学派薛生白的《湿热病篇》有一个苏叶黄连汤："湿热证，呕恶不止，昼夜不差，欲死者，肺胃不和，胃热移肺，肺不受邪也。宜用川连三四分、苏叶二三分，两味煎汤，呷下即止。"苏叶黄连汤其用的量都很轻。苏叶二三分、黄连三四分，用量不到3g，黄连清湿热，苏叶既能够调胃，治疗胃气上逆，又能够益肺。临床治疗湿热性呕吐，也可以用小半夏汤加上清热的药。生姜和半夏是治疗呕吐的圣药，《医宗金鉴》云："呕吐半姜为圣药，气盛加橘虚蜜参，热盛姜连便闭下，寒盛丁萸姜六君。"《医宗金鉴》这部书，给一些常用方剂编了方歌，很实用。比如在讲独活寄生汤时，方歌"三痹十全无白术，牛秦续杜细独防，独活加桑除芪续，入脏乘虚久痹方"。记住前两句三痹汤药物组成，也就很容易把独活寄生汤记住。

寒热错杂呕吐用半夏泻心汤。此为名方，大家都很熟悉。《伤寒论》上有这个方子，《金匮要略》上也有，条文"呕而肠鸣，心下痞者，半夏泻心汤主之"。一般讲肠鸣是有肠寒，蠕动增强，故能听到肠鸣音，特别有停饮的病人能够听到肠道辘辘有声——肠鸣。并且心下痞满不适，条文中没提到热象症候，但是半夏泻心汤里面黄连黄芩都是清热的，所以推测还应有热的症状。叶天士曾云："脘在腹上。"胃脘在上腹部，"其位居中"，属于中间部位，"按之痛，或自痛，或痞胀，当用苦泄"，不管是按之疼痛也好，或者不按它也疼，痞塞胀满，这个时候应该是用苦泄法。但他又讲"必验之于舌"，一定要看一下他的舌头，这个舌苔一定是黄厚或浊腻，可以用小陷胸汤或者是泻心汤。小陷胸汤就是黄连、半夏、栝蒌，或泻心汤，他说"随症治之"。

泻心汤，《伤寒论》上共有5个，《金匮要略》上有个三黄泻心汤，一共是6个，到底是用三黄泻心汤呢？你还是用半夏泻心汤？还是用甘草泻心汤？这要视情况而定。不管你用哪个泻心汤，如果舌苔白而不燥，或者是黄白相间，或者是灰白不渴，不可乱投苦泄。舌苔一定是薄黄苔或者是黄腻苔，才能用泻心汤类。寒热错杂证临床常见，比如说病人在描述症状时，胃中灼热，有时泛酸，有时呕吐，舌苔看上去有点黄，但又不能吃凉东西，一吃凉东西就腹泻，典型的寒热错杂，是胃热肠寒。一般不叫寒热互结，治疗应寒热并治。胃的生理特性是以降为顺、以降为和。脾以升为用，一个胃降，一个脾升，故治疗脾胃时，一是寒热并用、二是升降并用。枳术汤可治疗"心下坚，大如盘"，适宜治疗胃下垂的病人，吃了饭以后就觉得胃里不舒服，心下痞坚，此时用枳实行气除满，用白术健脾理气。一升一降。后面讲到的橘皮汤，也是升降并用。

胁下有水气干呕而利者，用生姜泻心汤。生姜既有利水的作用，又有散痞的作用，在发散风寒中更是常用，还能健胃降逆止呕。心下痞硬，胃中虚，甘草泻心汤。原条文讲，"伤寒中风"，误用攻下法伤了胃，导致湿邪内陷于胃。这时候病人出现了心下痞，又有腹中雷鸣，心下痞硬而满，干呕心烦不得安，并强调此非结热也，是胃中虚，故用甘草泻心汤，以炙甘草作为君药来调脾胃。

大家注意这 5 个泻心汤和三黄泻心汤，即六个泻心汤中共用的药物就是黄连，黄连能清泻心火，其根本的病理机制都与心火有关系。在泻心汤里面黄连和干姜同时并用，寒热并用。所以调和脾胃有两个重要特点，一是寒热并用、二是升降并用。

小半夏汤主要用于胃寒呕吐，用在停饮呕吐里面也行。"诸呕吐，谷不得下者，小半夏汤主之。"古人总结半夏、生姜为止吐之圣药；黄芩、白术为安胎之圣药；芦根为治疗热呕之圣药。所有的呕吐都可以半夏、生姜两味药为基础加味而应用。病人老是嗳气，胃脘部痞满、呕吐，加橘皮，即为橘皮半夏汤。呕吐兼脾胃气虚者，加人参、蜜，即为大半夏汤。热性呕吐加黄连，即为黄连半夏汤。胃寒的加上丁香、吴茱萸、陈皮再合上四君子汤名为丁萸六均汤。

停饮呕吐，用茯苓泽泻汤，"胃反，吐而渴欲饮水者，茯苓泽泻汤主之"。这个地方也提到了胃反，但是它和前面的胃反有区别。胃反有时候也叫胃翻，是形容胃像翻转过来一样，呕吐非常严重。呕吐后即渴，渴而饮水，饮水即呕，如此反复用茯苓泽泻汤，就是五苓散去了猪苓而加用了生姜、甘草。如果病人停饮呕吐，伴有小便不利，猪苓也可以用，这个地方小便不利的病变不明显，主要是以中焦病变呕吐为主。

还有一个治疗停饮呕吐的生姜半夏汤："病人胸中似喘不喘，似呕不呕，似哕不哕，彻心中愦愦然无奈者，生姜半夏汤主之。"此方是用生姜汁一升，半夏用到半斤。这个生姜汁、生姜、干姜，同源而三物。半夏干姜散，是用了干姜和半夏为散剂，治疗呕吐之轻证；小半夏汤，是用生姜和半夏为汤剂，治疗一般性呕吐。此处是用半夏和生姜汁，治疗胸中满闷欲呕之重证。病人饮邪停留，胃中嘈杂，似喘不喘，是胸闷憋气；恶心想吐，但是又吐不出来，想打嗝但是打不出来。"彻心中"，整个心胸部位，"愦愦然"，愦，乱也，烦乱不安，有无可奈何之状，这是因为痰饮阻塞，气机郁滞。故用生姜汁，一是温化饮邪，二是宣散和通畅阳气，半夏和胃降逆止呕。此方是先煎半夏取二升，再加上一升生姜汁。"小冷分四服，日三夜一"，这是要求病人少量多次频饮，以防寒热格拒。

现在临床用药,用生姜汁已比较少,往往就是用生姜来代替了。临床上胃肠型感冒的病人,病变时间比较短,有表证,同时病人有呕吐,这个时候适宜用生姜。如果是慢性胃炎,胃寒,老是吐清水,吐涎沫,或者有呕吐、干呕,或者病人胃中不适,一吃凉东西就有点疼,适宜用干姜。

哕证

哕证条文较少,内容较简单,但临床上病人并不少见。条文一共有 3 条,一个是实证腹满。"哕而腹满,视其前后,知何部不利,利之即愈。"呃逆伴有大便不通,当以通腑泄下为主,通泄大便,胃气通降,呃逆即愈。如果呃逆伴有小便不利,是水饮停留引起来的胃气不和,当以利小便为主。通大便可选用三承气汤,小便不利可以用五苓散、五皮饮等。

胃寒气逆呃逆可伴有干呕,四肢厥冷,四肢发凉,用橘皮汤。方中橘皮即陈皮,以理气、和胃降逆、止哕为主,生姜以温胃散寒、降逆止哕为主。寒性呃逆,如果伴有胃气虚,可以加人参、甘草,四肢厥冷严重的可以加肉桂,当然也可以加干姜,有时也可加附子。呃逆比较明显的,可以加丁香、柿蒂。

胃中有虚热的用橘皮竹茹汤,方中除了用橘皮、生姜以外,加用竹茹。竹茹是清热止呕药,再加人参、甘草、大枣,健脾益气,全方以调和脾胃为主。呃逆病,就这 3 条原文。另外临床上还常用后世的丁香柿蒂汤,柿蒂是涩降的,丁香是辛散的。橘皮汤中橘皮是降气的,生姜是宣散的。这样敛降结合,升降结合,寒热并用,主要思想还是以调和胃气为主,体现一个和字。

下利

在下利病中,重复的条文很多,所以下利病当中,许多条文都删掉不讲,主要讲下利病基本病机及辨证论治的条文。

张仲景讲下利,包含了现在《中医内科学》上的泄泻和痢疾。泄泻二字,包含了急性腹泻和慢性腹泻。泄指的是慢性腹泻,泻指的是急性腹泻。后世才有痢疾名称,以上三种情况统称为下利。

下利病当中,有一个气利,是指在下利同时伴有频繁的矢气,因肠道气积太多所致。不管是胃炎,还是肠炎,都很容易积气。胃炎积气,容易出现胃胀。胃中积气,一是吃下食物,腐熟过程中可以产气;二是吞咽过程中,气体随食物进入胃中,如此就会出现嗳气,有时候会出现胸闷或疼痛。肠炎病人肠道产气太多,便会频繁矢气。

气利可以是热，可以是寒。也有因消化不良所致，如果是消化不良引起，可以用助消化的药物，用保和丸、枳实导滞丸之类。

这条原文云"下利气者，当利其小便"，属湿邪偏盛，祛湿当以利小便为主。李士材有"治泻九法"，在讲下利的时候可以结合着讲一下。利小便代表方是五苓散，代表药物是茯苓、泽泻、猪苓、车前子，诸药利小便为主，通过利小便达到实大便的作用。《苏沈良方》有一段原文，记载欧阳修患了下利，当时用什么药效果都不好，后来其夫人上街，遇一走方郎中，就买了一包药。拿回家欧阳修不愿意喝，说从野摊上弄的这些药不合适，最后其夫人偷偷地在他服的药当中加了走方郎中的这一包药，结果腹泻治好了。后来把走方郎中请到家里请教是什么药？开始人家不愿意告诉他，后来告诉他就是车前子一味药。赵学敏的《串雅》一书中，有一个分水神丹就是白术和车前子这两味药，正是针对湿邪阻滞引起来的下利而设。

"气利，诃梨勒散主之。"这一条是讲肠虚滑脱引起的，胃肠虚寒，频繁地矢气，下利后病人就出现脱肛，神疲气短，动则出虚汗。用诃梨勒散治疗，诃子，性味苦酸，有涩肠止泻的作用。李士材的酸收法即指此，常用的酸收药物，除了诃子以外，乌梅、石榴皮、五味子等都可用。脾胃虚寒气虚下陷，可以配合健脾益气的药物，配合升提法。

临床上常见的气利是肠道湿热，治疗当以清利肠道湿热为主，用《伤寒论》中黄芩汤，进行加味，也可以用后世的芍药汤。

下利便脓血的，用桃花汤。这个方子方后注，将赤石脂一斤分成了两份，一半锉成粗颗粒、一半筛末，把这个粗的颗粒和干姜、粳米一块来煮，粳米煮熟，将药液滤出，温七合，放上赤石脂末一方寸匕，我曾称重大概30g。赤石脂色似桃花，又名桃花石，药性温，味甘涩而质重，属于涩肠固脱药。酸敛和固涩属两类药，赤石脂属固涩类药物，有保护胃肠黏膜作用，对一些溃疡性结肠炎、胃溃疡的病人，适宜用赤石脂。有报道，赤石脂也可以治疗眼科的眼结膜溃疡。赤石脂如果入汤剂，熬出来药汁颜色太红，有点恶浊的感觉，要和病人交待清楚，否则病人不愿意服用，做成丸剂或者散剂可以。固涩的药物除了赤石脂，还有龙骨、牡蛎等。禹粮石也是固涩药，但是入汤剂不太合适。罂粟壳也是固涩药，但是罂粟壳应用临床受限制，不能长期应用。也可适当配合酸收的药物如石榴皮、金樱子、五味子等。什么情况下用固涩药，什么情况下用酸收药，要根据辨证，一般遇到全身无力、贫血、久咳，正气耗散时，用酸收药。如果有肛门下坠、脱肛、虚坐努责，即须用固涩的药。大部分情况下，可以同时使用。

食积下利用大承气汤，属于通因通用法，临床上不太好掌握。如果病人是个休息痢（阿米巴痢疾），确实肠道有积热，我们可以选用大小承气汤。

还有一个方子，白头翁汤。此方临床常用，不管是湿热肠炎，还是湿热痢疾，病人多有下利，里急后重，大便黏滞不爽，不通畅。病属肠道湿热，用白头翁汤配合黄芩汤，或者用后世的芍药汤。如果由于外感引起兼有表证，用葛根芩连汤。

现在临床常见一种肠道激惹综合征，肠道容易过敏，情绪刺激易发者，可配合四逆散；寒凉过敏者，可用半夏泻心汤。

多发性口腔溃疡，也可以伴有胃肠道溃疡，可用甘草泻心汤。

胃肠道疾病是临床多发病、常见病，除用药物治疗外，平时要病人注意调养，合理膳食非常重要。

《金匮要略》开篇第1条原文和第2条原文主要是讲预防，预防两个字最早见于《易经》水火既济卦，示人要有防患意识、树立预防思想，预防第一。中医自古以来首重预防，《黄帝内经》开篇上古天真论、阴阳应象大论，都是讲预防，《金匮要略》开篇也是讲预防，第1条原文是讲既病防变，第2条原文是讲未病先防，就相当于《素问·四气调神大论》上讲的："不治已病，治未病，不治已乱，治未乱。"怎样做到未病先防，就是要保持"元真通畅，人即安和"。元是指元气，真是指真气，真气是指后天之气，元气是先天之气。《灵枢·刺节真邪》云："真气者，所受于天，与谷气并而充身也。"后天的水谷之气与自然界的清气和合而形成了真气。元真二字代表了人体的正气，正气充盛、人即安和。但是人生活在自然界当中，时时刻刻受到自然界气候的影响，不断受到自然界中一些因素的危害，于是提出"不令邪风干忤经络"，一旦外邪袭中经络，赶紧采取一些措施，要防止病邪入深、入里。

西医将预防医学称为第一医学，强调预防最重要。现在西医一些特异性预防就是打预防针，而中医预防就是强调保持人体正气充盛，保持身体健康。现在通常讲健康四大基石，第一合理膳食，第二心理平衡，第三适当锻炼，第四戒烟限酒，这是根据人类生理需求、生活方式和特点提出的。民以食为天，天天需要喝水吃饭，怎么才能做到合理膳食？中医的养生思想基本上是道家的养生思想，所以《素问·上古天真论》引用了《道德经》好多内容，"美其食，任其服，乐其俗，高下不相慕，其民故曰朴"。从中医典籍看，古人就反复论述，将预防放到第一位。中华人民共和国成立后，第一届全国卫生会议确立了卫生工作基本方针，面向工农兵、预防为主、团结中西医。高下不相慕就是保持心理平衡，人生活在社会中总有不如意之处，要善于调整自己的心态。养生要学道家思想，大道无为、一切顺其自然。但人也不能没有上进心，所以还要学学儒家思想。处理好两者之间的矛盾，才能做到心理平衡。

【课堂互动】
问：我有一个问题很困惑，对于紫参这个概念不太清楚。

答：紫参在泽漆汤方中用到，现代基本有两种说法。一种说法是拳参，另一种说是石见穿。原条文上有小注"一作紫菀"，若是要化痰止咳，用紫菀。泽漆汤一方，实际是治疗悬饮的方剂。王叔和《脉经•卷二》言："寸口脉沉，胸中引胁痛，胸中有水气宜服泽漆汤。"诊断悬饮，一定是饮邪停滞胁下，有胸腔积液。引起胸腔积液的原因很多，可以是炎症，如肺炎、细菌性胸膜炎、结核性胸膜炎，这都是炎性反应以后，炎性渗出物太多引起的。一些心衰的病人，再就是癌症病人，如胸膜间皮瘤，可以出现大量胸腔积液，可以伴有腹水。腹膜间皮瘤，以腹膜长肿瘤为主，以大量腹水为主，可兼有胸腔积液。《金匮要略》中言"病悬饮者，十枣汤主之"，治疗悬饮就这一个方子。病人如果是结核性腹膜炎，或者是细菌性胸膜炎引起的胁下水气，用十枣汤后，胸腔积液排出来，可能慢慢地恢复，病就好了。《伤寒论》中讲太阳中风用十枣汤时，并没有提悬饮这两个字，一开始病人有太阳中风表证，说明这个病很可能是细菌性胸膜炎，由感染引起的，但是后面有胸腔积液了，就用十枣汤。如果是一个癌性胸腔积液治疗就很难了。如果是结核性胸膜炎，用了十枣汤以后，病情并没有完全好转，还需要继续服药，不能老是用十枣汤逐水。这时可以开泽漆汤，里面有黄芩、紫参，具有清热解毒、抗结核的作用，泽漆即是猫眼草，它具有抗结核的作用。

现在十枣汤一般不大敢用，但确实有很强的逐水效果。

问：请问老师，您用过十枣汤以后，病人的具体感受是什么样？

答：有一病人，是个70多岁的男性老人，患胸膜间皮瘤，是个癌症，当时住我们市人民医院，胸腔积液很厉害，需要隔一天抽一次胸腔积液。病人的儿子打电话问我，中药有没有办法控制这个胸腔积液，说抽胸腔积液太频繁了，如果能一周抽2次也行。我说病人一定要过来看看，不见病人开药，心中无数，中医看病需要辨证论治。门诊时，病人来了，癌细胞已经有转移，病人左侧第四肋骨已经高起有包块。现在每次抽胸腔积液以后，接着注射抗肿瘤的药物。当时就给他开十枣汤，看到底效果如何？大戟5g、甘遂5g、芫花5g一共是15g，跟药房主任去药房地下室药柜子里找出这三味药，给他称好，分成15份。交代病人儿子，一次用1g，不能用多了，明天早晨煮上10个大枣，用枣汤送服药面。并让研究生把他儿子的电话记下，因为病人还住着院。到第2天晚上，大约七八点钟研究生给他儿子打电话，他儿子说病人早晨服的药到目前已经泻了10次，当时没想到泻这么多次。

十枣汤方后注上写得很清楚："强人服一钱匕，羸人服半钱。"如果没有效果，第2天可以加半钱匕，平旦温服之。为什么强调平旦服药？此病人服药后一天泻10次，如果晚上服药，一夜泻10余次，折腾一夜还能睡觉吗？一般讲伤寒，认为早上阳气生发，可以借助阳气升发以增强药效，此种观点只能参考。十枣汤这三味药实际是对胃肠黏膜毒性刺激引起了胃肠黏膜炎性反应，胃肠蠕动增强，从而达到泻水的目的。方后注上还说一日食糜，意思是一天要喝稀粥，不能吃难消化的食物，因为药物对胃肠道有损伤。

我同时还给病人开了一个常用的内服方，以泽漆汤为主，又加了半支莲、藤梨根这两味抗肿瘤的药物。后来又打了几次电话询问，第 2 天的时候，用十枣汤 0.5g 结果没泻。第 3 天，他又服了 1g，泻了 2 次，后来就没有再服。这个病人，一直到第 11 天的时候，又抽了一次胸腔积液，原来 2 天抽一次胸腔积液，现在他隔了 10 天。如果他是个炎症，泻水以后慢慢恢复，病情就会逐渐好转。但因为是个癌症，中医、西医都很难治好。

问：气利所用的方子诃梨勒散，就用了一味药诃子吗？请您结合临床讲一下。

答：此是胃肠虚寒，大便稀，并频繁矢气，或有脱肛。诃梨勒散就是用一味诃子。临床用可以加味，主要加温健脾胃的药。古人条文往往都写得很简单，因为古人写书很困难，不可能写得很详细。为什么咱们国家有文言文，有白话文呢？这个文言文就是尽量地精练，人说话上下嘴皮一动就说出来了，但是写出来就很费劲，最好是一个字代表好几个字或代表一句话，所以读古人的书要善于读无字处。诃子这味药，现在报道有抗菌抗炎的作用，这个药应用还比较广泛。肺虚喘咳或久咳失音常用诃子，有敛肺止咳作用。

问：老师，《五脏风寒积聚病》篇，这个在教材上要讲吗？

答：给本科生讲《金匮要略》一般将条文划分为一级、二级、三级。一级条文是必须背的，二级条文是要熟悉的，三级条文是可以不讲的，也可以不看。《五脏风寒积聚病》篇的五脏病中有的没有中寒，有的没有中风，一般都划为三级条文，所以一般不讲。重点是讲肝着病、肾着病、脾约病。但有些三级条文也可以简单讲一下，可以联系临床拓展讲。

比如积聚，在《金匮要略》中没详细讲。积聚，指体内有包块，包括良性肿瘤、恶性肿瘤，癥积是指有形的包块、有形食积，瘕聚指无形气滞，另外还有谷气。癥积，有形可征，就是能够看见、能够摸到、能感觉到，它多根据直观来判断。体内长肿瘤在古代不知道是长肿瘤，他只是根据临床症状，进行辨证治疗。现在借助科学仪器如 CT、核磁检查来进行诊断。如过去中医没肺癌这个病名，现在有人将肺癌叫作肺积，但是传统中医肺积还不是指肺癌。我觉得我们可以不用中医的病名，直接借用西医的诊断，现在西医检查手段发展很快，中医诊断上还是相对落后，许多中医的病名是以症状来命名的如头痛、咳嗽、腹痛等。西医早已借用了中医的一些病名，比如痢疾、癫痫、黄疸等，中医当然也可以借用西医病名。现在人们已经接受了西医病名，像胃炎，病人胃痛来看病，你给他诊断胃炎，他容易接受，中医诊断是胃脘痛，辨证属脾胃虚寒，病人就不好理解。所以临床上可应用西医的病名，坚持中医辨证论治，西医诊断和中医辨证两者结合起来，是为上策。

门诊带学生写病历，坚持西医的诊断病名，写出中医的辨证分型，中医辨证论治是优势。现在在病房里写病历，要求既要写西医病名，还要写中医病名。比如说慢性肾炎病人，临床症状不明显，既没有水肿，也没有腰痛，但化验尿蛋白三个加号或者两个加号，西医诊断肾炎，中医诊断什么？你必须去写中医病名，就很为难。写西医病名，中医可以写出证名，就是辨证的证名，不影响中医的辨证治疗。

中医医生要注意把控药物，医生处方用药是否有效依靠的是药物，假如药物不真，假冒伪劣，你辨证再好，也不会有效。所以应经常到药房看看，要熟悉药物。

问：肠易激综合征从哪个方面论治？您能不能集中给我们讲一下治泻九法，酸收法、固涩法、健胃、和胃这些方法该怎么灵活运用？

答：肠易激综合征在临床上病人很多，一般检查都正常，但肠道对于一些物质或情绪太敏感。有时候一吃凉的就腹泻，或者是一吃辣椒、一喝酒、一生气就拉肚子。中医还是要辨证，根据体质、症状、脉象、舌苔来辨证，再者服药期间要忌口。这个过敏反应，他原来不过敏，现在过敏了，说明其抵抗力下降了，对于某些物质过于敏感，扛不住它了。所以要扶助正气，多用四君子汤，在此基础上再根据中医辨证，如果有热，即用凉性药物如黄芩、黄连等，如果有寒，加用温热药物。中医诊治疾病要始终坚持辨证论治，如癌症的中医治疗，无非就是几大原则，一是清热解毒，二是软坚散结，三是活血化瘀，四是扶正祛邪。在这几个原则指导下，再看肿瘤发生在哪个脏腑，要顺应脏腑的生理病理特点组方。比如助阳的药物，无非就那几味，即附子、肉桂、干姜、蜀椒，补脾阳也用，补肾阳也用，补心阳也用。那么你在临床上怎么配合应用？如心阳虚，在补心益气的基础上，加上桂枝、附子。心主神明，常加安神的药物；心主血脉，可以加活血的药物。如脾阳虚，在健脾益气基础上，加助阳及助消化的药物，这是临床处方规律。

问：请问老师在临床上使用半夏泻心汤、香砂六君子汤、苓桂术甘汤治疗一些胃胀、便溏，在您的临床经验运用中是怎样把握的呢？

答：香砂六君子，主要用于脾胃虚弱者，采用六君子汤再加上木香、砂仁来调胃，在健脾益气的基础上加调胃的药就是香砂六君子汤。半夏泻心汤，主要用于寒热错杂，常见于胃热肠寒，既有寒的症状又有热的症状，用半夏泻心汤，寒热药物并用。病人多是慢性肠胃炎，久病必虚，故方中用人参、大枣、甘草来健脾益气。脾虚水饮内停，腹胀、肠鸣音亢盛时，治疗以苓桂术甘汤为主。

疮痈肠痈浸淫病脉证并治第十八

北京中医药大学　贾春华教授

一、疮痈

"诸浮数脉，应当发热，而反洒淅恶寒，若有痛处，当发其痈。"理解这个条文的关键是：发热恶寒而且有一个固定的痛点，这个时候就不能考虑只是一个单纯的外感，有可能是要有疮疡的发生。这条条文告诉我们这样一个信息，在疮疡没有被发现之前，给我们一些警示作用。也有人把"当发其痈"理解为治法，就是在疮疡初起时应用发散之法。

"诸痈肿，欲知有脓无脓，以手掩肿上，热者为有脓，不热者为无脓。"辨别有脓没脓，用手摸摸疮疡，热者为有脓，不热者为无脓。这样的鉴别，现今已不用。大家用手摸的话，更多的是摸什么？摸它软硬的程度，越硬越没脓，越软有脓的可能性越大。热与不热不一定能鉴别脓的有无。现在鉴别有脓无脓，可做 B 超看看有没有液化。这种以温度鉴别有脓无脓的方法，作为历史的回顾有意义，有文献学的价值、历史学的价值。但是它的实用价值已比较小，只在条件简陋的地方或有应用，因现在普遍用 B 超很快就能看得很清楚。金针拨障术作为历史有学术价值，但现在没有人用金针拨障术来治疗白内障。

二、肠痈

"肠痈之为病，其身甲错，腹皮急，按之濡，如肿状，腹无积聚，身无热，脉数，此为腹内有痈脓，薏苡附子败酱散主之。""肠痈之为病"是很典型的写作方式，"其身甲错"是说肌肤甲错。甲错在《金匮要略》凡三见，本篇、虚劳篇、肺痈篇。"腹皮急"是腹部的皮肤拘急，"按之濡"之濡不应理解为软，濡的意思是"濡滞"。这关系到对濡的解释，濡是什么意思呢？你按得不那么顺利，不那么流畅，也就是引申它有轻度的抵抗感。而不应把它解释成软。痞和濡之间的异同是什么，小陷胸汤主症是心下痞、按之濡，痞和濡很接近。说痞是软也行，但它针对谁而软，因为软硬是相对性的。如果对于大结胸的石硬而言，濡是软的。"按之濡，如肿状"说的是像按肿胀皮肤的感觉。肿胀的皮肤和正常的皮肤一定有区别，肿胀皮肤往下按的阻力比正常的皮肤要大。

"腹无积聚"是说摸不到肿块。"身无热，脉数"是言表无热，而里有热，故言此为肠内有痈脓，治以薏苡附子败酱散。薏苡附子败酱散中的主药很显然是薏苡仁，薏苡仁祛湿缓痹止痛，前已讲过薏苡附子散，加入败酱草就成为薏苡附子败酱散。方中薏苡仁祛湿、附子温通，用温通温散药者，意在消散痈脓，将其排出。方后注云"小便当下"，小便当下是说服用了薏苡附子败酱散之后，病家小便应当通利，通利代表了什么临床意义？一个观点认为小便当下，是原有小便不利，吃完药后，小便通利，代表着气化恢复正常，有利于痈脓散开。另一个观点认为小便当下，是因脓化为水，从小便排出。

如何知道肠内痈脓？大黄牡丹汤条说："肠痈者，少腹肿痞，按之即痛，如淋，小便自调，时时发热，自汗出，复恶寒。其脉迟紧者，脓未成，可下之，当有血。脉洪数者，脓已成，不可下也。大黄牡丹汤主之。"本条解释的难点是"按之即痛，如淋"。这句话是什么意思？仍然是少腹，前言如肿状，把痞引进来而成"肿痞"，肿痞是痞硬的意思而非软。藤平健是日本的古方大家，我博士生时的副导师。他说"痞的硬度就像鼻尖的硬度"。他一生研究并病理论。治眼科疾病疗效很好，治疗预防白内障用八味丸。什么叫"按之即痛，如淋"？有的人会说按之即痛，像淋一样。淋是怎么回事？淋疼痛的特征是如果按病人小腹，则出现"小腹弦急，痛引脐中"的症状，这是审证关键。我简单举个例子，选择用阑尾炎进行解说，如果按压腹部就会出现压痛、反跳痛。"按之痛如淋"只是说疼痛的特点像淋证，但小便正常。如果是淋的话，那将是"小便如粟状"。本条亦言小便自调，所以证是肠痈而非石淋。"时时发热，自汗出，复恶寒。"阑尾炎发炎化脓的时候就是这样子，如大家看过化脓期阑尾炎就会知道。此时用大黄牡丹汤、薏苡附子败酱散，若效果不好就要手术。再往下看，"脉洪数者，脓已成，不可下也，大黄牡丹汤主之"。现在探讨一下大黄牡丹汤到底是脓已成还是脓未成？"有脓当下，无脓当下血。"这句话其实已经告诉我们，有脓没脓都可以用。有脓的吃了就出脓，没脓的吃了就下血。

三、金疮

"寸口脉浮微而涩，然当亡血，若汗出，设不汗者云何？答曰：若身有疮，被刀斧所伤，亡血故也。"这个条文涉及一个推理。先把字面意思搞懂，是说你摸这个人的脉，在寸口脉上表现为浮微而涩，浮微而涩的脉有两种主病，第一个是亡血，第二个是汗出。这个若是什么意思？是或的意思。现在做个假设，如果没有汗出是怎么回事？然后他告诉你，"答曰：若身有疮，被刀斧所伤，亡血故也"。什么意思呢？他判断说一个是亡血，一个是汗出，你选择一个，现在没汗出，它自然是亡血。这关乎一个推理，叫选言命题推理，本条即应用了此推理。选言命题推理有一定推理规则，有相同的选言命题推理，还有不相同的选言命题推理。我们在临床上诊断疾病，也经常会用到选言命题推理，只是一般人不知道它叫选言命题推理而已。

王不留行散主要说一下烧灰存性的问题。烧灰要存性，就是不要烧成白灰，如果烧透了，就没有药理作用。既然方名为王不留行散，王不留行肯定是方中主药，王不留行能通行气血，身疼痛属气血瘀滞可以用这个方子。

排脓散、排脓汤，这两个方子都没有主治证。类似于《血痹虚劳病》篇的天雄散。排脓散、排脓汤两方没有主治证是怎么回事？你可以看前面的条文，用排脓散或排脓汤，因此可以考虑到把这个方子放在前面的条文。根据"欲知有脓无脓，以手掩肿上"一条，可以推测是治疗条文所言有痈脓者，且所治痈脓为病在肌表，用手可触之者。故可考虑将排脓汤附在"师曰：诸痈肿，欲知有脓无脓，以手掩肿上，热者为有脓，不热者为无脓"之后。而排脓散内含枳实芍药散之组成，其治腹痛可知，肠痈成脓者可用之。从排脓散、排脓汤可窥排脓药物是桔梗，桔梗甘草汤亦治疗肺痈"久久吐脓如米粥"。

四、浸淫疮

"浸淫疮，从口流向四肢者，可治；从四肢流来入口者，不可治。"这是一个模式，就是中央-边缘模式，因已经讲过，故不赘述。

【课堂互动】

问：大黄牡丹汤，您说有脓无脓都可下，跟前面那个条文就不合适，因为前面那个条文是说脓已成不可下，一般就是说脓已成的用薏苡附子败酱散。

答：《金匮要略》的条文，我不认为是一家之言，我一直是这个观点。也就是说我仍然侧重于这样的一种解释，张仲景采用了这种方法，把有关这类病证的条文汇集到了一起，而不是出自一家之手。大黄牡丹汤与薏苡附子败酱散这样的两个条文，如果要我排列的话，我一定是先排没化脓的，再排化脓的，而本篇条文排列并非如此。如果是一个人写的，我倾向先排大黄牡丹汤，再排薏苡附子败酱散。所以我认为是对不同医家经验的收集。有一个方子叫甘遂半夏汤，药物剂量都是数个儿的，假如你看一本书中对某些药物的剂量，同一个药有的用尺来计算，有的用升量的，比如厚朴，一会儿说四两，一会儿说一尺，同一个作者是不会这样用的。又如薤白，一会儿说半升，一会儿说三两，也不可能。所以我就想因为它是不同医家的经验汇集，所以会出现这样的不一致，我倾向于这样的一个解释，《金匮要略》记载的方剂，来自不同医家的经验。

问：他这里面可下之就是指的大黄牡丹汤？

答：可下的方法多了，大黄牡丹汤是首选，类似于一种规范，就像说"当发其汗，大青龙汤主之，小青龙汤亦主之"，说这两个都可以用，我现在问用麻黄汤行吗？用越婢汤行吗？可能只要有发汗作用的都行，但是这个可能更好。我是这样的观点。

问：贾老师您好，我看您上面很多是逻辑学跟《金匮要略》联系在一起的，您是不是用逻辑学来解释《伤寒论》和《金匮要略》呢？您在解释过程中或者说研究的过程中有什么心得吗？就是说从逻辑学的角度去研究《金匮要略》和《伤寒论》跟一般常用的方法有什么不同？

答：一般而言，逻辑有三大分支：即古希腊的"逻辑学"、印度的"因明学"和中国的"名辩学"。中国的名辩之学，渐渐地衰微了。因为逻辑要求的是一种理智的思考，有些东西不太符合常识，不适合统治者来推广。如果学会逻辑就会有一种很强的批判精神。所以中国不太推崇墨学，独尊儒术之后，墨学渐渐地衰微。中国的逻辑学一直比较弱。到了民国期间，"五四运动"之后引进西方的东西，把西方的逻辑学介绍过来。这时候人们才认识到"名辩"的重要，才反过来研究墨学。我主要是从命题的角度来进行研究，依据命题逻辑构建了《伤寒论》的方证理论体系，从逻辑体系的角度对其进行论证，我论证了"方-证"推理的有效性。我给大家讲过，"尝以对方证对者"那句话，就是肯定前件可以肯定后件，这是一个有效的推理，它保证了临床推理过程中的有效性。

妇人妊娠病脉证并治第二十、妇人产后病脉证治第二十一、妇人杂病脉证并治第二十二

湖北中医药大学　陈国权教授

大家知道,《伤寒论》的姊妹篇《金匮要略》凡二十五篇,一般列入教学的为前二十二篇,这二十二篇中的最后三篇即《妇人妊娠病》《妇人产后病》《妇人杂病》,简称妇人三篇。正像《金匮要略》奠定了后世《中医内科学》《中医外科学》乃至于《方剂学》的基础一样,也奠定了《中医妇科学》的基础,没有《金匮要略》的妇人三篇就无所谓后世的《中医妇科学》了。

鉴于妇人三篇总共只有8个学时,故我只讲重点、疑点与难点。

一、《妇人妊娠病》篇

本篇原文只有11条,但内容非常丰富。妊和娠,古人是有区别的,区别在何处?在怀孕时间的短与长上。妊,《说文解字》的解释是,"孕也",即怀孕3个月或者4个月;娠,"女妊身动也"。关于这个"动",从临床表现来看,有的早,即4个月,有的晚,即5个月。按照《千金要方》的记载,孙思邈认为怀孕第5个月才开始出现胎动。我认为4个月胎动的比较多。所以本篇有"怀妊"与"怀娠"的不同表述,很显然前者指怀孕之初,后者指怀孕4个月及其以上。

下面讲第1条。本条讲妊娠的诊断以及恶阻轻症的治疗。

当今社会诊断妊娠,易如反掌,但古代诊断妊娠是很困难的,非常注重切脉,如《素问·平人气象论》篇言"妇人手少阴脉动甚者,妊子也",《素问·阴阳别论》篇言"阴搏阳别谓之有子"等。切脉象、问症状、观面容、看舌苔,缺一不可。故仲景诊断妊娠也非常注重切脉,其开篇即道"妇人得平脉,阴脉小弱",意思是寸部和关部脉比较正常,而尺部脉稍微弱一点。这个"小"字有的读xiǎo,我认为读shāo要好一点,因为小(xiǎo)脉又称细脉,是主体内有湿邪的脉象,也主气血亏虚。我们讲的第二篇即《痉湿暍病》篇的第14条,"太阳病,关节疼痛而烦……"其中提到"脉沉而细者",《水气病》篇提到"其脉沉小,属少阴",前者的细脉就是后者的小脉,两者都是主湿的。平时我讲本条,

都是把"小弱"读成稍弱，因为尺部的脉象相对寸部与关部都要弱一点，为什么？大家知道，妊娠初期，血聚养胎，尺部的阴血相对不足，这在情理之中。

但"阴"并不都是指尺脉，看看《胸痹心痛短气病》篇即不难明白。首条的"阳微阴弦"有人讲得很绝对，把这个"阴"矮化为"尺"脉。关部脉，相对于寸部脉来讲，属阴，但是相对尺部脉来讲，它又属于阳，具有阴与阳的双重属性。李时珍在《濒湖脉学》中所说的"动脉摇摇数在关，无头无尾豆形团；其原本是阴阳搏，虚者摇兮胜者安"足以证明。故"阳微阴弦"的"阴"可以涵盖肾，但不仅仅是肾，在该篇主要是指脾胃。第3条的"关上小紧数"的小，应该读xiǎo，为什么读xiǎo？因为在这里小主脾胃，有痰湿。第4条的病机为痰涎壅肺，病根依然在中焦脾胃，只是比第3条更重而已。第5条，我们的观点是比第4条要更重一点。何以见得呢？胸痹病，病在肺与心，它的主症是喘息咳唾、胸背痛和短气，其当头炮是喘息咳唾，把肺病摆在第一位。它的"阴"邪同样是来源于中焦，其病位已扩于胃脘，旁及于胁下。"胸痹心中痞，留气结在胸，胸满胁下逆抢心……"心中痞，交代了本条的"阴"在中焦脾胃。《金匮要略》凡言"心""心中""心下"者，都是指胃脘，这里也不例外。还有"胁下逆抢心"，肝居胁下，肝气其所以得以向心和肺冲逆，是因为肝乃心之母，心阳亏虚以后，母病及子。肝病还侮肺，肝气由下焦上逆冲心胸（即心肺）。它的阵地在扩大，由上焦向中焦推进，正气节节败退，而邪气步步为营。第6条，胸痹的最轻症，其"阴"同样在脾胃。第7条，"胸痹缓急者，薏苡附子散主之"。"阳微阴弦"之"阴"在本条才是指肾。第3、4、5条，包括第6条的轻症，其"阴"主要都是指中焦脾胃，此顺便说及。这个"其人渴"，后世医家如吴谦等人都认为是"其人呕"，而忽略了病情的演变。学经典，学《金匮要略》，应注意读于无字处，思考一下口渴的原因即不难明白，因为孕者呕吐伤津，久而久之，津不上承。改"渴"成"呕"是不妥当的。名人往往也有不明白的地方。

说到吴谦，我们不得不提及他对第二篇第18条即"风湿相搏，一身尽疼痛，法当汗出而解，值天阴雨不止，医云此可发汗，汗之病不愈者，何也？盖发其汗，汗大出者，但风气去，湿气在，是故不愈也。若治风湿者，发其汗，但微微似欲出汗者，风湿俱去也"的解释。阴雨绵绵又犯了湿病兼风，虽可治疗，但医生没有考虑到自然界绵绵的阴雨随时都可侵犯人体，若大发其汗，风邪可迅即排出，但湿邪难以骤去。尽管去者虽去，但来者复来，甚至变本加厉。吴谦的办法是什么呢？"必俟其天气晴明发其汗"，病人病情缠绵，大名人居然让病人等到天气晴了再来吃药，这岂不是让其坐以待毙吗？

再看吴谦等是如何论述《水气病》篇第5条之"里水"的。条文本身是一身面目"黄"肿，他却改成了"洪"肿，以一身面目洪肿来壮其肿势，貌似有理，实无必要。为什么用"黄"字？风水关乎肺，而皮水除与肺有一定关联外，主要关乎脾胃。黄色对应于脾，改"黄"为"洪"也违背了《金匮要略》的原旨。《金匮要略》的很多条文，如《水气病》篇第23条的"无大热"，是说"表无大热而内有郁热"。还如《惊悸吐衄下血胸满瘀血病》篇第5条的"无寒热"，均旨在强调，至少目前无表证。因为《金匮要略》所载，就病因而论，大多都是外感所导致。《金匮要略》首篇第2条说得很清楚。"一者，经络受邪，入脏腑，为内所因也；二者，四肢九窍，血脉相传，壅塞不通，为外皮肤所中也；三者，房室、金刃、虫兽所伤。以此详之，病由都尽。"第一种情况，病邪从体表开始，然后因为脏腑正气亏虚，很快地长驱直入，且赖着不走，没有"表证"可言了。《伤寒论》认为有一分恶寒就有一分表证，此时没有表证了，故称"为内所因也"。"二者，四肢九窍，血脉相传，壅塞不通，为外皮肤所中也"，这是发病的第二种路径与缘由。因人体正气尚可，外邪只能在人体的上下、左右及前后徘徊，无法进入体内，故称"为外皮肤所中也"。无论疾病的表现在外还是在内，首先都责之于外。

有人说《伤寒论》之治以祛邪为主，而杂病即《金匮要略》之治则以扶正为主，其实伤寒、杂病之治都是以祛邪为主。《金匮要略》载方205首，其中祛邪的90余方，正邪兼顾的亦90余方，两者相加即190余方，剩下的10余方，如人参汤、肾气丸、当归生姜羊肉汤、小建中汤、黄芪建中汤等，才是扶正的。由此可见《金匮要略》治杂病以祛邪为主之一斑。

首篇第17条"夫诸病在脏，欲攻之，当随其所得而攻之，如渴者，与猪苓汤，余皆仿此"，是论述杂病总治则的，如果治杂病是以扶正为主，他为什么不提人参汤、当归生姜羊肉汤、小建中汤等，偏偏讲猪苓汤？猪苓汤见于《伤寒论》第223条，它的病机是水热互结，郁热伤阴。猪苓汤，利水是主要的、滋阴是次要的，放在首篇的最后一条来道出杂病的治则，等于是间接地告诉我们，杂病的治疗同样是以利水即祛邪为主、滋阴即扶正为辅。学经典如果不钻研进去的话，都是人云亦云，怎么发展？

"……名妊娠，桂枝汤主之"。徐忠可在《金匮要略论注》中说过，桂枝汤"外证得之，解肌和营卫；内证得之，化气调阴阳"。为什么叫化气调阴阳？妊娠之初，本来就阴血亏虚，加之呕吐日久更伤津液。阴与阳，在正常情况下处于一个相对的平衡状态，但平衡是相对的、暂时的，而不平衡是绝对的、永远的。"阴脉小弱"，妊娠初期，血聚养胎，阴脉稍弱，阴虚于下，其阳如果保持原位不动的话，阴下移了而阳相对上浮了。上逆的阳气导致了胃气上逆，而见恶心呕吐。为何叫恶阻？个人管见，就是恶心而胃气被阻（即所谓"元真不通畅"）。如此表示，能够反映恶阻的本质就是阴阳失调。因为首篇第10条说得很清楚:"问曰:'厥阳独行'何谓也? 师曰:此为有阳无阴,故称厥阳。"言下之意,阴阳之气平衡相对失调是导致杂病的总病机。

那么治疗杂病,大而言之,就不外乎平调阴阳了,通过用桂枝汤平调脾胃之阴阳,而达到没有径治其呕吐,而呕吐自行停止的目的。"于法六十日当有此证,设有医治逆者,却一月,加吐下者,则绝之。"对"却一月"的认识,到目前为止有 3 种看法:第一种认为是 1 个月左右,如黄元御等,刘渡舟受示于黄元御的观点,但又有所不同,其强调 1 个月以上,如刘渡舟生前与苏宝刚、庞鹤教授合著的《金匮要略诠解》里面的解释正是如此;第二种认为是 3 个月,如唐容川、陈修园、何任、张家礼等;第三种认为是指误治了 1 个月,教材基本就是这种观点。我认为 3 个月不太妥当,黄元御主张 1 个月之内,可能性也极小,尽管临床所见,有月经 23 天、24 天、25 天一潮的,甚或 18 天一潮的,但不多,黄元御讲的 1 个月之内,可能也与此有关。从临床来看,我认为 2 个月以内、1 个月以上较为妥当。"却",有退却的意思。此外,"却"尚有"还"与"再"的含义。对于本条而言,由于病人自身比较特殊(一者病人可能不知道已经怀孕,二者医生没接触过,也可能不知道她怀孕),她不一定是因妊娠呕吐来就诊的,很可能是因其他的疾病来就诊的,因为治疗不当才导致了呕吐的突然出现。所以这个"却一月"所参照的是 60 天,就是不到 60 天而提前出现了这种呕吐、不能进食。"加吐下者",这个"加"有两种含义。第一,加重,加重了呕吐;第二,增加,增加了下利。这都是医生误治所造成的。这个"加"有"凌加"之意,带有欺负的意思,即上对下、强对弱所造成的某种后果。这也就是我们经常讲的"欲加之罪,何患无辞""强加于人"之"加"。"却一月,加吐下者,则绝之",对"绝之"也有以下几种看法:第一个是不用桂枝汤了,以食疗来将息,如用米煮汤代茶;第二个是改用其他的药物;第三个是终止妊娠(即以药物堕胎),进而有人认为这体现了仲景的优生思想。

桂枝汤在本书是第二次出现,也是最后一次出现。第一次出现是在第十七篇《呕吐哕下利病》篇的第 36 条。桂枝汤的类方较多,如《痉湿暍病》篇第 11 条的栝蒌桂枝汤、12 条的葛根汤,《血痹虚劳病》篇第 2 条的黄芪桂枝五物汤、13 条的小建中汤、14 条的黄芪建中汤,《奔豚气病》篇第 3 条的桂枝加桂汤,《腹满寒疝宿食病》篇第 19 条的乌头桂枝汤,《水气病》篇第 29 条及《黄疸病》篇第 16 条的桂枝加黄芪汤,《产后病》篇第 8 条的阳旦汤,等等。所以有学者认为从《伤寒论》到《金匮要略》用得最多的五味药,就是桂枝汤的五味药。这个说法是有一定道理的。

第 2 条,讲妊娠与癥病的鉴别及癥病的治疗。

对本条,有人认为并无妊娠,因为在一般情况下宿有癥病是不能妊娠的,但媒体披露，2012年武汉地区有两成妇女是带瘤怀孕的。这个报道说明，有瘤（中医的癥），至少有一部分是可以怀孕的。这一点通过实践检验已经证明了，并将继续证明。

桂枝茯苓丸中的白芍，味酸、性凉，入肝经，凉血。一般认为五脏是藏的，六腑是泻的，其实并不全面。五脏以藏为主，但藏中有泄。如，五脏之一的肝不但能藏血，而且能调控血量。如果没有调控血量功能的话，其所藏的血就似一潭死水，所以《素问·五脏生成》篇讲"人卧血归于肝"。西医学也讲人在睡眠状态下，向肝脏回流的血液增加了约30%，白天这30%的血液又输布到周身；桂枝辛、甘、温，入心经，除了温阳外，尚有主血脉之功；茯苓甘、淡、平，入脾、胃经，脾是统血之脏。这三味药能入归的脏腑分别有藏血、主血脉及统血之功。牡丹皮辛、苦，微寒，归心、肝、肾经；桃仁辛、苦，平，归心、肝、肺、大肠经。两者均可活血化瘀，而癥病正病在血分。这是其应用之广的主要原因。强调用丸而不作汤，体现了仲景的治未病思想——"治已病防止伤及非病"。

虽然，大而言之，它属于已病防变的范畴，但若只提已病防变就太一般化了，把它淡化了，小看它了。"宿有癥病"又怀孕且下血不止，既要治癥病，又要防止伤及非病——妊娠。这是治未病的一个很重要的内涵，现挖掘出来，就相对完善了治未病的内涵——未病先防、已病防变、愈后防复、治已病防止伤及非病；还有第5个内涵，"不治能自愈之病"。若病人生活有规律，心情舒畅，锻炼适度，饮食得当，即能够自愈，为什么非用药不可？顺便提及的是，汤者，荡也；丸者，缓也；散者，散也。丸药，不仅药性平和，而且能消癥化瘀，不伤及胎气，一举两得，何乐而不为之？

从临床报道看，桂枝茯苓丸临床应用广泛。如贫血、臂痹、四肢麻木、癫疾、脉痹、水肿、冠心病心绞痛、慢性肺脓肿、传染性单核细胞增多症（合柴胡桂枝汤）；前列腺肥大、粘连性肠梗阻、臀部多发性疖肿、下肢溃疡、外伤感染；子宫内膜炎、原发性不孕症、产后尿潴留、慢性盆腔炎、闭经、卵巢囊肿、乳腺炎、子宫癌、子宫肌瘤；风疹块、黄褐斑、寒冷性红斑；双侧声带息肉，等等。我在临床上用它加方治疗黄褐斑，效果很好。如证属肝血虚者加四物汤，肝肾阴虚者加一贯煎，脾虚湿聚者合五苓散，等等。具体请参见文章《〈金匮要略〉桂枝茯苓丸加方辨治黄褐斑》。

第3条，讲妊娠阳虚寒盛腹痛的证治。

古人将怀胎十月所经历的不同月份，责之于不同的经络或脏腑，从西晋王叔和的《脉经》到唐代孙思邈的《千金要方》，再到王焘的《外台秘要》都有记载，尤其是王叔和的《脉经》。妊娠第一、二个月分别是肝、胆所养，第三、四个月分别是心、三焦所养（有的则认为是厥阴心包与三焦），第五、六个月是脾、胃所养,第七、八个月是肺、大肠所养,第九、十个月一般是肾、膀胱所养。"妇人怀娠六七月"很显然就是该胃和肺来分别主养的。"脉弦发热",与第十篇第15条"胁下偏痛,发热,其脉紧弦,此寒也,以温药下之,宜大黄附子汤"之"脉弦"是相同的,素体阳虚而寒,尚存的阳气被寒邪所郁阻,以致郁而发热。

本条的难点是"其胎愈胀",这个"愈"现在一般解释为"越来越……"审如此这般,岂非没完没了,迟早有一天会胀破肚皮?学者刘联群,对中医古籍的许多文字做了大量的考证,曾发表了题为《"愈"借作"郁"》的文章,认为"其胎愈胀"的"愈"通"郁"。"郁",有芳草盛隆之意。毛泽东诗词中讲的"战士指看南粤,更加郁郁葱葱"中,即用"郁"来言其多(花草繁茂,簇拥在一块),其中又蕴含"团结"之意,这正反映了本条的基本病机:阳虚而寒,气机郁滞。重点病在少腹,而肝经循经少腹。

"腹痛恶寒者,少腹如扇",这个腹痛不是满腹痛,而是一侧或两侧的少腹之痛。既然责之于胃与肺(妊娠六月是胃气主养的,七月是肺主养的),为什么病及肝经?因为胃阳虚而寒,反侮于肝。在一般情况下"见肝之病,知肝传脾,当先实脾",但有时候如果脾胃有湿热、有寒邪、有水气,它又可以反侮于肝。既然肝经不利了,很显然是胃病侮肝而然。肺经失养,渎职了,也可传肝,这叫"克"。"如扇",很多医家如徐忠可解释为"少腹阵阵作冷,若或扇之也",好像有人用扇子在扇其少腹部一样,扇过来就有风,停止就无风。就像《腹满寒疝宿食病》篇第3条,"腹满时减,复如故,此为寒,当与温药"的"腹满时减"一样,即也有不满之时;与同篇第13条"腹满不减,减不足言,当须下之,宜大承气汤"之持续腹满不同。

《张氏医通·卷十·胎前》认为系"其内无阳",即上、中、下三焦阳虚。"所以然者,子脏开故也,当以附子汤",多数学者认为本方即《伤寒论》304条的附子汤,主要立足于治脾肾,促使后天之阳与先天之阳的恢复,以达到解除腹痛的目的。

第4条,讲妇人3种下血的证治。

所谓3种下血是指:月经不调的漏下、半产(小产)后下血及胞阻(即怀孕期间的下血,简称胎漏)下血。2019年10月,在武汉做钢材生意的陕西籍某老板(女儿都20岁了),42岁时怀上第2胎,从妊娠初期到妊娠满6个月,一直呕吐,偶有下血即胎漏,很鲜见,脉证合参,仿芎归胶艾汤而用桂枝茯苓丸合四物汤半月,吐漏俱止,后顺产一男婴。

3种下血同用一方——芎归胶艾汤,其病机都可以归之于冲任脉虚,阴血不能内守。用该方以调补冲任,温经止血。刚才所讲桂枝茯苓丸的作用机理是从脏腑立论,而本条应归之于冲、任脉虚。冲为血海,任主胞胎,两者都与肝主藏血、调控血量的功能密切相关。无论哪种血证之治，或迟或早，或多或少都离不开滋养肝血。有人认为四物汤就是脱胎于芎归胶艾汤。有学者认为，在唐代才有熟地黄的炮制方法，在唐代以前的中医，用的都是干地黄，唐代中期的《千金要方》《外台秘要》，用的也是干地黄，可能从宋代开始，如钱乙《小儿药证直诀》创制的六味地黄丸（去掉了金匮肾气丸的桂枝和附子，把干地黄改成熟地黄），即有了熟地黄的炮制方法和技术。芎归胶艾汤临床有用于治血痢（大便全是血）的报道，效果不错。另外也有人用其治出血热后期的，以养血、止血、滋阴，效果甚佳。

胎漏为什么称胞阻？清代尤怡《金匮要略心典》的解释是"胞脉阻滞，血少而气不行也"。有虚有实，血虚是前提。血为气之母，于本条而言，没有血虚就没有气滞，其治以调血为主，因调血可以治气。通过调血（包括养血、活血）来达到治疗 3 种下血的目的。

第 5 条，讲妇人妊娠初期肝脾不调的腹痛证治。

言"妇人怀妊"显然是指怀孕 3 个月或 4 个月以内。前已叙及，妊，"孕也"，"娠，女妊身动也"，出现胎动，多在 3～4 个月之后。"腹中疠痛"之"疠"尚见于《产后病》篇第 4 条。对于这个字的读音是有争论的，多数人认为前者读 jiǎo，是腹皮绷急而痛，且拒按。后者读 xiǔ，就是绵绵疼痛，喜按喜温，虽同为"疠"字，因痛的表现形式不同，读音有异，故治方不同。

本条文从症状来看，它是腹中绷急，按之痛剧。何以知之？从用药可以佐证。因为妊娠初期，血聚养胎，血虚导致气滞，进而气血失调，最后虚实（以实为主）夹杂而痛。以上言及的妊娠十月脏腑经络的主养中第一个月是肝，第二个月是胆，第三个月是心或手厥阴心包，第四个月是三焦或小肠。从脏腑病机上看，肝血虚的程度要多一点，肝血虚生内热，热郁则气滞，继而传变到脾，脾虚而生湿，湿热内蕴，以致肝脾不调，除了导致疠痛（痛势比较剧烈且拒按，甚至不欲近人）外，其中下注的湿邪，尚可致两足甚或下肢的浮肿、大便不畅、小便不利等。以当归芍药散调和肝脾、除湿清热而止痛。其中当归、川芎、芍药养血调肝，虽"见肝之病，知肝传脾，当先实脾"，但不等于不治肝（确有完全不治肝的，下面将要讲的《产后病》篇第 7 条即如此）。茯苓、白术、泽泻健脾燥湿，淡渗利湿，而泽泻又善于清热利水湿。本条把首篇首条第 1 个自然段的"夫治未病者，见肝之病，知肝传脾，当先实脾"具体化了。但此"疠痛"不是纯虚所致，也不是纯实所致。虽是肝血虚所导致，但演变成了偏实证。其治既要用当归、芍药养肝血，又要用川芎行血中之气，使补而不滞。

2002 年 6 月应邀到广西中医学院第一临床医学院讲学时，接诊了一位 70 岁的退休老交警，其患肾结石 10 多年，诊其脉弦，苔白，中部较厚；饮食不香，二便欠通畅,情绪不稳定。处当归芍药散加琥珀等7剂,尽剂则结石排出了一颗。于是我嘱咐病人如果有效就继续吃。治疗痼疾——肾结石用当归芍药散加琥珀等见效迅速,方中并无鸡内金、车前子等化石药,而是重在调整脏腑功能,此乃“见石不化石”,与仲景“见呕不止呕”“见吐不止吐”“见哕不止哕”之“治病求本”的思想一脉相承。当然,如果有血瘀的,可酌加活血的桃仁、红花之类;肺阴不足的,再加麦冬、玄参润之,因为肺为水之上源;气虚推动不力的,加黄芪等。切忌一味地化石,单纯化是化不了的,甚至适得其反。当然不是完全没有作用,它的疗效不如我们立足于脏腑,治其根本的疗效好。我校杨百茀院长生前曾用当归芍药散加味治疗某钟表厂一职工妊娠羊水过多者,效果特佳。

第6条,讲妊娠阳虚寒饮的恶阻证治。

前面讲过,恶阻就是恶心而胃气被阻(上逆、不通畅),与第1条相比,本条的病机是胃阳虚而寒饮内盛。第1条的病机是阴阳失调,正因具体病机有所不同,故前者用桂枝汤调和脾胃之阴阳,本条则用干姜人参半夏丸温胃蠲饮,体现了同病异治。可见,主症同但具体病机不同,则治疗有异。该丸中干姜辛温燥烈,为妊娠禁药之一,由于病情需要,故仲景大胆用之,且方中强调“以生姜汁糊为丸”,可见干姜与生姜汁同用,既温阳守中,又温而散、降。

第7条,讲妊娠小便难的证治。

《金匮要略》非常注重气、血、水三者的相关性。当归贝母苦参丸药只三味。当归入血分,《水气病》篇第19条有“经为血,血不利则为水”之论,当归活血润燥,间接利尿;贝母入主气的肺以解郁。肺又为水之上源,借利气解郁宣通上源;苦参利湿为主兼清热,湿利热清而标得治。血、气、水三者兼顾,最后达到治疗小便难的目的。但从临床报道来看,当归贝母苦参丸不仅能治小便难,而且能治大便难,还能治大便、小便都难。当归活血、润燥、养肝血,助肝气条达、疏泄正常而便通。贝母理气解郁,使上源宣通,小便得利,而肺又与大肠相表里,故而能通大便。苦参的利湿清热之力无论是对小便难还是大便难,都是不可或缺的。

临床上我用该方治疗乳腺增生效果比较好,因为乳腺增生的形成离不开气、血、水的凝聚、积结。气滞(气郁)、血虚(血瘀)、湿聚,三者相合导致了增生,或胀,或痛,或不胀不痛,经B超检查就不难发现。能不开刀就用中药保守治疗,每每先用汤药调理一两个月,如果精神振奋一点、心情舒畅一点,就改服量身定做的丸药。此外,对附件炎、输卵管积水、卵巢囊肿、宫颈息肉、盆腔炎等,用该方的机会也比较多,因为它们的形成同样都离不开气、血、水这三者的凝聚,只是各有偏颇而已。妇科病人占我门诊病种的40%左右,前不久出版了《陈国权经方临证要旨——妇科、五官科、男科辨治经验》，此其一。

其二，我们中医用药处方强调君、臣、佐、使，从这三味药的用量看，体现不出这一原则，刚才我们讲的桂枝茯苓丸，通过治血分，治心、肝、脾，而达活血化瘀之目的。总体体现治血的力量。本方所用之药，有的偏重治气，有的偏重治血，有的偏重治湿，谁是君，谁是臣？难以说清。一般而言处方用药要讲究君、臣、佐、使，但临床上也并非尽然，有时要围绕主攻方向，形成合力，照样能药到病除。己椒苈黄丸、桂枝茯苓丸等都是如此。用时髦的语言表述，叫团队的力量、集体的力量。

第8条，讲妊娠有水气的证治。

本条的特点是什么？就是妊娠期间，仲景敢于使用滑利窍道的冬葵子，此乃妊娠所忌，但仲景照用不误。该条及《水气病》篇第27条"厥而皮水者，蒲灰散主之"，为清代温病学家创立"通阳不在温，而在利小便"的理论奠定了基础。

第9条，讲妊娠湿热所致胎动不安的证治。

对本条，有人说存在胎动，有人说没有，有人说存在前阴下血证，但从病机及用药来看，可能出现腹痛甚至下血证。这个病机和前面的当归芍药散几乎是一样的，病变脏腑都是肝脾，都是血虚生热。当归散用当归、芍药、川芎，跟当归芍药散尽同，以养血调肝。黄芩和白术一个行坚阴之功，一个尽健脾燥湿之力。所谓"坚阴"实际上就是止血。第十六篇第15条的黄土汤中也有黄芩，习惯认为只是起反佐作用，因附子和白术都是辛燥的，用苦寒的黄芩以制其辛燥，防其耗血动血之弊。实际上黄芩尚有止血之功。

1990年12月在成都召开了中日仲景学说学术讨论会，会上成都中医学院附属医院的杨明钧主任医师，交流了他所研制的血宁冲剂（就是上面提及的第十六篇治"心气不足，吐血，衄血"的泻心汤）治疗各种血证的经验。卫生部安排他在全国156家大型医院进行临床观察，治疗了各种血证5 600多例，从鼻血、吐血、呕血，到便血、尿血、皮肤出血、胃肠出血等，无论其血证是寒热还是虚实，都有效。我们中医讲寒者热之、热者寒之，对热性的出血有效，自在情理之中；但对偏寒性的出血虽非全部，但也有效，岂不怪哉？有单位对泻心汤进行过认真研究，去方中大黄后能止血，去黄连后也能止血，但去黄芩后止血效果就很差，或者不能止血。最后的结论是：黄芩不单能反佐，而且有止血之功，在泻心汤中则只是止血。

就这么简简单单的三味药，却能治疗各种血证。当归散中也有黄芩，其"坚阴"之功即不难明白。以药测症，足证本条存在胎动、腹痛，甚或出血的情况。白术，健脾燥湿以安胎。金元四大家之一的朱丹溪，把黄芩、白术视为安胎的圣药，正是源出于此。如果确有湿与热，可以用；如果只有其中之一，就没有两味药全用的必要，要实事求是。方后所讲"产后百病悉主之"当灵活看，符合这个病机就用这个药，不符合就不用，肝病传脾，肝脾同病，湿热内蕴，是使用当归散的要点。

第 10 条，讲妊娠寒湿所致胎动不安的证治。

其脏腑病机同样是肝病传脾，肝脾同病，其治疗依然是肝脾同调。这一条请大家自研。

第 11 条，即本篇最后一条，讲妇人伤胎的证治。

本条补充和完善了肝病实脾的重要理论。"见肝之病，知肝传脾，当先实脾"千古传诵，远播海外，但是很少有人关注过，肝病有时候当先实肺。医圣仲景虽未明言，但借此条明白展示。其实，在全书的总纲首篇第 7 条早就预言过。该条表面看只是讲面部的气色、脉象当与时令相应，其弦外之音，实际上也讲了"肝病有时当先实肺"。请看："师曰：寸口脉动者，因其王时而动，假令肝王色青，四时各随其色。肝色青而反色白，非其时色脉，皆当病。"这是对"肝病实脾"的绝好补充。春天脉弦、面青，夏天脉数、面赤，秋天脉毛、面白，等等，此乃正常的脉与色。但如果春天的面色变成了白色，白色是肺的颜色、秋天的颜色，肺的颜色、秋天的颜色跑到春天来了，说明什么？肺病传肝。此时的肝病就不应当先实其脾，而是相反，治"克我"之脏——肺。为什么？同样都是肝病，一个是从传变的角度实脾，一个则是从发病的角度治肺，即从源头上治理，解决肺的问题。这就是"见肝之病，知肺所传，当先实肺"。肝病实脾，是治"我克"之脏。肝病治"我克"与治"克我"，从两个不同侧面体现了《金匮要略》在治疗学上的脏腑整体观（《金匮要略》"我克"及"克我"之治. 中国中医药报，2017-12-01<4>）。这样就比较完整了。

伤胎的表现在肺，根子却在心，故言"此心气实，当刺泻劳宫及关元"。劳宫，乃手厥阴心包经的穴位，关元既是任脉经的穴位，又是小肠经的募穴。募穴者，经气聚集的地方也，不仅要治心，而且还要治与心相表里的小肠（治妊娠病要保护胎气，对于妊娠伤胎"当刺泻劳宫及关元"，王叔和首先反对，若没有十足的把握，没有丰富经验的话，的确不要轻易使用，尤其妊娠在 5 个月以内的）。很显然，它既要治脏，克我之脏，还要治腑，克我之腑，这是对首篇第 7 条绝好地、完满地补充。我过去对于很多乙型肝炎病人，其舌红少苔、脉细数等属于肝肾阴虚的，虽用了一贯煎，但往往忽略兼治肺。后来对咽部发红（中、重度的），咽干甚或疼痛者，一律加用玄麦甘桔茶（玄参、麦冬、甘草、桔梗）。自从加了玄麦甘桔茶后，疗效就比单独用一贯煎要好得多。因为兼治了肺，养了肺阴，而养肺能够生肾水，养肺尚有防止肺病传肝之力。肝、肺、肾同治,比单治肝病要好得多。在一段时间内用一贯煎加味所治的1 100多例乙型肝炎中,有700多例加用了玄麦甘桔茶,效果很好。这体现了肝病实肺在治疗乙型肝炎这一块的卓著疗效(具体请参见文章《〈金匮要略〉肝病实肺论》)。

临床上,不是每个病例都必须治"克我"之腑,下面的病例就是单治"克我"之脏者。病人男,85岁(身高182cm),2002年他得了热淋,尿频(排除了中医的下消症)、尿急、尿痛。每天白天12次小便,晚上8次,持续了10来天。经住院检查,发现白细胞指标不支持感染性炎症的诊断,充其量是非感染性炎症,用抗生素治疗无效。病人虽85岁高龄,但腰不弯,背不驼,雄赳赳地走进诊断室,满面通红,坐定以后轻微地喘气,口略干,脉弦数,苔黄。B超检查示前列腺轻度增生(作为一个85岁的老者,可以忽略不计),应该说不正常的正常。症状如前述——尿频、尿急、尿痛,一昼夜20次。四诊合参,助手认为宜用八正散,我则用龙胆泻肝汤合葶苈大枣泻肺汤。处药5剂,3剂后,夜尿明显减少,病人兴奋之情自不待言。5剂药毕,完全正常。为什么要加葶苈大枣泻肺汤?因为他患喘证52年(从33岁开始),就诊的时候,依然微喘。患痼疾52年,新病10来天,按照《金匮要略》首篇第15条,"夫病痼疾,加以卒病,当先治其卒病,后乃治其痼疾也"的理论,当先治热淋,后治喘证。《灵枢•经脉》也讲到了肝经绕阴器。小便、大便的正常与否,它不仅关乎肾,也关乎肝。所以立足于脉弦数,我们用龙胆泻肝汤泻肝火,的确是通因通用。为什么用葶苈大枣泻肺汤?治卒病,又兼治痼疾。我们舍《金匮要略》而从《伤寒论》之"喘家作,桂枝汤加厚朴杏子佳"。用龙胆泻肝汤治卒病(热淋),用葶苈大枣泻肺汤兼顾痼疾(喘证),像加厚朴、杏子一样。此卒病关乎痼疾,即半个世纪以来,肺气长期壅遏,不能正常肃降,久而久之乘克肝木,导致肝病总暴发,故既要治肝,又要从源头上治肺。热淋之治,体现了"见肝之病,知肺所传,当先实肺"(活用《金匮要略》方体会. 中国中医药报,2002-08-05<2>)。

现在回归到本篇。请注意,有两个特点:在治疗上大胆使用妊娠禁药。如活血药,桂枝茯苓丸里面的桃仁、丹皮。受教于此,我对妊娠六七个月,又患黄疸者(总胆红素高),在逍遥散中加赤芍达30g之多,但平安无事。又如,辛温燥烈药,第6条的干姜人参半夏丸中之干姜,照用不误,因胃阳虚而内盛的寒饮需要之。再如有毒药,第3条的附子汤(《伤寒论》304条)中附子不言自明。还如滑利窍道的药,第8条的葵子茯苓散中的冬葵子。如此活血的、辛燥的、有毒的、滑利窍道的,张仲景照用不误。"有故无殒,亦无殒也",有这个病情、有这个症状,才用这个禁药,也不会造成什么伤害哟!仲景胆大心细,值得我们后世效仿和学习。此其一。

其二,金元四大家之一的朱丹溪,认为胎前宜凉,产后宜温。而本篇所用,却不乏温药,桂枝汤虽不是很温,但比较温;干姜人参半夏丸之温,则甚于桂枝汤;附子汤自不待言。本篇的特色优势,同样值得我们很好地效法、继承与发扬。

二、《产后病》篇

本篇原文同样是 11 条,内容同样很丰富。

从上篇可知,仲景治妊娠病,使用了活血、有毒、辛燥及滑利的药物,而且不乏温药,一个核心问题,就是要注意保护胎气或者说不损伤胎气,这是治妊娠病的特点。而治疗产后病既要顾及产后多虚的特点,更不能忽略多瘀的存在。这均体现了《金匮要略》的写作特点,即详于特殊而略于一般。对于路人皆知的,他只字不提或一笔带过,而对于少见的、特殊的,却详加叙述。本篇对产后病的治疗体现了祛邪为主,这是它的一大特点(具体请参见文章《〈金匮要略〉详略谈》)。

第1条,讲产后三大证(痉病、郁冒、大便难)的形成机理。

这三大证的基本病机是产后血虚津伤。如果感受的是风邪,就形成产后的痉病(有的符合栝蒌桂枝汤证的,用栝蒌桂枝汤;有的符合温病学上的三甲复脉汤证的,用三甲复脉汤);如果是感受了寒邪,即形成郁冒(第2条再专讲之);剩下的就是大便难。出血过多,又汗出过多,卫外不固,三证由生。

第2条,讲郁冒的证治。

前面讲过,妊娠恶阻就是恶心而胃气被阻,其本质即元真不通畅,是阴阳失去相对的平衡协调,本条也不例外。因为产后血虚津伤,出血过多、汗出又多,概括地讲就是阴虚于下、津泄于外、阳浮于上。浮越之阳,不仅引动了胃气上逆,且外来之寒,也迅即加入其中,合而上冲,郁闭于内,不能外散,故病人在上晕眩昏冒、但头汗出,在中呕不能食,在下大便难(浮越之阳不能顾护津液,致但头汗出,加之呕吐伤津,肠道津液相对不足,传导乏力)。"其脉微弱",这是因为阴血损伤过多,汗出又多,继而伤及阳气所致。"所以然者,血虚而厥",这个"厥"不是《伤寒论》所讲的"手足逆冷",而是无阴相伴的孤绝之阳,即所谓"厥阳独行"也。"血虚而厥,厥而必冒",因为阴血虚于下,阳气浮于上,故人有飘浮之感,即所谓如冒状。"冒家欲解,必大汗出",郁冒要想痊愈,必须变单纯的头部汗出为全身微似有汗。"大汗出"之"大",指的是汗出面积而不是汗出之量。后面又不厌其烦、不厌其详地讲"以血虚下厥,孤阳上出",一下厥、一上出,展示阴阳失衡之病机。

"所以产妇喜汗出者,亡阴血虚"乃再次交代但头汗出的原因。"故当汗出，阴阳乃复"，其治应当使全身汗出，阴阳才能恢复到相对的平调状态。"大便坚，呕不能食，小柴胡汤主之。"为什么用小柴胡汤？取其调和之力也，既不能大补，又不能大泻，看起来或者说的确与少阳胆没什么关联，但是通过和解少阳，可以达到治疗目的。所以下面第3条讲郁冒"病解能食"。郁冒怎么解除的呢？我们借用《伤寒论》230条服用小柴胡汤以后的那几句话来概括，就是"上焦得通"，即郁冒解除了；"津液得下"，即大便通畅了；"胃气因和"，即呕不能食消失了；"身濈然汗出而解"，变但头汗出为全身微似汗出，这是对郁冒证服小柴胡汤后全部反应的最好诠释。

必须指出的是，《金匮要略》于本条用小柴胡汤有别于《伤寒论》之用。《伤寒论》认为小柴胡汤所主，其病不在上，所以禁吐；其病不在里，所以禁下；其病不在表，所以禁汗，而只能用小柴胡汤和解。本条撇开"在上""在下"不谈，就拿外寒入中而言，至少有表证，但是小柴胡汤照用不误，是通过疏解少阳、和利枢机来达到间接发汗的目的的。

临床上还要注意把产后郁冒与产后眩晕相鉴别：

眩晕上脱证：突然昏晕、心悸、愦闷，渐至昏不知人，面唇发白（失血过多所致）；

眩晕血逆证：恶露不尽致面唇色赤。瘀血内停致少腹刺痛拒按、胸腹胀满、气粗、握拳；

眩晕重症：眼闭、口开、手撒、肢冷、脉微细或浮大。

第3条，讲郁冒解除后变为胃实的证治。

"胃实"指胃肠俱实，"大肠，小肠皆属于胃"，此指广义之胃。上条之"胃"，实际上主要指肠。由呕不能食变成了能食，憾饮食不节吃得太多，超过了胃的纳腐所允许的范围，从而导致了另外一个极端，大量燥屎、宿食停留在胃尤其是肠道，所以必须攻下。尽管是产后，有实证则必泻之，要大胆地使用大承气汤，没有商量的余地。故言大承气汤"主之"，而不是"宜""可与"之类。

第4条，讲产后血虚而寒的腹痛证治。

《妊娠病》篇当归芍药散所主"腹中疞痛"，是实证，至少是偏实证。王新佩老师讲第十篇第18条提到的"寒疝，腹中痛，及胁痛里急者，当归生姜羊肉汤主之"，为当归生姜羊肉汤在本篇的再现埋下了伏笔，也交待了"并治腹中寒疝"的由来。当归生姜羊肉汤，既能治寒疝腹中痛，又能治产后腹痛，再次体现了异病同治。

必须慎重指出的是，这里蕴含了一个重要的理论，什么理论呢？李东垣的当归补血汤是很有名的，我们讲"补血者必当先益气"，正源出于此。当归补血汤，依其方名，按照当今中医的思维，应当重用当归，次用黄芪，但是李东垣则不然，其组成为黄芪一两归二钱，10:2，黄芪的用量是当归的5倍。《金匮要略》的当归生姜羊肉汤所主，无论是寒疝，还是产后腹痛，均先有阴血亏虚，继之或者日久血虚及气，然后又及阳，气虽属阳，但不等于阳，气离阳尚有一步之遥。方中大量的当归、羊肉，其当归养血且引羊肉归肝经，生姜散寒，通过养血来达到生气、益气的目的，气生则阳回、则阳归，寒疝即可慢慢地消失，产后腹痛亦能够渐渐解除。通过羊肉补血来生气，通过生气来扶阳，这也是我挖掘的一个重要理论——"补气者必当先益血"。请参见《精华理论话金匮》。

第5条、第6条，均讲产后腹痛的证治。

一个是轻度的气血郁滞，一个是干血留着。"干血"一词已见于《血痹虚劳病》篇大黄䗪虫丸所主之"虚劳干血"。"干血"何来？当气不摄血，血溢脉外成为瘀血之后，久而久之，瘀血就慢慢地演化成干血（"干血"尚可继续演化，请参见《妇人杂病》篇）。前者以枳实芍药散宣通之，后者以下瘀血汤攻逐之，从而达到治疗产后腹痛共同目的，非常浅显，毋须赘言。

第7条，讲产后恶露不尽致大便秘结的证治。

本条乃重点。习惯认为本条是恶露不尽兼大便秘结的证治，这个"兼"我认为用得不是很好，它否定了肝病传肠的这样一个发病机理。"产后七八日，无太阳证"，"无太阳证"即无表证的互换词，与之前所提及之"无寒热""无大热"同义，至少说明目前无外邪。"少腹坚痛"的原因是恶露不尽，即产后应当排出的瘀血没有排尽，停留在少腹，久而久之循经少腹的肝经经气郁滞，不能正常疏泄，其所诱发的少腹坚痛传病到大肠。恶露在肝经，也可向中焦脾胃传变，还可累及到肾，因肠道的正气比较亏虚，是以传病于胃肠，大肠不能正常地传导，致"不大便"。"阳明之为病，胃家实是也"（《伤寒论》180条）。肠道之燥屎、胃中之宿食累及其母（心），致心烦发热；况肝病尚可及子（心），亦可致烦躁发热，故脉实（数而有力，或弦数，或沉数）。阳明经旺于申酉，即所谓"日晡"（下午3～7点），故到了傍晚发热乃至于烦躁加剧，即"再倍发热，日晡时烦躁者"。且不能食，为什么？胃肠都被大量的宿食、燥屎所拥堵、所占领，几乎没有空闲的地方，无法纳腐。若勉强进食，就加剧了胃肠之实热，且实热通过胃经上通于心，谵语乃成。与谷疸病"寒热不食，食即头眩"同理。脾胃本来有大量湿热，你还要勉强进食，所进之食很快演化成新的湿热，新旧合邪，阻遏清阳升腾，必致头眩。"宜大承气汤"即可以考虑用大承气汤，但怕大家不放心，故在条文之末又不厌其烦地交代一下。这个"热"在哪里？因为前面已交代了"无太阳证"，像写文章一样，首尾相照，前后呼应。前面讲了无太阳证，后面补充"热在里"不在表。所以进一步讲"热在里，结在膀胱也"，把热邪所在之部位定下来，即在里、在下，而不是在上、在表，言下之意，你大胆地、放心地、放开手脚地去泻。第3条言"大承气汤主之"，本条言"宜大承气汤"，治产后病居然两用下法，再次领教仲景的足智多谋、胆大心细（我们后面讲第二十二篇的第9条时，将要联系本条）。

第8条，讲产后中风的证治。

阳旦汤，或认为是桂枝汤加黄芩，或认为是桂枝汤加附子，等等。而成无己认为，就是桂枝汤，并说阳旦汤"乃桂枝汤之别名"，因为临床症候支持它，恶寒、头痛、发热、汗出，一派营卫空疏之表证也，只是比典型的桂枝汤证要轻一点。对于"心下闷，干呕"，徐忠可《金匮要略论注》讲："心下闷干呕，乃太阳之邪欲内入，而内不受也。"病邪想传内而内不受，说明产后尽管血虚，但正气尚较强盛。我赞同成氏之说。

上条言产后病之里证，故言"无太阳证"；本条言产后病之表证，故言"……头微痛，恶寒，时时有热……汗出……"以表里作对子。用张璐的话说，就是"举此与上文承气汤，为表里之例"（《张氏医通·卷十一·妇人门下·产后》）。

第9条，讲产后中风兼阳虚的证治。

实话实说，竹叶汤我尚未用过，但与大家共同从理论上探讨一下其作用机理很有必要，切入点是"面正赤"。首篇第3条，在论述面部望诊时提及"色赤为风"，即面部发红，感受风邪使然，"面正赤"从"中风"字面看已不言而喻。第十二篇第36条肾气亏虚之人误服辛温燥烈的小青龙汤后出现的"其面翕热如醉状"，同样是面带红色，只不过是微红而已，且无明显的风邪。这3种面红意味着什么？古人将两目之下（含两目）、两颊之间、以鼻为核心的区域称为"面"，且明言为脾胃所主。面"色赤为风"，即风袭于脾胃。治痰饮病，若单纯强调"温"而忽略"和"，必变证丛生。故言"病痰饮者，当以温药和之"，"其面翕热如醉状"，正乃小青龙汤温之太过所致。面部轻度发热，必现轻度红色，且随着正邪的盛衰进退，其红色或显或隐；同篇第40条苓甘五味加姜辛半杏大黄汤所主"面热如醉"之"红"为"胃热上冲，熏其面"所致，属实证，与风无关。而竹叶汤所主"面正赤"很难用一个单纯的虚或实来概括。故徐忠可所讲的此"非小可淡红"，即不是一般的泛红，而是面呈正宗的红色，但不同于"为风"的色赤，也不同于如醉的翕热，而是在虚实之间。言有虚，毕竟是在产后，有阴血亏虚，有阴阳失调，有阳气的浮越；言有实它有外来之风。正是外来之风和里面的阴血亏虚相结合，"面正赤"乃成。还有肺受风邪后的反侮近乎"温邪上受，首先犯肺，逆传心包"，产后中风同样首先犯肺。

竹叶汤中的桂枝、桔梗等，悉是以治肺为主，葛根、防风亦然。为何要用竹叶，而且以竹叶作为本方的方名？这里是有学问的，即体现在脏腑相关上。

第七篇饮热迫肺的咳嗽上气证用厚朴麻黄汤,方中为何用小麦?饮及其所化之热迫肺太盛,于是反侮于心,故当有但头汗出,甚或大汗淋漓,用小麦,且达一升之多,旨在强调治心(以养心之液,一可止汗,二可防肺之继续反侮)。其病因病机,除了外感风邪、阳气的浮越以外,还有心火。此外,阴血亏虚,阴液不能上承,导致心肾不交,水火不济,也是面红的重要原因。竹叶汤的附子,清代的尤怡、吴谦都是从参附汤的角度来解释的,即益气温阳。我认为附子温阳是手段,通过温补肾阳以使肾与心交通互济,肾阳得温则下焦阴血也得以顾护,上焦的心火有竹叶清之,则心肾能顺畅地相交互济。人参和生姜、大枣、甘草培补中焦脾胃,以生肺金。肺、脾、肾三脏兼顾,中风自愈。

竹叶汤中为什么要用葛根?产后病总的病机离不开阴虚阳浮,而葛根是升腾津液、舒缓经脉的,除解表以外,尚可以升为降。第八篇第2条的"奔豚气上冲胸,腹痛,往来寒热,奔豚汤主之",奔豚汤中有甘李根白皮,仲景选择味甘的那一种,为什么不用味苦的?"肝苦急,急食甘以缓之",以味甘的李根白皮清降肝火,黄芩清降胆热,以葛根之升来达降气之目的,而当归、川芎、芍药养血调肝,气血兼顾。半夏、生姜、大枣、甘草调和脾胃,把"见肝之病,知肝传脾,当先实脾"这一重要理论具体化。治妊娠腹中疞(jiǎo)痛的当归芍药散及养胎安胎的白术散皆然。而第7条的大承气汤但治其胃肠而完全不治肝,很可能一箭双雕,因为胃肠通泄以后,肝的疏泄功能正常了,恶露至少可部分排出。

讲到肝病实脾,过去我们受尤怡《金匮要略心典》的影响,即"盖脏病,惟虚者受之,而实则不受;脏邪,惟实则能传,而虚则不传"。多年前我认为肝虚证是不传病于脾的,实际上,无论肝虚、肝实都可以传病到脾胃,所不同的是,一个所影响的是脾胃的生理功能,一个所传的是邪气。肝虚了,疏泄紊乱了,如疏泄不及,则会影响到脾胃乃至肠的输化、纳腐、传化之功。经过深入研究后本人专门写了《〈金匮要略〉肝虚传脾论》这篇文章,大大拓展了肝病实脾的范畴。《金匮要略》的肝虚病传脾的典型例证就是第六篇的第17条:"虚劳虚烦不得眠,酸枣仁汤主之。"酸枣仁用量达两升之多,以补肝阴、养肝血,体现了"补用酸";其用川芎是为了防止酸枣仁补而滞,并通过行血中之气而达养肝阴之目的;知母,《伤寒论》认为最善于清阳明胃热,该方用之,足证肝虚传脾胃后,已有了胃热,故以之清阳明胃热,使胃火不得上扰于心,即不令子病累母(心),间接体现"助用焦苦";甘草及甘淡的茯苓,体现了"益用甘味之药调之(肝)"。对肝实传脾的,最典型的是奔豚汤,而肝虚传脾的,最典型的是酸枣仁汤,一实一虚都具体化了,非常完满。

我们再讲这个葛根。在座的各位,读大学时都可能参加过运动会,无论长跑还是短跑,当你到达终点以后,在场外的同学可能会带领你再跑一段,10～50米不等,不让你立马停步。带跑,是手段,而让你缓慢地、科学地、适时地停下来,才是目的。奔豚汤及竹叶汤中的葛根均是如此,以升为降。

第10条,讲产后烦乱呕逆的证治。

对"妇人乳中虚"之"乳",是颇有争议的,在编写五年制第七版教材《金匮要略讲义》时,其妇人病三篇是长春中医药大学赵力维教授执笔的,对这个"乳"字未加解释,在审稿时我在"校释"栏目下道:"《说文》谓'人及鸟生子曰乳。'"已故国医大师何任老亦持此观点。但是后来发现此种解释与甲骨文的解释不一样,可能与仲景同时代的许慎著《说文解字》时,没有看到过甲骨文有关。而甲骨文认为"乳"就是哺乳,那个甲骨文的"乳"(人跪在地上喂奶),就很形象、很清楚,应该是哺乳。可见我所加校释是错误的。正是哺乳期间乳汁去多,导致了心烦意乱、呕吐呃逆。"安中益气"的治法,也反证哺乳期间乳汁去多。乳汁乃脾胃所化,气血营卫阴阳都离不开脾胃的生化。由于乳汁去多,津液亏虚太甚,导致了阳气的浮越,由脾胃累及到心肺,进而出现了上述见证,故"安中益气"自在情理之中。这个"中"是中焦脾胃,益气即补益脾气、和降胃气。

从方药组成来看,甘草一味达七分之多,剩下的四味相加才六分,后面还有枣肉,总体看,扶正的就相对多一点。石膏清火,竹茹偏于清实热,白薇偏于清虚热。而桂枝就像竹叶汤中的桂枝一样,不单能合它药解表,而且能平冲降逆。因为乳汁去多,津液亏虚,导致了虚热向上蔓延和波及。桂枝虽然只有一分,但能行使平冲降逆之功。冲平逆降,胃气亦随之和降。文末的"有热者,倍白薇",应当是热重者,倍白薇,它本来就有白薇,应该是热重者,白薇由一分加到两分。"烦喘者,加柏实一分",不仅心烦意乱,而且已波及肺而喘,柏子仁养心安神,用之以体现"肺病实心",即"见肺之病,知心所传,当先实心",也就是治"克我"之脏。据临床报道,本方对小儿夏季热有较好疗效。

第11条,讲产后下利的证治。

该条"产后下利虚极,白头翁加甘草阿胶汤主之"之"虚极",与之前的"极""极虚"都在《金匮要略》中出现过好几次。首篇第9条:"病人脉浮者在前,其病在表;浮者在后,其病在里。腰痛背强不能行,必短气而极也。"扬雄《方言》:"极,疲也。"极,就是疲惫、虚弱的意思。通常我们将之理解为极端。"极"的本意,即过去房屋的栋梁,现在房地产老板做最后一层楼时,叫"封金顶",用金顶来形容它的隆重及房屋的价值之高,在古代,凡新建房屋,在上最后一道梁时的那个屋脊横梁,称为"极"。此外,"极"的内涵还有10余个。所以"极""虚极""极虚",就是指疲惫、虚弱,虚与极无论谁在前、谁在后,均是同义复词。《血痹虚劳病》篇言及的"五劳虚极羸瘦",最后可演变为"经络营卫气伤","气"不摄血、"气"不行血,血溢脉外,由瘀血演化成干血,正气虽比较虚弱,但尚未发展到极点,如果是极端虚弱的话,就应以扶正为主,还会用大黄䗪虫丸吗?大黄䗪虫丸中扶正的仅干地黄、甘草及芍药,而大部分是虫类药,活血化瘀以去干血,故整方以祛邪为主。此外第九篇第1条,"……所以然者,责其极虚也",第六篇第3条,"夫男子平人,脉大为劳,极虚亦为劳",等等,都是讲疲惫、虚弱。使用同义复词,恐系某个历史时期内古人的用词习惯之一,以引人注目。如果产后真的虚到了极点的话,岂能胜任白头翁汤之力?本方显然以驱逐肠道的湿热为主。为了顾及产后正虚,特辅以甘草、阿胶,如此而已。

由上观之,仲景治产后病,基本上以祛邪为主。大承气汤(两用)、枳实芍药散、下瘀血汤祛邪;小柴胡汤、阳旦汤、竹叶汤、竹皮大丸、白头翁加甘草阿胶汤正邪兼顾,甚或以祛邪为主;当归生姜羊肉汤扶正为主,为什么说是扶正为主?因其有散寒之力,而不是纯补的方剂。可见,治妊娠病要保护胎气,治产后病则要知晓多虚的特点,但又不能拘泥于此,当攻则攻。金元四大家之一的朱丹溪则主张产后用温药,而仲景早于丹溪千余年,治产后病不乏用凉药。仲景用温丹溪用清(治胎前病),仲景用凉丹溪用温(治产后病)。产后祛邪气、产后用凉药在当今社会仍然有一定的市场。由于生活水平的不断提高,妊娠大补、产后大补早已成为一种时尚,当今社会吃遍了城市吃农村,吃遍了家种吃野生,更不用说孕妇、产妇之辈了,无所不吃。一言以蔽之——补得太过了。湖北孝感一孕妇产下14斤2两之子,就是例证。本篇仲景着重论述了产后多瘀、多郁、多实(风、湿、热、寒、宿食、燥屎等)。客观上有可祛之邪、可攻之证。

在这里,我们顺便穿插讲一下《金匮要略》的教学方法。我从事《金匮要略》教研30多年的教学生涯中,逐步积累了一些不太成熟的研学方法,特别是如何记忆《金匮要略》的条文。比方说:简单条文背诵记。"病痰饮者,当以温药和之","诸有水者,腰以下肿,当利小便;腰以上肿,当发汗乃愈"等,这些条文文字简单、精练,实用价值很高,务必背得滚瓜烂熟。复杂条文化简记。如虚热肺痿4大成因的近70个字,"问曰:热在上焦者,因咳为肺痿。肺痿之病,从何得之?师曰:或从汗出,或从呕吐,或从消渴,小便利数,或从便难,又被快药下利,重亡津液,故得之"。岂不是用热—咳—痿3个字就概括了?第十一篇的"肾着之病,其人身体重,腰中冷,如坐水中,形如水状,反不渴,小便自利……"80多个字,我们用11个字即可概括之——寒湿着腰,阳气不行,冷、重、痛。寒与湿留着在腰部,这是病因。阳气不行(脾阳不能输化,肾阳不能蒸化)是病机,冷、重、痛是主症。所以给肾着病的定义是:寒湿着腰,阳气不行,以冷、重、痛为主症的疾病。还有同类病证的归纳记。第四篇的牝疟,第七篇的肺痿病"吐涎沫而不咳者……多涎唾",第八篇的寒水(肾气)奔豚,第九篇的阴邪(痰饮、寒湿),第十二篇的痰饮病,第十四篇的水气病,包括第二篇的湿病等,湿、饮、水三者,异名同类。湿邪相对最轻,饮邪重一点,水邪则更重。且不谈湿邪致病,仅《金匮要略》中与痰饮有关的病证即达10余种,经过归纳,就可掌握全部痰饮病辨证论治,等等。请参见《漫谈〈金匮〉十记》。

如果说,上述教学方法,是从横的方向来讲的,那么下面这个方法就是从纵的方向来讲的。

上溯与下联:

仲景在《伤寒杂病论·自序》中称:《伤寒杂病论》的创作撰用了《素问》《九卷》《八十一难》,等等(尽管有学者否认),故在向学生传授作为《伤寒杂病论》杂病部分的《金匮要略》时,务必从理论、病因、诊断、治疗诸方面上溯之,让学生从多方面知晓其源。如"见肝之病,知肝传脾,当先实脾"即源出《内经》《难经》"夫病已成而后药之,乱已成而后治之,譬犹渴而穿井……""病虽未发,见赤色者刺之,名曰治未病"及"见肝之病,则知肝当传之与脾,故先实其脾气"。在"妇人三篇"之首曾提及,该书所论内、外、妇产等疾病为后世《中医内科学》《中医外科学》及《中医妇科学》的形成和发展奠定了基础,学习该书必须适当地下联之(似蜻蜓点水),以让学生明白此三书是对《金匮要略》的继承与补充,但又不能取而代之。如《金匮要略》论中消(后世称谓),有论无方,《中医内科学》则补充了玉女煎。但也有挂一漏万者,如《中医内科学》论水肿病的病因病机,充其量3~5种,而《金匮要略·水气病》篇的32条原文,其病因病机则达33种之众。

死抠与活看:

凡该书的重要理论、原则等,都须死抠,即严格遵循,抓住不放。如肝病实脾、"四肢才觉重滞,即导引、吐纳……"的治未病理论,"阳微阴弦"的病机理论,"邪在于络,肌肤不仁……邪入于脏,舌即难言,口吐涎"的证候理论,"病痰饮者,当以温药和之"的治疗原则等,均务必死抠;反之,该书的不少论述尚应活看。如"客气邪风,中人多死""水病脉出者死"之"死"等,只宜活看为"病"。痰饮病"脉偏弦者,饮也"并非尽然,只是借脉偏弦来说明,痰饮病只是饮邪偏积于身体某个局部,而非全身。

概括与引申:

讲授《金匮要略》,使用概括方法的机会甚多,此处只讲对字数较多的原条文的概括。如前文所提及的用"热—咳—痿"来概括约 70 个字的虚热肺痿成因,用"寒湿着腰,阳气不行,冷、重、痛"来概括约 80 个字的肾着病的病因病机及症状。使用引申者的机会则更多。如《水气病》篇"病下利后,渴饮水,小便不利……此法当病水……"一条,旨在告诫患下利病后脾病及肾者可病水,那么,患他病致脾肾两虚者,同样可病水。举一反三,让学生触类旁通。

讲常与论变:

讲常是论变的基础。讲常,即讲清疾病发生、发展、变化及其诊断、治疗的一般规律。如"肝病实脾"乃一般规律即"常",而"肝病实肺"乃特殊规律即"变"。

收的与放矢:

收的即主动向正在或已经进行毕业实习的学生了解其临床所见与该书所论的差异,以作为改进该书教学的依据。如学生反映见不到雾邪伤人的病例,带教老师所用治法方药与该书相同者极少,等等。放矢,即针对上述问题,能解答者便解答,一会解答不了者,即调查研究,或证之临床,或调整视角,充实内容,恰当取舍,等,力争矢矢中的。如,《现代雾气致病与东汉雾伤于上》(中国中医药报,1995-10-25)之文,能较好地回答上述第 1 个问题。

这里必须提及的是,若用讲《中医内科学》的方法讲《金匮要略》,后者的灵魂将荡然无存。现代离不开传统,创新离不开继承。《金匮要略》的教研尤其如此(具体请参见文章《我教研〈金匮要略〉的心得体会》)!

正像我们搞科研一样,如果方法对,就等于成功了一半,《金匮要略》的教学亦然。故作如此插叙。

三、《妇人杂病》篇

《金匮要略》就是《伤寒杂病论》的杂病部分,今天所讲的是杂病里边的妇人杂病。该篇条文数是前两篇的总和,内容同样非常丰富。如热入血室、脏躁、梅核气等。治妊娠病要顾护胎气,治产后病应祛瘀为主,治妇人杂病则以调经为主。

第一大部分就是前面的 4 条,讲热入血室的证治。它的发病,无论是经水适断,热入血室;经水适来,热入血室;还是表证已罢,热入血室;阳明热盛,反侮于肝,热入血室,等等,热入血室的过程有所不同,但在整体上都出现了热入血室的证候,其中"如见鬼状"症不能视为精神病,而将病人误送到精神病院。本病依然属于常见病。这 4 条既见于《伤寒论》又见于《金匮要略》,大家一看便懂,我们主要讲几个病案。

第 1 个病案是 1980 年左右，在当时的湖北中医学院附属医院内科二病房收治的。女性，49 岁。入院诊断：第一，高热（38.5～39.5℃）待查；第二，泌尿系感染（中医诊断：湿热淋）。当时写病历的是一位进修医师，对病人的结婚时间、月经初潮时间、生育状况都写得很清楚，唯独对末次月经没有记载。经过 3 天用药，体温在 38～38.5℃ 之间徘徊，尿频、尿急、尿痛控制得比较理想，基本上消失了。但到了第 4 天的凌晨 4:00（这天晚上是我当班），当时护士紧急呼叫："陈医生，快快，我刚才巡视病房时，发现那个 8 床，好像嬉皮笑脸，似笑非笑的，很可怕……"我立马前往，呼其名时，她没有应答，似乎充耳不闻、视而不见，并傻乎乎地看着我。因为当时我很年轻，没有经验，未做处理。翌日查房时，伤寒临床大家洪子云老师看毕病人即对我说："陈国权，你回去把《金匮要略》翻看一下，这就是热入血室证。她来月经期间开始发热即所谓经水适来，热入血室。"由于忽略了末次月经来潮的时间，且经行 3 天（以往 4～6 天）即止。洪老师指示用小柴胡汤去人参（因人参最畏五灵脂）加失笑散。处方 4 剂，服毕第 3 剂时烧尽退，小便完全正常，神志也复原，但病人对前两天发生的事情一无所知，好像什么也未发生过一样。大家知道，对热入血室证的治疗，如果热没有与血相结，当以清热为主。如果热已经与血相结，在清热的时候要兼以活血化瘀。第 1 个病例非常典型，药到病除。

第 2 个，是 2008 年 12 月应邀去广州为国家中医药管理局在广州中医药大学举办的"第七期全国经方运用高级研修班"讲课所遇到的。当时规定，每位专家讲完课后都必须去查一下房，看 1 个疑难杂症。我所看的这个病人是广州中医药大学首届"非医攻博班"的学生，来自河南，女，23 岁。她的症状是什么呢？也是高热，我会诊时高热已 8 天，最高时在 40℃ 以上，高热第 4 天时月经来潮，像往常一样，4 天干尽。但往常血块很多，本次基本上无血块。尽管医生用过小柴胡颗粒、三仁汤等，但疗效均不显著。本案的热入血室不太引人注目，主要是没有注意到本次行经时基本上无血块，这说明邪热已经悄然入于血室。病人整天哭哭啼啼，情绪波动很大，精神几乎崩溃，不欲饮食，二便欠通畅，住院 8 天，几无好转，信心丧失，感觉十分难受。脉微数而弦，舌红，苔白，稍厚而腻。综观脉证，仍用小柴胡汤（去人参）合失笑散，加大黄、枳实、厚朴（柴胡 10g，法半夏 10g，黄芩 15g，生姜 3 片，大枣 7 枚，生甘草 6g，蒲黄 10g，五灵脂 10g，大黄 10g，枳实 10g，厚朴 10g）。上午处完方，下午我即回武汉了，后来听说疗效不错。

我大学同班同学、妇科专家周晓爱告诉我，热入血室证不光跟月经有关，与产后气血亏虚也有关，即产后也有患热入血室证者。本证除用小柴胡汤（或加活血化瘀之品）外，刺期门也是选项之一。

第5条，讲梅核气的证治。

梅核气一词，首见于宋代《南阳活人书》，其云："梅核气……塞咽喉，如梅核絮样，咯不出，咽不下。"早在《灵枢·邪气脏腑病形》篇就对该病进行了记载，其曰："心脉……大甚为喉吤。"即言喉中有异物梗阻。可见，所谓梅核气，即咽喉里面好像有一个物品堵塞在那个地方，吞之不进，吐之不出，但吞咽无碍。本病的病因病机，一般认为首先是肝郁导致气滞，然后传变于脾，脾虚生湿，非但不能生肺金，反而把蕴积的湿演化成痰饮而上泛，"饮入于胃，游溢精气，上输于脾，脾气散精，上归于肺，通调水道，下输膀胱，水精四布，五经并行"，脾此时所散并非以上所论之"精"，再加上气机的阻滞，痰与气交阻，上逆、上泛、上贮于咽喉，证见吞吐不能，用半夏厚朴汤开结化痰。方中的紫苏叶不可多得，其作用就像逍遥散里面的薄荷一样。逍遥散中的薄荷能够入肝，但主要是入肺。逍遥散用薄荷，其作用不是辛凉解表，而是清其肺肝，从而达到使肺病不至于传病于肝，有利于肝气调达和疏泄的目的。紫苏叶的功用就近乎薄荷，换言之，逍遥散中的薄荷，与半夏厚朴汤用紫苏叶有异曲同工之妙！交阻的痰气得以解散，肺病不至于传病于肝，也不至于累及于脾。紫苏叶在此非常重要，有四两拨千斤之功，用半夏厚朴汤时千万莫忽略之。但其用量不宜过大，一般6～8g即可。

下面我们也讲两个病案。

第1个，女，42岁。20世纪80年代，其夫因车祸去世，留下了1儿1女，她没有再婚。1993年5月7日，她17岁的爱女本应参加7月7日的高考，岂料，原因不明地暴病而亡。还没有完全从丈夫去世的阴影中走出来的她，整个人都崩溃了。经当地中医医院、人民医院治疗均无效，又转到襄阳市精神卫生中心调治了一段时间，也没有效果，最后被确诊为癔症性瘫痪（即中医的痿证）。当时我应邀在宜城市中医医院搞专家门诊。该病人是3个人联合把她架进诊断室的，病人就像患软骨病一样，落座的时候还要有人拽着，唯恐歪倒。面部颜色萎黄灰滞，如果说是从棺材里面拖出来的，一点也不过分。十多天几乎水米不进，悲伤到了极点，"悲则气消"（《素问·举痛论》），真是没气了，没阳气了！了解了病因，又了解了西医诊断用药情况（暗示疗法，镇静疗法，打注射用水，什么都用过了）以后，居然没有任何改变，而且病情每况愈下，说实在的，作为医生的我，也信心不足。诊其脉沉细（几乎摸不到），面如土色，口角流涎，大便基本上没有，睡不安神，每天躺在床上，想起来又起不了（欲行不能行），枕巾都是湿的（口水流的）。鉴于她一悲再悲，其气几乎荡然无存。虽然没有"咽中如有炙脔"症，但是被悲一伤再伤的肺，早已不能行使主气之功，故首选化痰开结的半夏厚朴汤，次选健脾益气的六君子丸。时逢初夏,其苔白滑(水汪汪的),必须温运、温化、宣散脾肺之湿以开结。半夏厚朴汤,扶正之力不足,与六君子丸合化,肺(子)脾(母)同调。其中的茯苓多达30g何也?凡两方或者两方以上合用者,相同的药味之量一定要叠加,否则就彰显不出两方合用之力。如逍遥散与五苓散合化,相同的有白术、茯苓,如果单用,白术、茯苓各用10g即可,两方合化以后则当用茯苓20g、白术20g,这样才能体现合化之力。处方5剂,2剂毕,她突然慢慢地倚墙立起,令照顾她的人喜极而泣。5剂尽,行走基本正常。复诊时,她只身一人慢慢地走进诊室,无须人搀扶。依然维持初诊方,即半夏厚朴汤合六君子丸加芳香、化湿、醒胃的佩兰。7剂,以善其后。把中医、西医都折腾得够呛的,近乎奄奄一息的病人,被简简单单的半夏厚朴汤合六君子丸加味,挽了逆流之舟。前5剂让病人站起来,后7剂让病人强起来。

第2例,男病人,患梅核气证。该证,很多人认为是女性的专利,其实非也,男性也可以"享受"的。该病人系转业军人,在钟祥市某镇当棉花采购站的站长,有一次吃鱼,不小心把鱼刺卡在喉咙里面了,当地卫生院已将之取出,但自此以后的3~5年中,总觉得鱼刺仍在,最后请湖北省人民医院耳鼻喉科知名专家詹教授诊治,经仔细检查,并未发现鱼刺,他这才基本放心,但是还是觉得咽中不适。几经周折,经人介绍,找到我的门下,本不想接诊,因为顶级耳鼻喉科专家已为其做了结论。因系老乡关系,只得认真接待。诊见脉细数,舌红少苔,咽部发红,余尚可。综观其病史及脉舌证,以一贯煎合半夏厚朴汤加玄参。虽然从舌苔上难以发现其体内有痰湿,然痰湿有无形和有形之分,因其体型偏胖,故作有痰湿论。10余剂后症状全然消失。通过养肝肾之阴,开结化痰,可达疏肝解郁之目的。半夏厚朴汤,对痰气交阻于咽喉所导致的梅核气,疗效是非常令人满意的。

另外我在临床上对有些乳腺增生而属于痰气交阻者,用半夏厚朴汤加方(即当归贝母苦参丸)疗效也不错。对病机相似的抑郁症、焦虑症也有效。此外,《健康报》曾以《止咳良方——半夏厚朴汤》为题进行过报道,其咳之病机也难以外此。治此类痰气交阻的疾病,精神疗法很重要,有病,即令不吃药,若心情舒畅,病也能自愈三四分。为什么很多病人青睐中医?一个重要原因就是有机会跟中医医师交流。病人将其病情如竹筒倒豆子般,全倒给医生,便于中医处方用药。医闹者找中医的不多,就是我们善于与病人交流沟通的缘故。必须指出的是,我们不拒绝西医学的实验室检查结果,但是你不能被它牵着鼻子走,否则一说炎症就清热解毒、活血化瘀……中医学认为,寒、热、虚、实都可致炎症,故温、清、补、泻都能治炎症。

1970年下半年,我随湖北中医学院教育革命分队深入神农架林区,为林区伐木工程队培训赤脚医生，1971年我们在林区招收西学中学员，有一位对"炎"症的解释很"独到"的医生说，你们中医讲的六淫之一的"火"就一个"火"字，而我们西医讲的"炎"是火上加火，所以逢炎症必须清热解毒甚至活血化瘀，金银花、连翘、板蓝根、蒲公英及桃仁、红花等，在所必用……如果对上症了，无可厚非，如果不是火，而是寒或湿，就无异于雪上添霜了。临床报道，用金匮肾气丸治复发性口腔炎即是用补法消炎的典型例证。中医诊病务必立足于望、闻、问、切，千万不能被"炎症"所忽悠，无论你用什么方法辨证，脏腑也好，六经也好，八纲也好，三焦及卫气营血也好，习惯什么，擅长什么，就用什么方法来辨证。其实当个好中医也不难，关键是要采用中医的思维、中医的方法，这点非常重要。

言归正传，临床上要注意把梅核气与喉痹相鉴别。喉痹是感受风热或阴虚所致，其咽喉必红，甚则咽喉肿痛，此则无，但偶尔也能见到"滴水下咽则烦躁欲死"者。

梅核气的病因病机尚有痰热互结、痰瘀互结、肺热阴伤、肝郁脾虚、阴虚痰热、气阴两虚以及脾胃虚弱、痰气郁结者，其中大部分的病机和喉痹近似。

临床报道，除治瘾症和咳嗽以外，半夏厚朴汤尚可用治食管痉挛、耳痒、水饮腹痛、急性肠炎（合平胃散）等，较东汉时期有较大的发展。

第6条，讲妇人脏躁的证治。

对"脏"的看法见仁见智：以清代吴谦为代表的认为主要指的是心脏。为什么？"妇人脏躁，喜……"这个"喜"与第六篇第9条的"男子平人，脉虚弱细微者，喜盗汗也"之"喜"有所不同。那个"喜"作"每每""经常""容易"解，这个"喜"指喜笑无常、喜之太过，即大喜过望则悲。我校已故名老中医张老，是1977年大年初二去世的。正月初二他女婿前来拜年，并与其下棋，此时女婿的同学也登门拜年，顺便请张老看看病。张老当然是由衷地高兴。女婿拜年并与岳丈下棋，女婿同学又找其岳丈诊病。诊病毕张老起身，很礼貌地送客人至约两米外的房门口，然后落坐于藤椅上，继之举起棋子，将军于女婿，数秒之间，其手一动不动，突然间张老身体从藤椅上滑下去。旋即人事不省。这是一个典型的大喜伤心（诱发心脏病）之例。当然与86岁的高龄也相关。从一个侧面佐证了吴谦等人认为"脏"是心的正确性。另外陈修园等人，认为"脏"当指的是五脏。悲和哭均责之肺。数欠伸即频频地伸懒腰、打哈欠。《灵枢·口问》"阴阳相引，故数欠"之"数欠"强调上下焦的阴阳失衡，人的机体想自行修复其失衡状态，而产生的阴阳相引。《灵枢·经脉》"善呻数欠，颜黑"之"数欠"在外因上关乎寒，在内因上关乎脾，这可能就是甘麦大枣汤方后所指出的"亦补脾气"的渊源所在。故"数欠伸"或多或少地关乎肾。《素问·至真要大论》"民病洒洒振寒,善伸数欠"同样是感受外寒所致。

从日常生活中来看,伸懒腰者未必都打哈欠,而打哈欠者少有不伸懒腰者,故"数欠伸"近乎偏正词组,欠为正,伸乃偏。另外我们从脏腑相关的角度看,喜之太过,甚或喜笑无常,除心病传肺,肺金难以生肾水以外,也可以波及肾,导致水火不能互济,心肾难以相交。无论从《内经》的论述看,还是从脏腑相关的角度看,都说明这个"数欠伸"与肾有关。心、肺、肾都牵扯到了。如此看来,脏躁既不完全是吴谦讲的心,也不完全是陈修园讲的五脏。上海市精神卫生中心曾经发表过1篇文章,对已收治的50例脏躁病人的病变脏腑进行过统计分析,发现其中33例都病在心。这从临床的角度支持了吴谦等人的观点,尽管这是个别的,不是大样本的。

甘麦大枣汤,乃千古名方。有学者在20世纪90年代曾统计过,从中华人民共和国成立初期到20世纪90年代中期,国内关于方剂的研究报道中,甘麦大枣汤可谓是群方之首。这个学者还揭示了使用甘麦大枣汤的关键:第一,没有明显的肿胀(实证);第二,没有明显的高血压;第三,甘草的用量大于15g(当然,如果小麦和大枣的用量加大了,甘草之量也应适量增之)。不无道理。小麦养心阴,如果有盗汗、烦躁症,有时即代之以浮小麦(30~50g或增加到80g)。大枣一般用20~24g。该汤临床应用广泛,比桂枝茯苓丸的应用范围更广一点,内、外、妇、儿、皮肤、五官等科,皆有用之者。因为甘麦大枣汤重点作用于心与肺,而心主一身之血脉,肺主全身之气,许多危难疾病到了后期,都不外乎气血逆乱,抓住了心肺,那么全身的气血就得以掌控。就像仲景治疗虚劳病一样,第一是甘温扶阳,第二是重视脾肾。脾是后天之本、肾是先天之本,抓住了这两"天",先天启后天,后天养先天,就都不在话下了。至于甘温扶阳,对老年病的防治有很好的指导作用。对于甘麦大枣汤,很多同仁认为它是甘温补脾的,大枣的确是补脾的,但只是手段。我们曾提及奔豚汤、竹叶汤用葛根,看起来均是升,实际上均是以升为降。大枣通过补脾生肺金、令母实,以除悲、哭及喜之症。小麦养心,自不多言。甘草清心、养心,两者相合,达到肺心同治之目的,同时间接地治了肾,而"数欠伸"自行消除,治病求本的又一例证。

现在穿插讲1个病例。29岁的小伙子,高而帅,某小学校长,一笔字特别是毛笔字写得很漂亮,有儒家风采,成为当地女孩子心目中的白马王子,有4~5个追求者,最后选中了其中的1个。半年之后双方约定来年的"五一"举行结婚仪式。春节前夕女孩前往深圳哥哥家做客,继而找了份工作,不久就来信要求"断交",该校长怒发冲冠,气倒于地,副校长把信一看,知道校长失恋了,马上将其送到当地的人民医院抢救,后又转送到某市精神病院,经半年调治，基本痊愈，唯独剩下一个西医无法解决的症状——闻歌则唱，闻歌则哼。无论是收音机里面的，还是电视机里面的，闻之均随声附和，即使不便出声，也要跟着暗哼，难以控制。初诊时，他从选朋友、谈朋友、谈婚论嫁，到发病住院，花了半个多小时娓娓道来，我都洗耳恭听，他很高兴，对提高中药疗效起了很好的铺垫作用。除述主症睡眠稍差外，纳尚可。脉细数，舌红，苔的根部发黄。对本案的治疗，首先注重思想开导：没结婚就分手了，要是结了婚，且有了小孩再分手，哪个危害更大？他说，当然是后者危害更大！我说是啊！天涯何处无芳草，你有这么好的条件，找一个妻子何难？他觉得我的话有道理，心情舒畅多了！于是处知柏地黄汤合甘麦大枣汤治疗，使心肾相交，水火互济。月余之后，症状有所减轻。后又以甘麦大枣汤合六味地黄丸或合一贯煎，始终以养阴为主（或稍佐温阳之品），坚持调养了半年，主症消失。不久重返工作岗位，虽没再当校长，但当一个语文老师也很满足。

为什么选甘麦大枣汤？因为条文之末的"亦补脾气"提醒了我。"亦补脾气"说明，该方原本并非为了补脾气，但确有补脾气之功，而随声附和、闻歌则唱刚好责之脾（呼笑歌哭呻中的"歌"症责之于脾），不得不把闻歌则唱与"亦补脾气"的甘麦大枣汤相联。

说到"数欠伸"，不得不提及日本。一日本学者认为打哈欠、伸懒腰，有的是病态，有的则是好事。该学者设计了一个模式，他跑遍日本全国，背着录像、录音等设备深入工厂，把那些打哈欠打得很甜蜜的，伸懒腰伸得很优美的予以录音、录像，最后做成集子，在征得工厂老板同意以后，在车间里面每1小时播放1次，所有的工人听到录音、看到录像以后，一个个像得了传染病一样，无一例外地都打哈欠、伸懒腰，通过1年的观察试验，工厂的效率居然提高了很多。他们认为，人在打哈欠、伸懒腰时，加快了腹腔脏器对心肺的挤压，增强了血液循环，加快了对疲劳的排解，使人更加精神。

需要指出的是，第三篇的百合地黄汤与本篇的甘麦大枣汤，均立足于治心肺，前者的生地黄色黑入肾，通过滋肾水上济心火，使心火不能灼伤肺阴。百合色白入肺，清养其肺。后者小麦或浮小麦及甘草，通过清心、养心来使心与肾相交互济。一个是养肾水以上济心火，从下到上；一个是通过清养其心，使心能够与肾相交，从上到下。这就是本条甘麦大枣汤和第三篇百合地黄汤的不同之处，且作用机理有所不同。

甘麦大枣汤方中一个清心（甘草），一个养肺（小麦），居高临下，治其上焦，通过脏腑相关，可以影响到其余的脏腑。我的科研课题——"柔狂合剂治疗精神分裂症的临床观察"，其中的主药就是甘麦大枣汤。因为精神分裂症的临床治疗，过去多强调治心。从《金匮要略》的癫狂看，不但关乎心而且关乎肺。第十一篇第12条，其中提到"梦远行而精神离散，魂魄妄行"。魂藏于肝，魄藏于肺。无论是狂躁型的还是抑郁型的，从中医的角度审视，不但责之心，而且责之肺，我的课题就从这里得到启示，而甘麦大枣汤所主为心肺俱病，悲伤欲哭，很多都属于癫证（精神抑郁、闷闷不乐）的范畴，它的临床表现实际上是以"阴性"证为主。湖北省人民医院的精神科专家陈教授将精神分裂症分为阴性证和阳性证两大类。狂躁型的属于"阳性"证，抑郁型的就属于"阴性"证。因为精神分裂症的阳性证对家庭、对社会的危害均很大，所以本课题以柔狂为目的，故名"柔狂"。在甘麦大枣汤的基础上，加百合、地龙、制附片等。为何用附片？因为善补阴者，"阳中求阴"。在武汉市精神卫生中心观察了33例（治疗组）精神分裂症病人，实践证明它的疗效和氯丙嗪等同，但是它没有氯丙嗪带来的任何副作用，观察结果令大家非常满意。在普通的中医门诊很难见到精神分裂症病人，一般都被送到了精神病院，出院后尚有后遗症的病人才找中医调理。柔狂合剂不仅对狂证（阳性证）有效，而且对癫证（阴性证）更有效（详见文章《柔狂合剂治疗精神分裂症47例的临床观察》）。

脏躁证的病机尚有心神失调、气郁痰阻及阳亢阴虚等。

据临床报道甘麦大枣汤可广泛用于治疗各科疾病，如：发热、布鲁氏菌病、肿胀、心脑血管系、血液系、消化系、神经精神系（郁证）、关节痛、夜游症、汗证、惊悸、怔忡、失眠、遗精、遗尿、手足颤抖；不孕症、经闭、经前紧张症、更年期综合征、更年期高血压、妊娠头痛及产后发热；夜啼、小儿癫痫及小儿汗证；慢性咽炎；颈椎病等。

第7条，是仲景最后一次讲误治（下）的后果。

从第二篇"太阳病，发汗太多，因致痉"开始到本条，仲景论述了大量的因医生的误治所造成的各种恶果，本条也不例外，其目的在于告诫后世对杂病务必正确地辨证论治，否则变证丛生。"此先服小青龙汤一剂乃进"，是仲景在杂病的论治中首次顺便提及小青龙汤。此外，《痰饮咳嗽病》篇治溢饮、支饮，也提及过。重见之方必须把它归纳一下，以便了解《金匮要略》的同方治异病，或者说异病同治。

第8条，讲妇人杂病的总纲。

妇人杂病的病因：虚，气血虚少；积冷，长期地感受寒邪，或阳虚产生内寒；结气，长期的气机郁滞。此三者是导致所有妇人杂病的重要原因，特别是结气，所以治气在治妇人杂病中尤为重要。上述第5条的"妇人咽中如有炙脔"，这个"炙脔"就是痰与气交阻所导致的。

下面重点讲一下这个"未"字，以便为讲解铺平道路。"未"，一般解释为"不"，如此则"在下未多"即解释为"在下不多"。虚、冷、结气这三大病因"在上"(心肺)、"在中"(脾胃)所导致的杂病,男女可同患,但其所导致的"在下"(肝肾)的疾病,以月经不调为主的,无疑是女性的专利。如果将"在下未多"解释为"在下不多",与后续之文就难以紧密衔接。下面第9条温经汤兼主的"月水来过多"及"至期不来",第10条土瓜根散所主的月经"一月再见"及"经水不利"即是典型的"经候不匀"。故"经候不匀"之"不匀"至少涵盖了月经时多时少、时有时无、时现时隐、时前时后等。如果只解释为"不多",岂非忽略了"很多"?所以将"未多"的"未"解释为"不",是站不住脚的。但也有学者将之解释为"来"者,在下来多,月经来得多,这刚好是另一个侧面。《金匮要略心典》的尤怡、《金匮要略直解》的程云来都持此观点。"不多"与"来多"均远离仲景原旨。国医大师李今庸,也主张是"在下来多"。河北《金匮要略》专家吕志杰等,则认为"未"是"沫",即泡沫,是什么呢?是白带,即在下白带很多。现在所称"白带",仲景称之为"白物",并无"沫"说,故均不能服人。"此皆带下,非有鬼神"之"带下",就是指妇科病,与《扁鹊传》中的扁鹊"过邯郸,闻贵妇人,即为带下医"之"带下"同。所以扁鹊不只是白带医生,用今天的语言来表述,是全妇科医生。在讲《妇人妊娠病》篇第3条时提到的学者刘联群,通过考证,认为"未"通"昧",这个"昧"有隐晦不明的意思,将"在下未多"按其考证当译为,妇人之病,因为虚、积冷和结气导致的在下焦肝肾,以月经不调为主证的妇人杂病,隐晦不明的多,如此,"经候不匀"方可与"在下未多"相衔接、相呼应,两个侧面都照顾到了。

以上内容主要在第二个自然段中。

第三个自然段主要围绕"治未病"做文章。"久则羸瘦,脉虚多寒"。杂病是变化的、发展的。对于虚、冷、结气所导致的在上、在中、在下的疾病,无论是男女共患的,还是妇人所独患的,都应当及时治疗,否则还会发生演变。前已言及,对虚劳病之治,体现了注重脾肾、甘温扶阳及"虚则补之",但也不尽然。"虚劳诸不足,风气百疾,薯蓣丸主之",虚劳病是五脏慢性劳损所致虚弱性疾病,为什么会突然冒出一个"风气"?很多人把它放过去了。尽管是虚劳病,如果你不能及时、如法地治疗,同样会发生传变。尽管《金匮要略》所论述的四十余种杂病基本上都是感受外邪所导致的。而虚劳病首先是脏腑的慢性劳损,如果任其发展,由脏腑之虚,导致抵抗力即正气的下降,从而招致风邪的入侵而形成成百上千种疾病。从薯蓣丸的组成及功用来看,主要用治脾胃虚、气血虚兼风气者。方中重用甘草和山药,山药上能补肺、中能补脾、下能补肾。甘草与山药合用,重在补脾气。仲景从反面告诫我们,对虚劳病要及时、如法治疗,否则虚劳病也可以演变成外感病。本证由内伤变成了外感,由虚证成了偏实证。该篇最后一条即第18条"五劳虚极羸瘦,腹满不能饮食"中讲到了食伤、忧伤、饮伤、房室伤、饥伤、劳伤，最后导致"经络营卫'气'伤"，因气不行血，导致了瘀血，最后演化成干血。其治除用生地黄、芍药和甘草扶正外，其余皆为祛邪而设。虚劳病失治、误治所导致的结果也。大黄䗪虫丸缓中补虚，即在缓祛瘀血的过程中来调补人体之虚，示人已病防传变。

这里讲的"久则羸瘦，脉虚多寒"（"羸"和"瘦"像"虚"和"极"一样也是同义复词：羸者瘦也，极者虚也，虚者极也）。"久则羸瘦"上承第一、第二个自然段，以告诫后世，虚、冷、结气在上、中、下三焦所导致的杂病，若不能及时、如法地治疗，日久必正气渐虚，以致形体消瘦。"三十六病，千变万端"，陕西中医药大学张建荣教授所著《金匮妇人三十六病》一书，请大家读一读，写得还是比较好的。这"三十六病，千变万端"，即从妊娠病到产后病再到妇人杂病，尽管它千变万端（不断地发展、变化、延伸、推演），只要我们"审脉阴阳"，审脉之属阴属阳、属虚属实、属寒属热、属表属里，就能够把握其关键。要注意脉的"虚实紧弦"，因为不同的脉象有不同的病因病机和临床表现，然后"行其针药"——古人治病，都是针药并用的，但现在的内科医生欲用针灸治病是绝对不可能的，充其量只能将病人介绍给针灸科。当时湖北中医学院的张梦侬老先生，凡病人找他看病，在号脉问诊之后，就把银针扎上，然后再处方。有鉴于仲景先生的"行其针药"及张梦侬老先生的针药并用，所以2019年为全国仲景学说学术年会所写的论文就是《仲景针药并用辨治疾病》，主要讲《伤寒论》与《金匮要略》是如何针药并用、如何重视针灸的。海外特别注重用针灸治病，如果病人要求开中药也是可以的。2019年6月我对海外华人中医作了一个语音讲座，目的就是告诉他们诊病不光要针灸，更要针药并用，如此方可如虎添翼。

"行其针药，治危得安"，"治危得安"是一个使动用法，能够使比较危重的病人，转危为安。"其虽同病，脉各异源"，虽然所患都是妇人杂病，但是临床表现则千变万化。"子当辨记，勿谓不然"之"子"是尊称，意思是，你们这些后生、弟子应当认真辨别、记住我上面这些话，不要说我张仲景说得不对哟！对大家寄予了厚望，我也对在座的各位同仁寄予厚望。

必须慎重指出的是，对人造寒邪、人造风邪等所导致的妇人杂病不能视而不见。由于电风扇及空调乃至于冰柜的普及，加之长期贪食冷饮或不注意穿衣保暖，这些都可视之为"积冷"在新时代中的表现，若疏于防范，则为寒邪、风邪入中开了方便之门，顺理成章地导致月经不调甚或闭经、白带过多、不孕、项背强、肩凝、咳嗽、腰痛、肾着、寒疝、寒痹（膝关节疼痛等）等病证。

第9条，讲妇人下利的证治。

后世几乎都把原本的"下利"改成了"下血"。理由有两个：第一个是《黄帝内经》有"七七天癸竭"之论，而《金匮要略》本条的"年五十所"又与"七七"相当，即49岁。在古代，女性49岁一般都绝经了。现在讲的"更年期综合征"，大多也在这个年龄段。第二个是，中医学的漏症往往是"下血数十日不止"，与临床实际相符。而我主张是下利而非下血。关于温经汤，主张其主治"下血"者不在少数，但看看其小注"兼取崩中去血"即可知，温经汤可以治崩漏，但本条主要不是治崩漏，否则"兼"从何来？条文中的"亦主妇人少腹寒"，就像我们刚才讲的甘麦大枣汤"亦补脾气"一样，本意不是用来补脾的，所以才用"亦补"。这里亦然，本身不是治"少腹寒，久不受胎"的，故其前冠以"亦主妇人"字样，因其功用确可治之。这个"妇人少腹寒，久不受胎"倒是与当今社会不难见到的"宫寒症"近似，毫无疑问，也离不开"露"的病因。

温经汤所要温的是什么经？个人认为主要是肝经。从仲景治妊娠病及杂病看，常用当归、芍药、川芎这三味药，以养血调肝。温经汤的君药吴茱萸是温暖肝经的，或暖肝散寒的。足厥阴肝经循经少腹，故凡少腹之病多关乎肝；温经汤所主有"少腹里急"，附子汤所主妊娠腹痛有"少腹如扇"，产后腹痛有"少腹坚痛"等，无一例外。本条之下利非内科范围之下利，而是妇人杂病范畴之下利。"何以故？曾经半产，瘀血在少腹不去，何以知之？其证唇口干燥，故知之……"病位、病根均在肝经循经之少腹，是典型的肝病传脾的又一例证。方中吴茱萸温暖肝经，散其肝寒，而当归、芍药、川芎养血调肝，以上四味正邪兼顾。人参、桂枝、阿胶、生姜、甘草、半夏调补脾胃。体现了"见肝之病，知肝传脾，当先实脾"。其中尚兼以活血化瘀，即牡丹皮活血，化少腹之瘀，但若无吴茱萸之温，是难以化掉的。正像桂枝茯苓丸里面的牡丹皮与桂枝同用一样的。麦门冬直接润其唇口干燥，就像第七篇麦门冬汤中的麦门冬一样。故此条应当是"下利"，而不宜改之为"下血"，否则"兼取崩中去血"，就没有立足之地了。读经典条文，务必首尾呼应，上下联系，前后贯通，尤其是它本身的联系不能忽略，不宜顾此失彼。

对妊娠病如果医生治疗不当，可以增加"下利"症，《妇人产后病》篇中已论及白头翁加甘草阿胶汤所主之下利，那么妇人杂病中为什么不能有下利呢？

第二十一篇第7条与本条，皆肝病传脾之例，所不同者是，前者系肝病传于大肠，本条为肝病传于脾；前者系实证，本条是虚实夹杂证。若把《金匮要略》的"见肝之病，知肝传脾，当先实脾"具体化，则有很宽泛的内涵：治肝为主兼治肠，即肝肠同调的，如治寒实腹满证的大黄附子汤、同样是肝脾同调的奔豚汤，属实证；同样是肝脾同调的酸枣仁汤，则属虚证；肝脾同调的当归芍药散，属偏实证；肝脾同调的当归散，属虚中有实证；肝病传肠，但先治其肠的二十一篇第7条的大承气汤，属实证；本条肝脾同调的温经汤，属虚实夹杂证。所以，把"见肝之病，知肝传脾，当先实脾"具体化很有必要，不便简单地一言以蔽之，要在"实脾"上多做文章。特别是肝病尚有"先实其肺"者，不宜忽略。否则死的条文就难以变成活的精神。

40多年来，我主要研究《金匮要略》的冷门。《金匮要略》的学术价值不比《伤寒论》差，都是医圣仲景所撰，两者只能互补。如，《伤寒论》108、109这两条，一个是"肝乘脾也，名曰纵"；一个是"肝乘肺也，名曰横"。都是肝病，因脾气虚而肝病得以乘脾，出现了脾胃病证，如腹满等；因肺气虚而肝病得以乘肺，出现了与肺相关的症状，如"发热""恶寒"等，但其治疗均没有按照《金匮要略》"见肝之病，知肝传脾，当先实脾"的原则实脾，而是统统"刺期门"，以绝其病根。第十一篇第7条的"肝着，其人常欲蹈其胸上，先未苦时，但欲饮热，旋覆花汤主之"。方中之葱入肺经，肝着病在肝，为何要治肺？"蹈其胸上"说明，肝寒已侮肺，而葱可胜任之。葱又能入胃腑，可防肝寒传之，既治了肝的"克我"之脏——肺，又治了肝的"我克"之脏——脾胃，一箭双雕。期门，乃肝经之募穴（气血聚集的地方），刺之以釜底抽薪。

第10条，讲土瓜根散的双向调节之功。

此"少腹满痛"，不同于第二十一篇第7条大承气汤所主的"少腹坚痛"，彼只有瘀血（恶露）阻滞，此尚有气机不利，故"满"。不仅"脏寒生满病"，气滞也生满病。"经水不利"至少涵盖了月经后期、经行不畅、月经量少等，血病及气，故"满"从中生。正因此故，致"少腹满痛"。反之，"少腹满痛"又可致经"一月再见"即每月两潮，因气滞也不摄血，或血热耗气。治以土瓜根散调和营卫，破血活瘀，理气通络。气行瘀去，无论是经水不利还是一月再现，均可恢复如常，像前述肾气丸一样，双向调节也。

第11、12条请自学。

下面我们重点讲第13条。

第13条，讲水与血互结于血室的证治。

"妇人少腹满如敦状"，这个"敦"，是古代盛食物的器具，上下稍细，中部稍粗。"如敦状"，形容少腹胀满。"小便微难而不渴"，大家学过《伤寒论》，在太阳病中，有蓄血、蓄水之辨：如果小便利，多半是蓄血；小便不利，多半是蓄水。"小便微难"，刚好介乎这两者之间，故既有蓄血又有蓄水，"此为水与血并结在血室也"的判断便由此而生。"小便微难而不渴"若是发生在"生后者"，"水与血并结在血室"的判断，方可确定无疑。用大黄甘遂汤活血逐水。《金匮要略》用大黄不外乎活血与通腑两种：通腑者，如《痰饮咳嗽病》篇的厚朴大黄汤、己椒苈黄丸、苓甘五味加姜辛半杏大黄汤，三用大黄。痰饮病，当以"温药和之"，为何三次用苦寒伤阳之大黄？因为饮郁化热了，故当以之清泻。活血者,即该条大黄甘遂汤之用大黄,并非为清泻胃肠,而是为攻逐结于少腹之瘀血,与《黄疸病》篇三用大黄相同(其第 13 条的茵陈蒿汤、第 15 条的栀子大黄汤、第 19 条的大黄硝石汤,无一不用大黄)。显然,治黄疸病用大黄,主要取其入血分,凉血、活血、解毒而达到退黄的目的。这是《金匮要略》论治黄疸病两大特色所决定的,即立足脾胃,病邪必须入于血分,是以有"脾色必黄,瘀热以行"之定论,这是对黄疸病病机最高度的概括。其意是脾色外露,必呈黄色,瘀血得以运行于体表,黄疸乃成(故大黄之用有别于《痰饮咳嗽病》篇)。大黄甘遂汤中的甘遂逐少腹之水无疑。而阿胶之用,同《妇人产后病》篇下利用白头翁加甘草阿胶汤之阿胶,以照顾血虚之特点。

第 14 条,讲瘀血导致经闭的证治。

这一条很简单,系瘀血导致的。用抵当汤祛瘀则其经自下。抵当汤系在《妇人产后病》篇第 6 条治干血留着所致产后腹痛的下瘀血汤的基础上加量、加味而成。

第 15 条,讲白物(白带)属于湿热所致的外治法。

"妇人经水闭不利,脏坚癖不止",就是月经难下,瘀血长期停聚于前阴,不仅新血不生,而且久而久之瘀血演化为湿热即今之白带,排出体外,而成为白物。故用利气化瘀、燥湿除热的矾石丸纳于前阴而缓缓除之,体现了疾病的变化观。

第 16 条,讲风邪犯人的特殊规律。

我们在首篇第 13 条讲了五邪中人的法度——"清邪居上,浊邪居下,大邪中表,小邪中里,馨饪之邪,从口入者,宿食也"。五邪中人的规律是什么?一般而言:清(雾)邪轻清在上,多伤于人体头部和体表;浊(湿)邪重浊在下,多伤于人体腰部及其以下部位;大(风)邪,多伤于人体体表……那么该条论述的则是风邪犯人的特殊规律。风邪一反常态,中里、中下。为什么?多半是月经后期,气血亏虚,卫外不固,风邪趁虚而入即所谓"邪之所凑,其气必虚",导致了腹中的瘀血阻滞,致血气刺痛。中表,是风邪犯人之常,而中里、中下是风邪犯人之变,知常达变,方不致大惊小怪,且能应对自如。方中红蓝花实际上就是红花的一种,李时珍经过了大量考证,在《本草纲目·草部·第十五》有记载,即:从形态来看,"红花、黄蓝。颂曰:其花红色,叶颇似蓝,故有蓝名"。但是红蓝花到底是什么样?说实在的,本人还没见过,更没用过。从李时珍的考证来看,这里面还有进一步研究的必要。一般认为它的活血化瘀之功比普通红花要稍强一点,此外还兼顾了一定的扶正之力,仅供大家参考。

我们常说的"治风先治血,血行风自灭",就源于本条。"治血"有的是养血,有的是活血,有的是既养血又活血,通过治血,使阴血畅通,风邪就没有立足之地了。这个理论已传诵了千古，应当继续传诵下去。我的研究发现，"血行"不但"风自灭"，还能"寒自灭"。《血痹虚劳病》篇的第1条，"问曰：血痹病从何得之？师曰：夫尊荣人，骨弱肌肤盛，重因疲劳汗出，卧不时动摇，加被微风，遂得之。但以脉自微涩，在寸口、关上小紧，宜针引阳气，令脉和紧去则愈"。紧脉主什么呢？主寒，对血痹病的病因，仲景宗《素问·五脏生成》的"卧出而风吹之，血凝于肤者为痹"之论而有所发展，即血痹病除了感受风邪以外，尚感受外寒。"寸口、关上小紧"，说明不仅有外寒，而且外寒已从上焦波及中焦。第2条的血痹"血痹阴阳俱微，寸口关上微，尺中小紧"说明，寒邪步步为营，又继续波及至下焦。正气节节败退，病位向下扩展。"寸口关上微"，指上焦和中焦的正气比较虚，"尺中小紧"意味下焦的正气也比较虚，不然，寒邪岂能逐渐深入之？邪气的步步为营，是以正气的节节败退为代价、为前提的。对血痹的治疗，第1条明示"宜针引阳气，令脉和紧去则愈"。"令脉和"说明目前的脉不和，一个是微涩，一个是小紧，微指正气虚，涩是因为气血被郁阻，尤其是阳气被郁阻；紧主寒，而《黄帝内经》论血痹病却未能涉及寒。

在血痹病形成的病因上，仲景不仅继承了外来之风，而且又发展了外来之寒。尽管事实上，风与寒很难截然分开。如第二篇第11条栝蒌桂枝汤所主痉病以风为主，但风中兼寒。同样的第12条葛根汤所主痉病以寒为主，但寒中兼风。"卧出而风吹之，血凝于肤者为痹"，就是血痹的奠基之论，但并不完美。治疗"宜针引阳气，令脉和紧去则愈"，阳气畅行，阴血通行无阻，故脉和；气血调和，则寒邪消散，风邪自无立足之地。因此是否可以这样讲——"治寒先治气，气行寒自散"。讲到这里，我们不禁要问，涵盖了西医学冠心病的《金匮要略》的心痛病乃至胸痹病的全部治疗方药中为何不见活血化瘀之品？盖阳气振复，则瘀血自无立足之地也！

《灵枢·五禁》里边有"五夺"之论，五夺是禁下的。一个是形体消瘦，即夺了肌肉；一个是汗出较多；一个是大出血，即失血过多；一个是下利（大泻）。故形肉已夺、大汗出、大泻，还有新产及大出血之后，这些统称为"五夺"。一个是泻津，因汗血同源，夺汗就夺血，夺血就夺汗，所以"夺汗者无血，夺血者无汗"。形体消瘦叫夺肉，加上大汗出、大下、大出血，则构成了四夺，第五夺特别提到"新产及大血之后"，强调"此皆不可泻"，前已提及医圣仲景在《妇人产后病》篇里，两用大承气汤泻胃肠，枳实芍药散宣通气血，下瘀血汤排出干血，阳旦汤祛风，竹叶汤祛风，尤其是最后一条，白头翁加甘草阿胶汤清热利湿，都是泻的，都是排的。为创作《伤寒杂病论》，他撰用过《素问》《九卷》《八十一难》，怎么可视《五禁》《五夺》而不见呢？所以仲景胆大心细，对《黄帝内经》和《难经》有继承、有发展，无论从血痹病的治疗还是从产后病的治疗，均可以展示其先继承、后创新之举。

好比我们讲到新病和老病并存的治疗时,《伤寒论》强调治新病要兼顾老病,《金匮要略》则强调先治新病(卒病)后治老病(痼疾)。但是在临床中,我们或治新病为主兼顾老病,或治老病兼顾新病。如某女性病人,29 岁,曾是农村的民办小学教师,因为得了严重的颈椎病,只好改行当理发师,症状逐渐有所缓解。但理发难免不给客人修鬓、刮胡,同样要低头弯腰,后来颈椎病反而越来越严重。诊见脉浮,微带紧象,头痛,颈项不利,上肢麻木,被确诊为颈椎病且达 7 年之久,属痼疾无疑,当用葛根汤。此外,白带多半年,有时候竟白带如注,其色或黄或绿或白,气味熏人,此属卒病,当用三妙散加味。既有下焦湿热,又有上焦的寒湿,用葛根汤治痼疾,三妙散治卒病。7 剂药以后,颈椎病症状基本消失,白带也大减,继之又用 15 剂熬膏调理,逐渐完全正常。我所用,既不是《伤寒论》的治新病兼顾老病,又不是《金匮要略》的先治卒病,后治痼疾,而是治痼疾为主,兼顾治新病。

第 17 条,讲妇人杂病腹痛属于肝脾不调的证治。

"妇人腹中诸疾痛",至少涵盖了妊娠腹痛及杂病腹痛,也不排除产后腹痛,只要其体内有湿热,有肝脾不调之腹痛,即可治以当归芍药散。

第 18 条,讲脾胃阴阳两虚或曰气血不足所致杂病腹痛的证治。

小建中汤三见于《金匮要略》,无论是第六篇第 13 条的脾胃阴阳两虚所导致的"虚劳里急,悸,衄,腹中痛,梦失精,四肢酸疼,手足烦热,咽干口燥",还是第十五篇第 22 条的"男子黄,小便自利……"乃至本条的杂病"腹中痛",悉治以小建中汤,又一异病同治之例。

第 19 条,讲妇人转胞的证治。

"饮食如故",就是饮食和原来一样。原来饮食正常,现在依然正常,而原来饮食异常,现在依然异常,为"饮食如故"。"饮食如故"不是饮食正常的专利。"饮食如故"在《金匮要略》中已出现过好几次:第十篇第 9 条厚朴七物汤证、第十一篇第 16 条甘姜苓术汤证及本条肾气丸证,均提及"饮食如故"。其中的厚朴七物汤中用了大黄、枳实、厚朴,即小承气汤的三味药,饮食不可能正常。肾着病提到的"饮食如故"尚有另外一层含义,即旨在告诫后人:肾着病的病变中心在腰及其以下,而不在中焦脾胃,故言"病属下焦"。"烦热不得卧,而反倚息",心烦、发热、不能平卧、需要倚着床来呼吸,是因为"转胞,不得溺也"(即西医学的急性尿潴留),所致脐下急痛,是因为膀胱之系缭绕不顺即扭曲了,故尿闭。"但利小便则愈",即用肾气丸益气行水,变"不得溺"为得溺则诸症悉除。

到目前为止,肾气丸正式出现过 4 次:第六篇的第 15 条、第十二篇的第

17条、第十三篇的第3条，再加上本条。第五篇的附方"崔氏八味丸"即唐朝崔知悌的八味丸，全面地、系统地、完整地继承了《金匮要略》的肾气丸。《金匮要略》正文所载4条，有3条均有小便不利症，有1条是小便过多。这四者的病机都是肾气亏虚，但具体病机有两种：一种是气不行水（虚劳、微饮及转胞），故不得溺；一种是气不摄水（消渴或曰"小便利"），故小便过多。由于肾气丸有双向调节之功，故同用之。不单是肾气丸，《金匮要略》很多方剂都具双向调节之功，好比治小便不利的栝蒌瞿麦丸，能治尿崩症、治腹满病的大承气汤既通便又止泻，土瓜根散既能治经水不利下又能治月经一月两潮，等等。

但小便异常不尽关乎肾。小便异常看起来是膀胱的问题，实际上往往是代"人"受过的。痰饮病中有水在五脏（第3～7条），水气病中有五脏水（第13～17条）。后者的肝水"小便续通"，心水"阴肿"（"小便难"所致），脾水、肺水均"小便难"，肾水"不得溺"。可见五脏水无一例外地都有小便异常，我们不能只视"膀胱者，州都之官，津液藏焉，气化则能出矣"（《素问·灵兰秘典论》），而不见膀胱的藏的功能，即"水泉不止者，是膀胱不藏也"（《素问·脉要精微论》）。六腑也要藏，不藏就不能泻，藏是为了泻。反过来，五脏以藏为主，但藏中有泻。前已提及，肝是藏血的，且能调控血量，如果只藏不泻，其所藏的阴血就似一潭死水。作为六腑之一的胃，若阳虚且有水饮、湿热，还能正常纳、腐吗？不能！阳虚者温阳，有湿者祛湿，有热者清热，气虚者补气。当然，相对而论，五脏以藏为主，藏中有泻；六腑以泻为主，泻中有藏。如果只藏不泻、只泻不藏，那么人体的五脏六腑就不可能正常地发挥其生理功能。此就膀胱本身而言。

就脏腑相关而论，膀胱的功能正常与否，关乎五脏：首先关乎肾，因为膀胱与肾相表里，肾病则多波及膀胱；肺为水之上源，若上源不通，必然影响膀胱的化气行水之功；肝主疏泄，足厥阴肝经过阴器，若肝经不利，则疏泄不及而波及膀胱；脾主输化，其气四运，若脾气亏虚，不能运湿于下，则小便不通；心属火，当与肾水相交，若心阳虚则火不济水，水液停聚于下焦，至少导致小便难。故仲景在首篇第2条强调"若五脏元真通畅，人即安和"，换言之，若元真不通畅，可以导致许多杂病，小便异常自在其中。

唐容川在《金匮要略浅注补正》里解释"腠理"时讲："腠即是三焦，为内外之网膜，乃交通汇合五脏元真之处。理者，即网膜上之文理也。合出二焦、腠理为脏腑往来之道路，已括尽全书之病机矣。"也就是说，所有的杂病都是腠理中的元真不通畅所导致的。我们曾说过，阴阳失调是杂病的总病机。"元真通畅"有三个内涵：生命物质（气血、阴阳、津液、营卫）充裕；生理功能正常；抗病能力强盛。这三者中的任何一者若发生病理性改变都称为元真不通畅。什么叫"通"？我们不妨听听清代高世栻《医学真传·心腹痛》对"通"的解释:"夫通则不痛,理也。但通之之法,各有不同。调气以和血,调血以和气,通也;下逆者使之上行,中结者使之旁达,亦通也;虚者助之使通,寒者温之使通,无非通之之法也。若必以下泄为通,则妄矣!"这是对《金匮要略》元真通畅的最好的诠释。如,第十七篇第10条"呕而肠鸣,心下痞者,半夏泻心汤主之",中焦脾胃有湿热,则心下痞;胃气不降,则呕;脾气下陷,肠道气机阻滞,则肠鸣(肠鸣至极尚可腹泻)。以半夏泻心汤辛开苦降,湿热排出以后,胃气能够和降就不致上逆,脾气能够上升就不致肠鸣。本案之治,较好地体现了通的运用,即降胃气、升脾气、运湿热。故而降胃气叫通,升脾气叫通,乃至疏肝气也叫通、活血化瘀也叫通,故"通"有狭义、广义之分:泻大肠乃狭义之"通",其余统称为广义之"通"。肾气虚不能行水导致尿闭,以致脐下急痛、烦热不得卧等,用肾气丸治疗属于广义之"通"。故对小便异常及其所诱发的临床症状不能仅注目于膀胱,要立足于五脏,从源头上予以治疗。

上面提到的膀胱化气行水之功,让人们很自然地联想到五苓散,因习惯认为,五苓散只是化膀胱之气以行水的,实际上五苓散立足于五脏,上能够治心肺病,下能治肝肾病,中间治脾胃病。20世纪80年代中期,日本的一个医案翻译后传到我国,让我们必须重新认识五苓散。某女性,从20岁到40岁,就没有享受到出汗的快乐,点滴无汗,无论春夏秋冬。体型日益肥胖,初期西医用氢氯噻嗪利尿,然后用螺内酯片,最后用王牌药呋塞米,结果其24小时小便排出总量还不到500ml,西医视之为无尿。汉方医(相当于中国的中医)用五苓散的提取剂40g,每天10g分3次服用。疗效显著。由此可见,五苓散不光是化气行水,它主要是通过健脾来祛邪的——健脾发汗、健脾利尿。因为第十三篇第4条有"……宜利小便发汗,五苓散主之"之论。

我在临床上还发现五苓散能运脾以通大便。这种大便不通,不是火气所致,而是湿邪困脾,脾失健运、输化,既不能散精,也不能把湿通过二便排出去,可用五苓散加味健脾化湿、输运大便。化气行水也好,发汗也好,通大便也好,都离不开健脾之功。退休之前,我曾以《立足中州用五苓》为题讲座过多次。"中州"有两个内涵:第一,地理上的武汉(号称九省通衢,南北的咽喉,东西的枢纽,战略要地);第二,脏腑中的脾胃。在武汉这个地方,立足于脾胃用五苓散辨治多种疑难杂症。上已言及,五苓散在上能治心病、肺病,在下能治肝病、肾病,在中能治脾胃病,临床应用广泛的五苓散看似平淡无奇,但实际上平淡出奇。五苓散在我常用的协定处方中排第二,泽泻和桂枝的比是6∶1——泽泻24g,桂枝4g(偶尔用5g);茯苓、白术、猪苓各10g。五苓散确有化气行水之功,但它的核心是作用于脾胃。

谈到肾气丸,顺便给大家介绍一个甘温除热的病例,即小建中汤与肾气丸合用。一般都认为是李东垣的补中益气汤开创了甘温除热之先河。实际上这个先河是仲景的小建中汤所开创的。第六篇第13条的"手足烦热,咽干口燥"是小建中汤主治症之一,而被列为补阳剂之首的肾气丸,其主治症尚有"烦热不得卧"。这两方所主均有"烦热"症。故将两方合化,治疗以下高热症。

李某,男,62岁,农民,湖北孝感人。高热39.5℃不退月余,从乡镇一直到市级医院,检验结果均无异常发现,最后转送到武汉同济医院又住院约半月,血常规一直正常,依然高热不退,最后用激素和维生素方把体温控制,但停药则复燃。每晚小便6次,偶尔7次,比较有规律。就诊之日乃夏天,病人面色萎黄,形体消瘦,脉细稍弱,舌淡,苔白,中部稍厚。为数不多的可辨之证,足证脾肾两虚,处以小建中汤合肾气丸,加佩兰,20剂。从服中药起即停激素和维生素,到第7天下午就开始发热在38.5℃以内,第8天晚上烧渐退,只是没有接近正常。不久,烧尽退,未复燃。复诊时,除形体消瘦外,一切正常。守前方去佩兰,加益气养阴之品以强扶正之力。该案属于甘温除热、除大热之典型案例(被激素、维生素强行压制住),反弹刚露头,立马又降下,中药之效已正式显现。我们前面讲过:两目之下(含两目),两颊之间,以鼻为核心,为脾胃所管辖,用小建中汤正可补其脾胃;夜尿6次,肾气不足使然,肾气丸正可派上用场,脾肾兼顾,药到病除。所以"甘温除热法"应当是仲景所奠定的。请参见《精华理论话金匮》。

对转胞之"胞"的看法,大致有以下六种:膀胱;与膀胱相连的尿道;膀胱所系生理、病理变化;排尿障碍疾病的总称;男子亦有;子宫。国内曾报道自1963年以来到20世纪80年代中期,出现过113例因子宫扭曲导致尿闭者,临床也有成功治愈因子宫位置改变所导致的尿闭的验案。

我个人主张胞乃膀胱,但子宫说也不能忽略。至于"转胞"的病因,除肾气不足以外,临床报道尚有中气不足、肺失通调、忍尿入房及胎气上迫所致者,等等。

第20条,讲寒湿带下的证治。

条文之首已径言寒湿白带的治法——"温",其蛇床子散的作用已昭然若揭——蛇床子之辛以散结、苦以降浊、温以散寒。散(sǎn)以散(sàn)之。本条之治开"坐药"治白带之先河。以方测之,本证尚具阴冷、阴痒、带下清稀、小腹冷痛及性冷漠等症。

第21条,讲湿热在少阴致阴中生疮且溃烂的证治。

"少阴脉滑而数者,阴中即生疮,阴中蚀疮烂者,狼牙汤洗之。"该条阴疮的病因,内寓一个重要理论即肾病有实证。仲景论脉,多两脉并提,然后分论,本条亦然。脉滑而数,滑主湿,数主热,少阴主肾,由此可见,下焦既有湿又有热，能说肾无实证吗？

第十一篇的肾着病也属实证。其腰及其以下冷、重、痛，是寒湿着腰，阳气不行所导致的，其治以甘姜苓术汤健脾化湿、温中散寒。谁能否认？中医学的肾系疾病虽多为虚证，但实证也并不罕见！就像治男性病一样，大多都是一味地补肾，我则多半治肝。特别是当今社会，学习压力、工作压力、生活压力太大，以致肝郁导致的男性疾病很多（包括各种前列腺疾病、阳痿、早泄、性冷漠等），往往都要治其肝，逍遥散、丹栀逍遥散、四逆散及吴茱萸汤都是我经常使用的。从用方看，实证不少，故不要一说肾病，就必然补之，泻实也不可或缺。

狼牙汤之狼牙，不是狼的牙齿，有人从药物名称、药用部位、采收时节、植物形态、分布地域、药物图像、治疗作用、用药方法等方面进行过考察，认定古代的狼牙就是今天的鹤草芽，狼牙草即是仙鹤草芽。山东中医药大学的陶汉华教授的《金匮要略研读心悟》曾引用过该资料，说明英雄所见略同。仙鹤草芽能清热解毒、燥湿杀虫。清代的陈修园，常以狼毒代之，但狼毒有毒，不宜使用。

最后一条，即第22条，讲阴吹的证治。

阴吹是很常见的，用张璐的话讲，就是乃"妇人恒有之疾"（《张氏医通•卷十一•妇人门下•疮疡》）。

20世纪80年代以前人们的思想相对封闭，所以有些病她难以启齿，隐忍不言，不到万不得已不去看医生。20世纪80年代以后，人们思想比过去稍微开放一点，本病的报道多了。"胃气下泄"不是正常和降的胃气，是壅堵在肠道的谷气，即糟粕。"阴吹而正喧"，前阴出声像后阴矢气一样，且正在发生，叫"正喧"，即连续不断。"此谷气之实也"，是对下泄的"胃气"的解释，包括宿食、燥屎等，正是这些糟粕压迫了前阴，使通道变窄，而发出连续不断的响声。临床曾报道过男子阴吹者，这说明阴吹也不是女性的专利。

关于"谷气之实"，从临床报道来看，有的是大便稀；有的是大便秘结；有的或便溏或便秘；有的是大便正常。故"谷气之实"只是导致阴吹的一个部分，但不是全部。临床报道，治阴吹有用龙胆泻肝汤、逍遥散、丹栀逍遥散及乌梅丸者，均治从于肝；有用葶苈大枣泻肺汤，显然是治从于肺；有用玉女煎，治从于胃；有用橘半桂苓枳姜汤、麻仁丸，治从于脾；还有用肾气丸，治从于肾。故猪膏发煎，只是治阴吹方药之一。猪膏发煎，已见于《黄疸病》篇第17条，治胃肠燥结、津液不足的萎黄证，本条通过润肠通便来达前后二阴平调则阴吹消失的目的。

总体看，相对《伤寒论》来讲，《金匮要略》是冷门，正因为如此，有发掘、有继承的空间与余地，所以大家要为我们能够从事《金匮要略》的教研感到很自豪。希望我们，千万不要有自卑感，要防止《金匮要略》教研的内科化。要讲出自己的特色和优势，没有特色和优势，别人当然就瞧不起你、看不起你、不理睬你。教研《金匮要略》，一定要有坚韧不拔的精神，要耐得住寂寞。当一般的中医师不难，当一个名医、名师则很难。原国家中医药管理局某副局长讲过，要想成为名医、名师，必须熟读经典、临床实践、名师指点、研修提高。儿童（3～13岁）读经也有4句话、16个字：直面经典、不求甚解、但求背熟、受用终身。两者都强调经典的重要。我多次跟弟子们说，你们不光是读经典、做临床、跟名师，还要"勤写作"。我要求我校"教改班"（师承班）的弟子，毕业之前务必发表至少1篇文章，有的则发了4～5篇，还有的发表于核心期刊。当他（她）们考取硕士后，其导师特别高兴。

2002年4月我首次拜谒位于河南南阳的医圣祠，很有感触，我写了几句所谓的诗，作为我今天讲课的结束语。辛是入肺的，苦是入心的，我应当辛苦，可以增强心肺的功能，是好事，不是坏事。"首谒医圣读三坟"（特指《内经》《难经》和《伤寒杂病论》，我称为新的三坟），"宫殿博大又精深，莫测金匮宝多少，入化一例在宛城"。宛西的六味地黄丸是将金匮肾气丸的桂枝、附子去之，把干地黄改成熟地黄。"入化一例"就是指此。六味地黄丸风靡天下，家喻户晓，老少皆知。

时间、水平均有限，若有不当之处，希望大家不吝教正。

谢谢大家！

本人受北京中医药大学邀请，于2019年10月21日在北京中医药大学良乡校区为全国高等学校中医经典师资系列研修班第三期《金匮要略》班授课，教学相长，互通有无，收获甚丰，诗以志之。

诗二首

其一

金匮英才聚良乡，

研读仲景效验方，

授传业道并开惑，

谈论今古解锦囊。

其二

灿灿典籍涵大道，

莘莘同道教研忙，

倾吾所知施后辈，

传承创新有力量。

桂枝芍药知母汤和薯蓣丸方证与临床应用

北京中医药大学　尉中民教授

一、桂枝芍药知母汤方证与临床应用

桂枝芍药知母汤是《金匮要略》治疗历节病的经典方,被评价为治痹的良方、顽痹的克星。这个方评价是很高的,文献中也多有论述。研究风湿、类风湿病者常用本方。上海中医药大学已故的程门雪院长曾经讲过:"《金匮要略》的方子,只要你用对了,无一不妙。"所以我希望通过讲授这个方子,使大家进一步理解其方义,提高临床疗效。

《金匮要略·中风历节病脉证并治第五》第 8 条:"诸肢节疼痛,身体尪羸,脚肿如脱,头眩短气,温温欲吐,桂枝芍药知母汤主之。""诸肢节疼痛"就是全身关节疼痛。"身体尪羸",《医宗金鉴》里说尪是弱,羸是瘦,"身体尪羸"就身体瘦弱;胡希恕老师认为尪就是关节变形,历节病时间久了,身体虚弱了,关节变形了;赵开美本中"身体尪羸"作"身体魁羸",魁是肿大的意思,总而言之就是关节肿大,身体虚弱,应该这样比较全面。"脚肿如脱",有的注家解释为关节肿大,疼痛严重;胡希恕老师认为是脚肿得厉害,疼痛得厉害,或者还有麻木、行动不便。短短几句话,就把历节病的主要症状全部描述出来了。湿阻中焦,胃部停水,水和气上冲,出现"头眩短气"。"温温欲吐"是胃里面有水,要吐又吐不出,人很烦恼不舒服。在《金匮玉函经二注》中讲"此风寒湿痹其荣卫、筋骨、三焦之病。头眩短气,上焦痹也;温温欲吐,中焦痹也;脚肿如脱,下焦痹也;诸肢节疼痛,身体尪羸,是筋骨病",这是多个方面的痹阻不通。

用药:桂枝四两,芍药三两,知母四两,在桂枝芍药知母汤中这三味药是最重要的。麻黄二两,生姜五两。在《伤寒论》《金匮要略》里生姜一般用三两,大柴胡汤证是呕吐不止,用到五两;小柴胡汤证是心烦喜呕,用了三两。桂枝芍药知母汤用了五两生姜,说明温温欲吐,中焦湿邪较重;生姜还可以帮助麻黄、桂枝外散风湿。白术也用了五两,用量较大。附子两枚,甘草二两,防风四两。附子两枚相当于现代多重呢?文献记载"大者一枚等于 20～30g 中者一枚等于 15g"。附子不能乱用,不能多用。李可医生用附子量特别大,可以用到 200g。我看过他的著作,邓铁涛先生为其作序,评价很高。李可治的是特殊的病,用的是特殊的治疗方法,如心衰、肿瘤,以及其他重病,确有疗效。我的一个朋友患肿瘤,术后病情加重,找李可治疗。我看过他开的方子,用了生半夏 30g、生附子 200g。李可的经验是附子和炙甘草一起煮三四个小时,可以去除乌头碱的毒性,其他药物用量也很大,重剂起陈疴,但是附子用量不能随意加大。

桂枝芍药知母汤是以温热药为主,祛风除湿、通阳散寒,药力比较峻猛。其中热药和寒药的比例是 7 : 2。芍药和知母偏凉,白术和甘草中性一些,剩下的全是热药。从剂量上看,热药和寒药之比是 3 : 1 或 4 : 1。

桂枝具有祛风寒、通血、利湿、利尿的作用。《金匮要略·痉湿暍病脉证治第二》第 23 条"……若大便坚,小便自利者,去桂加白术汤主之",说明桂枝有助膀胱气化、利湿的作用。芍药配上桂枝,调和营卫;另外,若用赤芍,还可以止疼。知母有清热滋阴的作用,若关节疼痛,时有发热,当用知母。但是若不化热,也可以用桂枝芍药知母汤,也要用知母。这时知母起什么作用呢?它还能够下水消肿,治疗肢体浮肿。《神农本草经》记载:"知母,味苦寒,主消渴,热中除邪气,肢体浮肿下水,补不足,益气。"所以我们特别强调,知母有利水消肿的作用。本条关节肿大、脚肿如脱,都是有湿、肿在里。临床上有的关节肿大不痛,用桂枝芍药知母汤也有效,就是用了知母的利湿消肿之功,所以应该明确桂枝芍药知母汤不能少了知母。《经方传真》中胡希恕老师(后称胡老)对桂枝芍药知母汤用知母的解释是"知母消肢体肿",治关节炎,脚肿严重,不一定是历节关节疼痛,下肢关节肿,本方都很好用。刘渡舟老师(后称刘老)讲"知母治肿,引诸药祛邪益气力",知母还有益气的作用。焦树德先生(后称焦老)在《方剂心得十讲》第三讲说到桂枝芍药知母汤时,认为知母可能引起水液代谢活动的变化,之后又有麻黄和附子运行而消除症状,但没有实验证实。防风祛风寒,如果再加上葛根,解凝滞效果就更加强了,这是焦老的实践经验。麻黄发散风寒,使寒邪从表而走,这个病证中有一部分寒邪是在表的;麻黄还有宣肺利湿利小便的作用,所以利水也常常用麻黄。刘老讲课时讲过一个乳腺癌病人,同时切除了乳腺和淋巴结,淋巴循环系统也就被破坏了。淋巴液出来后,回不到淋巴循环系统中,于是出现水肿,有时很严重。于是刘老想到"一身悉肿"用越婢汤。越婢汤和淋巴系统有什么关系?不确定,但用后就是有效果。所以麻黄是利水的,是提壶揭盖的用法,这是中医的特色。

附子温阳散寒止疼,行药势,为开痹的大剂。贾春华教授讲,治疗类风湿关节炎要用附子,不用则无效。还有医者认为附子用量不足也无效。到底用量多少合适？焦老认为 10～15g 为一剂，15g 需要先煮 20～30 分钟。刘老曾说"附子虽能回阳于顷刻，祛寒止疼，神效无比。但其毒性大，古今服用中药中毒者，附子居于首位，切不可滥用，附子又属大辛大热之品，最易伤阴，凡一切阳证，火证，热证，阴虚血衰均须慎用，更不可重用。而虚寒重病，又必须重用之，取其药力专一，能迅速祛病，但须中病辄止"，就说附子要用，而且虚寒重证还要重用，但又不能乱用，具体用量要适合病情为要旨。"余重用附子，依据有三：第一，症状必见形寒肢冷"，身上冷，这就是阳虚有寒了；"第二，舌象必见清润有津（不拘何苔）"，不管舌苔如何，但不能燥，须是有津液的；"第三，脉象必须迟弱无力，不能浮大长数"。所以刘老常常在学生把过尺脉之后，再号一号尺脉，看是否虚弱无力，这样才能明确病人是否身体虚弱，如果脉见浮大长数，就不能用附子。附子用三钱（9g）以上，必须先煎，用量越大，煎药时间越长；超过一两（30g），必须煎药 40 分钟以上，皆是祛其毒而保其性。附子主要的毒副作用是乌头碱引起的心律失常。刘老认为，解附子之热莫过于知母，解附子之毒莫过干姜。只要我们结合焦老和刘老的经验，让附子又有效，又不要让它引起毒性。白术有止汗的作用，湿病篇的麻黄加术汤就是借白术以防止麻黄、桂枝发汗过多。生姜重用五两有祛水降逆，止呕止吐之功。

　　刘老在《金匮要略诠解》中指出，桂枝芍药知母汤里有桂枝汤、麻黄加术汤、桂枝附子汤、甘草附子汤，一方有四五个方的效果，所以精要备焉，诚治历节病的圣方。麻黄加术汤、桂枝附子汤、甘草附子汤都是《金匮要略》里治疗湿病的方子。《金匮要略·痉湿暍病脉证治第二》第 23 条："伤寒八九日，风湿相搏，身体疼烦，不能自转侧，不呕不渴，脉浮虚而涩者，桂枝附子汤主之。"张仲景治疗原则是什么？治疗风湿、寒湿，祛邪一是从汗解，一是利小便。桂枝附子汤中的桂枝、附子、干姜、大枣在桂枝芍药知母汤中都有。第 24 条："风湿相搏，骨节疼烦，掣痛不得屈伸，近之则痛剧，汗出短气，小便不利，恶风不欲去衣，或身微肿者，甘草附子汤主之。"甘草附子汤里甘草、白术、附子、桂枝是祛风湿的。第 18 条"风湿相搏，一身尽疼痛，法当汗出而解，值天阴雨不止，医云此可发汗……"病人用了发汗的方法却没痊愈，为什么？"……盖发其汗，汗大出者，但风气去，湿气在，是故不愈也"。所以治风湿者发其汗，要微微似有汗出，风湿俱去也。发汗的时候，风湿只能从表而走，风是阳邪，一发就走了，湿邪黏黏糊糊，就像瓶子里油腻的东西，用水冲洗倒出时，水一下走了，油腻的东西却走不了，需要有融剂融化之后，黏黏之物才能慢慢从表而走，这就是张仲景治疗湿病发汗的治则。第 20 条"湿家身烦疼，可与麻黄加术汤，发其汗为宜。慎不可以火攻之"。"湿家身烦疼"，身体疼痛没汗，用麻黄汤发汗，麻黄汤是发汗峻剂，不符合张仲景所说微微似有汗出的治则，大汗出，风气去，湿邪还在；但是用桂枝汤也不行，不能发汗，桂枝汤证是有汗的。所以用麻黄汤加白术，麻黄得白术发汗不会太过，白术得麻黄能够把湿邪带到体表，麻黄开腠理，湿从表解。桂枝芍药知母汤都有这些功能。

历节病是全身的关节疼痛、肿大、变形，活动障碍，人体消瘦，病程长，现代医学的类风湿性关节炎、风湿性关节炎、强直性脊柱炎、结核性关节炎等，都属于历节病的范畴。历节病的主要病因有以下几个方面：①肝肾不足，水湿内停。本篇第4条"寸口脉沉而弱，沉即主骨，弱即主筋，沉即为肾，弱即为肝。汗出入水中，如水伤心。历节黄汗出，故曰历节"。历节病最主要的内因是肝肾不足，又"汗出入水中"，就可以得历节病。治疗时肯定得有扶正的、补肝肾的药。②阴血不足，风邪外袭，风血相搏。本篇第6条"少阴脉浮而弱，弱则血不足，浮则为风，风血相搏，即疼痛如掣"。掣痛就说是拽的、拉的疼，是寒凝疼痛的特点之一。③气虚湿盛、汗出当风。本篇第7条"盛人脉涩小，短气，自汗出，历节疼，不可屈伸，此皆饮酒汗出当风所致"。"脉涩小"是阳气弱；"短气，自汗出"是湿盛于内，阳气不足，卫外失固，所以出现出汗、短气。④胃有蕴热，外感风湿。本篇第5条"趺阳脉浮而滑，滑则谷气实，浮则汗自出"。中医特别重视汗出水中浴、汗出当风，这些可以造成很多疾病，历节病就是其中之一。我遇过一个病人，是个理发师，急急忙忙理发，南方人爱干净，汗多了就用凉水冲澡，后来没得历节病，得的是喘病。还有一个军人，他在发大水的时候跳到水里放麻袋和石头堵水，后来就得了历节病。所以为什么要特别说"汗出当风""汗出水中浴"呢？那个时候汗孔是开的，通过汗腺把里边的湿排出来。汗出当风或者是进到水里，邪气趁汗孔开着就往里进，汗孔受凉就关闭了，该出来的汗液没出来，又进去了邪气，留在皮下肌肉之内，就会生病。轻的出现肌肉疼痛、发热、皮肌炎等，严重时就发生历节病。一定要告诉年轻人，不要汗出了以后马上到凉快地方吹电风扇、洗凉水澡。这些是老祖宗留下来的保健方法。

焦老治疗历节病很有研究，很有创新。为了让大家能够更深入地学习桂枝芍药知母汤，进一步学习交流历节病（类风湿、风湿性脊柱炎等）的治疗，给大家介绍一下焦老的经验。焦老认为类风湿性关节炎是一种关节病变为主的慢性全身性免疫性疾患。它的表现有关节僵硬、疼痛、肿胀、变形、功能障碍，这和历节病的临床表现一样，属于疑难杂症，病程长，病情难缠，颇难治愈，被称为不死的癌症，对病人造成很大的痛苦。临床上经常见到这样的病人，有时候手像鸡爪子似的不能伸直。焦老在1983年提出了尪痹一词。尪痹主要是指类风湿性关节炎、强直性脊柱炎、结核性的关节炎、大骨节病等，都属于历节病范畴。原来的行痹、痛痹、着痹这三个痹证，远远包括不了尪痹的严重程度，所以焦老提出了尪痹。尪痹比一般痹证更复杂，是风寒湿三邪已经深入侵犯到肝肾、筋骨，凝聚不散，闭阻经络，气血不行了，不是不畅，而是不行。焦老提出了诊治的规律，其研究获得了多项科学进步奖。尪痹病情变化多，一定要顾护脾胃。病机属肾虚、风寒湿侵入，治以补肾，祛寒湿，祛风邪为主。焦老用的方子是桂枝芍药知母汤加上虎骨散，再加味制成了补肾祛寒治尪汤。这是焦老治疗尪痹的基本方。

焦老在 20 世纪 50 年代后期，就开始用桂枝芍药知母汤随证加减，治疗类风湿性关节炎和强直性脊柱炎，常常取得很好的疗效。1974 年在一次内科医生业务学习会上，焦老向全科的医生做了一次题为《痹证辨证论治体会》的学术报告。其中介绍了用桂枝芍药知母汤随证加减治疗类风湿的经验。1981 年李恒敏教授在回复类风湿性关节炎病人来信时，开出了焦老这张桂枝芍药知母汤加减的经验方。几个月以后，《人民日报》报道了病人的感谢信，疗效很满意。医院也成立了痹证研究小组，专门开展了专科门诊和病房工作。焦老从 20 世纪 50 年代后期就开始研究治疗历节病，研究时间长，设科研课题进行了科学系统深入的研究，研究病例进行了对照，在全国学术会议上交流并获奖。另外还研制了尪痹冲剂，后来也是多次获奖，还畅销国内外。还有尪痹丸，也有疗效。虽然疗效显著，但是有的病例治疗过程特别长，甚至以年为计。我们通过焦老治疗类风湿性疾病可以看出，第一，病人有信心；第二，医生也得有信心，有把握，一治好几年。

补肾祛寒治尪汤，是《金匮要略》的桂枝芍药知母汤和《太平惠民和剂局方》的虎骨散加减化裁出来的。常用药物：补骨脂 9～12g、熟地黄 12～24g、续断 12～18g、淫羊藿 9～12g、制附片 6～12g（用 15g 时，需先煎 10～20 分钟）、骨碎补 10～20g、桂枝 9～15g、赤白芍各 9～12g、知母 9～15g、羌独活各 10～12g、防风 10g、麻黄 3～6g、苍术 6～10g、威灵仙 12～15g、伸筋草 30g、牛膝 9～15g、松节 15g、地鳖虫 6～10g、炙虎骨（另煎兑入）9～12g。续断、补骨脂补肾阳，壮筋骨；制附片补肾阳，祛寒邪；熟地黄补肾填精、养肝益血，这些都是扶正的药；骨碎补活血祛瘀；淫羊藿补肾，祛肾风；虎骨壮骨祛风，现在禁用虎骨，所以焦老特别提出用透骨草 20g、寻骨风 15g、自然铜（醋淬，先煎）6～9g 这些代替虎骨，也有人问能不能用狗骨、豹骨或者羊骨代替，没有确切的经验；桂枝、羌活、威灵仙搜散风邪；白芍养血荣筋，缓急舒挛；防风、麻黄祛风除湿。在这基础上加减变化的有穿山甲、地鳖虫、伸筋草、松节，这些都是利关节、活血化瘀、补虚祛邪的。这些是焦老常用的药。加减用药：上肢病偏重的加片姜黄；瘀血明显的加红花、乳香、没药、皂角刺；腰腿疼明显的，去松节、苍术，加桑寄生、杜仲，并加重续断、补骨脂的用量，吃药时再嚼服胡桃肉；肢体僵硬、弯曲变形的，去苍术、牛膝，加金狗脊、鹿角胶、白僵蚕；关节疼痛重的时候，可加重附片的用量，并且再加草乌9g、七厘散1g；舌苔白腻者，可以去熟地黄，加砂仁、藿香；中运不健、脘胀纳呆者，可加陈皮、焦麦芽、焦神曲。因为历节病是风湿性的病变，病的时间长短、轻重度不一样，以上可以作为参考，补肾祛寒治尪汤治本为主，往往需要4~6周才能看到疗效。达到疗效后，可将这个方子研成细末儿，每次服3g，开水或者黄酒送服，长期服用。这就是坚持治疗，是焦老总结出来的经验。

来看一个病例。这个病人是1971年来找焦老看病的，当时关节疼痛、肿大、变形、僵硬，肢体不能自由活动，已经1年。他于1970年9月份受寒了，发高烧，以后就出现膝关节、踝关节疼痛、肿胀，经过半年，病情日渐加重，两手腕、食指关节相继红肿、变形、僵硬，活动严重受限，早上起来伸不开。两膝关节肿大、变形，不能自由屈伸。筋骨病的时候，他想伸也伸不开了。这个病人是1970年发的病，1971年10月份来看的，一直看到1979年。在焦老看病之前，病人已服中药80多剂未效，找到焦老师的时候，症状已经挺严重了。病人受风寒湿侵袭以后形成了痹证。寒湿最容易伤肾，肾虚不能御邪，寒邪趁虚深入，侵犯到哪里呢？寒邪入骨，久久留舍，骨失所养，所以骨质变形、筋脉挛缩、肢体不能屈伸、脚肿如脱、温温欲吐，这都是桂枝芍药知母汤呈现的尪痹之状。脉证合参，诊断为尪痹。目前虽然有热，但实质仍为寒。处方就是补肾祛寒治尪汤。这方子里，桂枝芍药知母汤中的桂枝、知母、芍药、麻黄、附子、防风、白术、生姜、甘草九味药都有，所以是以桂枝芍药知母汤为基本方再加减的方子。服了6剂，诸证皆减轻。上述方加伸筋草，虎骨改成12g。1972年3月10日来诊的时候已经能自己走，不用拄拐杖了。两手腕、手指虽然有变形，但是可以活动了，两手足也没有疼痛，膝关节稍微肿胀，这个时候病情明显好转。上方加黄芪30g。3月17日能骑自行车上街了。到了1972年5月，症状又进一步好转，病情已经稳定了，服药110多剂，改成粉剂常服，1979年夏天来复查的时候类风湿因子还是阳性，但是一直能坚持上班。从1971年到1979年治了8年，关键是这8年一直有效，逐渐进步，病人才有信心坚持。焦老的这方子也不是太复杂，是在桂枝芍药知母汤基础上加减的，可以通过这个方子进一步理解桂枝芍药知母汤在历节病上的作用。

临床应用

1. 类风湿性关节炎 以桂枝芍药知母汤加减，配合锝亚甲基二膦酸盐注射液（云克）及甲氨蝶呤治疗30例，与甲氨蝶呤治疗30例对照，治疗组总有效率93.3%，对照组总有效率70%。

2. 股骨头坏死　以桂枝芍药知母汤加味治疗股骨头坏死 24 例,随访 6～29 个月。结果:用 1994 全国股骨头坏死专题会议髋关节功能评定标准,病人股骨头坏死率情况明显改善。

3. 桂枝芍药知母汤加减治疗原发性坐骨神经痛、风湿性多肌肉痛、肌纤维疼痛综合征、肩周炎、半月板撕裂等均有效。

4. 踝关节剧痛　男,44 岁,半年多来,左踝关节疼痛,天气变化则痛,晨起、久坐痛甚。近日夜间加重,活动受限,伴有右手胀麻,刷牙时恶心,大便调,纳佳,小便无泡沫,口干不欲饮,喜热饮,视其关节肿大,皮肤温度较健侧高。红细胞沉降率 15.2mm/h,类风湿因子 152IU/ml

处方:桂枝 10g,生白芍 20g,知母 10g,制附子 10g,生白术 15g,防风 10g,生麻黄 6g,生甘草 8g,细辛 2g,生姜 3 片,大枣 6 枚,6 剂。

第一天 2 剂同煎,一天服完,并用药渣外洗敷患处。用后疼痛大减,共服 24 剂,病情稳定而停药。

5. 坐骨神经痛　女,34 岁,右腿后外侧疼痛剧烈,一直牵引到下肢,疼痛、麻木、发凉,不能承重,稍走一段路必须坐下休息,3 周前遇大雨,全身淋透而起。

处方:桂枝 15g,生白芍 15g,甘草 8g,麻黄 10g,生姜 30g,苍术 20g,知母 8g,防风 15g,制附子 10g,生薏苡仁 25g。

共服药 8 剂,其痛若失。

6. 水肿　邵某,女,41 岁,农民。1988 年 7 月 15 日来诊。病人于 4 月 28 日感左侧腰痛,继之发现面部及两下肢明显浮肿多次查小便及肾功能均无异常发现。已服中药(多为健脾化湿、温肾利尿之剂)治疗 2 个多月,无明显疗效。现面目虚浮,两下肢按压后凹陷明显,左侧腰痛,叩击痛明显。舌淡,苔薄,脉沉细。治疗汗利兼施,拟方桂枝芍药知母汤加味:桂枝、炒白术、防己、制附子、车前子(包)各 10g,知母 20g,椒目 6g,甘草、麻黄、防风各 5g,生姜 3 片,5 剂。

腰痛显减,肢面浮肿明显消退,原方去防己,加木通 10g,知母加至 30g,5 剂。药后病情进一步好转,二诊方再服 5 剂后停药。随访 10 年,浮肿未复发。

刘老讲过一个故事。曾经全国中医诸老在南方开教学会议,有一老说:我身患下颌关节炎,已延续 10 年了,屡治不效,祈求哪位老先生给我治一治?沉默片刻,陈慎吾老师说:在下不才,班门弄斧,愿意一试。即开桂枝芍药知母汤原方。与会期间这位老先生吃了 3 剂,竟痛止病除,诸老称赞不已。得刘老传承的弟子写文章介绍用桂枝芍药知母汤治疗下颌关节炎,有用有效。

二、薯蓣丸方证与临床应用

薯蓣丸是张仲景治疗虚劳病的经典方。

虚劳病是五脏气血虚损，元气虚弱，因虚成损，积损成劳所致的慢性衰弱性疾病。久虚不复谓之损，久损不复谓之劳。虚劳比虚更严重。虚劳病包括现代医学免疫功能低下或失调、内分泌紊乱、造血功能障碍、神经功能障碍、代谢紊乱、营养缺乏等。所以说虚劳病总不出气虚、血虚、阴虚、阳虚、阴阳两虚，但是虚劳病又跟这些不一样，是更复杂、更难治的病证。所以治疗上也不容易达到预期效果，应该详加辨证，坚持治疗。虚劳病发展到一定程度，往往以脾肾证候表现较为明显，所以治疗五脏虚劳重视脾胃肾，这也是张仲景在治疗虚劳病特别提出来的学术观点。虚劳病里一共涉及 37 个病证，有亡血、失精、半产漏下、喘、悸、失眠、羸瘦等。

虚劳病作为病名首见于《金匮要略》，仲景对虚劳病作了相当精辟的论述，治病求本，辨证施治，创建重视脾胃肾、甘温扶阳治法及用药特色，为指导临床做出了重要贡献。仲景对虚劳病，从脉象、辨证、证治各方面详加论述，为后世医家对虚劳病治疗和深入探讨奠定了基础。1 800 多年以前张仲景就做到这样的程度了，一直指导临床，很有价值。

第一，重视中焦。现在中医医生都重视脾胃，为什么？脾胃是后天之本，气血生化之源。脾胃应土，土为万物之母，万物土中生，万物土中灭，若脾失健运，则气血阴阳无以化生。所以医家认为，五脏皆病，还需从脾土入手；上下焦病，求治于中，这就是治则。好多病从哪治？是补脾，健肾还是补肺？如果病人饭也吃不下，大便也不行，全身松软，治疗只能增强食欲，能吃能吸收。《金匮要略心典》云："是故求阴阳之和者，必于中气，求中气之立者，必以建中也。"中焦脾气健旺，就能化生气血，调和阴阳。中焦为四运之轴，阴阳之机也，故中气立，则阴阳相循，如环无端，而不极不偏。有的人治肝病，一味地疏肝、清热解毒，但病人吃不下饭，肚子胀，肯定疗效不好，也不能坚持下去，所以必须重视中焦，这是张仲景提出来的重脾胃原则。

举一个小建中汤证的例子。本篇第 13 条"虚劳里急，悸，衄，腹中痛，梦失精，四肢酸疼，手足烦热，咽干口燥，小建中汤主之。"小建中汤就是桂枝汤把芍药加重再加饴糖。这个方子温中补虚，和里缓急，是治脾胃虚弱偏阳虚的，但是有寒热错杂的症状，寒则腹中痛，脾虚则四肢酸痛，阴阳不能内收则梦失精，阴血虚则心悸，生内热以后出现鼻衄、手足烦热、咽干口燥。如果出现这些症状，到底敢不敢用小建中汤？桂枝、生姜敢不敢用？实际上，小建中汤中，芍药、桂枝酸甘化阴，大枣、甘草辛甘化阳，不是单纯补阳，而是调补阴阳。《金匮要略直解》言："里急腹中痛，四肢酸痛，手足烦热，脾虚也；悸、心虚也；衄，肝虚也；失精，肾虚也；咽干口燥，肺虚也。"这是五脏皆虚，所以从中焦入手，小建中汤是"重脾胃"治则的体现。"土为万物之母，故先建其脾土……使营卫流行，则五脏不失权衡而中气斯建矣"，这就是为什么要建中焦的原因。

第二，重视补肾。肾为一身阳气之本，推动人体各脏腑生理功能的实现。脾肾两脏是互相资助、相互促进的，重视补肾，体现了固先天之本以资助后天之本的思路，能使脾胃功能正常运行。仲景创建了补肾气的八味肾气丸，体现了仲景提倡补肾，重视补肾的学术思想，在虚劳病治疗方面是有创新的。八味肾气丸的功效是补肾气。说补肾阳对不对？不太准确。八味肾气丸的药物组成是在六味地黄丸的基础上加上桂枝、附子。六味地黄丸是补阴的，壮水之主；桂、附是温阳的益火之源。八味肾气丸是补下、治下的良方。命门之火为水中之火，"故火不可亢亦不可衰"，八味肾气丸"纳桂附于滋阴剂中十分之一"，所以它以滋阴为主，"意不在补火，而在微微生火"，少火生气，壮火食气，所以它是生肾气的。所谓善补阳者，必于阴中求阳，使阳得阴助而化生无穷。补阳之药，每多辛燥，易伤肾阴，必阴阳兼顾，才能相互为用。肾阴是肾的物质基础，首先要肾阴充足，肾阳才能发挥动力作用。本方对后世影响很大，从肾气丸化裁的有100多方。现代临床应用肾气丸治疗的病种很多，如慢性支气管炎、肺心病、慢性肾炎等。我曾治疗过一位在法国的糖尿病病人，辨证后给予八味肾气丸，疗效很好。八味肾气丸在《金匮要略》中就出现过5次。

关于虚劳的成因，《黄帝内经》提出"五劳所伤""精气夺则虚"；《难经》在《黄帝内经》基础上又从"五损"立论，《金匮要略》虚劳篇以气损立论，以五劳、七伤、六极为致病的重要因素。五劳七伤有两种解释，一种是五劳为久视伤血、久卧伤气、久坐伤肉、久立伤骨、久行伤筋；七伤是忧愁思虑伤心、大怒气逆伤肝、寒冷伤肺、大饱伤脾、房劳过度久坐湿地伤肾、恐惧不节伤志、风雨寒暑伤形。惊恐不节伤志，恐则气下，惊则气乱，有的人突然受到惊吓，气下就会尿裤子。另一种，《金匮要略》说五劳是五脏之劳；七伤是食伤、忧伤、饮伤、房室伤、饥伤、劳伤、经络营卫气伤，均会造成血脉不通，内有干血。比如第18条大黄䗪虫丸证："五劳虚极羸瘦，腹满不能饮食，食伤、忧伤、饮伤、房室伤、饥伤、劳伤、经络营卫气伤，内有干血，肌肤甲错，两目黯黑。缓中补虚，大黄䗪虫丸主之。"大家都知道大黄䗪虫丸是活血化瘀的，常用于治疗肝硬化、肝癌、子宫肌瘤、干血闭经等。但是张仲景把它放在虚劳篇里，应如何理解？因为五劳七伤，因虚成瘀，要补虚化瘀。本方制成丸剂，意在缓攻，使瘀血慢慢地排出体外，腹满不能食得以缓解，干血去，新血生，达到补虚的功效，称为"缓中补虚"。妇女干血闭经，只有用大黄䗪虫丸可治。六极，《金匮要略》里五劳则生六极，六极有气极、血极、筋极、骨极、肌极、精极六种极度虚弱的疾病。这些总归为先后天两大因素。先天的因素是大家都知道。后天的因素，起居失常、饮食不节、劳伤过度、七情郁结、疾病误治等。1 600多年以前的《理虚元鉴》归纳虚劳有六因：先天之因、后天之因、痘疹疾病之因、外感之因、境遇之因、医药之因。那时候就知道医药质量，或误治，或过度治疗，都是致病因素。

虚劳很重视脉象，仲景在虚劳病中总结出很多脉象，现在就讲一讲提纲脉。本篇第3条："男子平人，脉大为劳，极虚亦为劳。""男子平人"就是平常人，看不出得病来，其实是脉病形不病；"脉大为劳，极虚亦为劳"，脉大而无力，形似有力，内则实是不足，气虚得相当严重；"大"是因为劳脉外暴，虚阳浮越，肾精亏损，阳气鼓动无力；"极虚"是脉沉迟极软而无力，是精气内损之象。所以说形、病、脉，是很重要的。如果脉还是很平稳、很缓和的，就不能说是虚劳病。

再举一个刘老讲过的病例。刘老的朋友请刘老到家里给母亲看病，刘老告诉他，他母亲的病问题不大。正好家里有位50多岁的男性亲戚，河北人，也请刘老摸脉。刘老一号脉，说：你回家吧，准备准备后事。这个人觉得自己没什么不舒服的感觉，但是这么有名望的老教授这么说，他也不能不信，就回去了。没多久了，这个亲戚就辞世了。刘老说他摸到的是虾游脉。虾游脉是中医七种危险脉象之一，危脉也称真脏脉、七绝脉。凡见七绝脉，必死无疑。虾游脉是一种来时隐隐约约，去时一跃即逝的脉象，像虾游得没力气，点一下就走了，这是气血不足，严重心律失常脉象是非常重要的。

虚劳病里的桂枝加龙骨牡蛎汤证，《金匮要略·血痹虚劳病脉证并治第六》第8条"夫失精家，少腹弦急，阴头寒，目眩（一作目眶痛），发落，脉极虚芤迟，为清谷、亡血、失精。脉得诸芤动微紧，男子失精，女子梦交，桂枝加龙骨牡蛎汤主之"。"夫失精家"就是亡精、遗精；"少腹弦急"是少腹拘急，腰疼、里急腹痛，"弦急"就是比拘急还要重，有点像痉挛。初见肝失疏泄，相火旺，出现梦遗、滑精，久则阴损及阳出现阳虚的症状，"少腹弦急，阴头寒"这些都是肾阳虚的症状。"发落""目眩"是亡血、亡精，精血不足出现的症状。"男子失精，女子梦交"也可以是心里伏火重，阳浮于上，精枯于下，火不摄精，不交自泄，虚火扰动。胡希恕老师说是情绪性、精神性的，尤其年轻人不少见。这些情况用桂枝加龙骨牡蛎汤有效。

桂枝加龙骨牡蛎汤很简单，就是桂枝汤加上龙骨、牡蛎。早年我治过一个男性病人，出汗多，频发室性心律失常，躺下或者侧卧特别多，骑摩托车跑一圈反而没有早搏，这很可能就是功能性的。出汗多，以至于睡觉后床单上常常出现全身汗湿之印。风湿病、结核病或甲状腺功能有关的一些检查均未见异常，西医怀疑是神经官能症。曾经中西药治疗不效，最后用桂枝加龙骨牡蛎汤收功。胡希恕老师说本方主要是调整神经功能的，龙骨、牡蛎有调神安神的作用，虽有收敛，但作用不够。如果现在补阴补阳，但失精仍在，阴阳是补不上来的，因此需要调神安神，不再扰动精室，而收精血，这是治疗的当务之急。

薯蓣丸证，第16条"虚劳诸不足，风气百疾，薯蓣丸主之"。"诸不足""风气百疾"是指受风气以后可以出现各种各样的疾病。这说明薯蓣丸除了诸虚以外，还能够驱散风邪，薯蓣丸是补虚驱邪的，本篇中别的方剂不具备这个功能。"诸不足"泛指脾胃虚弱，气血阴阳不足，一切虚损疾病，可见：头晕目眩，胸中烦闷，纳食减少，倦怠无力，心悸气短，骨节疼痛，肌肉麻木，舌淡苔白，脉虚弱。虚劳不足，兼夹风气，既不能专门培补，以免留邪不去，亦不能一味祛风，反重伤正气，耗伤气血。所以陈修园指出："此方虚劳，内外皆见不足，不止上节所谓里急诸不足也。不足者补之，前有建中、黄芪建中等法，又合之桂枝加龙牡等法，似无剩义。然诸方补虚则有余，去风则不足。凡人初患伤风，往往不以为意，久则邪气渐微，抑或自愈。唯恐既愈之后，余邪未净，与正气混为一家，或偶有发热，偶有盗汗，偶有咳嗽等证。妇人经产之后，尤易招风。凡此皆为虚劳之根蒂。"就是原来感冒没有全好，还有妇人经产后虚受到风邪，都是虚劳的根蒂。"治者不可着意补虚，又不可着意去风。若补散兼用，亦驳杂而滋弊，唯此丸探其气味化合所以然之妙，故取效如神"。这是陈修园对本方的评价。后世八珍汤、十全大补汤、补中益气汤都是受薯蓣丸启迪影响而来的。

薯蓣丸有21味药，合成蜜丸，用药酒或水送服，每日1或2次，每次1丸。本方含有四君子汤、四物汤、理中汤、桂枝汤、炙甘草汤等，以补虚为主。薯蓣就是山药，用量比较大；大枣用量也大，用了100枚，所以山药、大枣、甘草这些甘味的健脾药，占总量的2/5以上，增强了气血阴阳生化之源。山药补脾、肾、肺，不滋不腻。白术、酒曲、茯苓、干姜，用加酒服，增强脾胃运化药力之功；防风、桔梗、柴胡、豆卷、川芎是升提而散风祛邪气之药，使下陷之气可以恢复本位；桔梗、柴胡都有升提的作用，助邪外达，有提气散邪之功，因为人虚劳以后气机不畅，气机升降失调；蜂蜜是补养脾胃的良药；白蔹用量很少，有清热解毒、消痈散结、生肌止痛作用，在薯蓣丸中取其散结气、除风热之用。方中那么多温热的药，能不能不用白蔹这一味清热药？不行，不少老中医教授讲不能不要。为什么？第一，病久易入里化热；第二，补益药用多了，白蔹可以防止化热，故必须要用白蔹，配方的时候应原方应用。我也用过多次。大豆黄卷益气养胃。刘老认为："正虚邪侵还会导致气机的升降出入发生异常。"有人不知道薯蓣丸还有升降气机的作用。升降气机发生异常以后，薯蓣丸中白蔹、桔梗、杏仁升肺开郁，以行治节，就是治气郁的。豆卷、神曲运脾气行药力，补而不腻；大枣，被《神农本草经》列为上品，言其能"安中养脾……平胃气，通九窍，补少气少津液、身中不足、大惊，四肢重，和百药"。大枣能祛邪治病，历史悠久，被历代医家广泛用于临床，治疗多种疾病。《伤寒论》《金匮要略》方里常常有大枣，但是薯蓣丸里大枣用了100枚。有课题研究张仲景时代用量与现代用量的换算，一枚大枣相当于现在的多少克呢？我查了文献，有说3.5g的，有说2g的，有说7g的，以3.5g为多见。那么100枚大枣就是350g，制丸剂时去核。

薯蓣丸具有补虚、祛邪、活血化瘀的作用，且顾护中焦运化，是一个补体虚、防百病的方子，有称补虚第一方，是仲景扶正祛邪代表方，用来治疗头目眩晕、心中烦郁、惊悸癫狂等。现代研究证实，该方能够增强病人的体质，广泛用于临床慢性虚弱性疾病，增强免疫力，对卫气不固，易感风邪者，尤为适宜，常用于治疗结核病、贫血、慢性胃病、术后营养不良、更年期综合征、顽固性荨麻疹、慢性肾炎等。慢性肾炎病人容易感冒，特别是尿蛋白不容易消除，或者感冒后尿蛋白加重。我们教研室一位已故的老师常用薯蓣丸治疗慢性肾炎来降低蛋白尿，效果很好。还有文献报道，徐文兵教授经常用薯蓣丸调理小孩体质，他认为现在孩子经常贪吃冷饮，体质阴寒，易于外感，感冒后经久不愈是因为太阳经出现漏洞，风邪和寒气会由漏洞进入体内，荨麻疹也是太阳经有漏洞，补其漏洞，最适合的选择是薯蓣丸。岳美中教授十分推崇薯蓣丸，认为它调理脾胃，气血两补，内外皆治，不寒不热，不攻不泻不湿不燥，故可常服无弊。岳美中教授对山药的评价也很高。常吃点山药挺好，补脾、补肾，还补肺，不燥不腻。但是对于痰湿重、有湿热的病人，薯蓣丸应该慎用，应该在医师指导下应用，若不对症，还是会有副作用的。

临床应用

1. 一个饮食失节，又感受风寒湿的病人，开始舌苔白腻，后来出现咳嗽、下利，慢慢身体损伤严重，面色苍白，午后潮热，下利腹痛，骨骼比较轻薄，已到极损之候。某医院认为是虚劳病，应该大补，投以人参、西洋参、黄芪、茯苓、当归等大补气血药物，数剂以后，病势益剧，转为食少，不眠，咳喘加重。后来找另一位医生，医生跟他老师商量以后用薯蓣丸，把丸药变成汤药，服毕4剂，诸证皆效，又继续服用4剂，病愈大半。便改为薯蓣丸100粒，每日早晚各服 1 粒，为期 2 个月余，康壮如初。说明辨证用药非常重要。虚劳，用黄芪、人参也没错，但就是无效。缺了什么？缺了驱邪的药，缺了升降气机的药。要把正气提起来，才能把邪气往外排。

2. 一位病人头晕已多年，吃得稍不慎就肠鸣腹泻，有时候又大便燥结，精神倦怠，月经不调，白带也多，感冒以后难愈，已经不能再坚持工作，病休在家。数年来治疗从未曾间断，经几处医院皆诊断为神经官能症，不认为是个病。1963 年春天，病人病势日见增重，当时面色㿠白、少华，消瘦憔悴，脉缓，无力，舌淡、质胖，舌光无苔。综合以上的病症，颇符合诸虚百损之虚劳证，投以薯蓣丸，治疗 3 个月之久，共服 200 丸，诸证如失，健康完全恢复。又说明在辨证用药正确的情况下，仲景方无一不妙。

3. 肺痨病例，病人身体的状况一直不好，出现咳血诊断为"肺结核"，经过抗痨治疗后基本痊愈。3 个月前又复出现低热不解，午后加剧，盗汗等症状，又确诊为"肺结核"，遂于某专科医院进行治疗。约 1 个月病情初步控制后，病人请求兼服中药治疗，辨证为虚劳病，用薯蓣丸，每日 2 次，每次 1 丸。1 个月后诸症减轻，且肌肉渐平。3 个月后经胸部 X 线检查，肺结核已基本痊愈。说明配合中医治疗，能够增强体质，加快疗效。

4. 休息痢，给予薯蓣丸大补虚赢每日 2 次，每次 1 丸，服药未及 10 日，腹泻止，四肢亦温，饮食渐复，再继服 1 个月，诸症消失。大便化验未见白细胞，病人体质渐复，饮食如常，虽有不慎饮食及感受风寒，亦无腹痛腹泻发作，肌肉渐见丰满。嘱病人继续服药 1~2 月，以求巩固疗效。

5. 一位病人是半年前因外感风寒而过服寒凉之药，病延 20 余日，并有心悸、心慌之症，经心电图检查，确诊为"室性早搏"。曾服心律平等各种西药治疗，病情时好时坏，未得根除，稍遇劳累或心情不畅，即出现心慌心悸，如是反复半年有余，心中烦恼异常。初诊时症见心悸不安，睡眠欠安，多梦，严重健忘，消瘦憔悴，易激动，头晕目眩，耳鸣，畏寒肢冷，食少纳呆，稍感寒凉即大便溏薄，易患外感且缠绵难愈，舌淡胖，水苔滑，脉沉且无力而结。综其脉证，属气血阴阳俱虚，用薯蓣丸治之。服如上法。服药 2 个月后，体虚渐复，诸症俱消失。这个方子寓祛邪于扶正之中，且不过于滋腻而致敛邪，阴阳易于平复。仲景立法处方之妙、之高也。

6. 一位 40 多岁的女病人，她本人是西医医生，近几年体质很弱，消瘦失眠，或者低热，怕冷，容易外感，说话语声低微，月经稀少，白细胞低下，在 3×10^9/L 左右波动。经多方检查，原因不清，用中西药治疗，效果不明显，已休息在家。就诊时，病人脉细无力，苔薄白。脉症合参，为虚劳病，符合薯蓣丸证，即在我校国医堂制薯蓣膏，服用 2 个月，病情好转，白细胞升至 4×10^9/L，已上班。因夏季膏剂不便保存，在邯郸她的家乡又制作丸剂约2个月。后来到张家口进修学习，可能劳累，吃得不好，白细胞又下降，自觉疲劳乏力。病人电话告诉我病情，但当时我未在京，于是病人继续服薯蓣丸为主，病症又有改善。

另一个外地女病人，初起感冒、发热服退烧药，汗出热退，后再高热，再吃药，加上冷敷物理降温，后来发展成肺炎。在当地用了多种抗生素，病情加重。于是到北京朝阳医院住院治疗，朝阳医院呼吸科是挺出名的。朝阳医院的医生说，你要是再晚来，这病就不好办了。她的炎症控制不住，于是给她用了一种特别（她说不清楚）的抗生素加激素，终于控制住了病情，但身体很虚弱，饭也吃不下。后来她经一个亲戚介绍，到我这里配合吃中药，坚持治疗。她有什么症状呢？她特别怕冷，出汗特别多，穿得也厚。她先生觉得屋子挺热，她觉得还是很冷。这是表阳虚，卫外不固的漏汗。治疗以温经复阳为主，加附子，但不效。用温粉（炒糯米粉）扑之，还是出汗多。阳虚阴津受损，又纳少而脾胃生化之源不足，时有咳嗽，就是说呼吸系统的病根还没有完全去除，脉浮大无力，舌苔薄白。合参辨证，属于虚劳证，用薯蓣丸。月余后各种症状有改善，汗出减少，怕冷减轻，食纳增加，最后病人以薯蓣丸治疗收功。

薯蓣丸还是健脾的，小建中汤、黄芪建中汤也是健脾的。治疗虚劳病肯定要健脾、补肾。薯蓣丸以健脾为主，有四君子汤、四物汤、炙甘草汤等在里面，再加上驱邪的药、升降气机的药，和完全健脾燥湿的药不一样。有的医生建议长期值夜班的人，或者虚弱的人一年吃上几粒薯蓣丸，对身体有益，只要体质不是特殊的，是可以的。

《金匮要略》方剂临床应用方法探讨

北京中医药大学东方医院　庞鹤教授

一、前言

《金匮要略方论》是张仲景《伤寒杂病论》的一部分，成书于汉代。由于当时战乱，医书容易遗失，所以到了北宋仁宗时期，翰林学士王洙在翰林院中得到《金匮玉函要略方》，共有三卷，上卷讲伤寒病、中卷讲杂病、下卷讲方剂和妇人病。然后，到了北宋英宗时期（1066 年），由林亿等人对这部书进行校正，删去上卷伤寒部分，只留中卷和下卷，并将中下卷分成三卷二十五篇，把原下卷的方剂分别列于病症之下，书名叫作《金匮要略方论》。

（一）《金匮要略》命运坎坷，褒贬不一

《金匮要略》在中医四大经典之中，号称"群方之祖"，但它的命运最为坎坷。本书在战乱中流失八百余年，书中内容散乱遗失，增减变异，校正误脱，文字古奥，语句简略，医理难懂，一证数方，一方数证，有方无证，有证无方，有方无药，难记难背，以致今日学者，难明其中医理，存疑待考条文较多。由此造成后世医家褒贬不一。尤其是近代学者认为《金匮要略》是论治杂病的，但所涉及的病及病症又不全，或所述的病及病症有的当今不多见或见不到；每篇所论条文排序有相似，又有不相似的；不能理解或违背科学的条文也不少见。所以，学习《金匮要略》有多大用呢？何况实际教学中，各门基础课专业课课程的内容加起来，不知比《金匮要略》要多多少，很多师生认为对于《金匮要略》学习了解一些内容就足够了。因此，在中医院校被压缩的中医课程中，《金匮要略》是首当其冲的，《金匮要略》由选读变成选修课。这就是它被贬的一面。

当然，《金匮要略》作为中医四大经典医籍，必有其卓越的学术价值和地位，以及在中医历史长河中产生的深远影响。

清代徐洄溪言"其论病皆本于《内经》而神明变化之；其用药悉本于《神农本草》，而融会贯通之；其方则皆上古圣人历代相传之经方，仲景间有随症加减

之法；其脉法亦皆《内经》及历代相传之真诀；其治病无不精切周到，无一毫游移参错之处，实能洞见本源，审察毫末……真乃医方之经也"（《医学源流论》）。

朱丹溪言"圆机活法，《内经》具举，与经意合者，仲景书也"；"仲景诸方，实万世医门之规矩准绳也，后之欲为方圆平直者，必于是而取则焉……借令略有加减修合，终难逾越矩度"（《局方发挥》）。

林亿、孙奇等人言"尝以对方证对者，施之于人，其效若神……活人者，必仲景之书也"（《金匮要略方论·序》）。

陈修园言"……所论者无一非起死回生之术"（《金匮要略浅注》）。

周扬俊言"有志之士，苟得其二三，已足名世"（《金匮玉函经二注》）。

王海藏言"……晋宋以来，号名医者，皆出于此"（《医垒元戎》）。

上述是历代医家对《金匮要略》学术思想和价值评价。实际上，清代温热病的卫气营血辨证，三焦辨证，均是受《金匮要略》中的学术思想影响和启发。

近代也是如此，没有几个名中医不熟知《金匮要略》的，包括许多有名的西学中专家因应用《金匮要略》大黄牡丹皮汤、大小承气类方治疗急腹症，栝蒌薤白类方加减治疗冠心病、心肌缺血等病而出名。

（二）《金匮要略》学术思想体系

在中医学者中，提到《金匮要略》学术思想的较多，但提及它学术思想体系的很少。思想是指客观存在反映在人的意识、经过思维活动而产生的结果；体系则是指把若干有关事物或某些意识认识联系成一个整体。有言说张仲景在博采众方、勤求古训、临床治疗杂病的过程中，形成了治疗杂病的脏腑经络辨证的治疗思想体系。但这种说法有些缺陷，原因在于《金匮要略》与《伤寒论》两本书的学术思想是分离不开的。我认为，张仲景的学术思想体系，是在《内经》《难经》整体观念的基础上，创立中医临床基础理论与治疗方法相结合的中医临床医学；建立六经辨证和脏腑经络辨证的方法，用于治疗外感疾病及内伤杂病的学术思想体系。因此就《金匮要略》而言，仅是仲景学术思想体系的组成部分，是一个大分支。

1.《金匮要略》学术思想内容特点

（1）在临床基础理论方面的表现：常以脉象论病位、病机、治则、禁忌及疾病转归；提出"不治已病，治未病"在临床上的具体应用方法；以"天地人合一"的观念阐述养生防病与自然界变化对人体健康的影响；论述邪气中人的一般规律；传授望诊、闻诊在诊断疾病方面的方法等。

（2）在辨证施治方面的表现：始终贯穿一个"和"字的思想；262首方剂中，涵盖了中医治疗八法，但大多数组方，是在调畅气血，调整脏腑经络的平衡和功能基础上而祛邪，或在祛邪基础上调和阴阳气血，即便是峻攻之剂，也通过药物配伍、煎服等方法，达到祛邪不伤正，护正不恋邪的目的，体现了"阴阳和，病乃愈"的学术思想。

2.《金匮要略》所论 40 余种杂病 均为急重奇难之病症，如痉病、暍病、中风、历节、腹痛、疝气、下利等病均为急重之症；痰饮、水气、血痹、胸痹、肺胀、肺痈、狐惑、妇科诸病症、外科浸淫疮、金疮都为难治难愈之病症，又如百合病、奔豚病、脏躁、虚劳为奇难之病症。

3.《金匮要略》辨证论治的特殊性 仲景除了在《金匮要略》中论述辨证论治的一般规律和方法之外，还阐述了辨证论治的特殊性，如"肾着"其症在肾，病机在脾，所以用甘姜苓术汤健脾运湿，治其"身体重，腰中冷……腰以下冷痛，腹重如带五千钱"。同样，脾约、肝着也体现了这个机理即辨证论治特殊性。

4.《金匮要略》方药特点

（1）药物组成方面：《金匮要略》中除了鳖甲煎丸、薯蓣丸中药味较多，一般方中的药味并不多，有的方名就是它的全部药物组成。如"苓桂术甘汤""葶苈大枣泻肺汤""甘姜苓术汤""己椒苈黄丸"等。所以《金匮要略》的一些方剂，还是易记易背的。

（2）方药的剂型方面：不仅有汤剂、丸剂、酒剂、散剂、洗剂、熏剂，还有滴耳剂、舌下含剂、软膏剂、栓剂，可谓是开剂型大全之先河，尤其是用滴耳剂、灌鼻剂、舌下含剂治疗卒中重症实是一个创举。同时，书中还记载了人工心肺复苏法。

5.《金匮要略》方药写作特点 在写作方面，根据病症的主症、鉴别、禁忌、治疗等各自的重要性，来排列论述的先后顺序，如有的病症鉴别很重要，就论述在前，不是千篇一律、一个排列模式。另外一个特点，在《金匮要略》一般有方证的条文，还是简明扼要，易记易背的，如"呕而发热者，小柴胡汤主之"，"心下有支饮，其人苦冒眩，泽泻汤主之"，"胸痹缓急者，薏苡附子散主之"，"妇人腹中诸疾痛，当归芍药散主之"，等等。类似这样的方与证的条文是很多的，便于掌握和临床运用。

还有，在临床上见到的病症如与《金匮要略》的条文相符，往往用之见效，这也是本书的优势之处。

由此可见，作为仲景学术思想体系中的脏腑辨证的部分，它的学术思想内容是丰富多彩的。

二、《金匮要略》临床运用方法探索

本人在教学、临床、科研的实践中体会到，用好《金匮要略》方的必要条件，可以用六个字来概括"熟读深解善用"。

（一）熟读

熟读，即对全书要读得熟悉，要做到"朗朗上口"，而且是全面的。即使在信息化、计算机智能化的现代，也是必不可少的，这是深解善用的第一步。熟读不是单纯的背记，先师刘渡舟老先生，曾教诲过我，熟读背记的关键是要静下心来，只有静心用心背读，才能从背读中产生悟性，又从悟性中巩固知识，指导临床实践，这是成为一位高明医生的必经之路啊！这个教诲让我在学好中医的道路上受益匪浅，尤其是在临床实践中，对领悟书中的知识有更深刻的认识。

如：我曾在临床带学生见习时，接诊过一位 5 岁男孩。发热，喘咳少痰，舌红苔薄黄。经 3 天抗生素及中药清解宣肺止咳治疗后，仍低热喘息不解。于是我想到《金匮要略》第一篇第 16 条"师曰：五脏病各有得者愈，五脏病各有所恶，各随其所不喜者为病，病者素不应食，而反暴思之，必发热也"。便问孩子父母："平时孩子的饮食如何？"答道："还行，平时吃得不算多。"又问："发病时吃过什么，或多吃了什么？"父母俩想了想说："发病前一个晚上，从幼儿园回来，吃了六七个自家包的猪肉煎饺，加一小碗稀粥。"孩子在幼儿园回来之前，吃过点心，回家又吃猪肉煎饺油腻之品，平时饮食不多吃，应了"素不应食，而反暴思之，必发热也"，又考虑肺与大肠相表里，主症为发热喘咳，遂即出方：麻杏石甘汤加大黄，二剂。服后，大便多而热喘退。

又如第一篇第 17 条："夫诸病在脏，欲攻之，当随其所得而攻之，如渴者，与猪苓汤，余皆仿此。"《金匮要略浅注补正》言"《内经》曰：'五脏各有所合'，此云病在脏者，当随其所合之腑而攻治耳……渴系肾脏之病，而猪苓汤利膀胱，肾合膀胱故也"。条文告诉我们，病在脏，应治其相应的腑，还要补其所缺。然而根据中医五脏相生相克的道理，还应考虑到脏与脏之间的关系，要调畅气机，如阴虚夹湿病症，在健脾除湿、养阴潜阳的基础上，还应当加用疏肝行气之品。受苓桂术甘汤的启发，选用桂枝既能温阳化气，亦能疏肝下气，这样用药，除湿潜阳两不误，临床颇显疗效。所以静心熟记熟背能够加深理解，再从实践中寻找体会，能够超出一般的理解，这是静心产生悟性的道理。

（二）深解

深解：是指从深度去理解原文所述。

1. 不要受各个注家所言的束缚，先从字、词、句着手，有的字、词、句虽然认识，但不一定能理解清楚。

如"疼痛"两字都认识，都明白什么意思，在现代字词典上，两字意思相同，但在汉代是有区分的："疼"字是"疒"字旁加冬天的"冬"，一年四季冬为止，所以"疼"是有止的时候；"痛"是"疒"字旁加"甬"，此"甬"当波涛汹涌的"涌"之意，"痛"是阵发性加剧，而不止的状态，所以"痛"比"疼"在程度上为重。但是，书中有"疼痛"并列的，则说明症状时轻时重时止，比"疼"要重，比"痛"要轻，介于两者之间。也有在"痛"字前边加形容词的，如"妇人腹中疞痛……""疞"字，当绵绵作痛理解，此指痛虽轻，但绵绵不止，比疼略为重些。那么理解这些有什么意义呢？这与辨治有很大关系。

以湿病为例：疼一般是全身性的，是为寒湿侵袭，阳气闭郁之证，当解表祛湿，用麻黄加术汤主之，若兼发热者，则以麻黄杏仁薏苡甘草汤清轻宣化治之；"痛"一般是局部性的，如在《痉湿暍病》篇第 24 条中"风湿相搏，骨节疼烦，掣痛不得屈伸，近之则痛剧……"这是阳虚湿盛之意，须温阳散寒，护正祛邪。同样，《中风历节病》篇中"病历节不可屈伸，疼痛，乌头汤主之"，则用乌头配麻黄大辛大热之品，祛除寒湿凝聚关节而止疼痛，又用黄芪、甘草补气护正，不可单纯地发汗祛湿，包括本篇中的桂枝芍药知母汤证也是如此之意。又如当归芍药散治腹中疞痛，其痛虽然绵绵，仍是肝郁脾湿，肝脾不和所致，属于肝脾功能失调，即用当归、芍药、川芎补肝不过滞，在于调畅肝主疏泄功能，又用茯苓、白术、泽泻渗湿不峻猛，在于健脾主运化功能，如此，肝脾调和，气机通畅，疞痛则愈。所以此方实为《金匮要略》中调畅气机之典范，也是《金匮要略》治则思想的要妙之处。

2. 加深对字词句的理解，有助对病症机理、治则、组方、用药以及煎服法的理解。

如《疟病》篇第 2 条中疟病久不愈导致"……此结为癥瘕，名曰疟母"，"疟"是指疟病，这个癥瘕是疟病引起的，为什么叫"母"呢，"母"属阴，阴在里在下，血津痰湿属于阴，又"母"代表孕育，引申即疟病迁延日久不愈，病的时间长而引起的，说明疟病日久不愈，痰浊瘀血结于下而又在里。因此，在治疗上非一般攻下破瘀之品能治之，是在软坚散结基础上破瘀，同时，病属于阴，方中除大黄、黄芩为苦寒性凉之品外，多为活血化瘀软坚之品。此方特点是破瘀攻坚之药颇多，但不是峻烈的化瘀之方。

又如在《疟病》篇第1条中"饮食消息止之"。通过饮食怎样才能"消息止之"呢，注家一般说是通过调整饮食达到治疗的目的，话是没错，但在临床怎样用"消息"方法，就难于下手。那是怎样一个调整法呢？"消"是减少之意，"息"是养，是增加之意。也就是根据疟病病机，通过减少不利于病愈的饮食，增加促进病愈的饮食达到病愈的目的，这是它的真正含义，弄懂了就便于临床应用。

在《痰饮咳嗽病》篇中，"病痰饮者，当以温药和之"，此"和"，一般注家学者认为，痰饮病是本虚标实之证，因而祛邪不能伤正，而谓之"和"。这样的理解是不够全面的，难以解释本篇中的十枣汤、甘遂半夏汤、己椒苈黄丸等方药。"和"的原意是，如果要烹调出一条味美而肉质鲜嫩的鱼来，首先应该选一条新鲜的、大小适宜的鱼，然后，用的油盐酱醋及葱姜蒜之间要合理配比，同时烹煮时火候时间要适宜，这样烹调出的鱼才能达到最佳的美味，此为"和"法。引申痰饮病用"和"法，根据痰饮病情部位，正邪轻重，用温药组合成一个能够达到祛邪不恋邪，亦不伤正的最佳配伍方剂，此谓"和"法。为什么说苓桂术甘汤是治疗痰饮代表方呢？方中重用茯苓淡渗利湿并健脾气（祛邪）；桂枝辛温通阳化气（以助茯苓渗湿之力）；白术苦温燥，燥湿健脾（祛其余邪，不留邪）；甘草味甘益气健中（补其正虚）。此四味药，以淡渗、辛通、苦温、甘味组合而成，共奏渗湿、化气、燥湿、补中之效，达到邪祛净、正不伤的目的，所以为治痰饮之代表方。又有悬饮用十枣汤治之，饮邪部位偏上，非攻逐之品不祛邪，虽用大戟、甘遂、芫花为攻逐之峻品，但用大枣汤送服，甘缓之，减少三味药的峻烈之性，而又补脾气。同时，通过服法变化，"强人服一钱匕，羸人服半钱"，"得快下后，糜粥自养"使邪祛正不伤，达到"和"法治之的目的。同样，厚朴大黄汤、己椒苈黄丸，通过煎法、剂型达到"和"法治疗的目的。

又如《血痹虚劳病》篇中大黄䗪虫丸治疗干血，大黄䗪虫丸，顾名思义就是攻逐之方，但仲景说是缓中补虚，其理在何？它是虚劳瘀血内停，瘀积生热，邪热更伤阴血，则成干血，所以芍药、干地黄用量大，具有增血化瘀（破瘀），即增水行舟之意，且甘草、白蜜又有缓下补虚之效。所以是为"缓中补虚"之方。

3. 在通过对医理的细分析的同时，也要加深《金匮要略》用药特点的理解。

如《妇人杂病》篇第9条中用温经汤治疗妇人冲任虚寒，少腹有瘀血的下血证。此温经汤具有温养血脉，祛瘀生新之效。但方中用半夏是什么目的呢？有的教科书解释道：方用半夏、生姜降逆止呕，本病没有呕逆之证，仲景小半夏汤止呕，用半夏一升、生姜半斤组成，而本方中半夏半升、生姜二两，此解释显然说不通。注家很少将半夏在此方应用单独作出解释，我在讲授金匮要略课程时，讲到方解，也是将方中人参、甘草、生姜、半夏一起解释成温中补气、调畅气机、健脾开源，以助生长阴阳气血之力。此解释是说得通的，但是笼统的解释，对半夏在此的作用还没说清楚。半夏味辛能散，入肺脾肝经，亦有医家认为半夏入少阴经，有降逆止呕、化痰止咳、消痞散结的功效。然而，据《本草纲目》记载成无己言"半夏辛而散行水气而润肾燥"，《太平惠民和剂局方》曰："世俗皆以南星、半夏为性燥，误矣。湿去则土燥，非二物之性燥也。古方治……吐血、下血多用二物，非禁剂也，二物亦能散血……"由此可见，半夏在此是散瘀血，健脾润肾，再助人参、甘草温中补气，调畅气机，健脾开源，以增生长气血阴阳之力。

又如《胸痹心痛短气病》篇第 7 条用薏苡附子散治"胸痹缓急者"，为什么用薏苡仁配附子，而不用茯苓、白术等健脾祛湿之品呢？有《金匮要略》教科书上解释道："薏苡仁有除湿宣痹，缓解挛急之效。"此说法是对的，但在《金匮要略》中是常用于外湿表证，或痈脓证的，所以以难以理解。《本草述》载薏苡仁"除湿不如二术助燥，清热不如芩、连辈损阴，益气不如参术辈犹滋湿热，诚为益中气要药"。所以在本方用炮附子十枚，辛热温阳止痛，用薏苡仁能缓解拘急，以助附子止痛之外，有补益中气之效。现代药效学研究证明，薏苡仁有增加抵抗力、镇痛、镇惊以及解热作用。

4. 对《金匮要略》中异病同治用方的机理也要深解。

如《妇人妊娠病》篇第 1 条用桂枝汤治妇人妊娠恶阻，桂枝汤治疗外感风邪，营卫不和之证，有调和营卫、解太阳卫分之邪的功效。用桂枝汤治疗妇人妊娠呕吐，也是难以理解，我们先从发病机理解释，然后再来分析用方。妊娠呕吐是胎气未盛，阴血不足，肝脾两困，不能协调，以致中气塞滞，胃逆不降，所致呕吐、不能食、口渴。用桂枝汤调畅气机，调和气血。方中甘草、大枣补其脾气；桂枝、芍药调其肝血；生姜降逆止呕，诸药相合共奏调气血、和阴阳，通气机而止呕的功效。因此，桂枝汤不仅仅是治外感病，亦可治呕吐，因为桂枝汤具有上述功效，所以也不难理解仲景用桂枝汤加减治疗虚劳诸证的医理了。

5. 在学习书中条文时，能带着疑问，再探讨其本意，这也是有助于加深理解的一种学习方法。

如《奔豚气病》篇第 1 条"师曰：病有奔豚，有吐脓，有惊怖，有火邪，此四部病，皆从惊发得之"。第 2 条"师曰：奔豚病，从少腹起，上冲咽喉，发作欲死，复还止，皆从惊恐得之"。从文字及医理上来看，四种病是惊发得之，奔豚病是惊恐得之，惊发、惊恐同一个意思，没有可疑之处。我们若从全篇来看，仲景在治疗奔豚病用了三个方：第一个是奔豚汤，治疗肝郁化热，气逆上冲所致的奔豚病（属惊恐所致）；第二个是桂枝加桂汤，治疗发汗后，心阳不足，寒气上冲所致的奔豚病症（属阳虚气逆所致）；第三个是苓桂枣甘汤，治疗发汗后，心阳不足，水饮内动，欲作奔豚所致的奔豚病症。三个用方，一方用于惊恐引起的；二方用于阳虚导致的，这是否与皆从惊发、惊恐得之，有矛盾呢？如果从全篇来推理，是难以理解的，问题出在什么地方呢？本人认为是对该条文理解上的差异，尤其对"惊发"两字的理解上有误，如果我们将"惊发"拆开分析就不难理解了。在"惊发"之间有一个顿号，就变成惊和发得之，即惊是惊怖，发是发汗，是因受惊恐和发汗太过所致，是两个原因导致的。但又有问题出现，仲景在条文最后一句，强调了此病是惊怖得之，又当何讲？我认为仲景在此强调："从少腹起，上冲咽喉，发作欲死，复还止。"此症状的出现是属于惊怖所致，也可以理解成是惊怖引起奔豚病的主证，而奔豚汤是惊怖所致的轻证，桂枝加桂汤、苓桂枣甘汤不同病因之证。如果我们将这一条分成两条来讲，就不难理解。遗憾的是，仲景是没有出何方治之，还是遗漏了，就不得而知了。

6. 要注重书中方后注的加减药物、煎服法、炮制法的理解，这也是仲景学术思想的一部分，尤其是煎法、炮制法有其重要意义。

如麻黄在一些方中是先煮去白沫，再纳入其他药物一块煎煮，去白沫的用意是去其剽悍之性。同样，蜀椒要去汗，是指将蜀椒炒得要干，亦是去其剽悍之性。

再者，药物有先下后下之分，其治疗目的亦不同。如《金匮要略》用大黄就是一个例子：在大承气汤、厚朴三物汤中的大黄是后下的，是取其急下通腑的功效；小承气汤、大黄甘草汤中的大黄是同煎的，是取其缓下通腑之功效，这说明病有轻重缓急之分。同时，也说明大承气汤证、厚朴三物汤证比起小承气汤证与大黄牡丹汤证要急而重。又如泻心汤是治疗吐血衄血用方，栀子大黄汤是治疗黄疸病中酒疸用方。两方中的大黄都与其他药物同煎，此煎法不仅取其通腑泄热之力，另一层用意是取其凉血活血或祛瘀之效。由此可说，《金匮要略》中大黄煎煮方法、时间长短的含义是不同的。

煎煮用水量多少也有不同意义：大承气汤、厚朴三物汤中大黄同用四两，大承气汤中厚朴、枳实用水一斗先煮取五升，再放大黄煮取二升；而厚朴三物汤中厚朴、枳实用水一斗二升先煮取五升，再加大黄煮取三升，煎煮时间更短。这说明什么呢？大承气汤中大黄煮的时间比厚朴三物汤的大黄时间要长，是取其较缓而下之，不伤气津，但方中因加芒硝使它不乏急下之力，所以，这也是大承气汤治疗痉病急下存阴的一部分功效。

此外，还与药物的用量多少及配伍也有关系。同时所用药物有生、熟之分，其意义也不同，如用生附子回阳救逆，炮附子则是温阳止痛的。掌握了解这些知识，有助于提高临床用药的疗效。

（三）善用

所谓"善用"，可用六个字来概括体现，即"正确灵活敢用"。所谓"正确"，是辨证与用方相符合，也是灵活敢用的基础，而"灵活"则是不拘泥一病一方，或一证一方（完全按条文所说的证候），要灵活辨治，但不离《金匮要略》原义，要防止随意性太大而失原义。最后是"敢用"，首先不要受某些听说的《金匮要略》方不好用、没法用的影响，也不要在施方之时，犹豫不决而怀疑，随意加减，以失该方在《金匮要略》的原义。也就是说，认定了就下处方，细心之外要胆大。现在将本人体会到的几种方法介绍如下。

1. 对证（症）选方法 对证（症）选方法，通俗地讲，就是用套证（症）的办法。只要临床所见到的证候或症状与《金匮要略》相应条文一致或近似，病机又相符，即可用之，甚至可以原方不变，亦不加味而用之。因此需要做到熟悉原文，详细问诊。

如"心下有支饮，其人苦冒眩，泽泻汤主之"；"呕而发热者，小柴胡汤主之"；"胁下偏痛，发热，其脉紧弦，此寒也，以温药下之，宜大黄附子汤"；"寒气厥逆，赤丸主之"；"妇人腹中诸疾痛，当归芍药散主之"等。临床见到相同症状就悉用之，一般用之必有效。在临床上，我见到不少老前辈们经常是这样出方的，这种方法的优势在于用药少而效果好，便于今后的临床总结和提高，使我在学习过程中受益匪浅。

善用这种选方法的前提是，要对原条文的症状病机、药物配比、煎服法等内容充分掌握，临床上要把患者的症状详细问清楚，这样才能运用自如，效果满意。否则就会造成用之不当，难以奏效，或不能令人满意。

如我曾在临床接诊一位老年男性患者，因外感而引起喘咳病。主诉病症与小青龙汤证基本相同，即用小青龙汤原方七剂，患者服完七剂后，症状基本未减轻，这时想到药物用得不够多，应该再加射干、款冬花、紫菀类止咳平喘之品，由此想起射干麻黄汤证是"喉中如水鸡声"，于是问患者，平时痰鸣音多不多，患者告知，夜间多而明显，遂即改用射干麻黄汤原方七剂，服用七剂后，病症大减，继服七剂而病愈。这个举例是想说明，在临床问证（症）方面，要仔细认真，不要遗漏，才能抓住主证（症），对证（症）套方才有疗效。否则，即便掌握了条文的内容，在临床粗心大意，疏忽主要症状，或不善于鉴别诊断，也会影响疗效或无效。

2. 重视药物剂量配比 在《金匮要略》中有些方的药量配比是有其特殊意义的，如麦门冬汤，方中麦门冬七升、半夏一升，两者是 7∶1，刘渡舟老师告诫过我：如果泽泻汤、麦门冬汤的泽泻、白术，麦冬、半夏的配比数量不是原方的，就不叫泽泻汤、麦门冬汤了，因为方义不同了，主治症状也就不同了，这就是用法的关键之处。

如我在临床遇到青年女性患者，主诉头晕发作时感到天昏地转，心想这不正是泽泻汤主症，便使用泽泻 15g、白术 9g，七剂。患者服至三剂无明显效果，复诊时我考虑：方药施用应该无误，虽然患者没有"咳逆倚息，短气不得卧，其形如肿"的支饮症状，但她的舌淡苔薄白、脉滑，舌脉与病机应该是相符的，然后细想起泽泻汤原方中用泽泻五两、白术二两，泽泻用量应大，与白术量比例是 2.5∶1，而我用的泽泻量小，又与白术配比不当，问题可能就出在此处，我就在她剩下没喝的四剂中每剂中各加泽泻 10g、白术 1g，变成泽泻 25g、白术 10g，又告知患者，每剂药都要浸泡 10 小时后煎煮，水煎开锅后，再用小火煎煮 40 分钟为好。久泡久煎，便于药力的发挥。患者服完这四剂后，症状明显减轻，继服七剂后痊愈。举此病例想说明的是，即便方证相符，方中药量的配比不符合原方配比的意义，用之亦不易奏效。

3. 不能疏忽每个方剂中的药物配伍特点 如黄芪桂枝五物汤是由桂枝汤加黄芪，去甘草，倍生姜而组成，倍生姜即指本方中的生姜比桂枝汤中的生姜要多一倍，是六两。方中去甘草，是因甘草味甘性缓，不利于药力速达肌表之意。

如我曾接诊的中年男性的血痹患者，用黄芪桂枝五物汤加上了当归、鸡血藤、甘草三味药，其中生姜用 6g，患者服完七剂后，诉全身麻木感略有减轻。继服七剂后，又诉症状改善不明显。我就带他找刘渡舟老师诊治。刘渡舟老师问完诊，切脉看舌后，看了我的方问道："你这是用的什么方？"我说是黄芪桂枝五物汤加减。刘老又问道："黄芪桂枝五物汤组方特点是什么？""桂枝汤加黄芪、去甘草、倍生姜"，我随口而出，但马上就连声，"错了错了"！因为我意识到了我的药物配伍及用量未按照原方实施。此时，刘渡舟老师出方，原方生姜用 18g，并告诉患者服七剂后，若好转再继服七剂。患者服完十四剂后，病告痊愈。这个教训让我至今难忘，我体会到，熟悉掌握原方的基础上，在临床正确使用，也就算对《金匮要略》真正入门了。上述可见，对证或症用原方的关键在于，除了书本功底好，临床善于观察、善抓主证或症外，重要的一点是敢用原方的自信心。

4. 数方并用法 数方并用法，在这里是指用《金匮要略》中两个方，或两个以上的方剂搭配使用，治疗某种病症的方法。我们知道，临床上患者的症状往往是多种多样的，甚至是错综复杂的。即使同属一个病，它的兼症也不尽相同，或有轻有重，单一主治方不足以胜任。更有的兼症与该病所主证候似乎没有多大关联，用单方更难下手。此时，数方并用加强协同的优势，达到治愈的目的，是一种较为理想的选方方法。问题在于，如何正确合理地来选择数方搭配，这是数方并用的关键问题。

本人体会到，在临床实践中要用这种方法，首先要从症候群中确定可能属于《金匮要略》哪个病种，或哪几种病属，然后，将症候群中的不同症状，按照《金匮要略》病种寻找相同症状归纳成若干类，再选择相应的几种方配合一起使用。有时会遇到一两个兼症，加一两味药就可以，或选择《金匮要略》以外的方，此另当别论。但尽量从《金匮要略》原方中寻找相关方或药，也可在《金匮要略》原方中寻找针对兼症相关的配伍药物。另外，取某方中的一半药物，组成一个新方治疗其他病症的例子，在《金匮要略》里也是有的，如甘草干姜汤就是取人参汤（理中汤）中两味，治疗虚寒性肺痿病。

那么，如何正确无误地使用数方并用法呢？

如见"眩晕、头痛、舌淡苔白"，病属肝郁脾湿之证，选用泽泻汤加当归芍药散治之。其中当归、芍药、川芎可疏肝缓急止痛，若重用川芎缓急止痛效果就更明显。同时方中茯苓可助泽泻、白术健脾化湿之力，两方组合相得益彰。若见到头痛重者，也可选用《金匮要略》中没有的药物，如白芷、荆芥类药，取此两味辛散温通，温燥除湿，芳香通窍止痛之力，疗效会更好。这个加味说明了，只要在不失《金匮要略》原方原义的基础上，加些《金匮要略》中没有用过的药或整方，都是可取的，保证主次分清就行，不必拘泥，因为疗效说明一切。

如见"周身酸痛，腰以下沉胀，舌淡红苔薄白"者，此周身酸痛当属寒湿束表；腰以下沉胀是属脾不温化水湿所致，可选麻黄加术汤加甘姜苓术汤（肾着汤）共奏外散寒湿，内则温阳健脾化湿之功。这两方中有生姜、干姜两味，应用时取一味还是两味，我从临床体会到，只要患者不口渴，两味都用，因为两味药各有特点，长短互补。大家知道生姜辛温发散力强而速，可直达肌表，并走而不守；干姜辛温散寒力强，发散力缓，长于温中健脾，且守而不走，两味并用起到增强祛邪护正的功效。

曾接诊一患者，咳喘吐白痰，痰鸣声重，咽干。服用射干麻黄汤七剂后，咳喘痰鸣减轻，但咽干不解，又见口渴。他找到刘渡舟老师诊治，刘老师开出两张处方：一张是射干麻黄汤，但方中麻黄、半夏只用6g，生姜用3g；一张是麦门冬汤去半夏，嘱咐两方药分开煎煮，先服麦门冬汤方，服完一小时后再服射干麻黄汤，一天两次。患者服完七剂后病愈。此种方法少见而令人不解，请教刘老师后，他告诉我：该病属寒饮所致，用射干麻黄汤是对的，但有咽干也是内热阴伤之趋向，用射干麻黄汤后，咽干口渴了，说明辛散已伤肺阴，但寒饮余邪未尽，所以先养肺阴再去余邪，扶正祛邪两不相碍，如果两方合煎服用，既不利于养阴，也不利于祛余邪。此事例说明数方并用的灵活性，尤其对寒热虚实表里错杂的病症，应视其灵活变通使用，也不失数方并用之意。

又如一青年女性患者，证见少腹凉时有疼痛，经来量少，色黑有块，平素大便干燥，几天一便，舌暗淡苔白燥，证属冲任虚寒，瘀血积结。用温经汤加下瘀血汤（桃仁、大黄、䗪虫）温经祛瘀，调和冲任。嘱咐患者经前十五天后服用。服用后，本次月经量虽少，但颜色正常，偶见血块，少腹凉减轻，大便仍干燥不解。欲用麻仁润肠丸通便，患者拒用，并诉曾用过不少，服了麻仁润肠丸，大便有一点，多服几丸则泄泻，停了又便燥不解。于是想到此大便干燥应属脾的"寒结"之征象（是指脾阳不足，寒湿不化，津液不能散布，独走膀胱所致），又问患者小便如何？回答是正常。遂即用温经汤加白术附子汤，白术用25g，服至五剂时大便已不干燥，两天一次；继服五剂后，大便每日一次，成形不燥，以后仍服用温经汤调至月经正常，少腹凉退而停药。此案例是想说明《金匮要略》多方合用治疗虚寒瘀血寒积的方法。寒积便干用白术附子汤，临床效果很好，后人受此启发，用生白术一味，研细末，每次15~25g，一日两次即可。

又见一位中年女性患者，证见咽干如有物，吞之不下，吐之不出，伴有烦躁喜汗出，但时而又见悲伤落泪，欲睡难眠，舌红苔薄干而略黄。曾服用半夏厚朴汤加芩连类，效果不佳，又加用加味逍遥丸，仍不见效。此证当属痰凝咽喉，虚热与脏躁病变。于是仍用半夏厚朴汤加百合地黄汤、甘麦大枣汤。服用十四剂后痊愈。此案例仅想强调养阴清虚热，生津以助化痰凝，故用《金匮要略》数方并用可增生津化痰之效，这也是受大黄䗪虫丸增血化瘀的启发。

在临床中，还有一种《金匮要略》类证方合用的方法。如证见喘息咳唾胸背疼痛者，证属胸痹病，栝蒌薤白白酒汤主之；若见喘息不得卧者，加栝蒌薤白半夏汤治之；又见短气者，加茯苓杏仁甘草汤主之（如是气滞饮停，胃失和降改用橘枳姜汤主之）；再兼有气逆胸痞满者，加枳实薤白桂枝主之。此证候，症多，用方多，但药味不多，共九味，若去白酒才八味。

通过上述举例，说明《金匮要略》数方并用在临床的具体应用方法，在应用该法时要注意到，一般数方并用是在症状较多，但症与症之间的病机略有不同，一个方难以解决，此时可用这种方法。有时症状虽多，但都因一个病机所引起的连锁反应，此时仅有一个方，或一个方加味（最多三味）就可以了，要防止面面俱到，出手便是大处方，往往效果还不好。另外，也不要死抠《金匮要略》中几个方，可选用《金匮要略》以外的方药，只要疗效好，疗程短，病愈快，不必拘泥不放。

5. 从病机选方之法（病机择方之法） 从病机选择用方的方法，在这里是指以病机为准则，治疗一些不是该方所主的证候、症状，或同样症状出现的部位不同的病症。此法常用于治疗一些疑难或难愈之证，用之常收奇效，令人感叹而有自豪感。如何在临床运用这种方法呢？现举例说明和介绍如下：

如患者头以胀痛为主，甚则欲吐，舌淡红苔白，脉弦滑者，曾用大川芎丸、川芎茶调散加活血逐瘀之品，效果不显。后辨别为风寒湿阻于上所致，故用桂枝芍药知母汤配乌头汤加川芎、白芷治之，七剂告愈。桂枝芍药知母汤、乌头汤在《金匮要略》中是治风寒湿历节病，见四肢关节疼痛或肿大之证。但头痛的病机与两方相同，疼痛部位虽不同，因机理一致故用之有效。

又如见一中年男性，常郁闷不舒，嗜睡懒言，倦怠，易得外感，舌紫暗苔薄白，脉滑。此属肝郁脾湿夹瘀之证，故用当归芍药散加桂枝茯苓丸疏肝健脾，祛湿化瘀。服二十八剂而愈。当归芍药散和桂枝茯苓丸，前者是治妇人腹中诸疾痛，后者是治妇人妊娠有癥痼，与本病症状截然不同。由于本病也是因肝郁脾湿所致，所以用当归芍药散治之。然后，患者舌质紫暗，虽无明显的瘀血症状，但也显示出瘀血的兆头，所以用桂枝茯苓丸治之。桂枝茯苓丸化瘀力缓，是治有瘀血征兆、趋向的较理想用方。

青年女患者低热不退，烦躁不安，干咳，口渴，舌红苔少，脉浮弱。曾用青蒿鳖甲汤、补中益气汤、养阴清肺汤等加减治之，仍见低热不退。此辨为中气不足，阴血虚而津亏所致虚热证，选用竹皮大丸配栝蒌牡蛎散加炙枇杷叶治之。服至七剂，低热减为每两三天发作一次，其他症状略减。效不更方，继服七剂后，仅有一天低热，其他症状明显减轻。再服七剂而告病愈，停药三个月未见有低热。一般低热发热多用青蒿鳖甲汤类方清退虚热，或用补中益气类方甘温除大热的方法治之，常是有效的。本证是以中气不足为前提，青蒿鳖甲汤似乎有些不对症情，而补中益气汤虽补中气除大热，本证却是需要凉血清热透邪，况且往往是虚而不受补，所以亦不能达到退热的目的。竹皮大丸是治妇女哺乳期中，乳汁不多，脾的生化气血津液之源不足，以致阴津亏损所致的虚热证。本方的特点是，妙在重用甘草来安护中气而达到益气作用，甘草量大还具有败毒退火的功效。方中石膏重镇辛凉，有散热透邪之力，竹茹配石膏，两药相使，使虚热从肺胃之经而出于外，且又不留邪。方中白薇凉血清热，与石膏、竹茹相配，气分血分之虚热得以双解。桂枝、甘草、大枣滋补阴血，辛甘化气可安益中气，又兼制寒药之凉。这就是竹皮大丸治此病的关键所在。此案例是病症不同，病机相同选方的方法。而通过本案例想说明的是，在病机相同，症状不同时，应该考虑到病机与治则的特殊关系，这样常能收到出奇制胜的疗效。

又见一中年男性患者，患急性脑膜炎后，记忆力失退，常坐立不安，夜不安眠，稍看不住他，就外出迷路，舌红苔黄，脉滑数。曾服用过礞石滚痰丸、涤痰汤、温胆汤、三黄汤等加减方药，病症均无变化。本证辨为五脏火热炽盛，血热上升所致的极热上亢之证。故用风引汤清热降火，重镇潜阳，安神止动。服用风引汤三十剂后，患者能静坐少动而不乱走，睡能安卧不乱起床。遂又在风引汤基础上加减，服用半年左右，记忆力略有恢复，能从家附近找回家门，一般问答较自如。以后又用清解化痰、活血通络调治近两年，病情稳定，追访四年没有再犯上述病症。风引汤在《金匮要略》中用来治疗热极上亢的瘫痪兼癫痫病症。本证虽无此类症状，但因脑炎发热后，大伤阴血，导致热极上亢所致。因此方中用八味矿石类药品重镇降火，配大黄共奏泄热于下之力，这是风引汤治疗热极上亢之妙处。本证痰浊之象不明显，所以不用化痰之品，即便兼有痰但轻者，此痰浊也是因热伤阴血炼液成痰所致，一般热退津生痰能自化，如果兼有痰浊重者加半夏、胆星一类涤痰之品即可。本人曾用此方法治愈过一例精神分裂症患者。一般精神性病变，中医常从痰热着手，常以清热化痰、醒神开窍为主。以热极上亢所致血热上升的精神病变，不常见容易被疏忽，或拿不准，也不敢想，更不敢用大堆的矿石药物来泄热。所以，在治疗一些顽固性热极上亢病症时，选择重镇泄热的风引汤不失为一个好办法，这是风引汤与其他清热泄热方药的不同之处，也是该方的特点和要妙之处。同时，也想借此案例说明，从病机选择用方时，要注重方中药品组成的特殊性，尤其在用方加减上应予考虑，这样疗效会更好。

有一位 29 岁女性患者，因急性肺炎而被发现右肺上叶有肿物，经抗炎清热治疗后，肿瘤医院医生要求她手术，以除外恶性肿瘤。患者担心自己年轻，耽误工作和孩子的培养，拒绝手术治疗，而寻求中医医治。证见咳嗽上气，痰黄色浓，胸憋短气，甚则不能平卧，舌红苔黄腻，脉滑而数。我曾用化痰清肺加活血化瘀治之，效果不佳而感到无奈。冥思苦想，想到肺与大肠相表里的关系，能否从大肠入手而治其肺呢？因病湿热由痰浊所致，又无大便溏泄之证，故选用《金匮要略》治疗肠痈疮痈的大黄牡丹皮汤配排脓散加浙贝母、败酱草治之，服至十四剂后，除痰色变浅之外，其他症状稍有改善。后又将方中大黄改成酒大黄，恐其久泄伤正气，继服十四剂后，痰色变白稠之外，其他主诉症状基本消失，以后就用以排脓散、排脓汤、薏苡附子散、血府逐瘀汤加猪苓、茯苓健脾化湿类加减为主治疗，并另服西黄丸。半年后复查，右肺上叶的肿物缩小 5cm，边缘清楚，医生怀疑不是恶性的，但也不肯定是良性的，嘱咐患者三个月至半年复查一次。以后常服护正清解化瘀方药，又每至立冬到立春，服西黄丸，连续三年，每次复查右肺上叶肿物无变化，至今二十余年未变，正常生活工作。本病症在初期治疗时，忽视了咳吐色浓黏稠痰是病趋向痈脓发展，所以用一般清热化痰、宣肺止咳的方法，药力不足以使病邪随痰热而上出于外。肺主气,痰热壅肺可致气机不畅,肺与大肠气机不畅,痰热不易祛除。所以用大黄牡丹皮汤通腑泄热,调畅表里气机,并取排脓散中枳实、桔梗一升一降,理气滞、散痰结、祛痰排脓,两方相配共奏通腑泄热、宣肺排痰之功。因此,用之有效,道理在此。选本案例意在说明,从病机选择用方时,可以选用治腑而达治脏的方法。关键在于辨别病机时,思路要广,分析要细,办法要多,既能从中医理论上解释得通,又要在临床用之有效,这是使用该法的准则。当然也有不是的,这是偶然碰巧而言之事。

有位青年男性患者,因患再生障碍性贫血病,在化疗期间,阴囊部溃烂成疮疡,经对症治疗结成约10cm大的硬痂,久不脱落,遂转入我院进行中医治疗。经内服外敷中药,结痂仍硬如石般不动。又伴有阴囊、会阴部及两侧凉而木无感觉,舌淡暗苔薄白,脉沉弦。考虑到结痂可能与肌肤没长好有关,就用补益脾肺之气加活血温脉除湿之品加减治之,硬痂仍不见动静,余症未变。也是无奈之中想到会阴部及阴囊是厥阴肝经所循之处,厥阴肝经具有阴极阳复之功能,会阴部凉无感觉,说明阴盛阳不复起,故选用厥阴代表方乌梅丸加黄芪、赤芍益气活血类药治之。服至一月有余,病变部位有微热感和触摸感。再以乌梅丸为主加减,服用十五剂后,热感明显而不麻了,结痂微有松动,并压之疼痛。因需在西医医院继续化疗,出院带中药继服治疗,进行追访,结痂已脱落。这也是无奈之中出此招,回想学生时期,一位老先生治疗一孩子周期性发热,用乌梅丸治愈,由此受到启发想到了这个办法(曾请教过老先生为何用此方,告诉我这发热是阴极阳复,阳复不足,格热于外所致,所以用乌梅丸恢复阳复之力)。此案例是想说明,在从病机选择用方时,可以通过循经方法,选用它的代表方或相应效方来治疗,往往也会收到意想不到的效果。

上述可见,从病机选择治用方药,关键在于把握好病机原因,选用疗效相同而又对病症的方药治之,或者从脏腑经脉与病变部位的关系,寻找相关有效的方药治之,也不失为一个灵活善用的好方法,是思路拓宽的表现。

6. 以病择方法 在这里讲的病,既指中医的病,也是指西医的病。在这里讲以病择方似乎有点多余似的,哪个病不是要选方治疗呢!我在这里是指不按常规辨证论治程序和方法,而辨是什么病,再选择《金匮要略》方的运用方法,现介绍如下。

(1) 是以一个方为主,主治一种病变。

如果是两种病,可以先治急的重的,再治缓的轻的。两病难以区分轻重缓急,先治主要的病,否则选择两方来治疗,或以一方为主加减。

例如:胸痹病以栝蒌薤白白酒汤为主;历节病以桂枝芍药知母汤为主;中风病以风引汤为主;喘病以射干麻黄汤为主;虚劳病以小建中汤为主;痰饮病

以苓桂术甘汤为主；月经病以温经汤为主；腹部癥瘕用鳖甲煎丸，或桂枝茯苓丸治之；血瘀病以大黄䗪虫丸为主等。以一个方统一种病的治疗，病症若有多变，随症加减，有热加清热药，有虚加补虚药，有瘀血加化瘀药，随症应变，这种方法不死板僵硬吗？不违背中医辨证论治的规律吗？我可以负责任地说，不是的，它也是一种辨治的手段和方法。

在《金匮要略》中所论述一个病的发病总机理是一条主线，症状是贯穿在这个主线上的，仅是症状有轻有重，偏虚偏实，或部位有差异，这仅仅属于主线上的分支，随症加减就可以。当然还有同一个病属性不完全相同的，遇到这种情况，可以按照该病的属性，选择各自不同的方。以腹痛为例，治疗两种不同属性的腹痛，实热型以大柴胡汤为主方，虚寒型以大建中汤为主方。

不过在临床实际，我也见到过一个病就是用一个方，不管寒热虚实的事例。有一位已故著名中医在治疗心脏病时就善用真武汤为主方，曾遇到一位患急性心肌梗死的老太太，我们都认为是阴虚火旺型，但老先生却用真武汤治疗，患者服用五剂后，出现口腔溃疡，请他改方。他问道：患者心电图改善了没有？我告诉他心电图是改善了一些，但口腔溃疡有虚火的表现，老先生听后，随手写了"效不更方，继服五剂"，真是令人费解。之后，我去请教老先生，他告诉我心属火脏，心有病就是火不足而阴气盛，用药出现一些副作用，只要不是药物中毒，可以先不理会它，以后再调理也不晚。

前面我讲过，在《金匮要略》的一般病，各个病的病机就是一条主线，有一组主要证候，同样也是在一个大的治疗原则指导下，再根据出现的不同症状，施以不同的治方，所以我们应该选择《金匮要略》中已有的代表方，或者选择一个具有代表性，或偏于中性的方为主，这样便于加减，也不失《金匮要略》原义。

如虚劳病，我们选择小建中汤为主的话，兼有气虚的加黄芪，变为黄芪建中汤；又兼有血虚的，加当归，变为当归建中汤；若兼见失精或梦交、自汗或盗汗的加龙骨、牡蛎，则为桂枝加龙骨牡蛎汤（当然白芍用量减些）。像这样顺势的用方方法在《金匮要略》里不是每篇都能找到的，有它的局限性，我们还可以采取第二种方法。

（2）类方组合用方。

类方在《金匮要略》中有桂枝剂类、苓桂剂类、栝蒌薤白剂类、柴胡剂类、麻黄剂类等。类方组合适用于一个属性病而出现不同症状的治疗。

比如喘息病，以射干麻黄汤、厚朴麻黄汤、越婢加术汤，或大小青龙汤合为一个方治疗以寒饮为主的喘息；腹痛实热便秘型，用大小承气汤、厚朴三物汤、厚朴七物汤合为一方治之，像这样的类方组合，药物基本没变，只是不同方中同一药有药量大小的差异或药物较少的变化，但其呈现的是药效增强，协同性好；又如栝蒌薤白白酒汤、栝蒌薤白半夏汤、枳实薤白桂枝汤合而为一方，除了可治胸痹病"喘息咳唾，胸背痛，短气"的主证，对兼有气逆上冲，或不能卧的症状都在一方中一并解决，即便病症仅有发生的趋向，也可以起到预防的作用。

这种类方并用法，有时常比单一主方治疗的效果要好，涉及的症状比单方多些。当然，能用主方为主加减治疗的病，是更可取的，可是在临床中还是常见兼症掺杂较多的症候群，这时类方并用有它的优势。

（3）将《金匮要略》一个病不同症状的治方合为一个方，或选用两三方合并一方使用。

如喘息病用射干麻黄汤、厚朴麻黄汤、小青龙汤、葶苈大枣泻肺汤、桔梗汤、泽漆汤合为一方加减使用。也可以按病的属性不同组方，如虚寒性腹痛，用大建中汤、附子粳米汤、赤丸合为一个方来治疗，若腹痛虚寒夹实的，加大黄附子细辛汤合为一个方使用。这种组合的用方，在临证时更有统包性，也就是说，大多症状都能囊括进来，除了有类方的优势之外，涉及的症状还要更多。另一个临床优势是，把握和有效性更多，对一个病的病机和祛邪涉及面更广，药力也更足。

（4）根据西医的病种选择中医方剂治疗的方法。

这种方法，是中西医结合的治疗方法。大多是用西药治疗不理想，转而寻找各种有效的中医药治疗；或缺乏其他疗法选择，如应该手术，因多种原因不能手术时，改为保守治疗时应用中医药治疗。有单独使用中医药治疗的，也有中西药物并用的。采用的方法有三种左右。第一种方法是，采用老中医常年积累的有效经验方，这是较为普遍的方法，大家都比较了解。第二种方法是，从中医书籍中，寻找与实际症状相同，或近似的方剂用于治疗。第三种是现代实验研究证明，某方对某病有疗效的机制，即用有效的药效学结果，指导临床应用。

《金匮要略》的方剂，被用于治疗西医病种的也不少。如桂枝茯苓丸可治疗异位妊娠；小柴胡汤可治疗慢性肝炎，或小柴胡汤加茵陈蒿汤可治疗急性黄疸型肝炎；鳖甲煎丸可治疗消化系统肿瘤；大黄䗪虫丸可治疗女性生殖器肿瘤；大柴胡汤可治疗急性胆囊炎或急慢性胰腺炎；桂枝芍药知母汤可治疗风湿及类风湿病；侯氏黑散可治疗高血压病；大黄牡丹皮汤可治疗急性阑尾炎等。曾有一位老先生对于不能承受血液透析的经济负担的患者，就用大柴胡汤治肾衰肌酐高，降低肌酐在体内的含量。这些都是由经验积累，或是从《金匮要略》中挑选出来的，运用于临床的有效方。

中药方剂的现代研究，国内外均有开展。如当归芍药散有明显改善肝细胞功能的作用，也有溶解微小血栓的作用，所以常用于治疗慢性肝炎，腔隙性脑梗死等；苓桂术甘汤有改善心律失常、降低心率的作用，用于治疗心律失常、心动过速等；五苓散有消脂减肥的作用，可治疗高血脂肥胖疾病，或单纯性肥胖；泽泻汤亦能降脂，用于治疗高脂血症；黄芪桂枝五物汤有抗心衰作用，用于治疗心力衰竭；肾气丸改善肾功能，可治疗慢性肾炎、肾功能不全；抵当丸或汤具有促进出血血肿吸收的作用，可用于急性出血（轻中度）性中风病急性期后的治疗。这些病用《金匮要略》方治疗，可能与方中主治病症不同，却是以实验研究结果为依据，一般是有效的；有时因人而异，效果有快有慢，将用药剂量做些调整，其疗效可能会加快。这种方法的优点，是用起来较方便。

需要注意的是，用这三种方法治疗一些慢性难愈性内伤杂病时，往往效果来得慢，但方药的毒副作用小或无，可以放心长期使用。因此医患双方都要耐心，只要病症没有太大变化或恶化，不宜随意改动，可以根据症状，在用药上略微调整加减，坚持恒心必会见效。

除了讲解上述内容之外，还想给大家介绍《金匮要略》的一个方药，即用于治疗"虚劳诸不足，风气百疾"的薯蓣丸。这丸药北京同仁堂过去生产过也广泛使用，后来不生产了临床用得也少了，不是丸药不好，或没有效果，而是方中用药多，共由21味药组成，若加上白蜜和酒则为23味药。更主要的原因是《金匮要略》中对于薯蓣丸主治症状的描述，过于简略，不够明确，总共9个字，不好理解该药究竟是治哪种病，医者觉得不便于临床使用，所以用的人越来越少。实际上，这9个字包含了如下含义：风为百病之长，虚劳病也可由风邪（这个风邪实际上是指外邪）引起。引申来理解：虚劳不仅易感外邪，外邪正虚并存，而且易长期并存不解。尤其是当气血阴阳俱虚时，更易被外邪侵袭，形成内外皆病的寒热错杂、虚实难分难解、难以治愈的病症。如一些免疫力功能低下，严重过敏性体质，妇女更年期各种难以忍受的痛苦，肿瘤晚期调治，放化疗后的毒副反应，慢性感染性疾病，糖尿病，各种脏器衰竭，抑郁症，难愈性溃疡疮口等，只要具备气血阴阳两虚的，均可以该方为主加减应用。该方从后天之本脾胃着手，具有益气调中、养血滋阴、祛风散邪、理气开郁、调畅气机等功效。所以具有一些包治内伤杂病虚实相兼，症状错杂难辨的病变的意义。过去，北中医有一位老先生，就善用薯蓣丸治疗各种病，尤其是一些称为"怪病"的病症，常收奇效。这方不失为一个好方，大家在临床上遇到一些难解的内伤病症时，不妨试用和探讨一下。

7. 积累弥补，多看勤听多问　多看是多看书籍，多读杂志；勤听是善于听别人讲,有的是从聊天中得到,有道是"说者无心,听者有意";多问是见到难解不懂的病例,要虚心请教。这是弥补上述各种方法的不足之处。

通过多看勤听多问使我知道一些老先生的用药技巧:在治疗湿盛阴虚患者,用渗湿除湿、养阴潜阳的方药时,不要忘了加桂枝一味温阳化气,以助湿邪下行之力,除湿潜阳两不误,否则治湿不利于滋阴,滋阴又恐助湿之弊,易造成久病不愈。用越婢加术汤治疗急性肾炎浮肿时,麻黄用量大些,同时石膏用量相应增多,这种用量不仅发越水气的力量大,祛风水效果好,又能防止麻黄的副作用。这使我掌握了麻黄发越水气时的用法,以及石膏防麻黄剽悍之性带来副作用的用法。

通过观察总结,我发现一位老先生在治疗梅毒时,用甘草泻心汤加茯苓,而且茯苓的用量大,而另一位老先生则是在甘草泻心汤中重用炙甘草,两者同用一个方治疗一种病,用法不同,效果一样,受其启发。

哺乳期婴儿患病用中药治疗,如何服药是件难事,一位老先生告诉我,把汤药让母亲服下,再通过母乳喂养婴儿,达到间接服药治病的目的,事实证明这种方法是有效的,又使自己学会一种治疗手段。

通过看书、看杂志使我了解到,茯苓、泽泻一类渗湿药有活血作用;金银花、栀子解毒亦能活血化瘀,增加了对药物的认识,等等。这些方法和知识,虽然听起来会觉得没什么了不起,却可能是您在一辈子行医的过程中,不会想到的事情;它们虽小而简单,但对听者或读者而言,有茅塞顿开的感觉,起到拓宽临床诊疗和用药思路的作用。

三、小结

本次讲座的目的主要有四点:

一是回顾了《金匮要略》的在历史中的重要贡献及其学术思想体系。

二是通过讲解《金匮要略》临床运用的方法探索,主要涉及熟读、深解、善用三大部分内容。解释了书中一些难解或被疏忽的字、词、脉象、治则、煎服法等内容,这些内容在本科生和研究生学习期间可能会有疏漏,在此做一个弥补。在这次学习过程中特别强调了临床善用《金匮要略》的几种方法,有的方法中又分为若干小办法。虽然显得有些冗长,但皆在体现临床应用《金匮要略》方法的灵活多样,可变通性大。这是本人从事二十多年《金匮要略》教学、三十余年临床科研过程中积累得到的。它可能为大家在《金匮要略》的学习和应用中提供一些启发。

三是在讲解过程中结合理论穿插展示一些病案病例,而且例举的都是我认为非常具有典型代表的临床病例,避免枯燥乏味和空洞说教,旨在强化实用性,提高趣味性,增加形象性,帮助大家理解和记忆条文。

四是强调方法学的重要性,掌握好方法比起单纯机械抄方更有效,抄方的方法实际上是属于启蒙式的方法,而真正掌握完整的方法,不仅能加快入门的速度,还能不断提高临床水平,可以减少盲目性,少走弯路,所以这是争做一名名医和高水平医生的必经之路。

希望大家能够通过这次学习有所收获,谢谢大家!

《金匮要略》瘿气(甲亢)治疗探析

广州中医药大学　黄仰模教授

各位同道,今天我们有一个新的专题——《金匮要略》瘿气治疗探析。

瘿气(甲状腺功能亢进症,以下简称甲亢)是内分泌系统疾病,随着生活节奏的加快,本病的患病率逐年上升。笔者从事《金匮要略》(以下简称《金匮》)、甲状腺病研究多年。《金匮》虽无瘿病病名(瘿气为近年确立的病名),但有关的病机证治是有所论及的。笔者经常运用《金匮》治法、方剂治疗瘿气病,兹探讨如下。

最近,我们中医界开始统一地把甲亢叫作瘿气。随着生活节奏的加快,甲亢这个病的患病率逐年上升。1988年,四川省乐山市的流行病学调查,患病率大概是6‰,1 000个人里有6个人患病;到了1998年,患病率已经上升至30‰,现在的流行病学不知道多少,肯定不止30‰。前几年结节性甲状腺肿的患病率已经达到了182‰。其中,结节性甲状腺肿的病人不一定来看病,往往是在体检的时候才发现有结节性甲状腺肿。随着诊断技术的提高,人民群众对健康的重视,这个病诊断率越来越高。

一、瘿气的病因病机

(一)情志郁结是瘿气的重要病因

《金匮要略·妇人杂病》篇曰:"妇人之病,因……结气……或有忧惨,悲伤多嗔。"忧惨、悲伤、发怒等情志改变,都可致结气,即情志郁结,不但可致经带等妇人病,而且可致阴阳失调而发生瘿气病。我们看瘿气的发病,女性与男性罹患甲亢的比例约4∶1。肝主疏泄,情志忧郁则肝气郁结,郁结日久则化火,火炼津液为痰,肝气横逆,克伤脾土,脾运失司而生痰,痰结颈前而为瘿肿。

例如:广州郊区一少妇因婚姻生活不如意,忧郁而患甲亢。事情发生在20世纪80年代,这位少妇的老公是开手扶拖拉机的,为让家里的生活有所改善，少妇让她老公改为汽车营运，后来有钱了，但是回家的机会越来越少。所以病人后悔，经常一直睡不着。她看病时对我说："我真后悔，要人还是比要钱好，现在我钱有了，但是生活很不如意，半年多一直睡不着。"检查发现心跳快了。患者有心率加快、眼突的表现，抽血结果提示 T_3、T_4 水平升高，可诊断为甲亢。

（二）劳伤可致瘿气

《金匮要略·血痹虚劳病》篇言"五劳虚极羸瘦……忧伤……劳伤"，"虚劳虚烦不得眠"。劳不但指体劳，而且更指心劳，劳心易致心肝火旺而出现瘿气表现。随着生活节奏的加快，瘿气的发病率逐年上升。

在农耕社会的时候，以体劳为主。第一次的社会分工是有了畜牧业的分工，后来又有了农业的分工，都是以体劳为主的，真正脑力劳动的阶层不多。而随着现代社会分工越来越细，社会管理、学校、科研院所、医院等，管的事务越来越多，心劳的比例越来越大。

例如：劳心劳力强度较大者易得甲亢，如白领，广州的白领多在天河区。新闻记者发明了一个词叫作"床垫文化"。在天河区有个香港老板对他的电脑工程师说："我给你一个月的时间，你要把这个游戏软件给我做出来，这个月你不用回家，你不用上饭店吃饭，我给你买了两箱速食面，我这里有床垫，累了你就在电脑面前休息一下，再累了你可以在床垫上睡觉。"搞游戏软件开发是非常艰苦的劳动，你要在前人的基础上再前进一步是很困难的，所以压力很大。还有一线工人压力大也会患甲亢。有一个农民工来看病问我："黄医生，我的甲亢怎么得的？我为什么总是好不了？"我就反问她，你一天劳动多少个小时？她说10多个小时啊。我告诉她，压力过大，体劳、脑劳，就会导致心脑出问题，因为我们的精力是有限度的，崩解了就会造成内脏的功能紊乱，也就是西医说的内分泌紊乱。

（三）禀赋与瘿气的发病有关

"人禀五常"，禀即禀受，五常即五行——金木水火土，古人认为这是构成世界的五种物质元素。罹患瘿气与人的禀赋有关。也就是跟遗传基因有关，甲亢有遗传的倾向。很多甲状腺疾病的病人多有家族史。

我最近看的就是 29 岁的白领，她是 IT 行业的，是网管中心的电脑工程师，管单位的网络中心，随时坏了随时修理，工作紧张。她说她的爸爸妈妈都是甲亢病人，到她这代也是甲亢。她的脖子大，眼睛突，心跳快，而且治疗效果不理想，经常控制不好。

（四）瘿气早期多火盛阴虚

肝气郁结化火，最常见为心火、肝火、胃火，心肝阴虚，因而出现心悸、易怒、烦躁、不得眠、消谷善饥、烦渴等症。那么这个机理就是火盛阴虚。

（五）瘿气日久易气阴两虚

壮火食气，患瘿气日久，最易耗气伤阴，常见倦怠，乏力，口干渴饮，心烦，舌淡红苔少，脉细或细数等气阴两虚之症。壮火食气，壮火是强盛的火，它容易使我们的气耗损，食通"蚀"，是亏缺的意思。相当于吃掉、损耗、亏了。广东话"蚀本"，就是亏本的意思。"壮火食气"就是指壮火消耗了我们的气。患瘿气时间长了，最易耗气伤阴，最常见的是倦怠，乏力，口干，口渴，心烦，舌质淡红、舌苔少，脉细或细数等气阴两虚的证候。起初我们有些老师还把甲亢早期的症状——消瘦又渴饮，误认为是糖尿病，后来通过化验就区分了这两个病。

二、瘿气的诊断辨证

（一）症状与体征

高代谢症候群：怕热、多汗、消瘦、软弱无力、食欲亢进，或便频、腹泻。怕热，比一般人怕热；多汗，比以前出汗多，或同样环境，大家没出汗，他出汗了；食量多却消瘦，一个月可能减掉几公斤体重；软弱无力，软弱到连转身都转不了，甚至小便都尿不出。比如广州市番禺区沙湾镇的一位男性，半夜翻不了身，小便不出来，到番禺区市桥医院看病，首诊是在急诊科，首次诊断是周期性麻痹、甲亢。后来到我院我科住院，改善了他的甲亢，他的周期性麻痹也好了。这个软弱无力，我们要跟周期性麻痹联系。食欲亢进，就是吃得比较多，还有病人有便频，我在 20 世纪 80 年代跟我校脾胃研究所的连至诚教授研究胃肠电，发现甲亢病人胃肠电压高，所以容易便频、腹泻。

高神经精神应激症候群：性急易怒、烦躁、紧张、多言多动、失眠、手抖。性急易怒，容易发脾气，往往在单位不敢发脾气，回到家里把老公、孩子当"沙袋"，减压嘛，就骂老公、骂孩子，骂完了又后悔，不该骂老公、孩子。还有烦躁、紧张、多言多动，每次去查房，她瞧见你，不让你走，一直和你说话。还出现手颤抖，甲亢的颤抖表现为振幅小的、微细的颤抖。如果是年龄大的、手颤抖振幅大的，大到连抓筷子都抓不稳、捧碗都捧不住是帕金森病。

心血管：胸闷、心悸、心慌、气促。心悸，悸就是跳，病人自己觉得心跳。我有一个学生跟诊，问病人："有没有心悸呀？"我就对我的学生说，这个病人没有经过医学培训，他不懂什么叫心悸。你应该问：请问你感觉到心跳吗？因为人类在长期的进化过程中已经感觉不到心跳了，什么时候感觉到心跳呢？心肺疾病、甲亢病，以及考研、高考精神紧张而神经衰弱就可能感觉到心跳，尤其是左侧睡的时候，会感觉到心跳"咚哒、咚哒、咚哒"，跟快四舞步一样，节奏较快，并伴有心慌、气促。

其他：易疲乏、肌肉软弱无力、行动困难，甚而不能行动，刚才讲过了，周期性麻痹，不仅手乏力，甚而走路困难不能行动；月经失调、后移、经闭、阳痿。妇科方面，月经失调，月经后移、月经稀发即两三个月才来一次月经、月经经闭即半年或以上才来一次月经。男性出现勃起功能障碍。

甲状腺弥漫性或结节性肿大：做彩色 B 超，弥漫性肿大、火海征，这就是甲状腺功能亢进症的一个特点。结节性甲状腺肿很常见，达 182‰ 的患病率。甲亢可合并有结节性肿大，但是多数甲亢都是甲状腺弥漫性肿大。脖子肿大是民间说法，我们医学术语是甲状腺肿大。

突眼：突眼程度轻重不一。

（二）《金匮要略》关于瘿气证候的论述

"喘悸"；"悸"；"喘息"；"短气"；"其脉微数"；"心伤者，其人劳倦"；"心中痛而自烦，发热"；"心死脏，浮之实如丸豆，按之益躁急者，死"；"心气虚者，其人则畏，合目欲眠，梦远行而精神离散"；"消渴，气上冲心，心中疼热"；"消渴，气上冲心，心中疼热"；"寸口脉动而弱，动即为惊，弱则为悸"；"心气不足"。

心死脏，就是心的真脏脉出现了，浮之实如丸豆，轻轻地摸脉好像丸子、豆子；按之益躁急者，按着它的时候呢，跳得更急，大概是心律失常的表现，多见于甲亢性心脏病心房纤颤，就是房颤征；死，即预后不良；心气虚者，其人则畏，甲亢者多有气阴两虚，病人多会胆小害怕，《金匮要略》第十六篇言"动即为惊，弱则为悸"，容易惊、容易悸，特别害怕看有打斗杀人场面的电视剧；合目欲眠，梦远行而精神离散，闭上眼睛想睡觉就杂梦纷纭；消渴，气上冲心，心中疼热，消渴，就是口渴了，"气上冲心，心中疼热"，指惊、悸、短气、发热、脉微数，指瘿气心病，即甲亢性心脏病。

"病者素不应食，而反暴思之"，原来不想吃的，现在突然之间胃热消谷了，反倒很想吃，必发热也；"趺阳脉浮而数"，浮即为气，气有余便是火，数则消谷，趺阳脉数，胃中有热，即消谷引食。

"男子消渴"；"下利"；"身体羸瘦"；"五劳虚极羸瘦"；"久则羸瘦"；"产妇喜

汗出者，亡阴血虚，阳气独盛，故当汗出"；"手足烦热"。

男子消渴，本来消渴病是指糖尿病或者是尿崩症，但甲亢有些甲亢病人也会消渴；下利指大便频；羸瘦，指消瘦；汗出多；手足烦热，指手心脚心发热。这一大段的经文是指甲亢的病人大吃、饥饿、渴饮、消瘦、大汗、手足心热的情况。

"虚劳虚烦不得眠"；"下利后更烦，按之心下濡者，为虚烦也"；"妇人脏躁"。这些原文描述了病人有失眠、烦躁的症状。

"火逆上气，咽喉不利"；"妇人咽中如有炙脔"。

火逆上气，原来是大逆上气，注家改成火逆上气。咽喉不利，妇人咽中如有炙脔，炙脔就是跟烤肉一样，这里是指甲状腺病，或者是甲亢颈部、咽喉部不适，尤其是病人的肿块比较大的情况下，病人吞咽会受到不同程度的影响。

"不能行"；"欲行不能行"；"味酸则伤筋，筋伤则缓……咸则伤骨，骨伤则痿……四属断绝"。不能行，指肢体运动失常，跟甲亢周期性麻痹很相似。

"男子失精，女子梦交"；"经水不利"。指男性病、月经病。

"目如脱状"。本来是指《金匮要略》第七篇用来形容喘证厉害的时候的症状，有认为甲亢的突眼跟这点很类似。《金匮要略》原文跟甲亢的联系，我们讨论到这里。

（三）实验室检查

基础代谢率（BMR）：正常的基础代谢率为 $-10\% \sim +15\%$。现在有一个简单的检测，$BMR = P$（脉率）$+$（收缩压$-$舒张压）-111。

甲状腺 ^{131}I 摄取率：升高（$3h > 25\%$，$24h > 45\%$），高峰提前（$3h = 24h$ 的 80% 以上）。

总三碘甲状腺原氨酸（TT_3）：升高，参考值 $1.34 \sim 2.73nmol/L$；

总甲状腺素（TT_4）：升高，参考值 $78.38 \sim 157.40nmol/L$；

游离 T_3（FT_3）：升高，参考值 $3.80 \sim 6.00pmol/L$；

游离 T_4（FT_4）：升高，参考值 $7.90 \sim 14.40pmol/L$；

促甲状腺激素（TSH）：降低，参考值 $0.34 \sim 5.60mIU/L$。

总三碘甲状腺原氨酸（TT_3），就是 T_3，为什么前面多个 T？total，英文的 total 就是全部，它是升高的。

总甲状腺素（TT_4），总 T_4，升高；要注意，可能这个数字会变的，所以每一次医院都有告诉你正常值是多少。试剂不同，这个数字就不同。所以我们这个只是个参考数字。

游离 T_3（FT_3），前面加的这个 F 是英文的 free，free 这个单词翻译成游离的，游离的没有结合蛋白，所以理解为纯的 T_3，正常不升高，现在升高了。

游离 T_4（FT_4），意义与游离 T_3（FT_3）相同。

T_3、T_4、游离 T_3、游离 T_4 都是靶腺甲状腺分泌的。

促甲状腺激素（TSH），是下垂体分泌的，第 1 个 T 代表甲状腺 thyroid，第 2 个 S 代表刺激 stimulating，第 3 个 H 代表激素，荷尔蒙 hormone。

甲状腺球蛋白抗体（anti-Tg）0～4.10IU/ml；

甲状腺过氧化物酶抗体（anti-TPO）0～5.60IU/ml。

甲状腺球蛋白抗体（anti-Tg）、甲状腺过氧化物酶抗体（anti-TPO）这两个抗体，甲亢时不同程度地增高。甲状腺抗体增高，最厉害的不是甲亢而是甲状腺炎，可以大于 2 000IU/ml，甚至 4 000IU/ml。甲状腺炎这两种抗体可以很高。有的人问：为什么我的抗体老是下不来？我说这个甲状腺病是自身免疫紊乱了，自身抗体就会高。

反 T_3（RT_3）：0.15～0.45nmol/L 初期升高，缓解后恢复正常，停药复发时首先上升。根据它的特点，反 T_3 是甲亢诊断和预后，以及停药的指标，指标高不宜停药。

（四）辨证分型

1. 气滞痰凝（或痰结血瘀） 颈前瘿肿，软而不痛，胸闷，胁痛，善太息，有的瘿肿硬而有结节，经久不消，舌质正常，或有瘀点，苔薄白，脉弦滑或弦或涩。气滞痰凝或者痰结血瘀，后面括号中"痰结血瘀"这个类型就等于《伤寒论》的或然证。

2. 肝胃火盛 瘿肿，突眼，性急易怒，口干苦，目赤，头痛，面红颧赤，怕热，多汗，手颤抖，多食易饥，舌红，苔黄，脉弦数或滑数。肝胃火盛，这是我总结出来的，我们教科书上多是讲心肝火盛，心肝火旺，我把胃火旺跟这个合并。

3. 气阴两虚 瘿肿或大或小，心悸，惊惕不安，心烦，不寐，胁痛，手抖，或头晕，口干，倦怠乏力，气短，消瘦，舌淡红，少苔，脉细数或细弱。不寐，是病名，也是临床症状。有的头晕。

另外，临床上还可见心肝阴虚、痰气郁结、脾肾阳虚等证型。

（五）辨证分型研究

我们研究发现甲亢（瘿气）多见于青年女性，男女比例约为 1∶4。甲亢（瘿气）的重要病因及诱因是社会生活压力，发病与遗传、职业等有关。甲亢（瘿气）的临床辨证分型中，心肝阴虚证型病例最多，痰气郁结次之，脾肾阳虚最少。

甲亢的重要病因及诱因是社会生活压力,刚才我讲到白领、"床垫文化"、现在流水线的工人劳动时间长,就容易得这类疾病,其实我们医生工作时间也不短。

早期、复发期以心肝阴虚为主,中、后期病例以痰气郁结、气阴两虚为主,常兼脾肾阳虚;职业分类中,农民、学生以痰气郁结为主,干部职工以心肝阴虚为主,工人则两者兼之;工作生活压力、疾病诱发以心肝阴虚为主,药物诱发以肝火旺盛为主,情志不调诱发则以痰气郁结为主。

Ⅰ、Ⅲ度肿大的证型病人痰气郁结占最多,Ⅱ度肿大以心肝阴虚为主。

肝郁化火、胃热亢盛是中医甲亢实证的病机,其激素水平最高,即 FT_3、FT_4、T_3、T_4 高而 TSH 最低。脾肾阳虚的激素水平最低,即 FT_3、FT_4、T_3、T_4 低而 TSH 最高。激素在中医证型的高低排列顺序是:肝火旺盛>心肝阴虚>痰气郁结>气阴两虚>脾肾阳虚。

结论:甲亢临床不同证型分布与病期、职业、发病诱因、甲状腺肿大程度有一定关系,不同证型与激素变化具有相关性,可作为甲亢中医临床客观辨证依据的参考。

三、治疗体会

(一)化痰散结活血

适用于气滞痰凝(或痰结血瘀)者。主要表现为颈前瘿肿,或咽中多痰,咳痰多,舌或有瘀点,苔白厚或腻,脉滑。《金匮》未见颈前瘿肿症状,但有"妇人咽中如有炙脔"的描述。大部分的甲亢病人都有不同程度的甲状腺肿大,或为弥漫性,或为结节性。方用半夏厚朴汤加味,可选用半夏、厚朴、茯苓、牡蛎、玄参、浙贝母、猫爪草、山慈菇、桃仁、三棱、莪术。我科用此法、此类药组方,制成成药"甲肿消"(我院院内制剂),甲肿消每次4～5片,每日3次。对甲亢甲状腺肿大、结节性甲状腺肿有很好的疗效。

甲肿消缩小毒性弥漫性甲状腺肿病人肿大的甲状腺的效果优于其他组。如经治疗后,甲状腺仍较大,且质地韧,且甲状腺功能难改善,T_3、T_4 持续较高。此为自身免疫失调引起的甲状腺细胞增殖分化加强,甲状腺组织增生,导致甲状腺激素升高,而非 T_3、T_4 升高导致甲状腺肿。故应从调节自身免疫系统或甲状腺肿大本身入手,而不是抑制 T_3、T_4 使甲状腺缩小。如果服抗甲状腺药物过度降低 T_3、T_4,TSH 升高可致甲状腺肿大,此时可调整抗甲状腺药物,加服甲状腺素,以平衡垂体-甲状腺轴功能。

1995 年在福州举办的全国内分泌会议上，会议代表向中国协和医科大学白耀教授咨询加服甲状腺素的问题，他说上海的观点是，一开始治疗甲亢病，就用抗甲状腺药物加少量的左甲状腺素。广州中山大学附院的观点不同，是早期用抗甲状腺药物，比如甲巯咪唑、丙硫氧嘧啶，后期才加用左甲状腺素。我比较赞成中山大学附院的观点。

病案：胡某，男，24 岁。颈前肿大伴心悸、手抖 1 年，舌红苔黄，脉弦数。查体，脉率、心率 108 次 /min，甲状腺肿大Ⅱ度，B 超甲状腺最大结节 37mm × 22mm。实验室查，甲状腺功能增高。诊为瘿气（甲状腺功能亢进症）。辨证为痰凝火旺。治法为清热泻火，化痰散结。处方：半夏 10g，厚朴 10g，玄参 15g，浙贝母 10g，猫爪草 10g，山慈菇 10g，莪术 10g，甘草 15g，牡蛎 15g，山豆根 10g。水煎服，每日 1 剂。其中山慈菇、山豆根、莪术这些药有小毒，不可用太长时间，用一段时间就换了。甲肿消片，每次 4 片，每日 3 次。治疗 6 周，甲状腺肿大Ⅰ度，B 超甲状腺最大结节 25mm × 15mm，甲亢症状减轻，甲状腺功能正常，继续调治（黄仰模治案）。

（二）泻肝火，清胃热

适用于肝胃火盛者。《金匮》描述的症状有心中痛而自烦，心中疼热，发热；阳气独盛，故当汗出；发热，手足烦热；身体羸瘦，病者素不应食，而反暴思之，必发热也；趺阳脉浮而数，浮即为气，数则消谷；趺阳脉数，胃中有热，即消谷引食；消渴；舌红，苔黄，脉滑或数等。甲亢早期多见肝胃火盛之症。

可用栀子豉汤、小柴胡汤、泻心汤、白虎加人参汤等加减化裁。选用栀子、柴胡、黄芩、黄连、大黄、石膏、知母、龙胆草等。应用苦寒药物直折其火势，本是药对病机，但苦寒药物最易伤阴，不可应用太长时间，应逐步撤掉苦寒药物，改用甘寒药物以免伤阴。

（三）益气养阴

适用于气阴两虚者。《金匮》描述的症状有虚劳虚烦不得眠；短气；其脉微数；心伤者，其人劳倦；火逆上气，咽喉不利；百合病者，欲卧不能卧；虚劳诸不足，虚劳里急，诸不足；妇人脏躁。舌淡红，苔薄白或少苔，脉细弱或细数等。可用百合地黄汤、酸枣仁汤、黄芪建中汤、薯蓣丸、麦门冬汤、甘麦大枣汤加减。选用百合、地黄、酸枣仁、知母、黄芪、白芍、薯蓣、太子参、麦门冬、甘草、浮小麦、大枣等。气阴两虚证最多见于甲亢日久者，由于临床上甲亢的疗程长，故益气养阴的治法用得最多。

（四）益气养血，通阳复脉

严重的甲亢，或甲亢延误治疗，或治疗不当可并发瘿气心病即甲亢性心脏病，《金匮》描述的症状有卒喘悸；悸；喘息；短气；其脉微数；心伤者，其人劳倦，心中痛而自烦，发热；心死脏，浮之实如丸豆，按之益躁急者，死；心气虚者，其人则畏，合目欲眠，梦远行而精神离散；寸口脉动而弱，动即为惊，弱则为悸；心气不足；虚劳不足，汗出而闷，脉结悸。可用桂枝去芍药加蜀漆牡蛎龙骨救逆汤、炙甘草汤加减。选用药物如炙甘草、桂枝、蜀漆、牡蛎、龙骨、党参、麦冬、生地黄、麻仁、阿胶、大枣等。对瘿气心病要积极治疗，否则预后不良。

病案：林某，男，54岁。心悸、气短、汗多、大食，突眼3个多月，舌红苔黄，脉促。查体，脉率84次/min，心率108次/min，轻度突眼，甲状腺弥漫肿大Ⅱ度，心脏闻房颤征。实验室查甲状腺功能增高。结合心电图等诊为瘿气（甲状腺功能亢进症），心悸（甲亢性心脏病）。辨证为阴虚火旺，痰结气虚。治法为养阴清火，益气复脉，化痰散结。处方：地黄15g，白芍15g，太子参15g，麦门冬15g，阿胶15g，炙甘草15g，牡蛎15g，龙骨15g，大枣15g，浙贝母10g，猫爪草15g，菊花10g。水煎服，每日1剂。治疗8周，甲亢症状体征减轻，房颤征消失，甲状腺功能正常，继续调治（黄仰模治案）。不是到这里治疗就停止了，万事大吉了，只是医案的撰写写到这里，甲亢还是要治疗，疗程大概在两年半到三年。

还有一个病案，贾某，女性，病人一来诊就发现甲亢性心脏病，因为她没钱治，她说我的孩子没有毕业，一个人养了两个小孩，很困难，她在广州新市茶楼当洗碗工，经常打烂碗，为什么老是打烂碗呢？因为手抖。后来，经济好一点，她才来治疗。一来就发现房颤，我就给她用炙甘草汤加减，治了2周复律，但是甲亢还要继续治疗。

（五）化痰活血，清肝明目

甲亢突眼是甲亢的常见并发症，可在整个病程中出现，甲亢治疗不当更易出现。其病机与痰瘀有关。《金匮要略》越婢加半夏汤证有"目如脱状"的表现，即眼睛胀突，犹如脱出之状。可用越婢加半夏汤加薏苡仁、丹参、赤芍、决明子、杭菊花、密蒙花等。甲眼消（我院院内制剂）每次5片，每日3次。甲眼消、泼尼松均能降低糖胺聚糖含量，提高视力，二组间差异无显著性意义。降低突眼度方面，甲眼消组优于泼尼松组。

（六）补肾调冲任

甲亢可伴有遗精、梦交、阳痿、闭经等肾虚、冲任失调之病证。《金匮要略》有男子失精、女子梦交、经水不利的论述。遗精、梦交可用桂枝加龙骨牡蛎汤加减；阳痿可用金匮肾气丸加减；闭经可用芎归胶艾汤，此方本治妇人下血即阴道出血，但因其能调补冲任，故亦可治经水不利即闭经。

病案：广东省英德市一个 19 岁农村姑娘。心悸、汗多、闭经 1 年多。她哥哥陪着她来看病，来到我院门诊，先看妇科，她一点生理知识都没有，13 个月没有来月经，问医生自己是不是怀孕了。由妇科转笔者诊治。病人以为没有月经就是怀孕了。病人消瘦、腹部平坦，哪里像怀孕呀。同时还伴有心悸、汗多，甲状腺微肿大，舌淡红，苔少，脉细数，脉率 140 次 /min。查甲状腺功能远高于正常。先治疗甲亢。2 个月后甲亢症状好转，月经未行，舌淡红，苔少，脉细弱。用芎归胶艾汤治疗。处方：川芎 10g，当归 10g，阿胶 15g（烊），艾叶 10g，白芍 12g，赤芍 15g，干地黄 20g，甘草 6g。每日 1 剂，2 周后月经来潮，以后按月行经（黄仰模治案）。

（七）含碘中药的使用问题

中医过去多主张使用含碘丰富的药物，从我们的古文献到中医院校三版中医内科教材，都是主张用海藻、昆布，比如海藻玉壶汤、四海舒郁丸。但目前研究表明，甲亢病人使用大量含碘药物后，症状可一度好转，但会反复，或虽好转，而 T_3、T_4 不降，因含碘药物不能直接抑制甲状腺激素释放入血中，可使甲亢症状重新出现或加重，故长期大量服用含碘丰富的药物应慎重，而少量配合含碘的药物，也并非禁忌，但是用量不要过多。

（八）甲状腺肿大的治疗

甲肿消每次 4～5 片，每日 3 次。甲肿消缩小毒性弥漫性甲状腺肿病人肿大的甲状腺的疗效优于其他组。T_3、T_4 正常后，左旋组甲状腺肿缩小慢，或不再缩小。如经治疗后，甲状腺仍较大，且质地韧，其甲状腺功能难改善，T_3、T_4 持续较高。此为自身免疫的失调引起甲状腺细胞增殖分化加强，甲状腺组织增生，导致甲状腺激素升高，而非 T_3、T_4 升高导致甲状腺肿。故应从调节自身免疫系统或甲状腺肿大本身入手，而不是抑制 T_3、T_4 使甲状腺缩小。这个前面讲过。

（九）中成药

瘿气灵每次 5 片，每日 3 次。重症加量，控制后减量。甲肿消每次 5 片，每日 3 次，颈大多用。天王补心丹每次 4 片（1 丸），每日 3 次。或滋心阴口服液等，每次 1 支，每日 3 次。

（十）西医治疗

1. 手术 主要用于甲状腺较大，结节性甲状腺肿，尤其有单个实性冷结节，疑有恶变者及长期服药无效反复复发者。

2. 放射性 ^{131}I（^{131}碘）治疗 前面我们讲过 ^{131}I，那个 ^{131}I 是用来诊断的。少量诊断，大量用来治疗。老百姓叫它碘水，服点碘水就可以治疗。性质和手术一样，手术将它割掉，放射性碘摧毁甲状腺生产工厂。优点：疗效快。缺点：服用量不够，无效或容易复发。服用半年或 1 年后出现甲减的概率高。

3. 抗甲状腺药物

机理：抑制过氧化酶，阻止甲状腺激素合成。

用法：丙硫氧嘧啶（PTU）或甲硫氧嘧啶（MTU 现在很少用）100mg，或甲巯咪唑片（较新的药叫赛治 Methimezole 每片 10mg，或较老的药叫他巴唑 Tapazole，每片 5mg，用了几十年了），或卡比马唑 Carbimazole，甲亢平即甲巯咪唑的衍生物，10mg 每天 3 次，约 4～8 周渐减量，维持量 PTU 或 MTU 50mg，甲巯咪唑或 Carbimazole 5mg 左右，维持 1.5～2 年。注意白细胞降低，定期查白细胞。心率快用普萘洛尔或美托洛尔。西安某医院曾经单用普萘洛尔每日 16 片（10mg/ 片）治疗甲亢，能够抑制 T_4 变为 T_3。但是我还没用过那么大量，我们多把它当作辅助药，减慢病人的心率。治疗甲亢，我们用好三个抗甲状腺药就行了，第一个是丙硫氧嘧啶，每片 50mg；第二个是甲巯咪唑，商品名叫赛治，每片 10mg；第三个也是甲巯咪唑，又名他巴唑，每片 5mg。但是病人还有一个依从性的问题，用药时间长了，一两年、两三年，如果他不来复诊了，就容易很快复发了。

（十一）饮食调摄

忌食海带、紫菜、海星、海底麻雀等富含碘的食物、药品；少吃辛辣、海产食物；宜增加营养；宜适量吃滋阴之品。减轻压力，保持心情舒畅。本来甲亢就是由于压力引起的，那么患了甲亢更要减压。劳逸结合，适当参加体育运动，但是不要剧烈，特别是甲亢性心脏病的病人，不要去进行百米冲刺这种剧烈运动。作息适宜，不要太晚睡觉。

四、小结

本文从三个方面探讨了《金匮要略》对瘿气的治疗。认为情志郁结是瘿气的重要病因；劳伤可致瘿气；禀赋与瘿气的发病有关；瘿气早期多火盛阴虚；瘿气日久易气阴两虚。《金匮要略》论述了瘿气的证候。治疗体会：治疗瘿气要化痰散结活血；泻肝火，清胃热；益气养阴。治疗瘿气心病要益气养血、通阳复脉；瘿气并发突眼要化痰活血、清肝明目；并发遗精、阳痿、闭经，要补肾调冲任。

五、讨论答疑

现在大家可以发问，我来回答，我能回答的回答，不能回答的存疑。

问：黄教授您好，我看您治疗甲状腺有中西医结合，那么想问一下在您的临床上，中西结合在什么情况下会加入西药？什么情况下是纯中药治疗？

答：我们现在当医生不会像以前老中医看病摸摸脉就可以了。中医某教授说过，学中医不用学数理化，不用高中毕业后学，小学毕业后读《黄帝内经》，背《伤寒论》就行了。这个我不敢苟同。学习医学，一定要高中毕业以后考上医学院校学习。数理化也好，人文也好，你的思维都必须要有一定的知识。我们中医是姓"中"的，不是姓"西"的。但是我们学中医的，也要学一点西医。中西医结合治疗疾病比较好。老百姓看病对医生要求比较严格，不满足症状好一点，他会拿化验单给你看，"你看，医生，我这里还没有正常哦，我这个 T_3、T_4 不正常啊，这个箭头向上了，这个箭头向下呀"。你必须要满足治病要求的同时满足病人的要求。我们风湿科的医生也是这样，你说你治得蛮好，我这个关节痛好一点，那个好一点，但是指标还没有好转，没能满足病人的需求。要满足病人需求的话呢，我们中医中药在某些方面还需要努力，因为我们中药不像化学药来得那么快。所以我们在治疗的过程中，比较轻的，我们可以用纯中药治疗，但是指标比较高的时候，我们往往就用中西医结合的方法进行治疗。

其实不单甲亢是这样，好多风湿病、糖尿病也是一样。这些病人不满足症状有没有好一点，比如糖尿病到了中晚期了，不口渴了，这个时候你必须要看他的血糖控制得如何。那你光是中药还不够呀，还得用降糖药，把他的血糖控制在接近正常水平，减少他的并发症的发展进程。最近网上传，有个老中医在讲课的时候说，你们这些博士，通通是饭桶。你们看病要借助化验、X

线、CT、核磁共振来诊断,我三个手指就行了。这个观点需要斟酌,我认为我们还是要尊重科学,两种都要,我们中医也好、西医也好,都是工具,能治病就是好工具。

问:首先非常感谢您花时间来分享经验,我想问的是您临床上治疗甲状腺用中药方剂用的是什么呢?能治疗到什么程度?临床上遇到突眼的病人能恢复到什么程度呢?

答:你问得非常好,这是个棘手的问题,临床上凡是比较明显的甲状腺肿大、甲状腺突眼都是难治的病,非常棘手,它相当于墙体上的石灰、石灰渣一样长在眼睛后面,积累得越多,越容易把眼睛向前挤,就变成凸眼了。西医治疗甲亢突眼用少量激素抑制糖胺聚糖这种化学物质,但严重的突眼要用较大量的激素如泼尼松、甲泼尼龙,然后慢慢减,减到最后是一日一片。

中医治疗甲亢,我们可能会使用玄参、浙贝母、猫爪草等化痰散结药,治疗的疗程很长,也是用年来做单位。治疗突眼,我有时候用越婢汤加减,再加一些清肝明目、补肾的药物。比如清肝明目的菊花、青葙子、密蒙花。还有就是养肝明目的枸杞子、蕤仁肉,对突眼有改善的作用。突眼是甲亢的一个体征,体征方面的改善较难。大家会问手术效果怎么样?突眼突得很严重才考虑手术,手术效果也不理想。

大家不要觉得治疗甲状腺肿大容易,除非你割掉,但是割掉有问题,容易导致甲减,更痛苦,如果这个姑娘20岁,她能够活到100岁,那要吃80年甲减药,不是更痛苦吗?而且割掉不是一劳永逸的,还是有很大可能复发的。在这个过程中就是要病人减压,这是没错的,这个病就是因为压力大引起的。70多年前,得的多的是地方性甲状腺肿,这个甲状腺肿大很明显,从颈部下垂到胸部,这是缺碘引起的。中华人民共和国成立以后,这个病大大地减少了。特别是现在物流这么发达,食品丰富,根本不会缺碘。

问:请问黄老师,治疗甲状腺肿大有没有什么专用药物?比如针对不同证型的病人,有没有什么使用的经验药物?

答:痰结血瘀型的甲状腺肿大比较难弄,我是比较喜欢用外科的消瘰丸,牡蛎、玄参、浙贝母这些药加上猫爪草,还有较严重的我用点三棱、莪术这些散结的药物,如果不是甲亢,仅仅是甲状腺肿大,或者甲亢不大明显的,或者是结节性甲状腺肿的,我还用含碘的药物古方,如海藻、昆布之类的,放在一起用。有的西医反对,说治病要用夏枯草、牡蛎,但其实牡蛎、夏枯草这些只含有一点碘,它的含量没有海藻、昆布那样多。这些病人还是可以少量食用一些含碘的药物的。

突眼的病人,常用枸杞子、山萸肉、丹参,还有清肝明目的菊花、密蒙花、青葙子、决明子，就是眼科常用的药物，加上治疗本病的这些药物。气阴两虚证的治疗呢，我喜欢用生脉饮，但是用得太多了它滋腻也不好。要是阴虚的时候用一些石斛、玉竹之类的。大概就这么多。

问：黄老师您好，前面听您在讲临床证型的时候讲到心肝阴虚，说这个证型很多，那么我就会条件反射地想到，我们在学方剂学的时候，老师讲到心肝阴虚的代表方：天王补心丹，这个处方我看您也在瘿气的中成药中用了，我想听听您讲一下天王补心丹在瘿气病的治疗中有什么优势和不足的地方。

答：天王补心丹这个方我们应用于心肝阴虚证，但是甲肿消这个处方主要是针对痰瘀型，主要表现为甲状腺肿大，就是结节性甲状腺肿。而出汗、心慌、睡得不太好的，这个我们用天王补心丹，同时加减一些药物，因为如果病人有甲状腺肿也要考虑。甲状腺肿大女性病人也比较多，美观很重要，她一照镜子说怎么搞的，肿大越吃越大，突眼的问题也存在，所以临床使用化痰的药物用得比较多。我们很难把天王补心丹的所用中药组成都改成汤药，再进行加减，所以，最后只是在中成药里面提到了用天王补心丹。

治疗甲亢，很难单用天王补心丹，因为天王补心丹做不到面面俱到。我们课本中的证型感觉一个天王补心丹就够了，但是临床实际上，我们很难看到一模一样的证型，可能是后期气阴两虚多一点，但是早期还是痰瘀火盛厉害一点，所以我们治疗痰瘀火盛的，还是要用清热的、化痰散结的药物。

问：黄教授您好，我在您的讲课中听到您说治疗突眼用越婢汤。我想知道用这个越婢汤，它的思路是什么？

答：麻黄我们一般不用，就是从化痰，从痰瘀这个角度加减化裁。

附篇

医学教育研究的选题、设计与论文写作

北京中医药大学 乔旺忠教授

讨论医学教育研究的选题、设计与论文写作这个题目，我希望它跟各位老师在这方面的需要之间的距离能够尽可能接近。但是，研究选题、设计、标书撰写，以及论文写作，光靠讲是不够的，纸上得来终觉浅，绝知此事要躬行，还是要自己写，自己动手，才能真正知道怎么做。我不想只讲理论和规范，而是想多举实例，通过例子来分析说明，便于大家理解、把握。

为什么讨论这个问题呢？因为我在工作过程中发现确有讨论的必要，是有感而发。我参加了一些课题的评审和杂志论文的审稿，中华医学会医学教育分会、中国高等教育学会医学教育专业委员会每两年开展一次教育研究课题招标，很多院校也发布校级课题招标。中华医学教育杂志每年会统计、发布各个学校发表论文的情况。我到一所学校去，校长对我说他们学校的论文少，我说学校可以开展课题招标，连续几年，课题研究多了，论文自然就多了。这几年这个学校的课题和论文确实多起来了。论文的多少取决于研究课题的多少，学校没有教育教学课题的招标，论文自然就少。那么为什么要进行教育研究呢？我认为教学需要研究，研究促进教学。研究为了教学，研究提升水平。也就是说，研究要促进教学，通过研究来提升教学水平，提高教育教学质量。所谓研究问题无非是两方面，高等教育中的理论问题和实际问题。我国高等教育面临的重大课题很多，需要研究的问题太多了。例如：科技强国战略、建设人力资源强国、达到世界先进水平、教育投入、体制创新、人才培养、学习型社会、教育公平、深化改革。又如：高等教育的宏观层面中，教育的本质观、价值观、功能观、目的观、发展观、人才观、管理观等7个方面；高等教育的微观层面中，学校观、办学观、人才观、知识观、认识观、课程观、教学与学习观、师生观、质量观等9个方面。这些都是大课题，都是需要研究的。开展教育研究很有必要，可以说有很多理由，就不展开说了。今天就教育研究课题选题、设计的问题，还有论文写作的问题，与各位一起讨论。第一部分讨论医学教育研究的选题、设计和标书撰写，第二部分讨论医学教育研究论文写作。

一、医学教育研究选题、设计和标书撰写

关于研究选题、设计这类题目，每个人肯定学习和听过很多了，我不想再系统地、循规蹈矩地讲理论、讲规范，而是想聚焦在问题上，把容易出现问题的地方指出来，针对容易出现的问题，提出需要注意的方面，可能更贴近大家的需要。

（一）医学教育研究方法

研究就要讲究研究方法，研究方法常常是容易出毛病的方面。那么我们就有必要先讨论一下研究方法。讲到研究方法，首先要明确医学教育研究与纯自然科学研究有所不同。为什么？学科不一样，由学科本身的性质所决定。医学教育研究对象是人——学生、教师、管理人员等。因为我们的研究对象是人，不是小白鼠，所以医学教育研究和纯自然科学研究在性质、方法、影响因素、结果判断方面是有区别的。举一个例子，我们现在都在搞教学改革，很多老师报课题，其中有个课题名称为"PBL 教学在温病学教学中的探索和实践"，怎么开展研究？课题组是按照自然科学的研究方法来做：一个班 40 个人，搞随机对照，把 20 个学生作为对照组，另外 20 个学生作为实验组。对照组采用常规教学法，实验组采用 PBL 教学法。有没有问题？（回答：我认为对于人来讲，由于这个实验对象不同，人的水平不同，所以可能导致实验结果不具有科学性，没有可比性。）回答很好！说出了问题的关键。我们一起来分析其中可能的问题。把一个班的学生一分为二，首先有可比性的问题，不按照随机分组是有问题的，但是随机分组做起来也很难。其次还涉及一个伦理学的问题，教育公平的问题。你认为 PBL 好，大家就可能会想，为什么他能享受 PBL，我就不能享受呢？如果 PBL 教学失败了，对学生来说不是个小事，怎么弥补这个损失也是一个需要考虑的问题。还有一个关于学生知情权的问题，是否知情同意？如果在研究设计中不把伦理学、知情权的问题解决，不把同质可比的问题解决，这个课题研究设计上就有缺陷。如果上述这些问题没有交代清楚，这个课题在我这儿是有疑问的。所以我想说明的是，教育研究采用什么方法，不是简单地把自然科学的方法拿来研究教育，而是要考虑它的性质、影响因素、判断标准等。这些必须考虑，不是随便拿来一个研究方法就可以。

有哪些教育研究方法？如何来选择教育研究方法？

1. 教育研究方法的分类

观点不同,研究方法分类不同。

从基本范式出发,分为质性研究方法、量化研究方法。

从操作层次出发,分为三个层次。

第一层次:认识论及逻辑学,如归纳法、演绎法、类比推理法;

第二层次:独立的、具体的方法,如调查法、实验法、经验总结法;

第三层次:为第二层次方法服务的辅助性技术和具体方法,如统计法。

不管是质性研究还是量化研究,我们主要运用第二层次的独立的、具体的方法——调查法、实验法、经验总结法等,还有经常用的统计法。

从研究阶段出发,确定课题的方法常用观察、反思、文献分析;研究设计的方法需用文献参考等。

形成事实的方法,即收集资料的方法,有实验法、观察法、调查法、问卷法、文献法、测量法等;

形成理论的方法需用归纳、分析、概括;

成果评定的方法有研究报告、论文等。研究课题标书有一个预期成果,有一些标书写得不对或不准确。研究报告是成果,论文、专著是成果,还有什么形式的成果?案例、教案、教学录像、光盘,也是成果。成果形式要表达清楚。

2. 教育研究方法的选择

有的人写课题标书、论文、研究报告,不知道用什么方法,写一大堆方法。现在说说医学教育研究常用的方法。

医学教育研究常用:文献法、观察法、访谈法、问卷调查法、教育实验法。观察法就是做实验观察。访谈法也要统计。问卷调查是现在用得比较普遍的方法。教育实验法最有说服力。

一项研究,特别是比较大的研究,往往需要采取多种方法,其中一种是主要方法,其他方法配合。比如说,要调查了解,需用调查法;了解实验起点,为了看到学生有没有进步、变化,在没有实施之前先测量一下,实施了这个实验之后,再测量一下,这就是测量法;了解实验进行过程,需用观察法看变化;等教育实验做完以后,有测量、有比较、有分析。其他的方法就不一一细说了。

教育研究的方法很多,比较复杂,大家在研究中可能会纠结于用什么方法。方法应用根据研究课题而定,研究的目的、内容决定研究的方法。我们做一个简单的概括总结:

研究过去的教育情况,用历史法。比如要回顾历史,要总结过去,要到图书馆的文献、档案里边去查,上网去查,这就是历史法。

估计未来的教育情况,用预测法。

研究现状,观察所及的,可用观察法。

研究现状,只能间接了解的,需用调查法、文献法。

已有设想或假说而不知结果如何的,可用实验法。这个跟老师们可能比较接近。若认为某种方法对学生学习、成长、发展有利,效果比较好,就可选择实验法,就通过实验来验证。

已见结果,而不知原因的,可用追因法或经验总结法。

要知道确切数量的,需用测量法。

大量数据,需用统计法。

方法的使用服从于研究的目的与任务的需要。研究者要根据研究的目的、对象、内容、研究过程的需要及本人的条件,来选择最适当的研究方法。不能片面地追求方法的多寡、新旧。否则,就是为方法而方法。常见的问题之一是写了一大堆研究方法,有的研究方法写五六项,文献法、统计法、访谈法、问卷调查法、实验法等,但没有说明对于该项研究课题最重要、最合适的是哪个方法。再一个常见问题,很多人写了运用访谈法,有访谈专家、学生,最后没有访谈提纲和访谈结果,就是有方法没结果。还有的问题是没有说明方法实施的过程,不说方法只说结果。正确的做法是,在呈现结果的时候说明所用的方法及实施过程。

主要的一条要求:要根据研究的目的、对象、内容及本人的条件来选择最适当的方法。比如想搞随机对照研究,其实随机是很难的,不像小白鼠,把它编上号,随机分组就行,对人就不一样。对学生的研究,我们在小范围、小规模教学情况下,一般尽可能不用随机对照。另外,有必要说一下,随机并不是随意。经常看到有的文章写的是"随机",其实把随意当成随机了。随机是有一套方法、规则的。写论文不能把随意的方法,自认为方便的方法,写成随机。在评审的时候,碰到这种情况,就要求说明随机用的是什么样的方法、过程。

(二)研究课题的选择

在讨论教育研究的方法之后,紧接着讨论研究课题的选择。

1. 课题来源

对于教师和教育管理者来说,究竟应研究什么?选择什么样的研究课题?首先说课题来源,有三个:第一个,社会变革和发展对教育提出新的要求,就自然产生出问题,要求进行研究;第二个,学科理论的拓展和深化也会形成问题;第三个,从研究者个人在教育实践中观察与思考产生的问题。

现在,从国家到各个省市,再到各个学校,都有课题招标。也有学术团体发布研究课题,各个学会如中华医学会医学教育分会有学会课题招标,全国中医药高等教育学会也有立项课题。最好是从这些招标指南中选题，或者围绕这些规划来选题。因为可以得到支持，还有研究经费资助，没有经费难以开展研究。当然了，也可以自由选题。我这里主要说的是招标课题。

怎么样选题呢？很多人确实想做课题研究，但不知道选什么题，不知道从哪下手。为了选好选准课题，有必要先来分析一下招标课题的特点：①涵盖面比较广；②偏重应用，研究现实问题；③偏重实践，强调付诸行动。

2. 确定研究选题的途径

选择什么问题进行研究，是研究工作首先要解决的一个问题。选题体现研究者的水平，也可能决定研究是否有意义、有价值。

确定研究选题，有几个途径，也是基本做法：

（1）阅读期刊与专著，还有上网，简单说就是查文献。如果不查文献就选题，这样的做法确确实实有问题，因为你不知道研究现状，有没有人研究过？用的什么方法？结果是什么？也不知道还有什么没研究，还有什么需要研究，你的研究与别人的研究有什么不同，你研究的新颖之处是什么？所以一定要查阅文献，关注期刊。查这方面别人做了研究没有，有什么空白需要填补。

（2）向他人请教。在跟别人讨论的过程当中激发自己的灵感，或者纠正偏颇之处，避免走弯路。

（3）留意有争议的问题。如果别人研究了，都做完了，就不需要我们再重复研究了。但是可能还有一些有争议的问题，这可能恰恰是自己研究的一个切入点。要想方设法地设计课题。所谓想方设法，就是别人做了一部分，还有部分没有做；别人有的有了结论，还有一些没结论。就找没有做的，没有结论的，或有争议的方面立题。

（4）由自己的实践转化为研究课题。有了实践，从实践上升到理论，既有理论依据，又有现实依据，就有了立题依据。

3. 研究目的

选题和研究目的相关。研究基本上可以说是为了证明假设。基于对某一教育现象的观察、对某一教育事物的理解、在某一教育理论的指导下，脑子里有了一个新的认识或新的构想，形成了一定的假设。课题研究目的实际上是通过研究来验证某一假设。研究一定要有假设。假设无非四个方面：重要、优越、有效、可行。重要，是有意义，需重视，需行动；优越，是相比较优于其他，即言其好；有效，是有可观察、可测量的效果；可行，是其可以应用、实施，有可行性。

比如，我认为PBL好，优于传统的教学方法，PBL好就是一个假设。适合不适合我呢？这是另一个假设。比如说中医课程教学中用得比较多的CBL——

案例教学。案例教学适合温病学教学，就是一个假设。或者认为案例教学特别适合中医内科临床教学，也是一个假设。有了假设，这个假设是对还是不对？与其他方法相比是不是优越，是不是可行？这都需要通过研究来证实。所以研究一定要有研究假设。因此需要注意，申报课题时，标书中一定要写明假设是什么。假设是一条或者两条。比如认为 CBL 可以用于温病学教学，这是一个假设，认为它是可行的。那么你的研究就要证明它是可以用于温病学教学的。现在翻转课堂讲得多，讨论也多，相对而言算比较新的东西。那么翻转课堂在温病学教学当中，效果是不是优于传统教学？要是你认为它是优于传统教学的，你就要证明这个假设。所有的课题都有假设在其中，只不过你要把自己的假设是什么搞明白、写出来。假设出来了，研究目的也就明确了。

我列出了一些选题，都是跟在座的老师有关系的，有必要研究的，也是可以研究的，可以作为当前选题的重点。这些选题包括：课程建设与课程整合；教学方法改革（如 PBL、CBL、翻转课堂、混合式教学等）；学科、教学团队建设；教材建设和教学资源库建设；临床实习带教；基本功训练、考核（客观结构化临床考试、迷你临床演练评估、标准化病人等）；住院医师规范化培训（医教协同、院校教育与毕业后教育衔接等）；学生综合素质培养与评价（岗位胜任力、课程思政等）；学生教育、管理、指导、服务（以人为本，教书育人）。比如现在搞课程建设、课程整合，我们可做哪些工作？现在强调教学团队建设、师资队伍建设，什么样的方法是比较好的？还有其他诸如带教、学生的基本功训练、课程思政、形成性评价等，如果准备加以改进、完善，也是需要研究的。所谓研究，就是要形成一个方案。这个方案的形成过程本身就是一个研究。在方案形成之后，把它付诸实践，进行实证研究。实证研究的结果证明它好还是不好，可行还是不可行，这也是一个研究过程。所以说，在教育教学领域需要研究的问题还是比较多的，老师们是可以大有作为的。

4. 选题建议

研究选题有一些基本要求。第一，一定要确认有研究价值，有新意，有新颖性、创新性。第二，研究目的明确。问题的提出要有一定的科学理论依据和事实根据，是有一定教育思想或理念作为指导的，有一定的客观环境下的现实需要。所有的标书撰写当中都有一条——立题依据。所谓的立题依据，就是要写理论依据是什么，事实依据是什么。理论依据，现代教育思想就可以作为理论依据。事实依据，就是目前的状况是什么，要说明针对什么问题。第三，研究内容必须是具体的、明确的。第四，选题要确定自己能做得了，要有可行性。一定要考虑可行性。

接下来换个角度，从课题标书评审的角度来分析。专家在评审课题的时候,主要看什么呢?一是看新颖性、创新性;二是看重要性,有没有理论价值、实际意义和应用价值;三是看合理性,包括研究目的、内容、所用的方法、技术路线;四是看可行性,有没有条件,能不能完成。所谓新颖性、创新性,比如某位老师现在要以一门课程来做 PBL 教学研究,这类选题一看就没有什么新颖性。对于中国来说,从 20 世纪 80 年代末推出 PBL,到现在为止已有三四十年了,你再去研究 PBL 是多么多么重要,没有意义,没有新颖性。所谓的重要性,是指对教学改革,对提高教学质量,对促进学生的学习,是有用的,有重要性,有普遍意义。如果没有普遍意义,也用不着选择。所谓合理性,就是研究的目标、内容、方法、技术路线设计得合理不合理。评审时重视研究方法,看所用的方法、所定的技术路线是否与研究目标、研究内容匹配、相符。如果研究设计不合理,那么前面的意义、价值、新颖性说得再好也没有用。所谓可行性,是看研究团队构成、前期的研究基础,从而能判断计划要做的研究工作能不能做到,能不能完成。在审查一个标书的时候,主要是看这么几个方面。大家在投标的时候需要注意以上这几个方面。

我对选题有三点建议:①从实践中选题。老师们来自教学第一线,从教学实践当中去选题比较符合实际;②从自己熟悉的领域中选题。不管是一个专业或者是一个学科,都有自己比较熟悉的领域,有自己的研究方向,有的老师带研究生做这个方向的研究,时间长了就形成自己稳定的研究方向;③从指南中选题。最简单的办法,是从指南当中选。因为指南当中出的题目就是希望你做这个东西,有现实需要。

说到怎样选题,有几点需要大家注意。第一,一定要注意看招标指南。要在指南和自己想做的之间找到一个结合点。第二,一定是“小题大做”。所谓小题大做,意思是把某一方面作为切入点,深入研究,做完整、做深入,得到明确、具体的结果和可靠的结论。一定不要选大题做小研究。比如混合式教学,假设你研究将其用于教学,可以考虑只做本门课程的混合式教学。假若要做成全校性的混合式教学研究,作为一名专业课教师很可能做不了。研究就针对一门课,而且连续做,那么就可以得出结果。经常见到的一种情况是,一个课题就准备做一次,或就选择一届学生,这届学生做完了,认为得出了结论,结题报告一交,就完事了,束之高阁。明年用不用?后年用不用?不知道了。只是针对一届学生的一次实践研究,这样的研究没什么意义。选题研究要有深度,最好有连续性,有重复研究。第三,优先选实践性课题,从实践当中选题。第四,选题最好与研究方向联系,有前期研究更好。标书当中前期研究一定要反映出来。有的课题与自己的前期研究结合得可能不是很紧密,在前期研究上也可以有所反映。

（三）标书撰写

课题选定之后就需开始研究设计，制定研究方案、研究计划，撰写标书。

1. 研究设计基本结构

（1）立题依据和意义；

（2）国内外研究现状和发展趋势；

（3）研究目标和主要内容；

（4）研究方法；

（5）研究基础和人员组成；

（6）研究进程及预期成果；

（7）经费预算。

标书基本上就这么几个内容。看起来简单，但是要把这几个内容完成好，要参与竞争，要获得立项资助，也不是很容易的。毛病容易出在哪呢？恰恰是出在回答问题上。因为这都是命题作文，回答必须扣题，说清楚，说明白，还要说得正确。举一个例子，混合式教学在温病学教学当中的应用，第一个问题是立题依据和意义，要求说明这个课题的立题依据有何意义，就是要求回答问题。回答这个问题，就要把立题的理论依据、现实依据是什么讲清楚，把意义讲清楚。第二个问题是说明国内外研究现状、发展趋势，回答就要讲混合式教学在国外和国内应用是什么样的，有哪些研究。假如说了解到某所学校在温病学当中已经应用了，已经证明你的所有的假设了，那就没有必要再重复同样的研究了。国内外研究现状就是从文献研究当中发现并确认研究进展，谁研究了什么，谁发现了什么，看有没有留下继续研究的空间，有没有空白需要填补，这就是回答这个问题的目的和要求。

标书中研究目标、主要内容、研究方法的写法，就是如何回答问题。我想结合标书撰写容易出现的问题，分别加以分析说明。研究基础和人员组成、经费预算等就不再细说了。

2. 标书撰写容易出现的问题

有时候对一些问题，正面去说，可能感觉抽象、枯燥，体会不深，不好记忆。而反过来说问题，即容易出现的问题，可能效果会好些。下面分别说说标书中研究内容、研究方法、创新点等方面容易出现的问题。

（1）文献综述：文献综述，综述什么呢？无非就是三个方面：重要作者和文献；重要观点和进展；确认有待进一步研究的问题。简而言之，就是谁做了？谁说了？还有什么没做、没说？没做、没说的，就是有待于我们研究的问题，就是给我们研究留下的空间。研究的新颖性在哪？研究的创新性在哪？

从这就可以看出来。所以文献综述完了以后，一定要有一个文献小结、文献述评，分析已有的研究所留下的空间。文献综述一定要把这些写出来，不然为什么要做文献综述呢？

文献综述容易出现的问题，通常在这几个方面：文献查阅不全面，反映不够充分，国内、国外代表性不够；关联度不高，未能抓住关键问题；研究内容与前人重复，没有创新之处；没有文献小结。

第一，文献查阅不全面，反映不够充分。国内，选哪些代表？国外，选哪些代表？代表性这一点往往容易出问题。国外，美国、欧洲、澳洲、亚洲各选一个，够不够？也够也不够。如果这个领域就这些国家做了，那就够；如果这个领域还有别的国家也做了，那就不够。经常出现的情况是选一个美国一个英国。这就会产生疑问：德国、法国或其他国家为什么不选呢？当然，如果这些国家在这方面没有研究，那就另当别论了。所以一定要全面，有代表性。国内也是这个问题，凡是这个领域的，不管是学校也好，研究院所也好，要有代表性，要全面，真实地反映这个领域的研究状况。如果你的学校在第一方阵，拿第三方阵学校的做法来做例子，就缺少说服力。文献不全面、不充分，缺乏代表性，综述就有毛病。

第二，文献综述关联度不高，没有紧扣关键问题。所查的东西，国内、国外怎么做的，与所研究的问题关联度不高，虽然写了很多，但是没有说到最直接相关的研究状况，没有反映关键的问题。

第三，研究内容和前人重复，没有创新之处。焦裕禄说过一句话：吃别人嚼过的馍没有味道。别人都已经做多少了，你还要再做这个，没有新意，没有价值。

第四，没有文献小结。文献小结，相当于分析已有文献，有述有评，得出结论。就是说自己的研究有创新，创新性暗含在这呢。别人留有空白，需要有人来填补。专家要看你的研究有没有新颖性，你得把这个新颖性反映出来，把研究要填补的空白标出来。专家看后明白了，才能相信你说的新颖性、创新性是真的。

（2）研究内容：从题目上就可以看出研究内容。比如我的这个题目"医学教育研究的选题、设计与论文写作"，一看就知道第一个要讲选题怎么选，第二个要讲设计怎么做，第三个要讲论文怎么写。研究内容这一项就是提出本课题的"主要内容"——想要进行的研究是什么？要求：明确所要研究的问题，列举研究假设或准备回答的问题；界定研究的变量及重要的名词、概念；研究的内容具体、完整、适度。

毛病容易出在研究内容的表述上。有人明白研究的是什么，但是写得不好,不清晰,表述不准确。研究内容要具体、完整、适度。所要研究的问题要非常具体。所谓适度,是说不能多了。容易出现的问题就是研究内容偏多,重点不突出。一个标书写研究内容,一般是几点?几点合适?我说,研究内容两三点就够了,别多了,多了研究不了,还会牵涉更多的问题。关于研究内容的表述,后面还要在"避免出现错误"的部分举一些例子。

(3)研究方法:研究方法主要考虑方法的合理性和可行性。方法不当,徒劳无功。恐怕课题结束后,连一篇论文都发表不了。研究设计中经常遇到的,也是最重要的一个问题就是研究样本的问题,抽样问题,研究以谁作为样本。我们经常看到有的课题是中国中医教育的某个方面的现状研究,以为是以中国作为一个整体来研究,但是内容却是以某某学校为例。以某某学校为例,这某某学校是不是能够代表中国?这涉及样本的问题。研究设计经常在抽样上出问题。所谓抽样,就是从一个总体中抽取部分具有代表性的个体做样本,然后利用这一样本的研究结果去推断总体。一般说来,样本量与样本的代表性是正相关,样本数多,代表性好;样本数少,抽样误差大,代表性也较差。选择样本的要求:第一,明确规定总体;第二,抽样的随机性。抽样不合适,做的就是无用功。确定样本量有两个基本原则:一是从统计学出发;二是从实际出发。样本量当然大了好,但是要从实际出发。参与研究的学生就那么多,样本量不可能太大,必须考虑样本的可获得性。必要的时候要向统计学的老师请教。包括我们现在审稿,也会经常就某个问题请教统计学的老师,尤其是检验问题,在什么情况下用 T 检验,什么情况下用 U 检验,我有时候也搞不清楚,虽然学过,但掌握不牢,所以得要跟专家请教。一定要注意研究方法,特别是抽样问题。

顺便说一个需要注意的问题:不要把随意当成随机。有人在写研究方法的时候,把随意当随机,说自己是随机抽样。我就画问号了,如何实现随机的?为什么会有疑问?因为我觉得随机是很难实现的。一个班四十多个人,如果随机分组,学生有知情同意权,其中有一个学生不愿意参加,那就不能随机分组了。

抽样会遇到各种情况。有一次参加研究生开题报告,一位研究生计划做一个学情调查,在全国抽四所院校,东西南北各抽一所。认为这样就能反映中国中医院校的学情。各位认为这样抽样有没有问题?我说有问题。这四所学校东西南北各一所,这是从地域上划分的。其实中国学校分布是不均衡的,东边多西边少;而且东西南北经济发展不均衡,学校水平和生源质量也是不一样的。不能简单地东西南北各选一所院校就代表中国中医院校的情况。

再举一个例子。课题的名称是北京市医院感染管理情况的问卷调查研究。北京市医院多了，有三级的、二级的、一级的。北京市又分成城六区，还有郊区、县。要研究北京市医院感染管理情况，就是要反映全北京市医院的情况。怎么来抽样呢？制定的办法是选城六区，每个区选三级、二级、一级医院各 1 所，共 18 所医院。医院里面调研对象找谁？找医务科的人、护士、医生。问题就来了，抽 18 所医院，不是随机抽样，这 18 所医院是不是就能够代表北京全市医院感染管理的真实情况？每个区抽 3 所医院好像是合理的，但不是随机，这里有好的三甲医院，也有一般的三级医院，一级、二级医院也是各有差别。还有，被抽中了，医院不配合怎么办？调查对象各找多少人？这些都要统一。不同医院，不同的人，情况是不一样的，实施起来也有困难。课题设计想得比较简单，但这样调查得出来的医院感染管理情况不能真实地反映北京市的客观情况。从上面的分析可以看出，这个研究设计是有问题的，课题当然不能通过。

有了研究方法，紧接着就是技术路线。技术路线表达是一个比较麻烦，也是一个容易出毛病的地方。按照研究阶段、研究步骤、研究进度，确定做什么，把研究目标、内容、方法都融在其中，就是技术路线。技术路线实际上就是说明分为哪些步骤，每一步做什么，最后出来一个什么结果。下面是我的研究生做的技术路线，当然不一定完善，但是我觉得比较清楚。

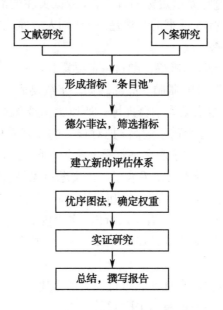

此技术路线研究的是教师课堂教学评价指标体系的构建。第一步是通过文献研究、专家咨询来形成条目池。然后对条目池用德尔菲法进行指标的筛选。经过三轮德尔菲法建立一个指标体系。指标体系构建起来后，还没权重，接下来就是给一级、二级指标赋予权重，用优序图法来确立权重。这个指标体系算是构建起来了。然后再把它用于实证研究，用到教师的课堂教学评价上。最后是总结，撰写报告。基本上每一步做什么，表达得比较清楚了，有任务，有方法，有步骤，有结果。这个技术路线就算比较清楚了，虽然不一定是完全合理的。有的标书上的技术路线图不清晰，要么是跳跃式的，要么做法不明确，让人看不清楚。技术路线容易出现的问题：一是研究方法不明确。二是跟研究内容不匹配。研究内容是这样，但是步骤、方法与此不相同、不匹配。三是缺效果评价。有很多研究设计没有实施效果的评价。一个方法或者一个指标体系，最后拿出来要应用到实践当中去，要进行效果检验。以上三点是技术路线当中容易出现的问题。

标书容易出问题的方面还有创新点的确定和表述。创新体现在哪些方面？无非是思想和理念、方法和工具、研究内容几方面的创新。方法和工具方面的创新谈何容易！很可能我们的研究只在思想、理念、研究内容上有所创新。有的标书写创新点有三点、五点，所有的点都说成创新，其实没那么多创新。所以创新别写得太多，而且要严谨、准确，恰如其分。

3. 标书撰写的注意事项

前边已经讨论过专家审定标书看什么，专家关注的恰恰就是标书撰写需要注意的事项。总的说，标书的要求是：一让别人看懂，二让别人信服。说得明白，有道理，能完成。

（1）课题名称要清晰、准确。题目一定要拟好，一定要清晰、准确、字数适中。要给人一个耳目一新、眼睛一亮的感觉。字数要适中，如果超了二十五六个字，很长，别人可能感觉你不会提炼。所以大家要像给孩子起名字一样慎重确定课题名称。父母给孩子起名，把对孩子的美好希望寄托在其中，有意义，还要好听、文雅。给孩子起名字都是非常慎重的，给自己的课题起名若像给孩子起名一样慎重，就不会出毛病了。论文题目也是这样。

（2）清楚地说明研究选题的价值和意义。研究价值是从学术上和实用性上说明。课题审查重点看有没有学术价值、实用价值、意义。有的课题，没有新意，没有多大价值，充其量只够发一篇论文，这样的课题研究其实没什么意义。

（3）注意研究方法的合理性和可行性。所采用的研究方法应与研究目的匹配，且恰当、合理，力所能及，切实可行。

举个例子，课题名称是"规培医师与八年制学生医患沟通能力的比较研究"。这个课题将住院医师规范化培训学生的医患沟通能力与八年制学生的医患沟通能力作比较。目的是什么？假设是规培医师临床医患沟通能力比八年制学生强，或者是不如八年制学生，目的是证明这个。为了确定谁强谁弱，那就真得比一下。这个立题，这样的比较有意义吗？没意义。再看设计的合理性。以规培医师三十多人，跟八年制的学生来做比较。规培医师跟八年制的哪一年级学生相比较？一年级，三年级，五年级，八年级？用的是医患沟通能力量表。这个设计有没有问题？比较的对象有问题，比较得出来的结果没有意义。是的，比出来的结果不管是什么，说明不了什么问题。我觉得这个课题一是意义不大，二是存在设计不合理的问题。

（4）预期成果要能实现。我想再说说成果承诺的问题。成果形式包括研究报告、学术论文、著作，也包括方案、案例、资源库、平台等，无论是文字的，还是影像的，都是研究的成果。在投标的时候，预期成果部分，很多人往高了、多了说，说要发表著作 2 部、论文 2～3 篇，还要在核心期刊上发表。试想，一般课题研究也就两年时间，不容易出那么多东西，或者根本就不可能出来那么多东西。写标书的时候，成果那一栏不是越多越好。写多了好像把课题的意义、价值抬起来了，实际不是那么回事。承诺是要兑现的。等到结题的时候，要验收，结题验收最基本、最简单一条是任务书和结题报告的符合度，要看当初的承诺做到了没有。没做到，就结不了题。所以一句话：承诺出成果不是越多越好。

（5）撰写标书应避免出现低级错误。撰写标书的时候，不要出现文字错误；不要出现常识性、概念性错误；不要大、空、泛；不要文不对题、题文不符。

低级错误都有什么呢？例如，草草写成，匆忙提交，有明显的错别字，一看印象就不好，感觉不严谨。一个课题标书出现文字错误，尤其在标题上出现错误，是不应犯的低级错误。有一次我审一个研究生课题的标书，发现题目上把"加强"写成了"街强"，是关于"街强"什么什么的研究，当然知道是笔误，可这反映了不严谨的态度。

要避免出现常识性错误、概念性错误。现在概念性错误往往出现在模式上，这个模式，那个模式，什么都是模式，有些"模式滥用"。能否称为模式有一套要求，比如目标是明确的，理论是坚实的，方法是系统的，运行是长期的。很多标书里的模式是自己编出来的，实在是难以称得上模式。比如有人创了一个"混合教学模式"。其实，混合式教学是个方法，不是模式。现在到处讲模式，什么都是模式，可能有人觉得模式一定比方法、形式高，所以都喜欢用模式。但是，我建议老师们写标书的时候，不要轻易用模式这个说法，因为用模式就会引出问题了：这个模式定义和内涵是什么？成型了没有？是否经过实践检验？表面的高大上引来现实的麻烦。

低级错误的另一表现是大、空、泛的题目，口号式题目，还有文不对题、题文不符。我们分析几个例子。第一个题目"双一流背景下的研究生本科生教育一体化研究"。这个题目的毛病在哪？双一流背景，研究中怎样把双一流背景与研究生本科生教育一体化紧密联系起来、体现出来？本科生研究生的教育一体化，具体研究其中的哪一方面或哪几方面？第二个题目"国际化教育视域下研究生创新能力提升培养模式的综合改革研究"。套上一个"国际化教育视域"的大光环，但是"国际化教育视域下"这句话需要解释清楚。能简单地界定、解释清楚吗？研究生创新能力提升培养模式具体是什么？综合改革指的是什么？国际化教育视域、研究生创新能力提升培养模式、综合改革，这三者之间的关系是什么？这个题目大了，而且不具体。再看一个例子"新时代背景下中医药研究生思想政治教育体系构建研究"。这个题目有没有毛病？"新时代背景下"，要把新时代背景说透就不容易，得做篇大文章。而且这个大背景一定要和研究生思想政治教育体系构建挂钩。再说研究生思想政治教育体系构建，打算构建的体系跟现有体系有什么不同之处？没反映出来。似乎要白手起家，填补空白。这个题目大、空、泛。作为对比再举两个例子，便于大家比较。第一个例子，题目是"基于微课的翻转课堂在儿科教学中的应用研究"。有一个翻转课堂，要把微课与翻转课堂结合起来，应用于儿科教学中。这个题目小、具体，研究什么很明确，要做什么一下子就可以看出来了。第二个例子，题目是"温病学课程思政的设计与应用研究"。研究课程思政，而且明确说明就是温病学这门课程。主要研究内容是什么？就是温病学课程思政的设计还有应用效果。这个题目比较具体、清晰，没有多余的东西。

再看看研究内容的表述。确定研究主题不算完，还要把研究内容表述出来。还是看几个例子。例1，课题题目是"全面落实研究生导师立德树人职责的实施方案及成效评价研究"，研究内容写了这么一大段且没有编号，还把意见、概念、做法、目标也写进去了，最后才是研究内容。不概括，不精练，不准确。例2，题目是"双一流背景下研究生与本科生教育一体化的研究"。研究内容写了8个，很显然是多了。而且，有的不是题目上的内容，如灵活多样的培养模式、本科生创新模式和配套基地建设。有的是做法，如建立基于学习的研究模式，不是研究的内容。这是不明白研究内容该写什么和怎样写。例3，题目是"新时代背景下中医药研究生思想政治教育体系构建研究"。研究内容写了很多，但没有概括，没有分段，把目标、做法都写进去了。很显然，这不是合理、恰当的研究内容的表述。作为对比再举两个例子，便于大家比较。例1，题目是"大学生网络成瘾性心理健康及学习成绩关系的研究"。研究内容表述为：①网络成瘾性与心理健康的关系；②网络成瘾性与学习成绩的关系；③心理健康与学习成绩的关系。这个表述比较具体、简洁，研究内容的表述是清楚的。例2，题目是"中医教改实验班学生学习态度的调查研究"。从题目上我们就知道研究什么。研究内容表述为：①学习态度的概念及内涵；②学习态度的表现维度；③中医教改实验班学生学习态度现状；④引导中医教改实验班学生学习态度发生积极变化的策略。这个基本清楚。第4条不算太好，还可斟酌，但也算比较清楚。这些例子我都是原封不动拿过来的，就为了跟老师们一起讨论。希望大家能从对这些例子的分析中，对研究内容的表述有个正确的理解和准确的把握。

二、医学教育研究论文写作

　　这个话题，我不想花时间讨论论文类型、论文结构、写作要求等基本常识，而是想从编辑的角度，跟大家谈谈我对医学教育论文写作的一些认识和体会，着重讨论论文写作容易出现的问题，以问题为导向，重在指出容易出现的问题，同时强调需要注意的问题。

（一）论文写作的目的

　　论文写作的目的需从教育研究目的说起。教育研究目的，概括起来就是研究者认为在教育领域某某事物重要，欲证明或说明其重要，必须重视，或必须采用、实施；或者认为某某事物优越，相比而言优于其他，即言其好；再者认为某某方法可行，证明其可以采用、实施。一项科研，只有将结果发表出来才算完成。科研论文的目的就是发表。科学家必须"做"科学，也必须"写"科学。

　　论文写作目的，简单说就是把研究结果公之于众。将自己对某一教育教学问题的认识、思考或研究结果，公布于众，记录在案，或供他人借鉴。写作是缘于有感而发，无论是认识、思考，都是研究的结果，都是感悟至深才付诸文字。至于教育研究结果，更是研究所得。论文来源于研究，无研究则无论文。为了写好论文，就要做课题，搞研究。所以我的主张是：做课题，写论文。

　　论文怎样选题？选什么，不选什么？论文选题要选自己感兴趣的、熟悉的、有研究的、有深入思考的、有深刻体会的问题，自己对此想得比较清楚、明白。不选不熟悉的问题。不能以其昏昏而欲使人昭昭。

（二）论文写作中常见的问题

　　论文一般有五个类型：实验研究报告、综述论文、理论性论文、方法学论文、个案研究。不同类型论文的写作要求不同,无论哪一类论文,都有各自的规范。审稿最怕的就是不合规范。所以首先要找到归属,看自己要写的论文属于哪个类型。论文属于哪一类型,就按照哪一类型的规范来写。

实验研究报告怎么写?基本包括:前言、方法、结果、讨论。很多人不会写前言。前言是什么?前言就是研究背景、研究目的、论文中心。这类文章前言必须写研究背景,相当于文献综述那一部分。研究的目的是说明要做什么。前言之后是研究方法、结果、讨论。讨论往往是最难写的,好多人不会写讨论。讨论是对研究结果的解释、分析,也可对研究方法、研究目的加以讨论。讨论写什么?我总结为以下几个方面:

(1)尽可能清楚地陈述研究结论。研究显示什么?

(2)尽量给出由结果揭示的原理、联系和普遍性。阐释、分析研究结果。研究揭示什么?

(3)指出所有的例外或缺乏相关性的地方,说明未解决的问题。有何局限性?

(4)说明所得研究结果与之前他人研究的结果是一致或相反。与既有研究有何异同?

(5)讨论研究工作的理论意义和实用价值。应用范围是什么?论文有何意义?

综述论文,没有固定格式,可以就某一个问题写综述,可按年代顺序,也可按不同问题,还可按不同观点综述。

理论性论文,分析已有理论,比较各理论之优劣,提出新理论。这个方面的论文比较多,老师们有感而发,对某一个东西进行议论。这个类型论文主要在于观点、主张要明确,说理论证要充分,要能站住脚,能自圆其说。

论文格式,教科书上有,网上也有。写作意在发表,为了发表,就须符合规范。

为了便于说明如何写好论文,还是从论文常见的问题入手。我把常见的问题归纳为以下几个方面。

(1)文题不符;题目大,内容少;口号式题目。题目要清晰、准确。文题应准确地表达论文特定的主题内容,题文相符。我们常说不能文不对题,同样,也不能题不对文,题文不符。题目应简洁、醒目,力求用最简短、最凝练的文字表述,一般不超过 20 个汉字,如果题目写成 30 个汉字,就长了。英文名不宜超过 15 个实词。若附有外文文题,其含义应与中文对应,尽量不用简称与缩略语。

(2)空泛,无实际内容;没有具体研究过程;没有明确的结论。我在审稿过程中经常发现有的稿子没有反映具体的研究过程，有的没有给出明确、具体的研究结论。内容决定文章的价值。没有具体研究过程、明确的研究结论，没有实际内容，就没有多少价值。

（3）结构不均衡，或结构不合理。头重脚轻、篇幅不均衡、有缺项。比较多的是论文不均衡，头重脚轻。结构上，一般论文有三个一级标题，也可以写成四部分或再多一点，都是可以的。各部分之间需要大致均衡。另外一个常见问题是论文有缺项，该交代的没交代，该有的没有。如缺方法，缺讨论，没有列入标题等。

（4）所用方法不当，缺乏科学性，或者方法交代不清。方法不当，所得出的结果、结论就不可靠。细节交代不清，用了什么方法？怎么用的？得出什么结果？没交代清楚，看不出数据如何得来，结论如何得来。

（5）缺参考文献，或文献标注不规范。有的论文缺参考文献，缺文献标注。有的论文中引用了一些话、一些数据，但是没有标注文献出处。所以编辑会要求作者标明出处。

（6）语言表述不准确、不清楚，概念不准确。使用非学术论文语言，或者口语化。口语化是论文中最常见的现象。如我们，我们，我们这样，我们那样，我们一词从头用到尾，贯穿了整个论文。有的论文当中用词不当，特别是专业术语词汇不当，用的不是准确的教育学的术语、词汇，有的概念不是教育学的概念。尤其是在教学方法的名称方面，随意命名，甚至冠以模式，这是常见的问题。

（7）凭主观做判断，缺乏事实依据，缺乏说理、论证，或缺乏逻辑性。作者在文中写要这样，要那样，就是不说明为什么要这样，要那样，缺少说理分析。对策、建议往往缺少对其合理性、可行性的分析。常见的一个毛病是主观，尤其是在文章第一部分问题和现状上。很多文章的基本套路是先分析现状和存在问题，然后提出解决之道。对现状和存在问题往往凭主观做出判断，缺乏客观依据。对现状基本上是持否定态度，批判一通，然后提出解决之道。解决之道也是如此，就是作者的主观态度和主张，没有充分的说理论证。

（8）逻辑不连贯，前后不衔接。常见的是，建议措施与认定存在的问题不对应。比如，前面分析认定存在的问题有四个，然后提出的建议措施有三个，有一个问题剩下不管了。另一方面常见的问题是讨论与研究所得结果联系不紧密，或完全不相干。那么，论文就前后不呼应了。前后呼应、对应，这是最基本的要求。

上面说的是一些主要的问题，常见的还有其他的问题，就不一一说了。

（三）论文写作应注意的问题

论文写作应注意的问题很多，我只根据常见问题，有针对性地选择其中主要的几点，肯定不全面。表述上尽可能简单、具体、通俗、易记。

（1）不要小题扣个大帽子；

（2）结构要完整、均衡；

（3）前后呼应，上下衔接；

（4）讨论与结果挂钩；

（5）结论来自研究；

（6）方法交待清楚；

（7）前言要说明背景、目的、文章中心；

（8）参考文献要新、全面、扣题；

（9）要说内行话，判断客观、有据，使用学术语言；

（10）研究论文不是工作总结。

以上十点，其义自见，不一一展开说。我只选其中几点略作补充。

第一点，不要小题扣个大帽子。小题扣个大帽子是论文的忌讳，前面说了题目的要求，要像给孩子起名字一样慎重，题目要反映研究内容。

举几个例子大家共同分析，以期从中看出存在的问题，获得启迪，避免犯类似的错误。

例1，"深化教改，加强中西医复合型人才培养"，这是个口号式题目，从题目上看不出研究内容，没有特异性，是小题戴了个大帽子。

例2，"医学人文视域下医学生医德建设与临床思维培养的探索"，题目很大。一篇论文研究两个主题，一个医德建设，一个临床思维培养。这两个问题之间有什么关系吗？没有联系，是分开研究的。两个研究统一在医学人文视域下，既要研究、分析医学人文视域是什么，又要研究、分析医学生医德建设、临床思维培养与医学人文视域的关系，还要回答医学生医德建设与临床思维培养如何在医学人文视域下进行。

例3，"应用复合型教育模式培养中医妇科复合型人才"，这是个口号式题目，题目也很大。复合型教育模式是什么？不清楚，目前也没有这样的概念。"培养中医妇科复合型人才"，"中医妇科复合型人才"概念不清楚。怎么样应用复合型教育模式培养中医妇科复合型人才？从题目上看不清楚。

第三点，一定注意前后呼应。所谓前后呼应就是研究方法、结果要呼应；后面的解决措施与前面认定的问题要呼应；后面的结论与前面的结果和分析要呼应。

第四点，讨论一定要与前面的研究方法、过程、结果联系，不能离开研究结果而随意议论、泛泛议论。

第五点，结论来自研究。结论是研究工作的归宿，是作者对整个研究得出的主要结果、主要观点的总结概括。结论不是来自自己的主观判断，而是依据研究结果得出来的。结论是非常容易出问题的，许多论文的研究结论不是从研究结果中推导出来的，而是作者自己主观赋予的。结论的表述一定要准确、简明、完整、有条理，要特别注意客观性、概括性，能经得起推敲。

第七点，前言要写明文章的研究背景、论文的目的，交代论文的中心或框架。前言是比较难写的。前言是为自己的后续内容所做的铺垫，含蓄地表述研究的意义和价值，把创新性暗含在里面，不是直截了当地说自己的创新是什么，而是说明别人做了什么，没做什么，自己所做的是哪方面的研究。

第十点，研究论文不是工作总结。有的人把工作总结当成论文，所写的文章或宣传学校，或宣传人物，内容不是总体规划、特色建设、人才培养，就是学科建设、教学改革、各种活动，把所做的工作和取得的成绩，一一罗列出来，写了一大套，这是工作总结，不是研究论文。研究论文不能写成工作总结。

漫谈教师教学基本功

北京中医药大学 刘仁权教授

现在高校教师经常会有一些困惑。新入职的教师基本都是硕士或博士，他们已经顺利完成了中医药专业本科、硕士、博士的学习，但从事教育教学工作还是困难重重，还要进行大量的教育教学培训；有些老教师也有困惑，随着教育教学改革的不断推进以及信息技术的快速发展，这些老教师也感觉讲课越来越跟不上发展了；还有一些老师很喜欢教学工作，他们困惑的是，怎么能更上一层楼，成为一名更出色的老师。为回答这些问题，我们先认识一下教师及教师工作。

一、对教师及教师工作的认识

历史上是先有的教育活动，后出现的教师，教师的地位在世界上一直不太明确。1966 年 10 月 5 日，联合国教科文组织和国际劳工组织联合发布了《关于教师地位的建议》，这是一个划时代的文件。文件是这么说的："教育工作应该被视为一种专门职业，这种职业是一种要求教师具备经过严格而持续不断的研究才能获得并维持专业知识及专门技能的公共业务，它要求对所辖学生的教育与福利拥有个人的及共同的责任感。"注意，这里所说的教师应具备的专业知识及专门技能，不是指教师所讲授学科的专业知识及专门技能，如中医学或数学的，而是教师自身的专业知识和专门技能，而且需要经过严格而持续不断的研究才能获得并维持。

1996 年 9 月，《关于教师地位的建议》文件发布三十年之际，联合国教科文组织召开第 45 届国际教育大会，又提出"在提高教师地位的整体政策中，专业化是最有前途的中长期策略"，再次提出教师的专业化发展。

为了纪念 1966 年 10 月 5 日《关于教师地位的建议》这个文件的发布，1994 年联合国教科文组织和国际劳工组织共同发起，将 10 月 5 日定为国际教师节，也叫世界教师日，旨在赞扬和感谢全世界教师为教育事业和人类做出的贡献，并引起对教师的世界性关注，帮助教师维护自身权益。从上面的文件来看，联合国教科文组织把教育工作视为一种专门职业。

有两个词，一个是职业，一个是专业。所谓"职业"，指个人在社会中所从事的作为主要生活来源的工作。职业种类繁多，各种各样，对人的要求有高有低。所谓"专业"，指个人需要经过一定的专业教育，运用高度的理智性技术，垄断地从事社会不可缺少的、范围明确的工作。专业对人的要求高，不具备一定的专业性知识，不能从事专业性活动。医生就是最具有代表性的专业工作者。

现在的生活中，人生病了，必须找医生求助，也只有医生可以合理合法地去帮助病人，医生工作的专业性是被社会认可的，医生的专业化特征具有不可替代性。但人们遇到教育问题，不一定找教师帮忙，教师的不可替代性不如医生，教师的专业化特征还不明显。从1966年开始，国际上就开始提倡教师的专业化，从现状来看，教师的专业化之路任重道远。

教师是以培养人作为职业的专业工作者，教师工作是一门专业。教师需要长期的专业教育和持续不断的培训。

我们党和国家一直非常重视教师及教育工作。2014年9月10日，第30个教师节，习近平总书记在同北京师范大学师生代表座谈时指出"'两个一百年'奋斗目标的实现、中华民族伟大复兴中国梦的实现，归根到底靠人才、靠教育"。"百年大计，教育为本。教育大计，教师为本"。"国家繁荣、民族振兴、教育发展，需要我们大力培养造就一支师德高尚、业务精湛、结构合理、充满活力的高素质专业化教师队伍，需要涌现一大批好老师"。2018年9月10日，第34个教师节，习近平总书记出席全国教育大会并发表重要讲话，指出"教师是人类灵魂的工程师，是人类文明的传承者，承载着传播知识、传播思想、传播真理，塑造灵魂、塑造生命、塑造新人的时代重任"。总书记指示要建设"高素质专业化"教师队伍，也对教师提出了更高的要求。

从教师评价标准的指标体系来看看，教师应该具备的专业知识及专门技能。

1983年，一份名为《一个处于危险中的国家》的报告在美国公布了，详细描述了威胁美国未来教育的"日益平庸的潮流"。这个报告一公布，美国社会引起轩然大波，社会呼吁21世纪应该出台加强教学和建设专业化教师队伍的标准，不能随便什么人都当老师。1987年美国成立了一个国家专业教学标准委员会，这个委员会是一个独立的非营利性组织，委员会致力于为所有的学生推进优质教学，委员会认为每个学生都值得被一个优秀的教师所教育。什么是优秀的教师？是指有资格使学生在国际社会中取得成功技能的人。

委员会制定了教师评价标准的指标体系，有5个一级指标、17个二级指标。在阅读每条指标时，大家要边看边想，作为教师，如果按照这个教师评价的指标体系，让你写自评报告，每一条你做得怎么样？你的支撑材料在哪里？

一级指标 1：对每个学生及其学习负责。下面有 4 个二级指标：①教师认识到学生的个体差异，并相应地调整他们的教学；②通晓学生是怎样发展和学习的；③公平地对待每一个学生；④充分挖掘学生的潜能。

一级指标 2：通晓所教学科的知识和教学方法。下面有 3 个二级指标：①通晓所教学科的知识是怎么样被创造、被组织，以及与其他学科的联系；②掌握如何向学生传授一个主题的专业性知识；③能够使用不同的教学方法和策略进行理解性教学。

一级指标 3：有责任管理和监督学生学习。下面有 5 个二级指标：①采用多种学习方法达到教学目标；②支持学生在不同的环境和团队里学习；③经常评价学生的进步；④鼓励学生参与教学过程；⑤可以对学生的参与做出判断。

一级指标 4：能系统地反思与学习。下面有 2 个二级指标：①要对自身的专业判断持批评性精神；②经常批判性地审视自身的教学实践，深化知识，拓展所学的专业技能，将新的发现运用到实践中，并对学生的学习产生积极的影响。

一级指标 5：做学习型团队中的一员。下面有 3 个二级指标：①能与其他专业人员合作，以提高学习效率；②具有领导力，懂得如何通过努力与社会团体和企业建立起合作伙伴关系；③深知如何与家长合作，使他们富有成效地参与到学校工作中。

作为教师，对照上述指标，问问自己，你了解学生及其个体差异吗？你知道学生是怎么学习的吗？你知晓并应用了哪些教学方法和策略？你是如何进行教学反思的？你是如何评价学生的进步的？你知晓哪些教育测量与评价的理论与方法？所有这些，你的支撑材料在哪里？

这个指标体系中的一级指标，是对教师不断提升其教育教学实践能力的指导框架和核心要求，同时，对不同职业发展期的教师，都具有重要的影响力。对于职前教师（师范生），要将这五项核心要求纳入教育实践的关键阶段，通过理论学习与教学实践的结合，更好地开启自己的教育事业生涯；对于初入职的新教师，要将五项核心指标应用到教育实践中去，并得到合格的老教师的指导，这会对教师的早期职业生涯起到非常重要的影响；对于合格的教师，可以更深入地研究这五个核心要求，在合格的老教师的指导下，进一步钻研教育实践中的问题，寻求个人和公共的专业学习机会，提升教育教学知识和技能水平，促进自己进一步成长。

二、如何当好一名教师

瓦•阿•苏霍姆林斯基（1918—1970）是前苏联著名教育实践家和教育理论

家,他写出了40部专著、600多篇论文,他的很多书都翻译到了中国,《给教师的一百条建议》是其中著名的一部。苏霍姆林斯基在书中记述了这样一件事,一次他到一个学校去听公开课,老师讲得非常精彩,课后苏霍姆林斯基问这个老师:"你准备这节课花了多少时间?"这个老师回答:"一辈子!"苏霍姆林斯基说:"我明白您的意思,我想问您直接用在这节课上的备课时间是多少?"这位老师回答:"一刻钟!"一堂非常精彩的公开课,课前仅仅准备了一刻钟,这是因为这位老师一辈子都在备课。一辈子都在备课的老师,才有可能在某一节课前仅用一刻钟来备课。在网络上可以查到,有很多教师在讨论"一辈子"与"一刻钟"的关系。一辈子是说用一生当好一名教师,一刻钟是说要讲好每一节课。下面我从四个方面来讲如何当好一名教师。

（一）要增强自己教师身份的意识

这个问题对各个师范大学毕业的师范生不用讲,因为这些学生在报考师范大学的时候,就做好了当老师的准备,大学期间天天生活学习在师范大学,大学里面师范气氛很浓,他们也清楚将来有一天自己会走上讲台,他们很早就有教师身份意识。但这个问题对医学院校教师必须着重讲!因为师范大学里面有数理化、语文、外语、音乐、体育等专业,唯独没有医学专业。医学院校的专业教师几乎都是研究生毕业后留校才走上讲台的,这些人在读本科、研究生时,并没有想到自己将来会当老师,缺乏当老师的早期的、长久的心理准备。

如何增强自己教师身份的意识呢?我总结了三句话:要用教师的眼光看一切,从一切中去学习教学,提高自身的教学素养。有人说这话有点空,什么叫作用教师的眼光看一切?如何从一切中学习教学?怎样提高自身的教学素养呢?举个例子,电视剧《士兵突击》中许三多初到军营,军官喊:"向后转!"许三多哐当一声坐地上了。这个连向后转都不会做的新兵,最后成长为特种兵老A中的尖子。电视剧演的是许三多在军营成长的全过程,用学校来类比,就是许三多从小学、初中、高中,到硕士、博士毕业的过程,电视剧中的班长、班副、连长、团长、老A教官等,就相当于许三多的小学老师、中学老师、大学老师、研究生导师。这些人里面只要有一个人对许三多的教育方法不对,许三多这个苗子就毁了,他就绝对不能成长为特种兵的尖子。作为一名教师,看这个电视剧,不能跟普通观众一样看热闹,要从里面看到自己对待学生的影子,慈母一样的班长、恨铁不成钢的班副、看似高傲的连长、善于发现好苗子的老A教官,要从中学习怎样去教学生、培养学生。

电视剧里最精彩的情节是发生在许三多和他的同乡成才之间的故事。成才是个人精,兜里总装着两盒烟,见到首长掏高档烟,见到士兵掏低档烟。他情商很高,智商也极高,样样技术都很棒。许三多和成才一起到了老 A 参加选拔培训,最后老 A 将成才淘汰了。成才不服,说我样样成绩第一,凭什么淘汰我?老 A 教官说了很长一段话,告诉成才为什么会被淘汰。大家可以回去仔细看看这一段。如果在大学里,成才就是一个精致的利己主义者,保研、奖学金全是成才的,绝对轮不到许三多。大学目前的评价体系,许三多这样的学生是选拔不出来的。大家要好好看看《士兵突击》,看看军营里面是怎么考核和评价人的,是怎么发现并淘汰了精致的利己主义者的。我们作为老师,要从电视剧中学习军队的评价体系。我以电视剧为例,是要告诉大家,作为教师,要时刻意识到自己的教师身份,要用教师的眼光看一切,从一切中学习教学,吸收营养,纠正错误,提高自身的教学素养。

(二)要高度重视教学工作

教学工作要吸取其他艺术形式的经验,如话剧、评书等。艺术家演戏,和咱们教师讲课的形式是一样的。教师站在讲台上,下面是学生;艺术家站在舞台上,下面是观众。北京人民艺术剧院的话剧登峰造极,他们的座右铭就是"戏比天大"。作为人民教师应该时刻牢记"课比天大"!教学工作的重要性之高,说多高都可以。有位北京人艺的老艺术家曾经说,他人生最大的幸福,就是死在舞台上。老艺术家对舞台的热爱可想而知。作为老师对三尺讲台也要有这样的热爱,要高度重视教学工作。

2018 年 6 月 21 日,在成都召开了新时代全国高等学校本科教育工作会议,教育部部长陈宝生作了重要讲话,要求高校教师回归本分,"回归本分,就是教师要潜心教书育人。教师的天职就是教书育人,教授就得教书授课,离开了教书授课就不是教授。必须明确,高校教师不管名气多大、荣誉多高,老师是第一身份,教书是第一工作,上课是第一责任。要引导教师热爱教学、倾心教学、研究教学"。

(三)要加强教育教学理论知识的学习

约翰·杜威(1859—1952)是美国著名哲学家、教育家、心理学家。他指出,从某种意义上讲,教学的中心任务就是对学科知识做出教育学的解释。他认为,科学家的学科知识与教师的学科知识不一样,教师必须将学科知识"心理学化",以便学生理解接受。我以数学家和数学教师为例解释一下这句话。对于勾股定理,数学家脑子里的就是定理内容本身,而数学老师脑子里的不仅是定理内容本身,还有怎么讲,用到哪些前期知识,从哪里引入,难点在哪里,学生会犯什么错误等,是经过心理学化和教育学化的勾股定理。

教育教学工作至少要涉及三个一级学科,第一个是你讲授的学科,比如中医学、中药学、数学、化学等;第二个是教育学;第三个是心理学。教师要用教育学和心理学的知识将所讲授的学科知识进行教育学化和心理学化。有的老师专业水平很高,可讲课学生听不懂,往往就是缺乏心理学和教育学的知识,没有很好地将学科知识"心理学化",所以学生不容易理解和接受。研究生毕业说明你自己学会了学科知识,教育教学工作是需要让别人学会学科知识,你自己学会,与给别人讲会,这是两个过程!

再来分析一个小品,赵本山和范伟主演的《红高粱模特队》。作为教师,要用教师的眼光看这个小品,小品演的是一节课!赵本山请模特教练范伟来,教农民劳动模范练习模特步。范伟是老师,学生是劳动模范,教学内容是走猫步。这个小品作为小品是非常成功的,但小品展示的教学活动是失败的,范伟这个老师是不及格的。小品中范伟是个专业模特教练,业务水平很高,但为什么教不会这些学生呢?因为他对这些学生的水平不了解,他没有教育学和心理学的知识,只有自己的专业。他没有将模特专业知识心理学化,而是硬把他的专业知识直接搬出来。他说英文,劳动模范听不懂;他讲解模特站姿要领,赵本山认为他在教喷农药。建议大家再看看小品《红高粱模特队》,分析一下范伟的教学哪里出了问题?自己的教学中是否也存在这些问题?今后如何改进?这样做才能提高自己的教学素养。

(四)要加强教育教学理论的科学研究

高校教师的身份是多样的,既是科学家,又是教育家,有的还是医生。所以高校教师不仅要做本学科的科学研究,也要做教育教学方面的科学研究。教育教学方面的科学研究周期长、难度大,级别也很高。现在,医学院校里面进行教育研究课题有两个常见的错误,第一个是直接将临床研究和动物研究的实验设计,搬到了学生身上,主要表现是试验组和对照组学生有交流,分不开;第二个是实验设计违背教育公平,主要表现是同期对两组学生教学,一组讲授的内容或教学资料少于另一组。

关于教育研究,北京大学有教育学院,清华大学有教育研究院,全国还有很多师范大学,这些专业的教育研究单位很少进行系统的医学教育研究,针对中医的教育研究更是几乎没有。中医学的教育学、心理学理论都缺少系统的理论研究和数据支持,在网上找不到类似这样的教育专著:《中医教育学》《中医教育心理学》《中医教学心理学》《中医学习心理学》《中医课程论》《中医教学论》《中医学习论》《中医教育测量与评价》等,但如果将上述书名里的"中医"二字换成数学、物理、化学等,就可以查到非常多的专著。

再举一个例子,看看别的学科是如何进行教育研究的。知网中可以查到三篇文章:《初中生函数概念发展的研究》(发表在《心理发展与教育》)、《初中生函数概念发展的特点》(发表在《心理科学》)、《函数概念学习的心理分析》(发表在《数学教育学报》),这是从20多年前的一篇博士论文分出来的几篇文章,初中生函数概念的教育心理问题就有博士在研究,写出100多页的博士论文,有理论,有测试,有数据,而且这是20多年前的研究成果。几十年来,每年有大批的硕士和博士在进行数学教育研究,所以数学在进行教学改革时,不是盲目的,是有教育学和心理学的理论依据的,还有大量数据做支持。

中医学里也有类似的关键概念,如阴、阳、寒、热、虚、实等,从大学一年级开始学中医,到五年级本科毕业,再到硕士、博士研究生毕业,这些概念的内涵和外延是什么?学生掌握了没有?学到几年级就基本掌握了?围绕这些概念的教学中的教育心理学问题有哪些?这些好像没有人进行系统研究。

三、如何讲好一节课

教师要讲好一节课就需要课前备课,主要是备学生、备教材、备教法。下面从7个方面介绍如何讲好一节课。

(一)充分了解学生的实际发展水平

维果茨基(1896—1934)是前苏联卓越的心理学家,他提出"最近发展区理论",指出教学必须走在发展的前面,教学必须要考虑学生已达到的水平并要走在学生发展的前面。"最近发展区理论"认为学生的发展有两种水平:一种是学生的现有实际发展水平,另一种是学生经过努力可以达到的潜在发展水平,这两者之间的差就是最近发展区。老师教学应着眼于学生的最近发展区,要为学生提供带有难度的内容,调动学生的积极性,发挥他们的潜能,对学生多引导、多支持、多协助,让学生跨越其最近发展区,达到潜在的发展水平,然后在此基础上进行下一个发展区的发展。

应用"最近发展区理论"的关键就是要充分了解学生的实际发展水平,知道学生的最近发展区在哪里。备课中的备学生,就是要了解学生,找到其最近发展区。教师教学就好似带着学生爬山,如果学生在山脚下,老师却在山顶讲,讲得就太难太高了;如果学生已经到半山腰了,老师还在山脚下讲,讲得就太简单太低了。

如何了解学生呢?公共课老师可以从高考成绩入手,看看当年高考试卷的难度,再看看学生的高考成绩,就可以判断出学生的水平;高年级专业课教师可以从前期相关课程的成绩入手,查看前期相关课程的试卷和学生的成绩,通过试卷难易和分数高低来了解学生的水平,还要向前期相关课程的授课教师了解本班的学生水平。

要了解学生还需要个别访谈。课前、课间和课后问一问学生前期相关课程学习的情况,以及自己讲课的速度及难度,还可以进行网络问卷调查。注意,讲授几次课以后,务必要尽快做个小测验,根据学生小测验的解答情况来判断学生的水平,这是最直接的,也是最可靠的。还可以利用信息网络技术,通过教学平台的讨论区、班级群、课程群,来了解学生。

随着老师年龄的增大,老师和学生之间会有代沟,了解学生会有困难。这里要强调的是,有代沟不是教师不去了解学生的借口,老师要努力填平代沟,拉近和学生的距离。怎么填平代沟?学生干什么,教师就干什么!看一样的书、电视剧、电影、体育比赛,听一样的歌,玩一样的电脑游戏(不是让自己也沉醉游戏中,而是玩一玩,了解一下游戏),和学生聊一样的话题,甚至八卦……学生干什么,我们就干什么,这样才能拉近和学生的距离,更好地了解学生。

大家要高度重视网络教学平台讨论区的作用,学习在网上与学生交流的技巧。现在,教学时空扩大了,在网上开始了正式的教学活动。要注意,不要将讨论区简单理解成一个答疑区,只是学生问,老师回答。讨论区里面的讨论,是了解学生非常好的手段,不要只是简单回复答案。教师要学会聆听,在讨论区里面,教师可以一个字不写,就看学生在讨论什么,做一个观察者;教师要学会给学生反馈,推进学生的讨论,做一个促进者;教师要学会提问,不是只能学生提问,老师也能提出问题,让学生讨论,做一个引导者;教师要学会激励,鼓励学生提出问题、回答问题,鼓励学生参与讨论,做一个支持者。教师要有效地使用讨论区,讨论区可以将师生实时联系在一起,拉近师生的距离。讨论区也是正式的教学场所,也是正式的教学活动,是信息技术时代教学时空的扩展。

教育心理学理论中最重要的就是"学生已经知道了什么"。作为老师,绝对不能已经站在讲台上了,还对下面的学生一无所知!

(二)精熟本学科知识

教师所具有并讲授的特定学科知识是教师的本体性知识。教师对所教学科知识要融会贯通、如同己出、烂熟于心、了如指掌,这样讲课时才能得心应手,才会有一种真理在手、一览众山小的沉着与自信。注意,具有很丰富的学科知识只是讲好课的基本保证，不是唯一保证，光有本体性知识，并不是个体成为好教师的决定条件。

课堂教学是认识的高速公路，用最少的时间与精力，掌握最多的认识成果，效率极高！教师课上讲授的信息量要足够大并有难度，要让学生必须紧跟课上教学的思维活动。2018年6月21日，在成都召开了新时代全国高等学校本科教育工作会议，教育部部长陈宝生作了重要讲话，要求学生回归常识，"回归常识，就是学生要刻苦读书学习。学生的第一任务就是读书学习。高校必须围绕学生刻苦读书来办教育"，并指出"对大学生要合理'增负'，提升大学生的学业挑战度"，改变轻轻松松就能毕业的情况。

（三）熟练使用适合的教学方法

教师所具有的教育学与心理学知识是教师的条件性知识。条件性知识是一个教师成功教学的重要保障，拥有教育学与心理学知识，才是教师讲好一节课的重要保障。主要包括四方面的知识：一是学生身心发展的知识；二是教与学的知识；三是教育测量与评价的知识；四是信息网络技术的知识。建议大家每年至少要读一本教育学和心理学方面的书，因为不是进行教育学和心理专业研究的，所以看一些比较通俗的读物即可，也可以在网上学习，例如，中国大学MOOC（慕课）平台中就有好多教育学和心理学方面的课程。

关于教学方法，有个说法叫"教无定法"。"教无定法"并不是随便教，没有章法，而是一种境界，应该是从有招到无招，最后达到无招无式、无招胜有招的境界，这是"教无定法"的含义。遇到一个教学问题，遇到不同的学生、不同的教学环境，可以信手选择一种适合的方法来进行教学，而不是刻意地追求某一种教学方法。没有哪种教学方法是万能的，一个学期讲下来，会用到多种教学方法。

大家要结合自身的条件、学科的特点、学生的特点，结合教学环境及信息技术条件，找到适合自己的教学模式和风格，形成有个性的教学。什么叫有个性的教学？你把某位老师的课一个字不差地背下来，用他的PPT，但你讲不出他的味道和效果，那位老师的教学就叫有个性的教学。不要盲目生搬硬套别人的，大家讲的学科不同，学生专业不同，自身条件也不同，要以自己为主，将别人的优点融入自己的教学中，形成自己有个性的教学风格。

现在讲课都会用到PPT。PPT的基本原则有：①要看得清楚。PPT是给学生看的，字要大一些，要让学生看清楚，先不要想着PPT美不美，如果学生都看不清楚，再美有什么用？教师可以走到教室最后一排，看看自己的PPT，是否能看清楚。②要逐级显示。PPT不要一下子都显示出来，要随着教学进度逐级显示，没有讲到的先不要显示，避免分散学生的注意力。③发给学生。PPT 是学生学习的重要素材，要发给学生，而且要提前告知学生 PPT 会发给他们。还要注意发给学生 PPT 的时间，是课前发，还是课后发？内容是素材背景类的 PPT，最好课前发给学生；有的 PPT 是解题过程并带有答案的，最好课后发给学生。不管课前还是课后，都要提前告知学生，避免学生上课光照相不听讲。

现在有一种不好的现象，PPT 变成了有的老师偷懒不备课的工具。PPT 上面的文字越来越多，都写上去，就不用背了，上课照着念就行了。有的老师上课，眼睛离不开 PPT，甚至下一张 PPT 不出来，都不知道该讲什么。教室电脑一出故障，就停课不上了。教学工作要做到全天候，不管刮风下雨，不管电脑是否坏了，不管话筒是否有声音，老师只要走进教室，就必须完成教学任务！教师可以课前打印出 PPT，课前多看一看，背一背。如果遇到计算机故障，无法投射 PPT，可以板书完成教学过程。教学上没有万能的媒体，如果说有的话，就是人！教室就是老师的战场，老师走上三尺讲台，就必须完成教学任务。

（四）认真勘察教学环境

上面讲了备学生、备教材、备教法。要上好一节课，老师还要充分熟悉教室环境。教室就是教师的战场，要事先对教室进行充分勘察，要做到万无一失！强调一下：事先！不是第一次上课前十几分钟才去找教室、看教室。

要事先勘察教室哪些内容？首先是教室的形状、大小及上课学生的人数，要心中有数。检查一下教室的计算机、鼠标与键盘、投影仪、USB 口等设备是否正常，看看 Windows 版本是多少？Office 版本是多少？与你自己平时使用的是否一样？你是否习惯？如果需要安装特殊软件，要事先找技术人员安装好。教室计算机能播放的音视频格式是什么？测试一下你的音视频文件能否播放。音箱的音量如何调节？PDF 等格式文件能否打开？网络是否畅通？能否访问校外网站？浏览器是哪个厂商的？看一看黑板与幕布的位置、幕布的高低及长宽比例。有的幕布挂在黑板边上，而有的幕布挂在黑板中间，这将影响到你的板书。有的幕布下边特别低，后面学生就看不见 PPT 最下边内容，这样的话你的 PPT 就要做相应修改，每张 PPT 下边 1/5 或 1/4 不要写文字，避免后面同学站起来看，影响教学效果。有的幕布是 16∶9（宽银幕）的，有的是 4∶3（方）的，你的 PPT 最好做两套，针对不同的幕布，使用不同的 PPT，这样才能充分利用环境资源。

课前要清理板擦，避免一擦就是白花花的。课前将各色粉笔摆放好，特别是大教室，要在黑板的左中右都摆放好各色粉笔，避免写板书时粉笔离你老远，还要走几步过去拿，要随手可以拿到粉笔。注意讲台的位置，有的在正中间，有的在边上、角落，如果讲台能移动，可以移到你喜欢的位置。要查看界面话筒位置及状态，这影响到老师的活动范围，要尽量站在界面话筒附近讲课，扩音效果好；要学会调节界面话筒的音量。

这里要特别强调，如果上课使用自己的笔记本电脑，要提前几天连接测试！千万不要认为你的笔记本电脑接上就能正常显示！看看笔记本电脑安放在什么位置（因为有的讲台特别小）？有没有连线，如何连接，如何设置？千万不要第一次上课前才连接自己的笔记本电脑，一旦出意外不显示，就要叫技术人员来调试，半节课就过去了，既耽误时间，又严重影响老师和学生的心情。

如果上课要使用教具和挂图，要提前来看看，挂图怎么挂上去？是挂钩还是磁铁？避免要挂的时候挂不上。上课使用的教具模型，要先将它们隐藏起来，如果不隐藏，学生总是盯着教具，分散注意力。教具一般放在讲台后面，不要让学生看到，用的时候再拿出来。如果教具太大，不好隐藏，例如讲心肺复苏之类，教具是一个假人的上半截身子，只能放第一排课桌上，那么就多带一块布，先将假人盖起来。总之，教具和挂图不要一进教室就亮给学生。

（五）充沛的精神面貌

老师上课要有充沛的精神面貌。上课要有精、气、神，指的是精力、气势、神采，老师上课要精力旺盛、神采飞扬，要有气吞山河之势。这是上课需要有的精神面貌。

运动员为了保持场上良好的状态，平时严格控制饮食起居。老师也一样，平时要调节控制自己的饮食起居，保持良好的身体状态，上课才会有好的精神面貌。例如，如果第二天有课，前一天晚上不喝酒、早睡觉，不要参加朋友酒会，"课比天大"！

课前 15 分钟是老师的黄金 15 分钟，要进行教学准备，调整自己，进入上课的状态。老师要修炼自己，站到讲台上，要做到抛开烦心事，心无杂念，全神贯注，全身心投入教学，讲课时要有一种很纯的心境。

（六）积累丰富的教学经验

前面讲了教师的本体性知识、条件性知识，教师还应该具有实践知识。教师的实践知识是指教师在面临实现有目的的行为中所具有的课堂情景知识，以及与之相关的知识。更具体地说，这种知识是教师教学经验的积累。

教师的教学不同于研究人员的科研活动，具有明显的情景性。科研活动是可以重复的，教师的教学几乎是无法重复的，换个时间，换个班级，即便是讲授相同的内容，教师说的话也不完全一样。只有针对学生的特点和当时的情景有分寸地进行工作，才能表现出教师的教育教学机制来。在这些情景中教师所采用的知识来自个人的教育教学实践，具有明显的经验性。

优秀教师具有丰富的、长期积累的教学经验。有人给了一个公式：优秀教师 = 教育过程 + 反思。教师去教学实践，每次实践完了立刻进行教学反思，找出问题与不足，改进教学设计，再去新的教学实践，然后再反思，如此循环反复，使自己的教学水平螺旋式上升。

为了让年轻老师快速积累教学经验，最好安排他们同一学期多次讲授重复内容。例如，周一给 A 班讲第三章，周四给 B 班还讲第三章，这样，他周一给 A 班讲完第三章后，可以进行反思，查找教学中的不足与问题，马上对教学设计进行调整，周四按调整后的方案给 B 班再讲一遍，再反思，看看新的教学设计是否达到了好的教学效果，这样年轻老师的教学水平会快速成长。年轻老师去听老教师的课是年轻老师学习教学经验和教学方法最有效的方法。要注意的是，听课之前要做好准备，年轻老师事先要做好自己的教学设计，带着自己的教学设计去听老教师的课，对比老教师的教学设计和教学方法，查找自己的不足，也可以和老教师请教和讨论。

老师要注意自己教学经验的积累，既要横向积累，也要纵向积累。在大学里，不要常年只给一个专业讲课，中医、中药、针灸、管理、护理、人文等，各个专业都要去讲一讲。学生入学分数、所学专业、培养方案不同，你的教学也应该不同，不能一套 PPT 讲遍所有专业。不仅要给本科生讲，也要给专科生、研究生讲，还要到校外，给社会上的培训班讲。总之，要积累校内、校外、各级各类的教学经验，越丰富多彩越好。

教学经验是教师个人独一无二的，是区分教师与科学家的关键！科学家是创造知识，教师是传授知识，两者的区别就是教师有丰富的教学经验。教学经验往往是不可言传的，只有在真实的、自然的课堂情境下才能观察和感受到。

（七）坚持立德树人根本任务

教师的教学活动都要围绕着立德树人这个根本任务来进行。这需要教师不仅具有本体性知识、条件性知识、实践知识，还应该具有坚定的理想信念、广博的文化知识，这样才能把学生引向未来的人生之路。

华东师范大学叶澜教授曾写道："教师在学生面前呈现的是其全部的人

格，而不只是'专业'。你的一言一行都在呈现你是谁，学生也在判断你是谁。学生对你有敬意或瞧不起，反抗或喜欢，都不是仅仅因为你的专业，而是因为你的全部人格。"

习近平总书记关于教育工作有很多划时代的重要讲话。2018年9月10日，第34个教师节，习近平总书记出席全国教育大会并发表重要讲话，其中对立德树人进行了深刻的论述，他指出"坚持把立德树人作为根本任务"。"要努力构建德智体美劳全面培养的教育体系，形成更高水平的人才培养体系。要把立德树人融入思想道德教育、文化知识教育、社会实践教育各环节，贯穿基础教育、职业教育、高等教育各领域，学科体系、教学体系、教材体系、管理体系要围绕这个目标来设计，教师要围绕这个目标来教，学生要围绕这个目标来学。凡是不利于实现这个目标的做法都要坚决改过来"。

习近平总书记对教师也提出了更高的要求。2014年9月10日，第30个教师节，习近平总书记在同北京师范大学师生代表座谈时指出，做好老师，要有理想信念；做好老师，要有道德情操；做好老师，要有扎实学识；做好老师，要有仁爱之心。2019年3月18日，习近平总书记在北京主持召开学校思想政治理论课教师座谈会并发表重要讲话，对教师提了6个要求：政治要强、情怀要深、思维要新、视野要广、自律要严、人格要正。

对教师提出高标准、严要求，是天经地义的，既是对学生负责，也是对民族负责。"做老师就要执着于教书育人，有热爱教育的定力、淡泊名利的坚守。"在教学工作中要坚定不移地全面贯彻党的教育方针，落实立德树人根本任务，担负起铸魂育人使命，认真做好课程思政，这样才能把学生培养成为德智体美劳全面发展的社会主义建设者和接班人。

四、信息技术时代的教学设计案例

现在的教学离不开信息技术，那么，什么是教育信息化？教育信息化的核心理念是什么？信息技术能改造教育教学什么？教育信息化给我们带来哪些新的思考？这里，我以北京中医药大学计算机基础课程的改革与实践为例，介绍信息技术时代的教学设计，并回答上面几个问题。下面介绍的计算机基础课程改革设计方案，不涉及具体的计算机专业的知识，均可以用到其他课程上。

（一）《计算机基础》教学改革的背景及基本情况

《计算机基础》是大一新生通识必修课，99计划学时（有个别班是72或54学时），教学内容一直都是以Access数据库为主，这个内容讲了10年，授课方式是教师在计算机房讲授。不论是学生还是各级领导都提出很多建议和批评，又由于信息技术在教育教学中的广泛应用，特别是2013年MOOC（慕课）的出现，大学认为《计算机基础》课程到了必须改革的时候了。

　　2014年开始论证，经过各级领导以及校内外专家的多轮论证，最后确定了《计算机基础》教学改革方案。2015年上半年，信息中心计算机教研室教师统一思想、集体备课、集体制作网络课程。2015年9月，在2015级32个教学班的1 400名新生中开始实施第一轮教学改革。第一轮结束后，对教改方案又进行了修订。之后，在2016级39个教学班的1 700名新生、2017级42个教学班的2 100名新生中继续进行教学改革。三届新生，共113个教学班、5 200名学生、13名计算机老师参与了这次教学改革。

　　本次教学改革不仅仅是减少学时、更改教学内容，而是一个从教学方法、教学过程、教学理念到考核办法、机房管理、课程职能等的全方位改革，更是教师教学思想、学生学习方式的大转变。

（二）《计算机基础》教学改革的指导思想

　　这次教学改革是在国家大力推进教育信息化的大背景下进行的，先介绍一下教育信息化的核心理念，以便大家理解《计算机基础》教学改革的指导思想和改革的措施。

　　2010年7月，中共中央、国务院印发了《国家中长期教育改革和发展规划纲要（2010—2020）》，其中将教育信息化提到了前所未有的高度，作为独立一章论述。《规划纲要》第19章标题是"加快教育信息化进程"，开头就是"信息技术对教育发展具有革命性影响，必须予以高度重视"。

　　2012年3月，教育部印发了《教育信息化十年发展规划（2011—2020）》，其中写道"以教育信息化带动教育现代化，破解制约我国教育发展的难题，促进教育的创新与变革"。

　　2012年5月，教育部召开教育信息化试点工作座谈会，会上教育部副部长杜占元做了重要讲话，讲话中说"什么是教育信息化，教育信息化到底做什么"；"这个问题不解决，教育信息化就难以真正推动下去"；"只有把信息技术与教育教学过程结合起来，利用信息技术改造教育教学的过程才是教育信息化"；"简单的硬件设施不是教育信息化，你用的计算机再高级，iPad再薄，都不是教育信息化的标志，甚至从一定意义上讲不是教育信息化，仅仅是信息产品在教育领域的应用"。

　　"利用信息技术改造教育教学的过程才是教育信息化"，这是教育信息化的核心理念。那么信息技术能改变教育教学过程什么呢？我认为可以改变教学时空、教学观念、教学模式、教学要求、教学内容、教学过程、教学评价、教学环境。

基于教育信息化的大背景和理念,我们制定了《计算机基础》教学改革的指导思想:在教育教学理论指导下,利用信息技术,改造《计算机基础》课程的教育教学过程。这个指导思想里面,教育教学理论是我们改革的理论依据,我们不能违背教育教学理论;信息技术是手段;改造《计算机基础》课程的教育教学过程,才是目的。

(三)《计算机基础》教学改革的主要内容

这次《计算机基础》课程教学改革中,主要进行了如下十个方面的改革。

1. 建设了系统完整的网络课程

我们借鉴 MOOC 的形式,在我校 Blackboard 网络教学平台(简称 Bb 平台)上,建立了《计算机基础》的校内 MOOC,即 SPOC(小规模限制在线课程)。这个网络课程系统完整,有全部教学内容的教学微视频录像、课前在线习题、在线章节测验、在线题库、在线作业、案例素材、练习素材、教案、教学课件、教学指导材料、扩展资料等。

MOOC(Massive Open Online Course),大规模开放在线课程,是建立一个网络课程,放到 MOOC 平台上,全世界男女老幼都能学习。我们是仿照 MOOC 的形式建立了《计算机基础》网络课程,放到我校自己的 Bb 平台上,不是全世界男女老幼都能看,只有我校一年级学生可以看到,是一个面向校内的 MOOC,叫 SPOC(Small Private Online Course),小规模限制在线课程。MOOC 和 SPOC 都是在线课程,MOOC 是大规模开放,SPOC 是小规模限制。

2. 自编了 SPOC 课程配套教材

市场上没有针对 SPOC 的计算机教材。我们围绕《计算机基础》SPOC 课程,编写了一本《计算机基础》学习指导,校内印刷装订,免费发给学生,人手一册,电子稿也放在 Bb 平台上,学生可下载学习。

3. 教学过程采用翻转课堂进行教学

采用翻转课堂进行教学,学生先网上学习,教师后课堂讲解。学生根据 Bb 平台上的任务清单,先在 Bb 上观看教学视频,完成自测。有问题可以在 Bb 讨论区上进行讨论。教师全程跟踪讨论区,根据学生的讨论情况和自测情况,在之后的课堂教学中,不用从头到尾完整讲解教学内容,仅对疑难点进行讲解、画龙点睛、归纳总结、扩展提高,并指导学生上机练习。

4. 缩减了课堂教学学时

全部教学视频都已经放网上,采用翻转课堂进行教学,学生在网上都先学习并自测过了，教师上课就不用那么多学时了，《计算机基础》课程的计划学时从99一下就降到了36。注意：前提条件是教学内容不减少，不能说99学时减到36学时，就减少很多教学内容。

大幅度缩减上课学时，还时间给学生，学生有了更多自主学习的时间，而且网上还有很多的学习资料。现在，高等教育中课程内容的学习，必须加大学生自主学习的比例。学生自主学习需要有自己的时间，需要有学习资料和学习指导。

改革后的《计算机基础》，不再讲授 Access 数据库，而是由9个动态模块组成，其中第1个和第9个模块，课堂教学为0学时，也就是说老师在课堂上不讲这两个模块，教学视频及资料都已经放到网上了，学生全在网上自学，自己完成网上测验，Bb 系统自动阅卷判分，计入总成绩。这种设计，节省了授课学时，也只有借助信息技术才能实现这种设计。

9个教学模块是动态的。随着计算机技术的发展、学生计算机水平的提高、中医药对计算机需求的变化，模块也随之增减和更新，这意味着，不同年级的《计算机基础》的教学内容可能是不同的，也符合计算机技术日新月异的特点。

5. 全程形成性评价，取消了期末考试

改革后的《计算机基础》的教学模块有9个，每个模块学习完后，均进行测验，每个模块约10分，共90分；再根据学生平时在 Bb 平台上参与讨论、互助学习的情况，教师给出10分，共100分。

每个模块测验完毕后，Bb 平台自动将分数累计到总分中，并及时反馈给学生，学生可以随时看到自己已经学过的模块的得分，及时了解到自己及全班同学的学习情况、得分情况，调整自己后面的学习策略。学生学习效果的及时反馈，非常有利于学生的学习。课程全部学习完毕，Bb 平台自动得出总成绩，不需要期末考试了！

9个模块的测验题目分为两类，①偏重理论的：学生在 Bb 平台上，线上测验，Bb 自动阅卷，自动计入总成绩。测验在计算机房里、在教师监督下进行（技术上可以实现学生在任何时间、任何地点自主完成测试，但为了保证分数的真实性，只能如此）；②偏重操作的：让学生以小组为单位，在 Bb 上提交案例作业，采用学生互评加教师打分相结合方式，在 Bb 上给出分数，自动计入总成绩。

《计算机基础》改革之前的期末考试是在教室进行，上千人全校统考，纸质试卷笔试，每份试卷要十几张纸。现在我们取消了期末考试，节省了大量纸张，又节省了学校安排考场及监考等大量工作。

6. 贯彻和体现了先进的教育理念

这次《计算机基础》教学改革贯彻和体现先进的教育理念,如 MOOC、翻转课堂、协作学习、以学生发展为中心等。MOOC 和翻转课堂前面已经介绍过了,下面介绍后面两个:

大力实施协作学习。Bb 平台有个讨论区,学期初选出讨论区各个板块的学生版主,学生版主引导并负责组织本班学生进行讨论、协作学习。项目制作学生也是以小组为单位完成。一般以宿舍为单位,4 人或 3 人一组,小组同学在一起学习并制作,最后以小组为单位提交。

更好体现了以学生发展为中心的理念。《计算机基础》教学改革后,教师课堂的教学内容是个性的、动态的,不同班级、专业学生的疑难点不同,教师课堂教学的讲授内容也会不同,这样的教学才能更好地建立在本班学生的"最近发展区"基础上,真正体现了以学生发展为中心的教学理念。以前,老师用一套教案给几个班重复教授相同内容,不管班级学生的差异;现在是每个班的教学内容都不相同,如果某个老师给 4 个班授课,他就会有 4 套不同的教案,教师的工作量大大增加了。教学案例也充分考虑到学生的专业特点,案例分为医学版、药学版、人文版、管理版及生活版。

7. 充分利用现有教育资源,使其发挥最大教育价值

我们充分挖掘学校的教育资源,为《计算机基础》教学改革成功作保障。

例如,计算机房的使用。原来的计算机房是教师单一的授课场所,学生课余时间来上机是收费的。现在,课余时间对学生免费开放,还机房给学生。各班学生自我管理,将计算机房拓展为学生课余时间进行网上学习和讨论的场所。这样也解决了部分大学一年级学生没有计算机的困难。再例如,绝大多数大学上网是收费的,我校无线网免费,流量不封顶,学生网上学习再不会受到经济条件的限制。

8. 扩展《计算机基础》课程的教育功能

这次《计算机基础》教学改革,扩展了《计算机基础》课程的教育功能,不再仅仅是学习计算机知识与技能的一门课,而是我校 Bb 平台、网络资源与网络环境的使用说明课,也是自主学习、协作学习、在线学习等的训练导读课。

此课程安排在一年级,学生刚刚完成了 12 年的应试教育,改革后的《计算机基础》的教学模式,可以在一定程度上改变学生的学习方式与理念,改变他们对网络的认识,网络不只是用来娱乐的,更是用来学习的,对学生今后的大学学习有积极的意义。

9. 扩展教学时空,假期就可以开始网上学习

信息技术可以拓展教学时空,教学不再局限于教室,不再局限于课上 45

分钟,也不再局限于开学之后。既然在 Bb 平台上放置好了所有教学资源,那么,在假期里,学生登录 Bb 平台就可以开始学习了。

对于新生,可以将《计算机基础》作为进入大学的先导课程,将账号和密码随通知书一起寄给新生,新生在假期里就可以开始在网上学习了。如果不是第一学期的课程,教学任务书下来了,教师就知道下一个学期将给哪个班讲课,学生同样可以在假期里开始学习,也不必等到开学,突破了教学时空的限制。这些改革没有信息技术是做不到的。

10. 采用弹性学制,允许有能力的同学提前结课

既然《计算机基础》全部的教学要求、教学视频及测试都放到了网上,有人学得快,有人学得慢。学生只要学习完网上全部教学内容,自己提出申请,教师可以安排 1～2 次对后面没有测验过的模块内容进行提前测验,成绩累计进入 Bb 教学平台,生成学生总成绩,即为提前结课。

以上就是《计算机基础》课程教学改革的 10 项改革措施。这里要强调的是,这 10 项改革措施不是计算机课程所特有的,是通用的,对其他学科也适用!将《计算机基础》改换成《金匮要略》,就是《金匮要略》的一套教学改革方案。可以不全部采用,选择适用于自己课程的几条也可以。

随着这次教学改革的推进,也带来了新的问题,最初没有考虑到,后来也解决了。例如,专家抽查期末试卷问题。大学进行专业认证和教学评估时,进校专家要抽调期末试卷进行检查。《计算机基础》课程改革后,取消了期末考试,没有纸质试卷,如何抽调检查?经与教务处研究商定,如果专家抽查到《计算机基础》试卷,专家可以来计算机房,在 Bb 平台上查看。再例如,不及格学生的补考问题。通常期末试卷要出 AB 卷,一套试卷用于期末考试,另一套试卷用于补考。《计算机基础》课程改革后,全程形成性评价,取消了期末考试,没有 AB 卷,不及格的学生怎么补考?经研究,我们在 Bb 上专门为需要补考的学生做了一个网上课程,简明扼要,重点明确,将不及格的学生都编在一个班,学习这个网上课程,完成补考。

(四)学生的反馈

《计算机基础》课程第一轮教学改革结束后,做了一个问卷调查,回收 440 份。几个主要问题的问卷结果如下:

第 5 题　通过本学期的翻转课堂教学,你是否喜欢这种教学方式?

调查结果是:喜欢和很喜欢的占 70.91%,一般的占 26.36%,不喜欢的只有 2.73%。说明绝大多数学生是喜欢这种教学方式的。

第 8 题　通过本课程的学习,你是否感觉自己的计算机技能有较大的提高?

调查结果是：回答"是"的占 90.23%，回答"不是"的占 9.77%。说明通过学习，绝大多数学生的计算机技能是有较大提高的。

第9题　本学期，你每周自主学习的时间大概有多长？

调查结果是：一小时以内的占 32.50%，1～2 小时的占 43.86%，2～3 小时的占 15.23%，3～5 小时以上的占 8.41%。注意是每周用的时间！说明学生学习负担并不重。

从调查结果可知：绝大多数学生是喜欢这种教学方式的，也学到了计算机知识与技能，而且学习负担并不重。

（五）体会与思考

通过几年的《计算机基础》课程教学改革与实践，也有一些体会与思考。

1. 要加强信息技术时代下教育教学理论的学习与研究

这次教学改革的指导思想是，在教育教学理论指导下，利用信息技术，改造《计算机基础》课程的教育教学过程。这次教学改革是在教育教学理论指导下进行的，如翻转课堂、以学生发展为中心、MOOC、协作学习等教学理念贯穿始终。教师对新的教学方法的使用、教学理念的理解、教学过程的掌控是否正确、到位，是此次《计算机基础》课程与教学改革能否取得满意效果的关键！

我们教学团队采用"走出去、请进来、内部交流、网上学习"的方式学习和更新教师的教育教学理念，其中在网上学习尤为重要。中国大学 MOOC 平台上就有《教你如何做 MOOC》《翻转课堂教学法》等 MOOC 课程，我们的老师加入进去学习，亲身感受 MOOC，又学到了新的教育教学理论。

2. 正确认识 MOOC 和 SPOC

很多大学将自己大学的优质课程制作为 MOOC，放到网上，面向校外展示，面向全世界，一般都是大制作，由专业公司完成技术制作。MOOC 的缺点是学习者不可控，学习者可能是中小学生，也可能是七八十岁的老人。认真学完全部课程的学生很少，这种情况全世界都一样。

一所大学有几千门课程，不可能都花巨资大制作成 MOOC。据统计，大学对外开放的 MOOC 不到 5%，那么余下 95% 的课程怎么办？SPOC 的优势就显见了。大学一般课程可采用 SPOC 模式，面向校园内自己的大学生，不用专业公司完成技术制作，一般情况下教师自己即可完成。SPOC 的优势是学习者可控，学习对象很明确，都是自己大学的学生。

大学在加强 MOOC 建设的同时，更应该加强 SPOC 建设，几乎所有的老师和课程都可以做 SPOC，要鼓励教师并发挥教师的优势，提倡丰富多彩的小制作。SPOC 课程也可以放在中国大学 MOOC 平台上，只对自己大学的学生开放。

3. 探索新形势下，大学对教学改革的支持力度与方式

信息技术下教学时空扩大了，教师在网上也进行着正式的教学活动，教师的投入明显增加了，有的老师在地铁上回答问题，抱着孩子回答问题，教师的生活都改变了。但是，计划学时减少了！通常大学是按计划学时计算老师的教学工作量的。这种情况下，如果还按老办法，会严重打击信息技术时代进行教学改革教师的积极性！如何计算采用 MOOC 或 SPOC 模式进行教学的工作量，是信息技术时代大学要探讨的课题。很多大学采用"N×计划学时"（N＝2 或 3 或更大）方式计算教学工作量，不同的大学，N 的取值也不同。

五、结束语

前面讲了对教师及教师工作的认识、如何当好一名教师、如何讲好一节课，并介绍了一个信息技术时代的教学设计案例，都是在讲教学，目的是要把课讲得更好。那么，什么是"完美的教学"呢？北京师范大学肖川教授所著《教育的理想与信念》一书中是这样描述完美的教学的："完美的教学一定能让学生感受到人性之美、人伦之美、人道之美；感受到理性之美、科学之美、智慧之美；感受到人类心灵的博大与深邃；感受到人类所创造的文化的灿烂与辉煌；能够唤起学生对于生活的热爱与柔情；唤起学生对未来生活的热烈憧憬和乐观、光明、正直的期待；能够以新的眼光审视生活、洞察人性物理。"肖川先生描写的完美的教学，是一种教学境界。怎么才能达到这个境界？要用"心"去讲课，用你胸中那颗滚烫的"中国心"去讲！要全身心投入教育教学，要敬畏教学，敬畏课堂，要用心、用力、用功站稳讲台。

国庆七十周年前夕，国家表彰了一批为国家做出重大贡献的英雄，授予国家勋章和国家荣誉称号，其中有三位教育家被授予"人民教育家"国家荣誉称号，于漪就是其中一位。于漪说："上课就是滴灌生命之魂，教课就是用生命唱歌。"于漪老师还有一句话，我很喜欢，也送给大家，作为我这次讲座的结束语："一辈子做教师，一辈子学做教师。"

参考文献

[1] 张仲景. 金匮要略 [M]. 何任, 何若苹, 整理. 北京: 人民卫生出版社, 2005.

[2] 黄帝内经素问 [M]. 田代华, 整理. 北京: 人民卫生出版社, 2005.

[3] 吴瑭. 温病条辨 [M]. 南京中医药大学, 整理. 北京: 人民卫生出版社, 2005.

[4] 尤怡. 金匮要略心典 [M]. 李占永, 岳雪莲, 点校. 北京: 中国中医药出版社, 2009.

[5] 莫枚士. 研经言 [M]. 邢玉瑞, 张丹, 朱岳耕, 注释. 上海: 上海浦江教育出版社, 2011.

[6] 陶汉华. 金匮要略研读心悟 [M]. 北京: 人民卫生出版社, 2008.

[7] 灵枢经 [M]. 田代华, 刘更生, 整理. 北京: 人民卫生出版社, 2005.

[8] 南京中医学院. 难经校释 [M]. 2 版. 北京: 人民卫生出版社, 2009.

[9] 吴谦. 医宗金鉴 [M]. 郑金生, 整理. 北京: 人民卫生出版社, 2006.

[10] 张介宾. 景岳全书 [M]. 李继明等, 整理. 北京: 人民卫生出版社, 2007.

[11] 张锡纯. 医学衷中参西录 [M]. 柳西河等, 重订. 北京: 人民卫生出版社, 2006.

[12] 王叔和. 脉经 [M]. 贾君, 郭君双, 整理. 北京: 人民卫生出版社, 2007.

[13] 喻昌. 寓意草 [M]. 北京: 中国中医药出版社, 2019.

[14] 李赛美, 黄仰模, 蔡文就. 名师经方讲录 [M]. 中国中医药出版社, 2010.

[15] 神农本草经 [M]. 杨鹏举, 校注. 北京: 学苑出版社, 2007.

[16] 程林. 金匮要略直解 [M]. 谢世平等, 校注. 北京: 中国中医药出版社, 2015.

[17] 陈修园. 金匮要略浅注 [M]. 林慧光等, 校注. 北京: 中国中医药出版社, 2016.

32检